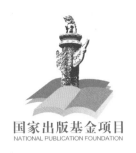

国家出版基金项目
NATIONAL PUBLICATION FOUNDATION

"十三五"国家重点出版物出版规划项目
高原医学系列丛书

高原医学

HIGH ALTITUDE MEDICINE

（第2版）

U0197150

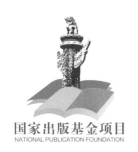

"十三五"国家重点出版物出版规划项目

高原医学系列丛书

高原医学

HIGH ALTITUDE MEDICINE

（第2版）

主　编　格日力

副主编　柳君泽　欧珠罗布

北京大学医学出版社

GAOYUAN YIXUE

图书在版编目（CIP）数据

高原医学 / 格日力主编 . —2 版 . —北京：北京大学医学
出版社，2020. 11（2023.2 重印）
ISBN 978-7-5659-2225-1

Ⅰ . ①高…　Ⅱ . ①格…　Ⅲ . ①高原医学－高等学校－
教材　Ⅳ . ① R188

中国版本图书馆 CIP 数据核字（2020）第 108057 号

高原医学（第 2 版）

主　　编：格日力
出版发行：北京大学医学出版社
地　　址：（100191）北京市海淀区学院路 38 号　北京大学医学部院内
电　　话：发行部 010-82802230；图书邮购 010-82802495
网　　址：http：//www.pumpress.com.cn
E - m a i l：booksale@bjmu.edu.cn
印　　刷：北京信彩瑞禾印刷厂
经　　销：新华书店
策划编辑：许 立 赵 莳 陈 奋 药 蓉
责任编辑：许 立　责任校对：靳新强　责任印制：李 啸
开　　本：889 mm×1194 mm　1/16　印张：26.25　字数：700 千字
版　　次：2020 年 11 月第 2 版　2023 年 2 月第 2 次印刷
书　　号：ISBN 978-7-5659-2225-1
定　　价：88.00 元

丛书编委会

主任委员　格日力

副主任委员　刘永年　崔　森　欧珠罗布

委　　员　（按姓名汉语拼音排序）

巴桑卓玛　常　兰　常　荣　陈　芃

崔超英　关　巍　冀林华　靳国恩

马福海　马　兰　祁玉娟　任　明

杨应忠　张建青　张　伟

秘　　书　胥　瑾

分册编委会

丛书序

青藏高原被称为"世界屋脊"、地球"第三极"和欧亚大陆制高点，是我国的特色地貌之一。青藏高原毗邻多国，民族众多。历史的烽火硝烟至今余烬犹在，事关国家战略安全。青藏高原地质成矿条件好，又是"亚洲水塔"，自然资源丰富，是我国经济可持续发展的重要战略资源地区。

新中国成立以来，川藏、青藏、新藏等多条公路的建成，多条航空线路的开通，青藏铁路的运行，西藏电网的覆盖，光纤工程的实施等将青藏高原与内地紧密地联系起来；"十四五"期间，川藏铁路、大型水电工程的建设必将进一步提升青藏高原在我国国防安全、经济建设和社会发展的战略地位。

高原地区的经济与国防建设突飞猛进发展的同时，高原低氧等环境因素造成损伤防护的需求日益加大。平原人员急进高原的急性高原病、移居人群和世居人群的慢性高原病，还有多种高原低氧的机体损害问题都需要在科学研究基础上进行医学防护。

我国的高原医学专家多年来扎根高原，悉心耕耘，在急性高原病防护上，创造了青藏铁路建设急性高原病"零死亡"的奇迹；在慢性高原病诊断上，提出了"青海标准"；正在开展的多层次研究中，有对其他高原低氧导致病症的深入研究。

在这一时代背景和历史机遇下，这套描述高原医学相关问题的丛书应运而生。本套丛书的作者们或是世居高原的蒙古族、藏族儿女，或是父母移居高原的"高二代"，或是其他将大好年华挥洒在高原的奉献者。他们都是高原医学相关领域的精英、翘楚，他们都对高原怀有深深的爱。

本套丛书的出版是我国高原医学发展的需要，也是我国高原医学发展的必然。相信本套丛书的问世，将对高原医学领域的医、教、研发展起到重要的作用，在青藏高原地区的建设中发挥重要作用，而且将会在进一步确立我国在国际高原医学领域的领军作用产生重大影响。

致敬作者，祝福青藏，扎西德勒。

范 明 教授

中国人民解放军军事医学科学院

2020 年 12 月

第2版前言

青藏高原，号称"世界屋脊"，土地辽阔，资源丰富，是我国经济可持续发展的重要战略资源地区。其地处边境，对我国国家安全至关重要；该地区居住人群多为少数民族，随着西部大开发和经济社会发展及对外开放进程的加快，大量外来人群涌入高原生活、工作和旅游，所以了解和掌握高原医学知识非常重要。高原医学是一门新兴交叉学科，与特殊环境密切相关，它主要以低压、低氧、寒冷、强紫外线等环境条件对人体的影响为研究内容。

本教材将基础理论与最新研究成果有机结合。近年来，本教材的主要编写人员，利用青藏高原独特的"群体优势和资源优势"，突出"高原、民族、地域"等特色，坚持"现场—实验室—临床三结合"的研究模式，在高原医学研究领域取得了重大成果。其中最引人注目的成果是，发现了青藏高原藏、汉族人群适应低氧环境的遗传学差异，揭示了藏族人群对高原环境有着非凡的适应能力；最引人关注的贡献是，建立了慢性高原病国际诊断标准，并被国际高原医学大会命名为"青海标准"，这是迄今为止我国医学领域唯——一个以国家地域命名的国际标准。

2015年，北京大学医学出版社组织国内长期从事低氧与高原医学研究的青海、西藏、新疆、重庆等地有关专家和学者，共同参与编写了我国第一部适用于普通高等医学院校统编教材——《高原医学》。该教材主要适用于临床医学专业及全科医学专业的医学生。经过四年多的应用，得到了广大医学院校师生的高度认可。为了进一步完善教材，我们广泛征求了授课教师，以及学生、医务人员及科研人员意见和建议修订教材。再版教材在继承和发扬原教材结构特点的基础上，坚持贯彻"三基"体现"五性"的原则，更加突出"高原、民族、区域"特色，同时修改不足之处。完善后的教材层次性、逻辑性、结构严谨性、文字简洁流畅性均大幅提升。新教材共十六章，其中第二章高原适应生理增加了第五节"消化系统"；第八章高原相关呼吸系统疾病增加了第五节"肺血栓栓塞症"；第十一章高原麻醉扩增了第二节"高原地区患者的麻醉"、第三节"高原红细胞增多症手术患者的麻醉"、第四节"高原包虫病手术麻醉"；第十四章高原急救医学增加了第二节"心肺脑复苏"；第十五章高原与运动分为4节扩展介绍。新版教材的所有章节都做了认真仔细地更新，对陈旧的内容进行了必要的删减，保证较为合理的篇幅。书中增加了许多新的图片和表格，同时对参考文献也作了更新。

随着我国整体科研水平的提升，高原医学也有了长足的进步与发展。希望此书的出版，能对我国的高原医学事业添砖加瓦！

格日力

2020年6月于西宁

目　录

第一章 总 论

第一节 高原概述

一、高原定义

"高原"一词无明确的定义。在地理学上，海拔在 500 m 以上，称之为高原（plateau）。高原以它一定的高程区别于平原，"高程"是测绘用词，是指从高程基准面计算的地面高度，通俗地理解，其实就是海拔高度。世界最高的高原是中国的青藏高原，面积最大的高原为南极冰雪高原。高原最本质的特征是：地势相对高差低而海拔相当高。高原分布甚广，连同所包围的盆地一起，大约共占地球陆地面积的 45%。高原的形成与地球的形成有很大联系。我国高原医学及气象学家，从医学的角度曾把海拔 3000 m 作为高原的界限，以青岛黄海海水面为海拔高度的基准。国际上有些学者根据人体暴露于高原环境时出现的生理学反应，将海拔划分为：

（一）低海拔

低海拔（low altitude）高度在 500～1500 m，人体暴露于低海拔环境时，无任何生理学的改变。

（二）中度海拔

中度海拔（moderate altitude）为海拔高度在 1500～2500 m，当人体进入这个海拔地区时，一般无任何症状或者出现轻度症状，如呼吸频率和心率轻度增加，运动能力略有降低，肺气体交换基本正常。除了极少数缺氧特别易感者外，很少有人发生高原病。青海省西宁市海拔 2260 m，平原人进入该地区很少有人发生高原病，特别是重型高原病。

（三）高海拔

高海拔（high altitude）为海拔高度在 2500～4500 m，多数人进入这个海拔地区时会出现明显的缺氧症状，如呼吸和脉搏频率增加、头痛、食欲缺乏、睡眠差、动脉血氧饱和度低于 90%，甚至导致急性高原病的发生。西藏自治区拉萨市海拔 3780 m，内地人快速进入该地区易罹患急性高原病，特别是那些低氧易感者、疑似感染者易发生高原肺水肿、脑水肿等重型高原病。

（四）特高海拔

特高海拔（very high altitude）为高度在 4500～5500 m，进入特高海拔地区时缺氧症状会进一步加重，动脉血氧饱和度一般低于 60%，运动和夜间睡眠期间出现严重的低氧血症。进入特高海拔地区时应采用阶梯式或阶段性适应方式，否则易发生高原肺水肿、高原脑水肿等严重的急性高原病。

（五）极高海拔

极高海拔（extreme altitude）高度 > 5500 m，人类长期居住或执行任务的地区海拔一般不超过 5000 m。进入 5500 m 地区的人，一般只有那些探险登山运动员，逗留时间也很短。

到达极高海拔时机体的生理功能就会出现进行性紊乱，常失去机体内环境自身调节功能，出现极严重的高原反应，显著的低氧血症和低碳酸血症。动脉血氧饱和度在 50% 以下，常常需要额外供氧。

为了进一步确立高原的定义，2004 年在青海西宁召开的第六届国际高原医学大会上，各国学者经充分的讨论，确定了海拔 2500 m 以上为高原。因此，目前国际上诊断各类高原病时，患者居住的海拔高度必定为 2500 m 以上。

二、高原特殊环境特点及其对人类健康的意义

高原医学以人体对高寒缺氧等特殊环境中生理适应（习服）及损伤机制研究为特征。特殊环境包括高原、沙漠、极区、戈壁，这些地区为低氧、低温、高温、干燥、强紫外线等。高原特点是海拔高，气压低，氧气含量少。高原医学是研究环境与人群健康的关系，特别是研究特殊环境对人群健康的有害影响及其预防的一门科学，专业内容包括：低氧等特殊环境生理适应（习服）及损伤机制，特殊环境与相关疾病防治对策，特殊环境与营养，不同环境因素与机体交叉作用机制等。

（一）高原地形（地貌）特点

高原与平原的主要区别是海拔高、气压低、氧含量少，周边以明显的陡坡为界，以完整的大面积隆起区别于高山，即面积较大、地形开阔，顶面起伏较小、外围有较陡的高地。我国有四大高原，青藏高原、云贵高原、黄土高原、内蒙古高原。青藏高原平均海拔 4000 m 以上，多雪山冰川；云贵高原海拔 1000 ~ 2000 m，地形崎岖不平，多峡谷及典型的喀斯特地貌；黄土高原是世界著名的大面积黄土覆盖的高原，由西北向东南倾斜，海拔 800 ~ 2500 m，沟壑纵横，植被少，水土流失最为严重，是中国黄土自然地理最典型地区；内蒙古高原是蒙古高原的一部分，它是顶面较平坦的高原，海拔 1000 ~ 1400 m。

高原的地形、地貌变化很大，有的高原表面宽广平坦，地势起伏不大，有的高原由于遍布高山而山峦起伏，地势变化较大。青藏高原由于面积大，在其上布满不同走向的高山，从北到南依次有祁连山、阿尔金山、昆仑山、阿尼玛卿山、巴颜喀拉山、唐古拉山、念青唐古拉山、冈底斯山以及横断山脉等，这些山脉多为东西走向或西北—东南走向。高原上的山脉使高原呈现叠峦起伏的地形地貌，把高原切割成不同的区域，在一定的小区域范围内又呈现出相对比较平缓的特点，即"高原上的平原"。

除了山川以外，高原的地形地貌还与高原上的河流、湖泊、冰川、植被等的分布有关，阿里高原由于海拔高植被少，显得荒凉，而藏南高原则水草、树木丰盛，生机勃勃。

（二）高原气候特点

高原气候（plateau climate）是指高原地区所形成的特殊气候环境。

1. 低气压　大气压随高度的变化而变化，组成大气中各种气体的分压，亦随高度的变化而变化。高原地区大气中的含氧量和氧分压随高度增加而递减，人体肺泡内氧分压也降低，因而动脉血氧分压和饱和度也随之降低（图 1-1）。

大气压（P_B）随海拔高度上升而降低，一般情况下，海拔每升高 100 m，P_B 大致降低 7.45 mmHg，而水的沸点则下降 0.33℃。大气压是由组成大气的各种气体成分共同形成的压力，其中由氧产生的压力称为大气氧分压（P_BO_2）。由于组成大气的各气体成分的体积百分比从海平面直到对流层保持恒定不变，但随大气压降低，大气中单位体积的氧分子密度降低，由氧所产生的压力降低，即 P_BO_2 减小。P_BO_2 与 P_B 的关系为：$P_BO_2 = P_B × 20.94\%$。人

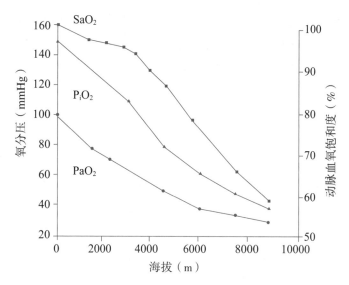

图 1-1 吸入气大气压、动脉血氧分压与海拔的关系

体吸入的空气经过呼吸道时被水蒸气饱和，所以吸入气的氧分压（P_iO_2）要低于大气氧分压（P_BO_2），而肺泡气氧分压（P_AO_2）由于受呼吸影响，则进一步降低。

$$P_AO_2 = (P_B - 47) \times 0.2094 - \frac{PaCO_2}{R}$$

（P_AO_2：肺泡气氧分压；P_B：大气压 760 mmHg；47：体温 37℃时饱和水蒸气压 47 mmHg；0.2094：大气中氧气体积百分比；$PaCO_2$：动脉血 CO_2 分压；R：呼吸商，取近似值时，R = 0.85）

由于 P_BO_2 的大小只取决于大气压，因此随海拔高度上升，吸入气氧分压（P_iO_2）和肺泡气氧分压（P_AO_2）也随之降低（表 1-1），肺内气体交换、氧在血液的运输、组织氧的弥散等都将受到影响，从而引起组织、细胞供氧不足，造成机体缺氧。因此，高原缺氧属低张性缺氧，是由于外界环境的低氧而引起机体的缺氧，海拔越高，缺氧越重。

表1-1 大气压、大气氧分压、吸入气氧分压、肺泡气氧分压和动脉血氧饱和度与海拔高度的关系

海拔高度（km）	P_B（mmHg）*	P_BO_2（mmHg）	相当海平面氧分压（%）	P_iO_2（mmHg）	P_AO_2（mmHg）	SaO_2（%）**
0	760	159	100	149	105	95
1	680	140	88	130	90	94
2	600	125	78	115	70	92
3	530	110	69	100	62	90
4	460	98	61	88	50	85
5	405	85	53	75	45	75
6	355	74	46	64	40	70
7	310	65	41	55	35	60
8	270	56	35	46	30	50
9	230	48	30	38	< 25	< 40

* 1 mmHg = 0.133 kPa；** SaO_2：动脉血氧饱和度

2．寒冷干燥　高原环境对人体的另一种威胁是寒冷。气温随海拔高度的升高而降低，即每增高 1000 m 气温平均下降 6.5℃。我国青藏高原平均海拔均在 4000 m 以上，气温一般较低，例如青海省西宁（2260 m）地区全年平均气温为 5.8℃，可可西里的五道梁（4640 m）年均气温为 -5.9℃，西藏拉萨（3640 m）地区年均气温为 5℃，那曲地区（4520 m）年均气温为 -4.1℃。高原大部分地区空气稀薄、干燥少云，白天地面接收大量的太阳辐射能量，近地面层的气温上升迅速，晚上地面散热极快，地面气温急剧下降。因此，高原一天当中的最高气温和最低气温之差很大，有时一日之内，历尽寒暑，白天烈日当空，有时气温高达 20 ～ 30℃，而晚上及清晨气温有时可降至 0℃ 以下。因此，高原低氧和低温的双重作用极易导致冻伤和高山病的发生。高原风速大，体表散失的水分明显高于平原，尤以劳动或剧烈活动时呼吸加深、加快及出汗水分散出更甚。同时由于高原缺氧及寒冷等利尿因素的影响，使机体水分含量减少，致使呼吸道黏膜和全身皮肤异常干燥，防御能力降低，容易发生咽炎、干咳、口唇干裂、鼻出血和手足皲裂等。

高原地区的干旱、强紫外线等对机体也有影响。由于高原大气压低，水蒸气压也低，空气中的水分随着海拔高度的增加而递减，故海拔越高气候越干燥。青藏高原年平均相对湿度在 29% ～ 80%，平均相对湿度不到 50%，冬季常为零。

在高原由于空气稀薄，水汽及尘埃较小，紫外线被大气吸收减少，辐射强度增加。紫外线是太阳辐射中的一个组成部分，波长范围为 200 ～ 400 nm。在海拔 4000 m 以上的高原，紫外线量较平原增加 2.5 倍。在雪线以上和冰雪覆盖的高山，由于辐射增加，人体所接受的紫外线辐射量和强度明显增加。海拔越高强度越大，海拔 1500 m 以上，每升高 300 m 紫外线强度增加 4%。

（三）高原水文特点

青藏高原水系可分为长江、黄河、雅鲁藏布江、澜沧江等。高原水文的特点是干旱区域大、降水少、水质差。高大而浑厚的喜马拉雅山脉横卧于青藏高原南缘，阻隔了南来的强大而潮湿的印度洋水汽，对高原上的降水产生巨大的影响，因而降水少，一般年降水量不足 100 mm。在高原的东南隅，海拔较低，印度洋水汽顺雅鲁藏布江等河谷北上，并向西推进，降水也由高原东南部向西北部递减。

喜马拉雅山脉、藏东南地区和许多高大山脉地区孕育着众多的现代冰川。青藏高原现代冰川都发育在高原上巨大的各山系中，冰川总面积为 49 162 平方千米，占全国冰川总面积 58 651 平方千米的 83.8%，相当于亚洲山地冰川面积的 40%。青藏高原冰川在地区上分布不均匀，主要分布在高原南半部和东部地区。昆仑山山脉冰川面积最广，约 12 482 平方千米，其次是喜马拉雅山脉，其面积为 11 055 平方千米，分别占全区冰川总面积的 27% 和 24%；冰川总储量为 38 563 亿立方米，约占全国冰川储量 51 322 亿立方米的 75%，昆仑山和喜马拉雅的冰川储量分别占青藏高原冰川总储量的 33.8% 和 25.8%。

高原地区的暴风雨、暴风雪、洪灾、雪崩等自然灾害，不仅与高原疾病密切关联，也是高原灾害医学的重要内容。

三、世界各主要高原的分布与概况

高原分布甚广，连同所包围的盆地一起，大约共占地球陆地面积的 45%，而海拔 1000 m 以上高原面积占整个地球上陆地面积的 28.1%，其中海拔 3000 m 以上的高原面积为 400 万平方公里，占陆地面积的 2.5%。高原在世界各洲的分布也不均等，其中欧洲海拔 500 m 以上高原面积仅占 17%，亚洲则占 50% 以上，而南极洲则由于几乎全部大陆被冰川所覆盖，高原面积占 93% 以上。

世界最高的高原是中国的青藏高原，面积最大的高原为南极冰雪高原（表1-2）。

表1-2 世界十大高原海拔、面积与位置

名称	平均海拔（米）	面积（万平方千米）	位置
青藏高原	4500	250	亚洲
帕米尔高原	4000	10	亚洲
玻利维亚高原	3800	35	南美洲
巴西高原	300 ~ 1500	500	南美洲
南极冰雪高原	2500	1280	南极洲
埃塞俄比亚高原	2200	45	非洲
墨西哥高原	2000	35	北美洲
云贵高原	2000	30	亚洲
亚美尼亚高原	2000	30	亚洲
格陵兰冰雪高原	1900	187	北美洲

（一）亚洲

亚洲主要高原有青藏高原、蒙古高原、伊朗高原、中西伯利亚高原、阿拉伯高原和德干高原等，覆盖地球面积的 8.6%（占总陆地面积的 29.4%）。人口总数大约为 36.8 亿，占世界总人口的 62.5%（2010 年）。平均海拔约 950 m，是除南极洲外世界上地势最高的一洲。全洲大致以帕米尔高原为中心，向四方伸出一系列高大的山脉，最高大的是喜马拉雅山脉。在各高大山脉之间有许多面积广大的高原和盆地。山地、高原和丘陵约占总面积的 3/4（其中 1/3 的地区海拔在 1 000 m 以上），平原占总面积的 1/4。在各山脉之间分布着海拔高低和面积大小不等的高原，主要有青藏高原、蒙古高原、伊朗高原等。

1. 青藏高原（tibetan plateau） 由西藏、青海、四川西部、云南西北部、新疆南部等组成，总面积约 250 万平方公里，平均海拔 4500 m，总人口约 1000 万。青藏高原地域辽阔，地貌复杂多样，地势高峻，高山峡谷，山脉绵延，纵横交错，是世界上最壮观、最美丽、最宏伟的高原。西藏高原由喜马拉雅山、昆仑山及唐古拉山所环抱，境内西北高东北低，由藏北高原、藏南谷地、藏东高山峡谷及喜马拉雅山等构成。西藏高原平均海拔 4000 m，总人口约 320 万。青海高原位于青藏高原东北部，深居内陆，地势高耸，地形复杂，高山、高原、盆地和谷地交错，构成了奇异壮观的高原大自然的环境。境内西部极为高，向东倾斜降低，主要由祁连山地、柴达木盆地和青南高原三个地区构成。全境最高海拔 7720 m，最低海拔 1800 m，平均 3500 m，总人口约 580 万。

2. 帕米尔高原 位于亚洲中部，分布在我国、哈萨克斯坦、吉尔吉斯斯坦、乌兹别克斯坦、塔吉克斯坦、阿富汗、巴基斯坦和克什米尔地区，是天山、昆仑山、喀喇昆仑山、兴都库什山和喜马拉雅山的汇集中心，系一区域辽阔的山地，平均海拔在 4000 m 以上，山峰多在 5000 m 以上。喀喇昆仑山向东南延伸，与青藏高原的阿里接壤。高原山势险峻，地形复杂。

3. 蒙古高原（mongolian plateau） 包括蒙古国全部（外蒙古），俄罗斯南部的图瓦共和国、布里亚特共和国与外贝加尔边疆区，中国的内蒙古自治区北部与新疆维吾尔自治区部

分地区，与中国内蒙古高原为一体，平均海拔 1580 m。全世界蒙古族人约为 1000 万人，

4．黄土高原（loess plateau） 由山西高原、陕甘晋高原、陇中高原、鄂尔多斯高原和河套平原组成，是中华民族古代文明的发祥地之一，也是地球上分布最集中且面积最大的黄土区，总面积 64 万平方千米，横跨中国青、甘、宁、内蒙古、陕、晋、豫 7 省区大部。黄土高原东西长 1000 余千米，南北宽 750 千米，包括中国太行山以西，青海省日月山以东，秦岭以北，长城以南的广大地区，位于中国第二级阶梯之上，海拔高度 800 ~ 3000 m。黄土高原属干旱大陆性季风气候区，大地构造单位主要包括陕北陇东地台、华力西褶皱带、太平洋式燕山褶皱带、陇西地块、中条山地块、吕梁山地块和汾渭下游沉带等，并以秦岭地轴和鄂尔多斯地台为南北二大界线。

5．云贵高原（yunnan-kweichow plateau） 包括云南省东部、贵州全省、广西壮族自治区西北部和四川、湖北、湖南等省边境，是中国南北走向和东北—西南走向两组山脉的交汇处，地势西北高，东南低。大致以乌蒙山为界分为云南高原和贵州高原两部分，海拔在400 ~ 3500 m 之间，总面积约 50 万平方千米。

（二）南极洲

南极洲是世界上地理纬度最高、地跨经度最多、海拔最高的一个洲，总面积约 1400 万平方千米，约占世界陆地总面积的 9.4%，平均海拔 2350 m，是世界最高的洲。南极洲 98%的地域终年为冰雪所覆盖，冰盖平均厚度 2000 ~ 2500 m，最大厚度为 4800 m，它的淡水储量约占世界总淡水量的 90%，世界总水量的 2%，如果南极冰盖全部融化，地球平均海平面将升高 60 m，我国东部的经济特区将被淹没在一片汪洋之中。全洲仅 2% 的土地无长年冰雪覆盖，被称为南极冰原的"绿洲"，是动植物主要生息之地。南极分为东、西两部分，东南极约占全洲面积的 2/3，基本上是一个隆起的高原，西南极有一系列雄伟的山脉分布。

（三）非洲

非洲（Africa），位于东半球西部，欧洲以南，亚洲之西，东濒印度洋，西临大西洋，纵跨赤道南北，面积大约为 3020 万平方千米，人口约 12 亿。非洲地形以高原为主，是一个高原性大陆，海拔 500 ~ 1000 m 的地区占全洲面积 60% 以上，海拔 2000 m 以上地区占全洲面积的 5%，平均海拔 650 m，居世界第三位。地势由东南向西北倾斜，东南半部被称为高非洲，海拔多在 1000 m 以上，西北半部被称为低非洲，海拔多在 500 m 以下。非洲的高原自北向南有埃塞俄比亚高原、东非高原、南非高原。乞力马扎罗山（海拔 5895 m）位于东非高原，是非洲最高峰。

（四）美洲

亚美利加洲简称美洲（Americas），以巴拿马运河为界分为北美洲（North America）和南美洲（South America）。美洲位于太平洋东岸、大西洋西岸。面积达 4206.8 万平方千米，占地球地表面积的 8.3%、陆地面积的 28.4%，人口约 9.5 亿。安第斯山脉属于科迪勒拉山系，纵贯南美大陆的西部，长约 9000 km，有许多海拔 6000 m 以上终年积雪的山峰，其中分布着许多座活火山，最高峰海拔 6959 m，是世界上最高的死火山。安第斯山脉不是由众多高大的山峰沿一条单线组成，而是由许多连续不断的平行山脉组成，其间有许多山间高原，有高原常居人口。另外，安第斯山脉蕴藏着大量的铜矿，矿区从秘鲁南部至智利中部，为世界最大的地下铜矿采矿场，很早就被西班牙殖民者所开发。大量的矿工是高原医学的关注和研究的对象。

第二节　高原医学概述

一、高原医学内容及特征

高原医学的研究内容，目前尚无统一的看法和明确的定义。高原医学是一门环境医学，其核心是研究低压性低氧环境对人体的影响。高原低氧给人体所带来的问题是多方面的，如高原劳动力受限、高原衰退、高原生活质量下降，以及各类急、慢性高原疾病。另外，低氧与运动医学、航空航天医学、老年医学、急救医学、肿瘤学等学科关系十分密切，它们都存在缺氧问题。根据有关资料，高原特殊环境对人体的影响主要表现在以下几个方面：

（一）对心脏功能

心脏是一个高度耗氧、耗能的器官，对缺氧十分敏感，仅次于中枢神经系统，所以在高原低氧环境下，心脏是重点研究的脏器。快速进入高原地区时，机体不可避免地会受到不同程度的损伤，心脏功能损伤也不例外。平原人快速进入高原尤其是特高海拔地区（> 4500 m），静息状态下心率可增至 85 ～ 95 次 / 分（平原地区 75 次 / 分），而运动后心率显著增加，心脏每搏量及心输出量降低，心肌缺血缺氧，影响心脏功能。新进高原的人，由于显著缺氧，特别是对低氧易感者的肺动脉压显著升高，使心脏承受着沉重的压力负荷，导致高原性心脏病的发生。对高原环境能较好适应的世居人，他们的心率较低、肺动脉压较低，心脏功能良好。

（二）对呼吸功能的影响

在高原环境中呼吸功能否正常运行是关系到人体对高原生存的最重要因素。在低氧环境中，呼吸调节和肺内气体交换是机体摄入足够氧气的重要环节。呼吸调节是通过化学感受器来完成，吸入氧气或二氧化碳浓度的变化可刺激化学感受器改变肺通气量和气体交换。当动脉血氧分压低于 50 mmHg 以下时，刺激颈动脉体外周化学感受器，反射性地增加呼吸运动。当动脉血二氧化碳分压增加时刺激延髓表面的中枢化学感受器，反射性地增加呼吸运动。体内的氧从大气经过肺通气、肺弥散、血液氧合后，通过循环系统将氧气运送并分配到全身各组织器官。在高原低压低氧环境中，肺总量、功能残气量及残气量容积均比平原地区高，肺保持在较高的膨胀状态，从而增加肺表面积，扩大肺内气体交换面积，有助于氧的弥散，但肺弥散功能是有限的，严重缺氧易发生肺间质水肿，使肺弥散功能下降。

（三）对神经系统的影响

中枢神经系统特别是大脑对缺氧极为敏感。急性缺氧时，整个神经系统兴奋性增强，如情绪紧张、易激动等。而慢性缺氧时出现失眠、多梦、记忆力减退、耳鸣、视物模糊等症状，同时慢性缺氧环境下易出现夜间睡眠呼吸紊乱，表现为频繁性觉醒、周期性呼吸、低通气甚至呼吸暂停。脑电图检查显示高原人群睡眠时相不同于平原人群，主要表现为总睡眠时间减少，觉醒时间增多，多半在浅睡眠状态，说明缺氧可严重影响脑神经功能，导致睡眠结构发生紊乱，睡眠质量降低，因此，高原人易出现疲劳、嗜睡、记忆力减退、注意力不集中、工作效率低下及早老、早衰等现象，可能与夜间睡眠结构发生紊乱有关。

（四）对消化系统的影响

急进高原后，消化腺的分泌和胃肠道蠕动受到抑制，除胰腺分泌稍增加外，其余消化食物的唾液、肠液、胆汁等分泌均较平原时减少，胃肠功能明显减弱。因此会出现食欲缺乏、腹胀、腹泻或便秘、上腹疼痛等一系列消化系统紊乱症状。在慢性缺氧下，由于血红蛋白浓度增高、血液黏滞度增加、血流速度缓慢等因素，胃黏膜微循环受到直接影响，胃黏膜严重缺血、缺氧，黏膜出血、糜烂和坏死，易导致慢性胃炎和胃溃疡，慢性高原病（高原红细胞增多症）患者胃镜及病理学主要表现为慢性糜烂性胃炎、慢性浅表性胃炎和胃窦部线形溃疡等。显微镜下约 90% 可见胃黏膜出血或出血斑，呈水肿样变，约 81% 有黏膜糜烂坏死，少数人在组织学上有轻度肠上皮化生和增生性改变。

（五）高原衰退症

长期高原缺氧是高原衰退症发生的主要原因，表现为头痛、头晕、失眠、记忆力缺乏、注意力不集中、思维能力降低、情绪不稳、精神淡漠等，同时常有食欲缺乏、体重减轻、体力衰退、极度疲乏、工作能力下降、性功能减退、月经失调等，可伴有血压降低、脱发、牙齿脱落、指甲凹陷、间歇水肿、轻度肝大等。病程呈波动性迁延，逐渐加重，发病率随海拔升高而呈现升高趋势，但转至低海拔处或海平面地区，症状逐渐减轻消失。

（六）高原特有疾病

高原低压、低氧引起的高原特有疾病包括急性高原病（急性高原反应、高原肺水肿、高原脑水肿）和慢性高原病（高原红细胞增多症、高原性心脏病）。急性高原病是人体急进暴露于低氧环境后产生的各种病理性反应，是高原地区独有的常见病（详见第六章），常见的症状有头痛、失眠、食欲缺乏、疲倦、呼吸困难等。慢性高原病患者以显著低氧血症、过度红细胞增生为特征（详见第七章），常见症状有头痛、头晕、气短、乏力、记忆力减退，同时口唇、面颊部、指（趾）甲床等部位呈青紫色，面部毛细血管扩张呈紫红色条纹，形成了本病特有的面容，即"高原红"。脱离低氧环境之后，血红蛋白恢复正常，症状也逐渐消失，但再返回高原时又可复发。高原病的发病率与上山速度、海拔高度、居住时间以及体质等有关。但对每个个体来说，在一定的海拔高度是否发病，不仅取决于环境因素，而且取决于机体本身的内在因素。

（七）高原地区呼吸道疾病

体内的氧从大气经过肺通气、肺弥散、血液氧合后，通过循环系统将氧气运送并分配到全身各组织器官。在高原低压低氧环境中，肺总量、功能残气量及残气量容积均比平原地区高，肺保持在较高的膨胀状态，从而增加肺表面积，扩大肺内气体交换面积，有助于氧的弥散。但肺弥散功能的增加是有限的，严重缺氧由于强烈的肺血管不均收缩导致肺血管渗透性增加，易发生肺间质水肿，使肺弥散功能下降。受高原特殊气候条件的影响，高原地区多易发慢性支气管炎、肺气肿、肺心病等呼吸系统疾病（详见第八章）。

二、高原人体格特点

全世界有两个民族居住高原历史最长，即南美洲的印第安人和喜马拉雅山的藏族，前者在安第斯高原生活了大约九千年，后者在青藏高原生活了大约两万五千年。研究证实，世居高原人世世代代生活在高原低氧的特殊环境，使他们的解剖学、生理学和组织学发生了诸多改变，这些改变不仅表现在高原人体格上的桶状胸、杵状指、血型、体魄等方面的特征，还表现在身体的许多部位，包括呼吸循环、消化、神经系统等结构和功能上的改变。

（一）高原人胸廓特点

高原上肺通气功能的增强是机体适应低氧环境的重要机制。随着功能的改变胸廓的解剖形态也会逐渐发生改变。1932 年秘鲁学者发现，世居高原的印第安人胸廓指数（胸厚 / 胸宽

×100）和胸腔容积比居住在低海拔的秘鲁白种人大，且呈现桶状趋势。有人对拉萨3472名儿童胸廓形态调查显示，藏族儿童胸廓前后径与左右径的比值明显大于汉族儿童，即藏族胸廓呈圆形，而汉族呈椭圆形，提示高原世居人群确有桶状胸趋势。这种特征能使整个胸腔容积增加，通过过度换气使双肺充气增加，肺容量和肺内表面积增大，有利于气体弥散，因而摄氧能力增强。

（二）高原人血型特点

有关高原居民血型变化，说法不一，调查资料匮乏。早年南美学者报道，安第斯山印第安人的血型绝大多数为"O"型血。Quilici等发现，玻利维亚印第安人有95%为"O"型血，而秘鲁奇楚亚人"O"型血者占85%，Aymaras人"O"型血者为93%。然而，在尼泊尔高原就只有33%的出现"O"型血，在西藏"O"型血者占42%。所以，"O"型血并不是常见于所有高原居民。印第安人这种血型的改变，与遗传种族有关，而不是高原环境所致。

（三）高原人杵状指

杵状指亦称鼓槌指，表现为手指或足趾末端增生、肥厚，呈杵状膨大，使指（趾）端背面的皮肤与指（趾）甲所构成的基底角≥180°。杵状指见于多种情况，包括一些心血管系统疾病、许多肺部疾病以及营养障碍性疾病。杵状指在南美洲奇楚亚人较为常见，对950名奇楚亚人进行流行病学调查，其中59%儿童、94%成年人有杵状指。发生杵状指的程度有显著个体差异，多数为拇指和食指。在青藏高原虽未做大量流行病学调查研究，但从临床观察，海拔4000 m以上高原居民出现了不同程度的杵状指，特别是患有严重低氧血症的慢性高原病（Monge病）患者最为常见。其病因目前尚未完全阐明，可能是由于慢性低氧血症、寒冷以及长期接触冷水等，促使末梢血管痉挛、血管收缩、血流速度减慢，加重末梢组织缺氧造成指端组织增生。

（四）高原指甲凹陷症

高原指甲凹陷症是指甲局部性病变，表现为指甲扁平、粗糙、无光泽，典型者指甲反转呈匙状、马鞍状、槽状，故称指甲凹陷症。本症一般到高原后逐渐发生，回平原继而好转并自愈。流行病学调查发现其患病率为16.1%～30.2%，女性多于男性、重体力劳动者多于轻体力劳动者、移居高原者多于高原世居者，平原地区少见。说明高原缺氧、寒冷等因素造成末梢血管痉挛、循环不足，局部指甲长期营养不足而发生指甲凹陷。

（五）高原红

高原红又称为高原红脸蛋（plateau red face），是对高原地区人红血丝面部的一个通俗称谓，体现了高原红发病机制和临床表现及地域特点。高原红主要高发在高寒缺氧地区，其发生与海拔高度有关。对居住在海拔4300 m和2300 m地区正常人进行调查显示，高原红的发生率分别为49.1%和15.3%，女性显著高于男性。

高寒、缺氧、强紫外线照射等因素使面部皮肤极易受到各种物理环境的刺激，导致面部皮下毛细血管内淤血形成，引发毛细血管扩张，呈现出片状、网状、条索状的红脸蛋。发生高原红的机制尚不是很清楚。研究发现，高原红组的血清血管内皮生长因子（vascular endothelial growth factor，VEGF）含量显著高于非高原红组，且VEGF的含量与高原红的程度呈正相关（$r = 0.755$），即面部红血丝症状越严重的人，其血清VEGF的含量就越高。VEGF又称血管新生因子，广泛存在于动物组织，是具有高度特异的血管内皮细胞有丝分裂素。当组织缺氧或缺血时，低氧诱导因子（hypoxia-inducible factor，HIF）可诱导VEGF的大量表达，VEGF基因的表达水平与微血管密度成正相关。因此，低氧可上调VEGF基因的表达，促进新生血管形成。

临床观察及实验室检查发现，高原地区出现红脸蛋的人，虽血红蛋白浓度略高于无红脸蛋的人，但他们无明显的高原病症状，运动耐力和生活质量均与无红脸蛋的人相同，因此，高原红是一种对低氧环境适应的表现，而并非是一种疾病。有人曾认为，那些各色各样的红色血丝是高原的太阳涂抹在藏族姑娘脸蛋上的胭脂，因而"高原红"是藏族姑娘的最美装饰。

三、高原人风俗习惯及居住卫生特点

居住在青藏高原的居民包括汉族、藏族、蒙古族、回族、土族，以及撒拉族等多个民族。每个民族都有他独特的风俗习惯及居住条件，这些情况与高原人群的健康密切相关。

（一）风俗习惯

青藏高原有着多个民族和多种宗教。各个民族形成了本民族的风俗习惯，每个宗教派系，都有十分严格的宗教仪规，这些民族风俗习惯各不相同，但都具有其独特性。藏族由于受宗教影响，生活中禁忌的内容很多，如忌食圆蹄牲畜和有爪子的动物，如骡、马、驴、狗、猫、鹰、乌鸦的肉；进帐篷时以男左女右的方式进入，也可以男左女右的顺序就座，坐后不能东倒西歪，腿不能伸向供佛和老年人的方向，供佛的酥油灯上不能接火吸烟或点蜡烛，佛像前必须保持清洁；不能用自己的器具去缸内取水，不能跨越亲人的衣服，不能故意打狗，不能用枪射击秃鹫和老鹰。

（二）独特的民族特色饮食

藏族群众的食品具有其独特的民族特色，食品包括有糌粑、酥油茶、牛羊肉、奶渣、乳酪、青稞酒等。蒙古族人群世居草原，保留着以畜牧为主的生产方式，以奶和肉类食品为主，马奶酒、手扒肉、烤羊肉和奶茶是他们日常生活最喜欢的饮料食品和待客佳肴。蒙古族人有特有的美食，如全羊汤、手抓羊肉、蒙古族馅饼、喇嘛糕等。所谓的全羊汤，就是将新鲜的羊肉配以羊的心、肝、肺、肚肠等下水，切成条状，一起放入水中煮熟，然后放上各种作料食用，味道鲜美可口，颇受人们的喜爱。手抓羊肉是蒙古人传统的食品之一，做手抓羊肉必须选用膘肥肉嫩的羊，就地宰杀，剥皮入锅，放入作料，进行蒸煮，色、香、味俱佳，是蒙古族待客的美味佳肴，因为不用筷子，而直接用手，所以叫做手抓肉。回族和撒拉族的禁忌受到伊斯兰教教规的影响，禁食猪肉和狗、马、骡、驴等动物的肉及一切动物的血，凡宰食牲畜，必须请阿訇或清廉长者按教规屠宰，外教人或不清廉的教内人所宰肉食，均视为不洁；禁吸烟、饮酒，倒水要顺手，不能反手等。

（三）居住条件

青藏高原广大农牧区居民的住房条件及房屋建造独具特色。居住在高海拔地区的藏族牧民，一般使用独特的牦牛毛帐篷；藏式毡房有方形、长方形和椭圆形等不同的造型；用牦牛毛编织而成的黑色毡子制作的帐篷，也称为黑帐房。帐篷大小不一，较小的一般用两根柱支撑，大的一般呈四方体，有8根立柱支撑，这类帐篷顶部正中留一个可以开合的天窗，打开可以通风、排烟、散热，合盖能防风雨、保暖。帐篷前大帐篷布上有牵引绳，用木杆支起来就是门，天热时把门支高，帐篷内凉爽舒适。牦牛毛帐篷具有结构简单、支架容易、拆装灵活、易于搬迁等特点，而且在材质、色彩上与其他民族牧区毡房有明显的差异，成为青藏高原的独特景观。

在海拔较低农牧区的城镇居民可使用土墙、石墙与木墙结构的房屋。这种房屋一般为平

房或二层楼，坐北朝南，平顶墙厚，形如碉堡，具有浓厚的民族特色，楼房的上层住人，下层多作灶房、库房或畜圈。

青海省海西蒙古藏族自治州、黄南藏族自治州以及河南蒙古自治旗等地区居住的蒙古族牧民，一般使用蒙古包。蒙古包呈圆形，有大有小，大者可容纳 20 多人休息，小者也能容纳 10 余人。蒙古包的架设很简单，一般是搭建在水草适宜的地方，根据蒙古包的大小先画一个圈，然后按照所画圈的大小搭建。蒙古包看起来外形虽小，但包内使用面积却很大，而且室内空气流通，采光条件好，冬暖夏凉，不怕风吹雨打，建造和搬迁都很方便，非常适合于经常转场放牧民族居住和使用。近几年来，在党和政府的关怀下，高原牧区包括西藏、青海、四川西北部高原的游牧民搬进了城镇及周边新房，过上了定居生活，使各族人民的健康长寿更加有了保证。

四、高原医疗需求特点

高原地区由于复杂恶劣的自然环境和社会背景，其医疗需求与保障完全不同于内地卫生保障体系。

（一）医疗成本高

高原地区由于受社会经济发展的制约及高原特殊环境和气候条件的影响，加之地域辽阔，交通线长，卫生服务半径大（如青海省医疗服务半径约 39 千米，是全国平均水平的 13.9 倍），导致卫生服务成本高。

（二）卫生资源短缺

由于高原低氧等特殊环境，再加上经济发展相对滞后，农牧区卫生资源相对短缺，特别是高层次人才资源相对匮乏，从而卫生服务能力低下，质量不高，现有卫生资源配置利用率不高。

（三）高原疾病的特殊性

高原地区寒冷、干燥、气候多变等条件使高原人易发生呼吸道感染，而且病程长、反复发作而难以治愈。如高原地区慢性气管炎的患病率是平原的 2 ~ 3 倍，而肺心病患病率是平原人的 9 倍。另外，慢性胃炎、胃十二指肠溃疡、胆囊炎、肺结核、肝棘球蚴病（肝包虫病）、风湿性关节炎等疾病的发病率也较高且较严重。

第三节　高原医学研究概述

一、世界各地低氧生理及高原病研究现场实验室

为了征服高山，开发高原资源，研究高原环境对人体的影响，世界各地在不同海拔高度、不同区域建立了高原医学考察站、实验站、研究所以及研究院等，国际上最早建立并正式命名的实验室是 1901 年欧洲阿尔卑斯山脉的玫瑰峰顶建立的珍珠室。各类实验室特别是高海拔现场实验室的建立，为各国的低氧生理及高原医学的深入研究提供了良好的平台（表 1-3）。

表1-3 世界各地高原现场实验室

实验室名字	所在国家	海拔高度（m）
Fisica 实验室	玻利维亚	5200
Pyramid 实验站	尼泊尔	5050
玛杰利实验室	意大利	4559
印第安生物实验室	秘鲁	4550
Altura 生物实验室	阿根廷	4515
Vallot 实验室	法国	4350
白山实验室	美国	4343
Pikes Peak	美国（科罗拉多）	4300
Keck 观察站	美国（夏威夷）	4200
高原医学现场实验室	中国（可可西里）	4650
新疆军区高山病研究所	中国（三十里营房）	3700

二、世界高原医学发展史

（一）探险与登山活动

高原医学从登山运动的发展、旅游事业的兴起，当前已扩展到航天医学领域，开始了对外层空间机体适应的研究。高原医学的研究是一个庞大的课题，也是个繁重光荣的任务，不仅能为航空航天等低氧医学提供客观资料，同时其研究成果也对各种合并有缺氧症的疾患（如休克、失血、贫血、肺心病、冠心病）有所借鉴。

1. 制作第一个登山携氧装置 在登山过程中氧气的奇特作用对攀登高峰起着重要作用。1922 年英国科学家 George 和 Brigardier 领导的登山队员在吸氧情况下攀登到 8353 m，这是在人类历史上第一次应用氧气攀登珠峰。在当时的条件下，如何把氧气带到珠峰是一大难题。Finch 等人在实验室经过无数次的试验和实践，最后设计出了既轻便，又使用简便的携氧装置。携氧装置由四个氧气筒组成（图 1-2），总重量为 40 磅（约 18.14 kg），通过面罩吸氧。日后的登山过程中，各国登山人员沿用了 Finch 的设计并对携氧装置进行不断改进。因此，使用这个携氧装置，保障了登山人员在攀登珠峰时的生命安全，显著提高了登上峰顶的成功率。同时登山过程中，他们还第一次在极度缺氧状态下吸香烟，显著增加了肺通气量，改善了缺氧状态，其机制可能与吸烟导致氧解离曲线左移、肺毛细血管氧亲和力提高、血液中含氧血红蛋白增加有关。

2. 第一次不吸氧攀登到 8530 m 1924 年 6 月 Norton 和 Somervell 等英美登山爱好者第一次不吸氧攀登 8530 m 珠峰。参加攀登珠峰的人员包括生理学家、地质学家、军医、优秀登山运动员等 10 人，组织者是著名登山生理学家 Norton 教授。全队人员抵达 7700 m，并准备突击峰顶时，遇到连续几天的恶劣天气，氧气及食物逐渐耗尽，队员体力显著下降，并出现严重高原病和冻伤，有两名队员因患脑水肿、肺炎而死亡，因而多数队员停止继续登山，返回基地，而 Norton 等 2 名队员在不吸氧的情况下继续向珠峰冲刺，2 人登到 8380 m 高峰时，Somervell 出现严重呼吸困难，视力障碍，无法继续攀登。最后，Norton 一人继续冲刺到 8530 m 时出现严重的呼吸困难，体力显著下降而被迫停止登峰。Norton 虽然离峰顶

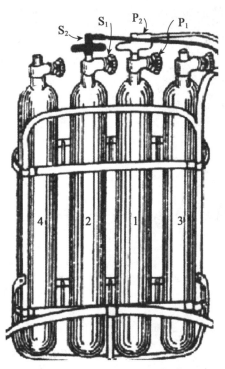

图 1-2 第一个登山携氧装置

P_1：左旋气缸关闭阀；P_2：左旋气缸连接处；S_1：右旋气缸关闭阀；S_2：右旋气缸连接处
（引自：High Altitude：A history of high altitude physiology and Medicine. Edited by JB West. Published by Oxford University Press，1988，New York，101-235）

还差了 300 m，但当时他也创造了不吸氧登珠峰 8573 m 的世界之最。本次登山活动中，生理学家们在海拔 7010 m 时用简易方法收集肺泡气，测量了肺通气等。

3．人类首次登上珠峰　从 1921 年起各国登山爱好者和低氧生理学家们虽多次攀登珠峰，但由于种种原因未能如愿，如 1922 年 Finch 登峰顶只差了 500 m，而 1924 年 Norton 等人只差 300 m。然而，如何登上地球最高峰——珠穆朗玛峰是各国科学家和登山爱好者们的梦想。因此，1953 年 3 月印度军人 John Hunt 组织了由 20 余名世界各地的最优秀登山专家、地质学家、专业摄影人员等组成的登珠峰团队，他们从尼泊尔一侧在 5460 m、6460 m、8000 m 高度分别建立了登山训练基地，并经过了两个多月不同海拔高度的体能训练，对氧气、食品、饮料、防寒衣等后勤工作做了充分的准备，特别对携氧装置进行了反复设计，最终设计出两种携氧装置，即开放式环路氧气筒（open-circuit apparatus）和闭合式环路筒（closed-circuit apparatus）。经充分的准备及反复训练之后，1953 年 5 月 29 日，登山学专家 Hillary 和舍尔巴族导游丹增诺尔嘎（Tenzing Norgay）两人在强大的后勤支援下，应用闭合式携氧装置，29 日上午 11 点 30 分从珠峰西南侧成功登上了峰顶，并在峰顶停留了 10 余分钟，这是人类历史上首次登上地球最高的峰顶，使登山运动达到光辉的顶点。

4．第一位女性攀登珠峰　1960 年我国登山健儿成功的征服珠峰之后，1975 年再次组建了中国登山队，队长是登山名将史占春，副队长是 37 岁藏族女性潘多。1975 年 5 月 27 日，登山女名将潘多率领 8 名藏族登山运动员、1 名汉族运动员成功攀登珠峰，他们在顶峰停留了 70 分钟，准确地测量了珠峰高度为 8848.13 m。潘多是世界上第一位登上珠峰的藏族女运动员，在峰顶上她静静地躺在红色占标下，接受了我国自行设计的无线遥控心电图仪记录，结果发现在海拔 8848 m 处所记录的心电图与平原地区所测的无明显差异，均属正常心电图（图1-3），可见潘多的心脏功能非常强大。这次攀登珠峰是世界低氧生理学上的一个里程碑，显示了我国登山事业及医学研究融合的巨大成就。

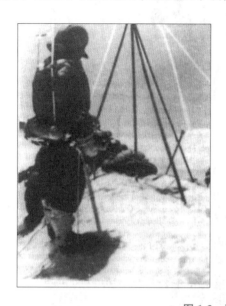
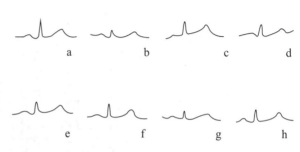

图1-3　潘多在珠峰测得的心电图

潘多从海拔50 m到8848 m（珠穆朗玛峰）心电图标记。

a：50 m；b：500 m；c：6500 m；d：8848 m（珠峰）；e：回到500 m；f：回到50 m后的1个月；g：回到50 m后的2个月；h：回到50 m后的3个月

5．第一次不吸氧登上珠峰　1953年Hillary和丹增诺尔嘎等在吸氧情况下登上珠峰，然而，有人提出人类能否不吸氧也可攀登珠峰的想法。于是，1978年奥地利登山协会组织了由奥地利著名专家及登山名将Wolfgang Nairz领导的攀登珠峰小组。本次登峰旨在，一是人类历史上第一次不吸氧攀登珠峰，二是奥地利人第一次攀登世界高峰。因此，登珠峰之前，他们在阿尔卑斯山脉的马特洪恩山（8068 m）进行不吸氧训练，并对后勤工作也做了充分准备。参与人员包括奥地利高山生理学家Oelz，意大利登山名将Messner，奥地利登山运动员Habeler，以及3名舍尔巴族登山导游。其中，Messner和Habeler是作为此次不吸氧突击珠峰的运动员。1978年5月7日凌晨5点30他们俩从海拔8500 m的5号营地出发，经最艰难跋涉，终于在下午1点钟从南侧登上峰顶，并在中国登山队曾测量海拔高度的地方，Messner安装了三脚架进行不同角度拍摄。人类不吸氧攀登珠峰的结果，曾有很多人提出质疑，但在而后的科学研究及具体实践中，进一步论证了人类可以不吸氧攀登珠峰的结论，因此，Messner和Habeler创造了人类登山史上另一个里程碑，是高山生理学的奇迹。

（二）特高海拔低氧生理学考察

1．珠峰Ⅰ号行动（Operation Everest Ⅰ）　为了提高飞行员在高空中耐低氧的能力，1944年美国航空医学院科学家提出人体在平原地区吸入低氧气体能否提高空军飞行员耐低氧能力的问题，并组建了世界上第一个模拟高原低氧的小型低压氧舱（舱体面积为3 m×3 m×2 m），并选择4名青年男性志愿者进行模拟不同海拔高度耐低氧习服实验。他们在低压舱内模拟潘多在珠峰测得的心电图（图1-3）6500 m、8848 m海拔高度并逗留了35个昼夜，测试了不同海拔高度、不同时间段的肺通气量、肺泡通气量、肺气体交换、肺泡动脉氧分压差等参数，这是人类首次在低压舱内模拟特高海拔进行高山生理学研究，被称为珠峰Ⅰ号行动。

2．珠峰Ⅱ号行动（Operation Everest Ⅱ，OEII）　20世纪70年代后期和80年代初，是

各国高山生理学研究的黄金年代，其中有两项研究被国际高原医学界认为是具有划时代意义的研究。一是1981年美国人在珠峰地区的高山生理及医学考察取得重大成果；二是1985年美国环境医学研究所在波士顿成立，应用低压氧舱模拟高原低氧生理学研究，称之为OEII。美国环境医学研究所主要是从事美国军队在高原缺氧、寒冷、热带等特殊环境中如何提高战斗力的特种医学研究单位。OEII由Houston、Sutton和Cymermon等三位科学家组织、集中全美20余位从事高原、寒冷、运动等领域的顶级科学家，OEII使用的低压舱主舱面积为18.5 m²，副舱12.3 m²，整个实验长达40个昼夜，耗资75万美金，试验对象为8名年轻男性，受试者在低压氧舱内经受了长达6周时间的低氧，模拟不同海拔高度，测试各种生理指标，包括静息及运动状态下的心肺功能、血液气体交换、血液生化学、肌肉活检等。OEII标志性的成果是：

（1）应用心脏导管直接测定肺动脉压（表1-4），结果显示海平面所测的平均肺动脉压为（15±0.9）mmHg，海拔8840 m时上升到（33±3.0）mmHg；最大运动状态下海平面平均肺动脉压为（23±12）mmHg，而海拔8840 m时，升至（47±4）mmHg，右心房压和肺动脉楔压以及心输出量没有明显增加，心率增加，心脏每搏量降低，每搏量降低与左心室的充盈压减低及心肌收缩力受损有关。

表1-4　OEII不同海拔高度静息及最大运动血流动力学各指标比较

	平原		6100 m		7620 m		8840 m	
	静息	运动	静息	运动	静息	运动	静息	运动
右房压（mmHg）	2.6	5.8	0.5	2.8	0.8	5.3	1.5	3.5
肺动脉压（mmHg）	15	23	24	39	34	54	33	47
肺动脉楔压（mmHg）	7	13.3	7	7.8	7	5	7.5	7.7
心输出量（ml）	107	151	72	131	69	128	81	111
血氧饱和度（%）	97	96	76	64	68	59	58	51
血压（mmHg）	96	105	96	104	90	116	96	112

[引自：Reeves JT，et al. Operation Everest II：preservation of cardiac function at、extreme altitude. J Appl Physiol，1987，63（2）：531]

（2）安静及最大运动状态下测定血液气体交换的各项参数（表1-5）。

表1-5　OEII模拟不同海拔高度大气压以及静息与运动状态下血气指标

海拔（m）	大气压（mmHg）	静息				运动		
		P_IO_2（mmHg）	PaO_2（mmHg）	$PaCO_2$（mmHg）	pH	PaO_2（mmHg）	$PaCO_2$（mmHg）	pH
0	760	149	99	34	7.43	87	35	7.30
4572	429	80	52	25	7.46	42	20	7.42
6482	347	63	41	20	7.50	34	17	7.44
8043	282	49	37	13	7.53	33	11	7.49
8848	253	43	30	11	7.56	28	10	7.52

[引自：Reeves JT，et al. Operation Everest II：preservation of cardiac function at、extreme altitude J. Appl Physiol，1987，63（2）：531]

（3）从海平面到海拔 6000 m 和 8043 m 的肌肉活检结果显示骨骼肌 I 型肌纤维面积下降 25%，II 型纤维横断面积下降 26%，骨骼肌毛细血管密度增加，但肌毛细血管与肌纤维比值无明显改变，肌肉乳酸浓度、琥珀酸脱氢酶、柠檬酸合成酶及己糖激酶等显著降低。

3．美国珠峰医学考察（American Medical Research Expedition to Everest，AMREE）从 1960—1961 年，国际登山名将 Hillary 和生理学家 Puph 等在珠峰脚下组织 160 多人经 9 个多月的时间，在特高海拔地区进行高山运动生理、高山营养及高山装备等研究，但遗憾的是他们的登山运动员未能登上峰顶，未能得到峰顶医学考察资料。因此，1981 年著名生理学家、美国加利福尼亚大学教授 West 和英国科学家 Milledge 组织了 AMREE。本次珠峰医学考察得到美国国立卫生研究院（NIH）45 万美金的资助。考察组于 1981 年 8 月抵达尼泊尔首都加德满都，首先在 5400 m 处建立了本次登山活动的营地，并将考察组成员分成三组，即第一组人员均为最杰出的登山名将；第二组均为医学科学家同时也是登山运动员；第三组为科技人员，在实验室进行科学研究。实验室除了 5400 m 营地之外，还分别在 6300 m（2 号基地）、8050 m（5 号基地）以及 8848 m（峰顶）也设置了实验室。

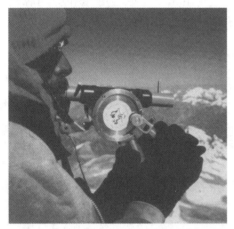

图 1-4　Pizzo 教授在峰顶收集肺泡气体
（引自：JB West Respiratory Med. 1983）

AMREE 经过 60 多天的珠峰登山医学考察，在运动生理、血液生理，呼吸生理以及内分泌生理等方面取得了较大成绩，对世界高山生理及高原医学研究具有里程碑的意义，特别是 Chris Pizzo 和 Peter Hackett 两位医学科学家成功地攀登地球最高峰——珠峰。Pizzo 教授在峰顶收集了 6 份自己的肺泡气体（图 1-4），测定了峰顶的大气压，同时在海拔 8300 m 不吸氧情况下测定自己的呼吸频率、肺容量以及心电图。峰顶所测的肺泡二氧化碳分压仅为 7.7 mmHg，P_{50} 为 19 mmHg，说明有显著的呼吸性碱中毒（表 1-6）。

表1-6　海平面与珠峰顶测定的大气压、肺泡气及动脉血气的比较

海拔（m）	BP（mmHg）	P_IO_2（mmHg）	P_AO_2（mmHg）	PaO_2（mmHg）	$PaCO_2$（mmHg）	pH	SaO_2（%）	P_{50}（mmHg）
0	760	149	100	95	40	7.4	97	27
8848	253	43	35	28	7.5	> 7.7	70	19

（引自 High Altitude：A history of high altitude physiology and Medicine. Edited by JB West. Published by Oxford University Press, New York，1988，101-235.）

这次考察测得珠峰大气压为 253 mmHg，比以往沿用的理论预测值高了 17 mmHg，这是人类历史上第一次在峰顶直接测定大气压。随着吸入气氧分压的下降，最大氧耗量（VO_{2max}）也明显降低，如海平面所测的 VO_{2max} 为 60ml/（min·kg），而珠峰顶为 15.3 ml/（min·kg）。对世居高原舍尔巴人和美国登山运动员进行低氧通气反应（HVR）与睡眠呼吸对照研究发现 HVR 与睡眠期间呼吸紊乱有关，舍尔巴人的 HVR 出现钝化，但未发现明显的睡眠呼吸异常，而美国人 HVR 增高，但在睡眠期间呈现频繁的周期性呼吸伴呼吸暂停，呼吸暂停频率与 HVR 呈正相关。当吸入 100% 纯氧时，周期性呼吸或呼吸暂停的频率降低，甚至消失（图 1-5），吸入高浓度 CO_2 后呼吸暂停迅速消除，停止吸入 CO_2 时，呼吸暂停立

刻重现。另还发现，HVR 的敏感性与登山运动耐力呈正比，即低氧通气反应高的人有较强的登山运动耐力，因为严重低氧可刺激颈动脉体外周化学感受器，显著增加肺通气，提高 SaO_2，改善机体缺氧状况。内分泌方面研究发现血浆肾素水平显著升高，醛固酮水平略有增高，血管紧张素转换酶无明显变化，与平原资料比较，海拔 6000 m 处血葡萄糖含量降低，糖耐量曲线平坦。脑功能及心理学方面也出现了相应的变化，全体考察人员的记忆力明显下降，15 人的点指实验阳性，并直至一年之后，仍有 13 人的点指实验为阳性，提示中枢神经系统对低氧更敏感，极易导致低氧性脑神经功能障碍。

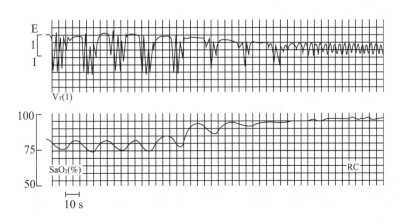

图 1-5　平原人进入 5400 m 地区睡眠期间发生频发性周期性呼吸，当吸入 100% 氧时周期性呼吸消失
[引自：Lahiri S，Maret K，Sherpa MG. Dependence of high altitude sleep apnea on ventilatory sensitivity to hypoxia.Respir Physiol. 1983，52（3）：281-301]

4．高原训练方法的出台　运用高原训练手段来提高运动员的比赛成绩是体育医学科学研究的热点。高原训练能够提高运动员的比赛成绩，已在国际上广泛认可，所以有些人把高原训练称为"冠军摇篮"，然而对高原训练的最适高度、方法、手段、选材、运动强度及持续时间等方面仍有明显的争议。目前，国际上对高原训练的方法有"高住低练、低住高练、高住高练、间歇性低氧"等四种。其中较为常用的方法是 1991 年美国学者 Levine 提出的高住低练（living high-training low）。该方法是让运动员夜间住在较高的高原，白天在较低高原进行强度训练，这种方法既可利用高原低氧的有利因素，又可避免其有害因素。高原地区运动训练，包括昆明海根和西宁多巴高原训练基地均采用高住高练法。高原训练提高运动技能的基本生理学机制是：在低氧环境下，刺激肾释放促红细胞生成素（EPO），增加血红蛋白浓度，增强氧传送链（oxygen transport chain）的技能，从而提高组织对氧的有效利用率和骨骼肌的耐乳酸能力。平原运动员在高原高强度训练需要注意以下几点：①高原反应与高原疾病；②营养、康复，体重下降；③高原训练强度如何掌握；④个体差异与易感性的筛选。

（三）高原病研究（发展）史

1．首例慢性高原病（chronic mountain sickness，CMS）　1925 年 Monge 在秘鲁首次报告了一位 38 岁男性，居住 4300 m 高原一年后，出现神经精神异常，睡眠障碍，后臂疼，手脚麻木，显著发绀，血红蛋白 21 g，红细胞 8.6 万/立方毫米。但每当患者去平原时，以上症状消失，重返高原后，症状又重现并且更加重。限于当时的认识，误认为这是秘鲁发现的第一例 Vaquez 病（即真性红细胞增多症）。其后他又收集了 24 名类似的病例，并 1928 年他出版了 *The disease of the Andes* 一书，明确以慢性高山病命名。而后，另一位秘鲁学者

Hurtado 发表了题为 *Chronic mountain sickness* 的论文，首次通过实验证实慢性高山病的发生机理是由于周边化学感受器对低氧的敏感性减退和呼吸中枢对 CO_2 的敏感性减低，这一发现为进一步探讨慢性高原病的治疗、预防提供了理论基础。为了纪念 Monge 对高原医学所做出的卓越贡献，1942 年国际上已将慢性高原病习称 Monge 病。慢性高原病是长期居住在海拔 2500 m 以上的居民，对低氧环境丧失习服而所致的独特临床综合征。特征：红细胞增多，肺动脉高压，低氧血症。临床以疲乏无力，头痛头晕，睡眠差，神经精神功能紊乱为主要表现。当脱离低氧环境，返回低海拔地区后，症状逐渐消失。

2．首例高原肺水肿（high altitude pulmonary edema，HAPE）　1898 年法国医师 Jacottet 攀登 4800 m 高峰时，因患高原肺水肿而死在海拔 4300 m 的高山站，他的同事在现场做了尸体解剖，成为世界上首例高原肺水肿尸检资料。1937 年 Hurtado 在秘鲁首次报告了一例居住高原 29 年的男性在去平原短期停留几天后重返高原时发生了肺水肿，之后虽有大量的报道，但直到 20 世纪 60 年代对本病的认识仍未完全统一，常常把本病误诊为急性肺炎。1960 年 Houston 首次在新英格兰医学杂志上较为详细地描述了急性高原肺水肿的发病情况，次年 Hultgren 等做了血流动力学的研究，发现患者肺动脉压明显增高，但肺动脉楔压正常，从而提出高原肺水肿是一种非心源性肺水肿。1986 年 Schoene 等首次在海拔 4300 m 应用纤维支气管镜采集了高原肺水肿患者的肺泡气管灌洗液，发现灌洗液中蛋白质含量明显增高，说明肺毛细血管渗透性增加，高原肺水肿是一种渗出型水肿，这一观点对传统的高原肺水肿发病机制学说提出了质疑（过去认为高原肺水肿属于压力性漏出型水肿），使人们对高原肺水肿的认识又深入了一步。1991 年美国学者 West 用电子显微镜观察到，当家兔肺毛细血管压超过 50 cm H_2O 时，毛细血管内皮和肺泡上皮受到严重破坏，血管渗透性明显增加，认为肺内高流量引起的微血管切应力（shear forces）和肺动脉高压导致毛细血管壁机械性损伤，血管内皮细胞、血小板、白细胞等释放一氧化氮、内皮素 -1 等各种趋动因子，从而使毛细血管膜的张力衰退（stress failure）、毛细血管扩张、管壁变薄、内皮细胞空隙变大、血管通透性增加，提出高原肺水肿是一种"肺毛细血管应激衰竭"的假说。高原肺水肿是少数初到或重返高原的人，由于急剧暴露于高原低氧引起肺血管收缩、肺血容量剧增，微循环内体液漏出至肺间质和肺泡引起的一种高原特发病（见第六章）。

3．首例高原脑水肿（high altitude cerebral edema）　1913 年英国医生 Ranenhill 首次描述了一位 19 岁智利矿工到达海拔 4800 m 的当天出现失语、走路不稳等症状，并以神经型高山病报道，随后又曾在国际上改名为脑型或大脑型高山病、恶性高山病脑型等。1964 年 Fitch 等在美国麦金利山成功地抢救了一位 33 岁女性，其在登山过程中出现昏迷，之后他将此病例发表在 *Annals of Internal Med*，并正式命名为高原脑水肿（high altitude cerebral edema，HACE）。HACE 是由急性缺氧引起的中枢神经系统功能严重障碍。

4．急性高原病国际诊断标准的建立　急性高原病（Acute Mountain Sickness，AMS）是人体快速进入海拔 2500 m 以上高原时发生的缺氧性反应，其发病率与海拔高度及上山速度有关。认识 AMS 虽有一个多世纪，但直到 1991 年加拿大班夫低氧会议才制定了国际 AMS 诊断标准。该标准对患者临床表现的每个症状进行自我判断、计分，即急性高原病临床症状计分法（AMS-score）。计分法的临床症状包括：头痛、胃肠道症状、疲乏无力、头晕目眩、睡眠障碍，根据出现这些症状的严重程度做出自我判断及计分：0 分无反应，1 分轻度反应，2 分 中度反应，3 分严重反应，症状计分值 > 4 分者可考虑为急性高原病。经过 25 年的临床应用，大家认为，该评分需要再修改。2018 年各国高原医学专家分别在意大利和加拿大国际低氧医学会上反复讨论，形成了新的 AMS 评分标准，发表在 2018 年第一期高原医学与生物学杂志。新的临床症状计分包括，头痛、胃肠道症状、疲乏无力、头晕目眩。新的评分中把睡眠障碍删除，因为专家们认为，高原现场很难常规做夜间睡眠呼吸紊乱的检测，所以没有定量的标准。也有人发现，睡眠紊乱与急性高原病的典型症状之间无明显相关。

5．用首部慢性高原病国际诊断标准认识慢性高原病（chronic mountain sickness，CMS）虽有半个多世纪，但概念不清、认识含混、标准不一，影响着对 CMS 的深入研究。2004 年在西宁—拉萨召开的第六届国际高原医学大会上，统一了 CMS 的命名和分型，制定了新的诊断标准，并被国际高原医学会命名为"青海标准"。这个标准是我国高原医学工作者与国际同行们紧密合作，依据青藏高原及南美洲高原的优势，通过大量的流行病学调查以及生理学、病理生理学、形态学、临床诊断和治疗观察中得到的第一手资料，创立了"CMS 症状记分系统"，这是在高原艰苦条件下辛勤耕耘的结晶。它解决了世界慢性高原病的分类、量化诊断和防治等问题，并将成为今后全世界防治慢性高原病的基本原则，这也是我国医学界为数不多的几个以我们为主拟订并得以通过的国际通行标准。"青海标准"作为中国高原医学的"代表作"，标志着中国高原医学研究迈向国际水平。

三、中国高原医学发展史

我国有关高原医学的记载先于西方。远在公元前 139 年，汉武帝派遣的特使出使西域，曾经徒步穿越帕米尔高原，在史籍《汉书·西域传》中也有对公元 100 年前去印度取经的使者穿越高原的记载。但由于历史原因，我国对于高原病的实验研究工作起步较晚，直到 20 世纪 50 年代中期才着手高原病的起步性研究工作，50 年代末开始全面开展高原医学的研究，并取得了较好的成绩。特别是改革开放以后，科学的春天带来了高原医学的蓬勃发展，在高原医学科学的基础与临床、教学与人才培养等方面取得了巨大成就。

（一）低氧生理与高原适应研究

1．青海省高原医学综合考察　由青海省卫生厅组织的科研团队曾三次对不同海拔高度、不同人群进行大规模综合性医学考察，在高山生理、病理生理学以及免疫学等方面获得了积极成果。

（1）获得不同海拔高度、不同人群低氧习服的生理学常数，绘制心血管、血液、呼吸、内分泌系统相关指标的正常值图谱，为高原习服机制研究、高原疾病的诊断提供了科学的量化指标。

（2）返回平原的脱适应研究：长期移居高原的人返回平原后反而感到不适应，出现头昏、疲乏无力、食欲减退、心率加快、血压升高等"低原"不适应症状，甚至有个别人难以忍受而重返高原。一般而言，从高原进入平原，从低氧环境到常氧环境，空气中氧分压增加，会给机体带来有益的影响，然而事实并不如此，有些老年人返回平原后的身体状况远不如以前，从而他们对返回平原之后的健康、寿命产生疑虑。针对这个问题，青海的科技人员赴上海、南京等地对 1000 多名久居高原（在高原生活 21 ~ 30 年）人重返平原之后的健康状况进行了追踪观察，发现有 54.1% 的人回平原后，其健康状况与高原无明显变化；33.9% 的人回平原后的身体状况明显改善，表现为精力充足、体力增强、睡眠时间及质量改善，食欲增加；有 12% 的人回平原后产生明显"脱适应"反应，表现为精神不振或急躁、失眠、食欲减退、血压偏高等。

（3）高原劳动保护：高原劳动保护是一门综合性多学科交叉的边缘学科，其基本任务是防御高原低氧等特殊环境对人体健康及劳动能力的影响。为了判断不同海拔高度人体劳动能力及卫生学限度，课题组采用自身对照方法，分别在海拔 450 m、2260 m、3000 m、3500 m、4500 m 等地区进行高原劳动卫生学研究，制订出高原劳动强度、划分劳动等级，提出高原环境下的卫生要求和卫生标准。

2．藏族与汉族高原适应比较生理学取得重大突破：藏族人群是世界上居住高原时间最长，对高原低氧环境适应力最佳的民族。原西藏医学科学研究所、自治区人民医院与美国科罗拉多大学环境医学研究所合作，在世居藏族和移居汉族高原适应（习服）生理学机制方面取得重大成果。研究发现，居住在青藏高原上的藏族人群的氧摄取、传递及利用能力明显高于移居人群和南、北美洲的久居人群。藏族人群与移居人群相比，他们胸廓大、肺发育好，有较大的肺活量和肺总量，在严重的低氧环境下，藏族无红细胞增多、肺动脉高压症，最大氧耗量和无氧代谢阈值均显著高于移居。藏族具有最完善的氧传送系统和最有效的氧利用系统。

3．高原低氧适应的遗传学机制进展

（1）揭示藏族人群高原适应的分子机制：藏族人群是世界上对高原低氧环境适应力最佳的民族。然而，以往的研究均集中在藏族人群对高原适应的生理学和病理生理学的研究，对遗传基因的调控机制不十分清楚，藏族人群是否有特殊基因的存在尚无突破性的发现。我国科学家应用高通量全基因组芯片技术在世居海拔 4350 m 地区藏族人群中筛选出藏族人特有的正选基因，对这些基因多态性的基因型 / 表现型关联性分析发现，EGLN1 和 PPARA 等基因的多态性与血红蛋白浓度呈负相关。进一步对全基因组外显子进行测序分析发现，EPAS1基因在高原低氧环境下进化速率最快，并发现藏族人群高频率出现的 EPAS1-SNP 的等位基因与低血红蛋白含量相关联，这种遗传基因在藏族人群中的变化很可能阻止了藏族人群血红蛋白浓度的过度升高，降低了慢性高原病发生的可能性。

（2）绘制完成世界首部高原蒙古族人的全基因组序列图谱：绘制出了世界首例青藏高原蒙古族人全基因组序列，并命名为"天骄一号"。和人类标准基因组比较，天骄一号基因组中含有 380 个 DNA 变化，其中 50% 的变化是在基因区间内，包括 57,031 在外显子中。将青海蒙古族人群基因组多态性与其他 9 个来自亚洲以及欧洲人群进行了比较，发现大约 2%的基因组的变化，其中有些变化在其他人群中未发现，这些变化可能帮助他们适应高海拔低氧的生存环境。对青海高原蒙古族基因型与高原藏族人，以及低海拔地区汉族人的相关数据进行比较发现，高原蒙古族人和藏族人群共享几种异于低海拔人群的基因，包括 EPAS1、PKLR、CYP2E1 和 PPARγ，这些基因与肌肉能量代谢以及血管新生的相关基因有关。说明历史上跨民族交流帮助了蒙古族人适应高海拔地区的生活环境。

（3）发现高原土著动物和世居人群的基因趋同进化：高原精灵—藏羚羊全基因组测序发现，全基因组的大小为 2.75 GB，覆盖度达到 98%，共预测到 22 143 个编码蛋白基因；对已知的 247 个高原适应性相关的基因进行了筛选，发现了 7 个基因在藏羚羊、高原鼠兔和藏族人群中有趋同进化现象。选择集中于血管生成的调节、叶酸及衍生物的合成调节及 DNA 修复等三大类生物功能相关的基因上。另外，在基因水平的研究发现，藏羚羊低氧适应具有"遗传基础"，表现在血红蛋白、肌红蛋白、脑红蛋白等携氧蛋白在漫长的低氧适应过程中发生了适应性改变。藏羚羊核编码的线粒体相关基因进化速度高于其他物种。

（二）高原疾病发展概况

我国是最早认识高原病的国家，早在公元前 139 年，汉武帝派遣的特使出使西域，徒步穿越帕米尔高原。公元 100 年前去印度取经的使者经过西藏高原和公元前 32 年汉成帝时代，大将军武库令杜钦出使克什米尔和阿富汗等地时都提到在穿越大头痛山（西藏高原）时，人们觉得浑身发热、脸色苍白、剧烈头痛、头晕及呕吐、沿途充满了危险，这些症状同急性高原病的表现极为相似，史册注明它出现在登山中，足见当时人们已认识了高原病。

1. 首例高原心脏病报告 高原心脏病以低压低氧引起的肺动脉高压为基本特征，多发生于平原人移居高原或由中度海拔到更高海拔处的居民，其发病率随海拔高度的升高而增高，可分为小儿和成人高原心脏病。1955 年吴德城报道我国首例小儿高原心脏病，1966 年吴天一报道了成人高原心脏病。国外有些学者不承认它是一种独立疾病，认为是人体对高原低氧的一种病理生理反应，称之为"高原肺动脉高压症或高原肺高血压"，另有些人将其归为慢性肺源性心脏病的一个变异型。1988 年隋官杰等在拉萨首次将小儿高原心脏病称为"小儿亚急性高山病"。经右心导管及心脏彩色多普勒检查，成人高原心脏病患者平均肺动脉压为 45 ～ 50 mmHg，而小儿高原心脏病为 55 ～ 60 mmHg，显著的肺动脉高压将导致右心室扩大、肥厚，甚至右心功能衰竭。

2. 青藏铁路建设中高原病防治 世界上海拔最高的高原铁路于 2001 年 7 月开工，2005 年 7 月通车。青藏铁路格尔木至拉萨全长 1142 千米，其中 85% 路段为海拔 4000 m 以上，唐古拉车站是世界上海拔最高（5074 m）的车站。为了确保参建人员的健康，青藏铁路公司建立了健康准入、梯级适应等机制，强化医疗保障，平均每 10 千米有一座医院，铁路沿线还建立了 17 座制氧站、配备了先进医疗设备，从源头上预防高原病的发生。在劳动施工中采取隧道面罩供氧、氧吧车供氧和睡眠期供氧，在急性重症高原病（肺水肿、脑水肿）的抢救中采取了高压氧、高压袋、高流量顺序供氧等方法。由于医疗卫生、劳动保护和生活后勤保障工作措施得力，创造了近 10 万名参建人员在高寒缺氧的青藏高原上施工，无一人因高原病死亡的纪录。青藏铁路建设可以说是研究急性高原病的最好机遇，也是世界上最大的研究现场。

3. 慢性高原病（chronic mountain sickness，CMS）内源性生物标志物 CMS 以红细胞增多、肺动脉高压、低氧血症等为特征，但其发病机制尚不清楚。2004 年 CMS 国际标准建立之后，对 CMS 的发病机制，特别是低氧条件下血管活性肽等内源性生物标志物做了大量研究，发现 CMS 患者血清脑利钠肽、血管内皮生长因子、内皮素 -1 浓度显著高于正常对照组，而一氧化氮合酶浓度低于正常组。血清脑钠素和内皮素 -1 与平均肺动脉压呈正相关，与一氧化氮合酶呈负相关，提示脑利钠肽和血管内皮因子是预测 CMS 最敏感的指标。该研究显示高原缺氧引起血管活性物质的异常增减是导致 CMS 患者红细胞过多增殖、肺动脉高压、低氧血症的重要因素。

四、我国高原医学领域的学术组织与学术交流

（一）学会

1987 年 4 月，经中华医学会批准同意成立了以张彦博为主任委员的中华医学会高原医学分会。高原医学分会的成立，标志着我国高原医学研究已进入到一个新的发展时期。2007 年组建了以青海大学医学院格日力教授为首任主席的亚洲太平洋地区国际高原医学会，标志着中国高原医学与低氧生理学研究进入了国际舞台。

（二）学术交流

我国低氧生理与高原医学科学研究的学术交流空前活跃。1987 年 9 月在西宁召开了第

一届中国高原医学大会，其后于 1991 年（第二届）、1995 年（第三届）、2000 年（第四届）、2004 年（第五届）、2009 年（第六届）召开了学术会议，进行了换届工作，使高原医学分会的工作不断发展。特别是 2004 年 8 月，在国际高原医学会、青海省人民政府、西藏自治区人民政府的大力支持下，青海西宁和西藏拉萨成功举办了第六届国际高原医学大会。2007 年亚太地区高原医学学会成立之后，于 2008 年 6 月在印度新德里召开第一届亚洲太平洋地区高原医学大会，2010 年在西宁召开了第二届亚洲太平洋地区高原医学大会。

中国高原医学会与国际高原医学协会有着密切联系，并派学者参加了国际高原医学会组织的第一届（玻利维亚拉巴斯，1994）、第二届（秘鲁库斯科，1996）、第三届（日本松本，1998）、第四届（智利阿里卡，2000）、第五届（西班牙巴塞罗那，2002）、第六届（中国西宁和拉萨，2004）、第七届（英国苏格兰，2007）、第八届（秘鲁阿若喀，2010）、第九届（中国台北，2012）、第十届（意大利堡尔扎纳，2014）、第十一届（美国科罗拉多州，2016）、第十二届（尼泊尔加德满都，2018）国际高原医学大会。中国高原医学界参加各种国际学术研讨会的人员明显增加，应邀发言人数也不断增多。参加国际学术研讨会的同时，常年与美国犹他大学、哈佛大学、日本信州大学、法国巴黎大学等多个国外研究机构合作，互派研究人员加入对方的研究组共同交流研究。

五、我国高原医学研究机构

（一）青海大学高原医学研究中心

该中心组建于 2001 年，是集科研、教学、医疗为一体的开展高原医学研究的机构（图 1-6），是高原医学教育部重点实验室、青海省重点实验室、国家重点学科（高原医学）、国家国际高原医学研究基地。2006 年获得博士学位授权点，2008 年被评为全国杰出专业技术先进集体。实验室占地面积 6300 平方米，下设低氧生理研究室、基因工程研究室、蛋白工程研究室、细胞工程研究室、中藏药研究与开发室、高原人畜共患病研究所、高原病临床实验室、低压氧舱室、电子显微镜室，以及可可西里（4615 m）高原医学现场实验室等。研究方向为：高原低氧习服与适应机制、高原病发病机制、藏药对高原病的防治研究等。实验室组建以来，突出"高原、民族、地域"等特色，坚持现场—实验室—临床三结合的研究模式，与美国哈佛大学、法国巴黎大学、日本信州大学等单位合作，在藏族高原适应遗传机制，急性高原病预警、防治与机制研究等方面做出了一定成就和贡献。实验室本着"现代、

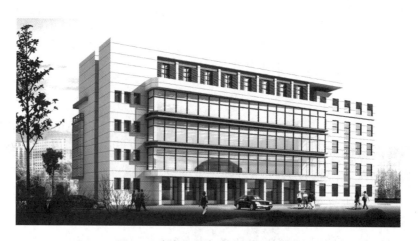

图 1-6　青海大学高原医学研究中心

开放、交流、促进"的原则，以国际实验室管理模式和建设为标准，严格各项管理制度，实现"高水平，开放，共享，成果辈出"的目标，在青藏高原开展"较高水平基础与应用研究、聚集培养优秀医学科学家及高层次学术交流"的三个基地。

（二）第三军医大学高原医学系

该系组建于 1999 年 9 月，是专门从事高原医学教学和科研的高校院系，是我国（也是世界）专门培养高原医学全日制五年制本科生的唯一院校，自 2001 年起，每年面向全国招生，为军队培养高原医学专门人才。该系下设高原军事医学地理学教研室、高原卫生学教研室、高原生理学与高原生物学教研室、病理生理学与高原病理学教研室、高原药物与高原卫生装备研究室以及高原医学研究综合实验室等科室，拥有大型模拟高原环境人体低压舱、动物低压舱以及先进的仪器设备。目前为国家教育部高原医学重点实验室、军队高原医学重点实验室、军队"2110 工程"重点建设学科、总后"530 工程"重点建设学科、国家中医药管理局高原病重点建设专科、重庆市高原医学研究所等，也是高原医学专业以及病理学与病理生理学专业的博士授权点。该系长期以来坚持教学与科研相长、基础研究与应用研究并行、高原现场与实验室结合、技术与勤务结合的宗旨，摸索出了一套教学和人才培养模式和经验，组织编写了一套高原医学系列教材，并先后主持国家科技支撑计划、"973"项目课题、军队重大专项重点项目等 77 项，制定和编写了国家和军队标准 3 部，发表学术论文 830 余篇，获得国家科技进步一等奖 1 项、军队和省部级科技进步二等奖 7 项，为基层官兵、群众的生命健康和部队战斗力提升做出了积极贡献，已经成为教育训练、科技创新、卫勤保障、为军服务四位一体不可或缺的重要力量。

（三）西藏大学高原医学研究中心

西藏大学高原医学研究中心创建于 2006 年，是西藏自治区高原医学重点实验室，下设低氧生理学、生化与分子生物学、病理生理学、藏药药效学与毒理学、遗传学、地方病与环境流行病学、运动医学及病理组织学等 8 个实验室。主要研究方向为：藏族原发性高血压的遗传学研究，高原习服的遗传易感性研究，西藏藏族遗传资源的搜集、保存、开发和利用研究。

（四）新疆军区高山病研究所

新疆军区高山病研究所是全国唯一的在特高海拔地区担负高原医学现场研究的医疗机构。他们以海拔 3700 m 高原的医疗站为科研基地，将基地延伸到海拔 5000 m 以上的边防哨卡。研究重点为急性脑水肿、急性肺水肿以及急性高山反应，联合军内相关科研单位，展开了一系列集体攻关，先后创造了多项高山病研究之最。在国内率先开展了富氧室在高原军事医学中的应用，吸入一氧化氮治疗高原病等科研项目。

（五）西藏军区总医院全军高山病中心

1982 年成立的全军高山病防治研究中心，2006 年更名为全军高山病中心。该中心包括临床科室和实验室两部分，临床科室开放床位 53 张，主要收治高山病和呼吸系统疾病；设有细胞培养室、分子生物室、心导管室、运动平板室、肺功能室、微循环室、NO 治疗室、免疫组化室、生化室、细菌室、二级动物实验室、远程会诊室等 18 个实验室，拥有高压氧舱、磁共振成像系统等先进设备。

（格日力）

主要参考文献

[1] West JB. High Altitude：A history of high altitude physiology and Medicine. New York：Oxford University Press，1998：101-235.

[2] Hackett，et al. Physiological effects of high altitude. St. Louis：Mosby，1997，1-84.

[3] Hultgren，HN. High-Altitude Medicine. California：Hultgren publication，1995，1-31.

[4] Ge RL，Hackett P. Life on the Qinghai-Tibetan Plateau. Beijing：Peking University Medical press，2007.

第二章　高原适应生理

第一节　呼吸生理

机体与外界环境之间进行气体交换的过程称为呼吸（respiration）。在哺乳动物，呼吸过程由三个环节组成（图2-1）。

1．外呼吸（external respiration）　为肺毛细血管血液与外界环境间的气体交换过程，外呼吸包括肺通气和肺换气两个过程。外界环境与肺泡之间的气体交换过程称为肺通气（pulmonary ventilation），肺泡与肺毛细血管血液间的气体交换过程称为肺换气（gas exchange in lungs）。

2．气体运输（transport of gas）　为循环血液将肺部动脉血的 O_2 运输到组织以及将静脉血的 CO_2 从组织运输到肺的过程。

3．内呼吸（internal respiration）　即组织毛细血管血液与组织、细胞之间的气体交换过程，也称组织换气（gas exchange in tissues）。

呼吸的三个环节相互衔接并同时进行。由于肺通气是整个呼吸过程的基础，而肺通气的动力来源于呼吸运动，因此狭义的呼吸通常仅指呼吸运动。

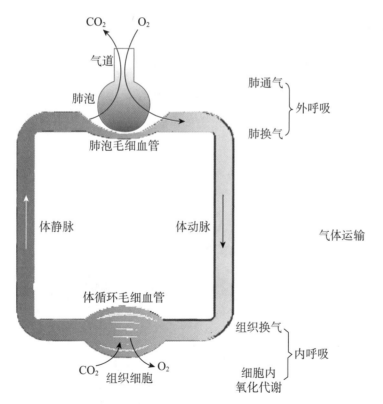

图 2-1　呼吸全过程示意图

（姚泰．生理学．2版．北京：人民卫生出版社，2010：211）

在外呼吸过程中，机体通过呼吸运动从外界摄取 O_2，同时排出过多肺内由新陈代谢产生的 CO_2。基础状态下，正常成年人的耗氧量约为 250 ml/min，体内储存的全部 O_2 约为 1550 ml，仅能维持机体正常代谢 6 min 左右。剧烈运动时耗氧量可增加 8 ～ 9 倍。由于人体内氧储量有限，机体必须不断地从外界摄入氧以满足代谢的需求。因此，呼吸是维持机体生命活动所必需的基本生理过程之一，呼吸一旦停止，生命活动将终结。

在海平面，大气压为 101.3 kPa（760 mmHg），此时的氧分压为 21.2 kPa（159 mmHg），而人体线粒体氧化酶所需要的氧分压仅为 0.3 ～ 0.4 kPa（2 ～ 3 mmHg）。正是存在有这种从大气到线粒体巨大的氧分压差才有效地推动了氧向不同组织的传递。在高海拔地区，空气中的氧百分含量不会有太大变化，由于大气压的降低，大气中的氧分压会相应降低，大气与线粒体之间的氧分压差也将随之减小，这将会影响氧的正常传递，造成机体的供氧不足，出现组织缺氧，由此产生一系列功能、代谢和形态结构的改变。不过正常的机体对外界环境的变化有一定的代偿能力，主要通过神经—体液系统进行调节。初入高海拔低氧的环境后，多数人经过几天或几周就可建立起一系列代偿机制，如增加肺的通气、略微增加肺动脉压等。肺通气量的增加是提高摄氧和运氧的关键。通常进入高原后几小时就可发生肺通气的增加，并在一周内迅速增高，但这往往会导致通气过度，引起呼吸性碱中毒。之后随着在高原居住时间的延长及习服机制的建立，通气量不再进一步增加，并逐渐趋于平稳。正常情况下在高海拔低氧引起的通气过度以潮气量增加为主。但通气量增加会使机体做更多的功、消耗更多的氧和能量。与平原人相比，世居高原人群在高海拔低氧环境中其肺通气量并不会显著增加，可表现出对低氧的钝化反应，这是因为世居高原人群的代偿方式主要是血液运氧能力的提高和组织利用氧能力的增强。

一、肺容积与肺通气

（一）肺容积

肺内气体的容积称为肺容积（pulmonary volume）。通常肺容积可分为潮气量、补吸气量、补呼气量和残气量（图 2-2），它们互不重叠，全部相加后等于肺总量。

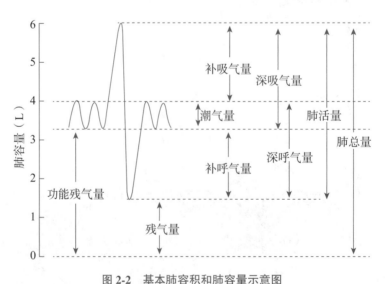

图 2-2　基本肺容积和肺容量示意图

（姚泰．生理学．2 版．北京：人民卫生出版社，2010：220．）

1. 潮气量　每次呼吸时吸入或呼出的气体量称为潮气量（tidal volume，TV）。正常成年人平静呼吸时的潮气量为 400 ~ 600 ml，平均约 500 ml。运动时潮气量增大，最大可达肺活量大小。潮气量的大小决定于呼吸肌收缩的强度、胸廓和肺的机械特性以及机体的代谢水平。

2．补吸气量或吸气储备量　平静吸气末，再尽力吸气所能吸入的气体量称为补吸气量（inspiratory reserve volume，IRV）。正常成年人的补吸气量为 1500 ~ 2000 ml。补吸气量反映吸气的储备量。

3．补呼气量或呼气储备量　平静呼气末，再尽力呼气所能呼出的气体量称为补呼气量（expiratory reserve volume，ERV）。正常成年人的补呼气量为 900 ~ 1200 ml。补呼气量反映呼气的储备量。

4．残气量　最大呼气末尚存留于肺内不能呼出的气体量称为残气量（residual volume，RV），又称余气量。正常成年人的残气量为 1000 ~ 1500 ml。残气量的存在是由于在最大呼气末，细支气管特别是呼吸性细支气管关闭所致；胸廓向外的弹性回缩力也使肺不可能回缩至其自然容积。残气量的存在说明即使在最大呼气末，肺也处于一定程度的扩张状态，可避免肺泡在低肺容积条件下的塌陷。若肺泡塌陷，则需要极大的跨肺压才能实现肺泡的再扩张。支气管哮喘和肺气肿患者的余气量会明显增加。

（二）肺容量

肺容量（pulmonary capacity）是指肺内容纳的气体量，在呼吸过程中，肺容量会随着进出肺的气体量而变化，吸气时肺容量增大；呼气时肺容量减小。其变化幅度与呼吸深度有关。肺容量是肺容积中两项或两项以上的联合气量（图 2-2）。呼吸运动时，肺容量随着进出肺的气体量而变化，因而测定肺容量有助于了解肺通气情况。

1．深吸气量　从平静呼气末做最大吸气时所能吸入的气体量为深吸气量（inspiratory capacity，IC）。它是潮气量与补吸气量之和，是衡量最大通气潜力的一个重要指标。胸廓、胸膜、肺组织和呼吸肌等发生病变，均可使深吸气量减少而最大通气潜力降低。

2．功能残气量　平静呼气末尚存留于肺内的气体量称为功能残气量（functional residual capacity，FRC）。功能残气量等于残气量与补呼气量之和，正常成年人约 2500 ml。肺气肿患者的功能残气量将增加，肺实质性病变时则减小。功能残气量的生理意义是缓冲呼吸过程中肺泡气氧分压（P_AO_2）和肺泡气二氧化碳分压（P_ACO_2）的变化幅度。由于功能残气量的稀释作用，吸气时 P_AO_2 不致突然升得太高，P_ACO_2 也不致降得太低；呼气时则 P_AO_2 不会降得太低，P_ACO_2 也不会升得太高。这样，肺泡气和动脉血氧分压（P_aO_2）和动脉血二氧化碳分压（P_aCO_2）就不会随呼吸的变化而发生大幅度的波动，这样有利于肺换气。

3．肺活量、用力肺活量和用力呼气量　尽力吸气后，从肺内所能呼出的最大气体量称为肺活量（vital capacity，VC）。肺活量是潮气量、补吸气量与补呼气量之和。肺活量有较大的个体差异，与身材大小、性别、年龄、体位、呼吸肌强弱等有关，正常成年男性平均约为 3500 ml，女性约为 2500 ml。肺活量测定方法简单，重复性好，可反映一次通气的最大能力，是肺功能测定的常用指标。

由于测定肺活量时不限制呼气的时间，在某些肺组织弹性降低或呼吸道狭窄的患者，虽然通气功能已经受到损害，但是如果延长呼气时间，所测得的肺活量仍可正常。因此，肺活量难以充分反映肺组织的弹性状态和气道通畅程度等变化，即不能充分反映肺通气功能的状况。用力肺活量和用力呼气量能更好地反映肺通气功能。用力肺活量（forced vital capacity，FVC）是指一次最大吸气后，尽力尽快呼气所能呼出的最大气体量（图 2-3）。正常时，用

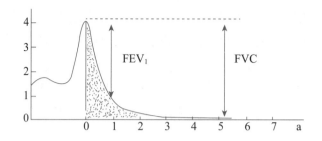

图 2-3　用力肺活量（FVC）和用力呼气量（FEV）示意图

纵坐标的"0"等于余气量

(引自：朱大年. 生理学. 7 版. 北京：人民卫生出版社，2008：142.)

力肺活量略小于没有时间限制条件下测得的肺活量；但在气道阻力增高时，用力肺活量却低于肺活量。第 1 秒钟内的用力肺活量称为 1 秒用力呼气量（forced expiratory volume in 1 second，FEV_1），曾称为时间肺活量（timed vital capacity）。为排除肺容积差异的影响，通常以 FEV_1 所占用力肺活量的百分数表示，即 FEV_1/FVC. 正常时，FEV_1/FVC 约为 80%。FEV_1 在临床鉴别限制性肺疾病和阻塞性肺疾病中具有重要意义。在肺纤维化等限制性肺疾病患者，FEV_1 和 FVC 均下降，但 FEV_1/FVC 可正常甚至超过 80%；而在哮喘等阻塞性肺疾病患者，FEV_1 的降低比 FVC 更明显，因而 FEV_1/FVC 也变小，所以往往需要较长时间才能呼出相当于肺活量的气体。

4. 肺总量　肺所能容纳的最大气体量称为肺总量（total lung capacity，TLC）。肺总量等于肺活量与余气量之和，其大小因性别、年龄、身材、运动锻炼情况和体位改变而异，成年男性平均约 5000 ml，女性约 3500 ml。

在临床肺功能测定中，肺活量、余气量、功能余气量、肺总量等指标通常受到重视。潮气量、深吸气量和补吸气量是辅助指标。肺活量低于正常为异常；而余气量、功能余气量、肺总量低于或高于正常皆为异常。

（三）高原人的肺容量和肺容积

高原居民的胸廓发育及胸廓外径都不同于平原居民，国外研究发现世居高原的印第安成人胸廓容积比非世居高原人或秘鲁白种人大，呈桶状趋势。在非洲海拔 1800 m 地区的世居人就已表现出这一特征。国内对拉萨市城区 3472 名 7～13 岁儿童胸廓形态的调查表明：世居藏族人胸廓前后径与左右径的比值大于移居的汉族人，藏族人胸廓接近圆形，汉族人接近椭圆。在膈肌升降同样幅度时，藏族人的潮气量大于汉族人。平原成年男女的胸径指数随年龄增长而逐渐增大，而高原世居者继续在某种程度上维持着儿童时期的桶状胸趋势，所以成年后胸径指数随年龄增长而增大的趋势不如平原人明显。这说明移居高原的平原人在低氧环境中也会逐渐发生类似高原世居者那种胸廓和肺容量的适应性改变，胸径指数随移居年限的延长而增大。

平原人进入高原后，肺总量、功能残气量、残气量和肺活量均增加，但补吸气量减少。在海拔 4268 m，肺总量增加 12%。对比海拔 4540 m 高原世居者与平原人的肺容积发现，高原世居者的肺总量、功能残气量、残气量均大于平原人。初入高原后肺容积明显扩大，且残气量增大的程度高于肺总量的增加程度，故残 / 总比（RV/TLC）显著增高，肺通气流速明显加快，从大气道到小气道呈递增趋势，避免了因残气增加而致外界新鲜空气难以进入肺泡的矛盾。肺容积扩大不仅使肺气体容量增多，还使弥散面积扩大，通气流速加快又保证了肺泡内有足够的新鲜空气，两者相辅相成的结果是弥散功能增强，使初入高原者在低氧环境下弥散量与平原值相差无几，故一般状态下不至于损害机体的器官组织。

在高海拔低氧环境下，肺总量的增加总是落后于功能残气量及残气量的增加，该特点随海拔增高而越趋明显。高原人在静息状态下胸廓处于相对扩张状态，而胸廓的最大扩张受到解剖结构的限制，其补吸气量减小。补呼气量增大是必然的结果。否则会导致肺泡通气量的减少，从而失去高原肺容量增加的代偿意义。由于肺功能残气量的增加，导致血管受挤压造成肺血管阻力增大，使肺动脉压升高。这种功能残气量的长期增大可能参与了肺动脉高压的形成。

高原世居者肺容积增大是在生长发育过程中逐渐形成的，高原居民的肺活量取决于获得习服后生活的时间，并已证实如果生命的早期就开始习服高原，高原移居者的肺活量与高原世居者的基本接近。

不过平原人进入极高海拔地区，肺活量反而会降低。这种无气道阻塞的肺活量减少可能与肺血容量增加或间质性肺水肿有关。

二、肺通气

肺与外界环境之间进行气体交换的过程，称为肺通气（pulmonary ventilation）。实现肺通气的器官包括呼吸道、肺泡和胸廓等。自鼻腔至终末细支气管（气管支气管树的第 16 级）的呼吸道被称为传导气道（conducting airways），是肺通气时气体进出肺的通道，同时还具有加温、加湿、过滤和清洁吸入气体以及引起防御反射（咳嗽反射和喷嚏反射）等的保护作用。肺泡是肺换气的主要场所，肺通气的过程使肺泡气体得到不断地更新。胸廓不仅容纳和保护气道和肺，而且通过呼吸肌的运动为肺通气提供动力。

（一）肺通气的动力

气体进出肺取决于肺泡与外界环境之间的压力差。在一定的海拔高度，外界大气压是相对恒定的；因此，肺泡与外界环境之间的压力差主要取决于肺泡内的压力，即肺内压（intrapulmonary pressure）。肺内压的高低由肺的扩张和缩小决定，因肺自身并不具有主动扩张和缩小的能力，其扩张和缩小依赖于呼吸肌的收缩和舒张引起的胸廓运动。可见，呼吸肌的收缩和舒张引起的节律性呼吸运动产生的肺泡与外界环境之间的压力差是肺通气的直接动力，是肺通气的原动力。

1. 呼吸运动　呼吸肌的收缩和舒张引起的胸廓节律性扩大和缩小称为呼吸运动（respiratory movement），胸廓扩大称为吸气运动（inspiratory movement），而胸廓缩小则称为呼气运动（expiratory movement）。主要吸气肌为膈肌和肋间外肌，主要呼气肌为肋间内肌和腹肌；此外还有一些辅助吸气肌，如斜角肌、胸锁乳突肌等。

平静呼吸时，吸气运动是由膈肌和（或）肋间外肌的收缩实现的，是一个主动过程。吸气时膈肌中心下移，从而增大胸腔的上下径，肋间外肌收缩使肋骨和胸骨上举，同时肋骨下缘向外侧偏转，增大胸腔的前后径和左右径。这样在吸气时胸腔的上下径、前后径和左右径都增大，引起胸腔扩大，肺的容积也随之增大，肺内压降低。当肺内压低于大气压时，空气顺着压力差流入肺内，这一过程称为吸气（inspiration）。平静呼吸时，呼气运动是膈肌和肋间外肌舒张的一个被动过程。膈肌和肋间外肌舒张时，肺依其自身的回缩力而回位，并牵引胸廓，使胸廓上下径、前后径和左右径均缩小，从而引起胸腔和肺的容积减小，肺内压逐渐升高。当肺内压高于大气压时，气体由肺内流出，这一过程称为呼气（expiration）。用力呼气时，呼气肌也参与收缩，使呼气运动成为了一个主动过程。

　　膈肌的收缩和舒张可引起腹腔内器官位移，造成腹部的起伏，这种以膈肌舒缩活动为主的呼吸运动称为腹式呼吸（abdominal breathing）。肋间外肌收缩和舒张时主要表现为胸部的起伏，因此以肋间外肌舒缩活动为主的呼吸运动称为胸式呼吸（thoracic breathing）。一般情况下，成年人的呼吸运动呈腹式和胸式混合式呼吸，只有在胸部或腹部活动受限时才会出现某种单一形式的呼吸运动。在婴幼儿，肋骨倾斜度小，位置趋于水平，主要呈腹式呼吸。

　　静息情况下，呼吸运动平稳而均匀，正常成年人每分钟呼吸 12 ~ 18 次，吸气是主动的，呼气是被动的，这种呼吸运动称为平静呼吸（eupnea）。当机体运动或吸入气中 CO_2 含量增加或 O_2 含量减少时，呼吸运动将加深加快，此时不仅参与收缩的吸气肌增多、收缩力加强，呼气肌也参与收缩，促进呼气，这种呼吸运动称为用力呼吸（forced breathing）或深呼吸（deep breathing）。在缺氧、CO_2 增多或肺通气阻力增大等情况下，表现为呼吸运动显著加深，甚至出现鼻翼扇动。

　　2．肺内压　吸气时肺内压下降，气体被吸入肺泡，至吸气末肺内压与大气压相等。呼气时肺内压升高并超过大气压，气体由肺内呼出，至呼气末肺内压降到与大气压相等，整个呼吸运动过程中肺内压呈周期性波动（图 2-4）。

　　3．胸膜腔内压　在肺表面的胸膜脏层和胸廓内壁的胸膜壁层之间存在一个密闭的腔隙称为胸膜腔（pleura1 cavity），腔内没有气体，仅有一薄层浆液。胸膜腔内的浆液一方面在两层胸膜之间起润滑作用，减小呼吸运动中两层胸膜互相滑动的摩擦阻力；另一方面，浆液分子之间的内聚力可使两层胸膜紧贴在一起，不易分开。因此，密闭的胸膜腔将肺和胸廓耦联在一起，使自身不具有主动舒缩能力的肺能随胸廓容积的变化而扩大、缩小。胸膜腔内的压力称为胸膜腔内压（intrapleural pressure）。平静呼吸时，胸膜腔内压始终低于大气压，即为负压，并随呼吸运动而发生周期性波动（图 2-4，右）。

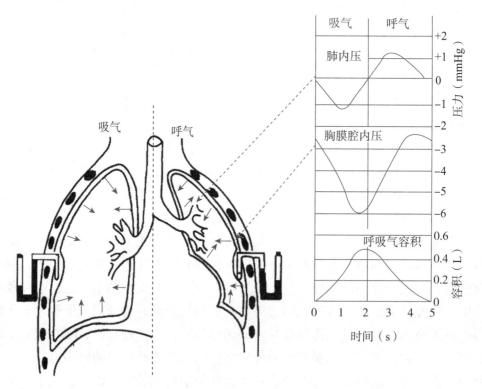

图 2-4　吸气和呼气时，肺内压、胸膜腔内压及呼吸气容积的变化（右）和胸膜腔内压直接测量（左）示意图
（引自：朱大年．生理学．7 版．北京：人民卫生出版社，2008：134.）

（二）肺的通气阻力

肺通气过程中所遇到的阻力称为肺的通气阻力，可分为弹性阻力和非弹性阻力两类。弹性阻力包括肺的弹性阻力和胸廓的弹性阻力；非弹性阻力包括气道阻力、惯性阻力和组织的黏滞阻力。平静呼吸时，弹性阻力约占肺通气总阻力的 70%，非弹性阻力约占 30%。弹性阻力在气流停止的静止状态下仍存在，属静态阻力；而气道阻力、惯性阻力和黏滞阻力只在气体流动时才有，故为动态阻力。肺通气阻力增大是临床上肺通气障碍最常见的原因。

1. 弹性阻力　物体对抗外力作用引起变形的力称为弹性阻力（elastic resistance）。弹性阻力的大小可用顺应性的高低来度量。顺应性（compliance）是指弹性物体在外力作用下发生变形的难易程度。顺应性（C）与弹性阻力（R）成反比关系，即顺应性越大，弹性阻力就越小，在外力的作用下容易变形；顺应性越小，则弹性阻力越大，在外力的作用下不易变形。肺和胸廓均为弹性组织，也具有弹性阻力，其弹性阻力的大小亦可用顺应性来表示。

肺的顺应性（compliance of lung，C_L）大小可用跨肺压的变化（ΔP）所引起的肺容积的变化（ΔV）表示，式中跨肺压是指肺内压与胸膜腔内压之差。

$$肺顺应性（C_L）= \frac{肺容积的变化（\Delta V）}{跨肺压的变化（\Delta P）}（L/cm\ H_2O）$$

正常成年人平静呼吸时肺顺应性约 0.2 L/cm H_2O，位于顺应性曲线斜率最大的中段，故平静呼吸时肺的弹性阻力较小，呼吸较为省力。肺顺应性还受肺总量的影响，肺总量较大时顺应性较大；肺总量较小时顺应性较小。由于不同个体间肺总量存在一定差别，所以临床上测得的肺顺应性男性大于女性。成年人大于儿童。

肺的弹性阻力与肺自身的弹力纤维和胶原纤维等弹性成分有关，当肺被扩张时这些纤维被牵拉而倾向于回缩，肺扩张越大其牵拉作用越强，肺的回缩力和弹性阻力便越大；反之就越小。肺的弹性阻力除了来自肺组织自身的弹性回缩力外，还与存在于肺泡内表面的液体层与肺泡内气体之间的液 – 气界面所形成的表面张力有关，球形液 – 气界面的表面张力倾向于使肺泡缩小，因而它也是肺弹性阻力的来源之一。

肺表面活性物质（pulmonary surfactant）主要由肺泡 II 型细胞产生，其主要成分是二棕榈酰卵磷脂（dipalmitoyl phosphatidyl choline，DPPC）和表面活性物质结合蛋白（surfactant associated protein，SP），DPPC 分子的一端是非极性的脂肪酸不溶于水，另一端是极性的磷脂胆碱易溶于水。因此，DPPC 分子垂直排列于肺泡液 – 气界面，极性端插入液体层，非极性端朝向肺泡腔，形成单分子层分布在肺泡液 – 气界面上，其密度随肺泡的张缩而改变。肺表面活性物质的主要作用是降低肺泡液 – 气界面的表面张力，减小肺泡的回缩力。肺表面活性物质这种作用的生理意义在于消除上述表面张力对肺通气的不利影响：①有助于维持肺泡的稳定性。在呼气肺泡缩小时，表面活性物质的密度增大，降低表面张力的作用加强，肺泡表面张力减小，因而可防止肺泡萎陷；在吸气肺泡扩大时，表面活性物质的密度减小，肺泡表面张力增加，因而可防止肺泡过度膨胀，这样就能保持不同大小肺泡的稳定性；②减少肺组织液生成，防止肺水肿。肺泡表面张力的合力指向肺泡腔内，可对肺泡间质产生"抽吸"作用，会使肺泡间质静水压降低，组织液生成增加，有导致肺水肿倾向，而肺表面活性物质可降低肺泡表面张力，减小肺泡回缩力，减弱这种对肺泡间质的"抽吸"作用，从而防止肺水肿的发生；③降低吸气阻力，减少吸气做功。

早产儿可因缺乏肺表面活性物质而出现新生儿呼吸窘迫综合征（neonatal respiratory

distress syndrome，NRDS），导致死亡。另外在急性严重缺氧时，由于肺泡Ⅱ型上皮细胞功能障碍，使肺泡缺乏肺表面活性物质，会促进高原急性肺水肿的发生。

总之，在肺充血、肺组织纤维化或肺表面活性物质减少时，肺的顺应性降低。弹性阻力增加，患者表现为吸气困难；而在肺气肿时，肺弹性成分大量破坏，肺回缩力减小，顺应性增大、弹性阻力减小，患者表现为呼气困难。这些情况都会导致肺通气功能降低。

2．非弹性阻力　非弹性阻力（inelastic resistance）包括惯性阻力、黏滞阻力和气道阻力。惯性阻力（inertial resistance）是气流在流动、变速、换向时因气流和组织的惯性所产生的阻止肺通气的力。黏滞阻力（viscous resistance）来自呼吸时组织相对位移所发生的摩擦力。平静呼吸时，呼吸频率较低、气流速度较慢，惯性阻力和黏滞阻力都很小。气道阻力（airway resistance）是气体流经呼吸道时气体分子之间和气体分子与气道壁之间的产生的摩擦力，占非弹性阻力的80%～90%，非弹性阻力是在气体流动时产生的，并随气体流速加快而增加，故为动态阻力。

气道阻力受气流速度、气流形式和气道管径大小的影响。气流速度快，则阻力大；气流速度慢，则阻力小。气流形式有层流和湍流，层流阻力小，湍流阻力大。气流太快和气道不规则时容易发生湍流，如气管内有黏液、渗出物或肿瘤、异物等。

（三）高原肺通气

在高原，由于大气压降低，单位体积气体中的氧含量低于海平面，因此必须要吸入更多的空气来供给相同量的氧。肺通气量的增加是提高运氧系统效率的第一步，进入高原后通常几小时就可发生过度通气，并在一周内迅速增高。之后随着在高原居住时间的延长及习服机制的建立，通气量不再进一步增加而趋于平稳。正常人高原低氧引起的过度通气以潮气量的增加为主。与平原人相比，世居高原者的通气量并不显著增加，表现为低氧钝化。这是因为世居高原者的代偿方式主要表现在血液运氧能力和组织利用氧能力的增强。

1．高原肺通气阻力　进入高海拔地区后，由于空气稀薄、气压低，加上呼吸深快和湍流的减少，气道阻力将减小；在3400 m海拔气道阻力降低17%，到海拔5000 m后高峰流速（PEFR）明显增快，这与空气密度降低使气道阻力下降有关。另外，肺顺应性在外界大气压改变时也会发生变化。据报道，进入海拔3400 m高原最初6天，肺弹性回缩力会减小，以第4～6天最为明显，平均下降2 cm H_2O。平原人进入海拔4100 m停留72小时，肺静态顺应性比平原对照值下降20%。短期进入高海拔地区，由于气道阻力的降低将有利于肺的通气，会使部分哮喘病患者减少哮喘发作的程度和发作的机会；但长期在海拔5000 m以上高原生活可能会造成小气道功能的改变，气道阻力在第6周后将明显增大，反而会加重哮喘。有研究发现高原红细胞增多症患者的小气道功能明显异常，但高原对小气道功能的影响是缺氧的直接结果还是红细胞增多的继发结果尚不明确。

尽管高原环境气体密度低，能降低气体移动过程中传送的阻力，使在同等呼吸幅度时，每次呼吸所做的功轻度降低。但机体为了得到足够的氧气供应，需要吸入更多空气，呼吸幅度加大，呼吸频率加快，加上高原肺顺应性的降低，使得在高原呼吸总的做功是增加的。

2．低氧通气反应　低氧通气反应（hypoxic ventilation response，HVR）是指因低氧使肺通气量增加的一种现象。低氧通气反应是人类生来具有的特性，个体间有一定差异。适当的通气水平对保证充足的肺泡氧分压和动脉血氧分压（$P_{A}O_2$、PaO_2）是极其重要的。在氧分压降低的高原地区，HVR在生存中起着重要的调节作用。在静息状态下，人体对低氧通气反应是通过颈动脉体的外周化学感受器来实现，而二氧化碳反应是以中枢化学感受器为主。高原大气压降低，肺泡气氧分压相应降低，通过气体交换的动脉血氧分压也会低于正常水平，这将刺激颈动脉体外周化学感受器，致使肺通气量增加。通过呼吸加深加快可把原来未参与换气的肺泡调动起来，增大呼吸面积，提高氧的弥散，使动脉血氧饱和度增加；呼吸的加深加快，使更多的空气进入肺泡，置换肺泡内原有的气体，从而提高 P_AO_2，降低肺泡二氧化碳分压（P_ACO_2）。呼吸加深加快时的胸廓活动度增大，将使胸腔负压增加，回心血量增多，促使肺血流量及心排出量也增加，这些变化有利于气体在肺内的交换和氧在血液中的运输。另外，随着海拔升高、空气密度降低和气道阻力减小，也是肺通气功能增强的重要原因之一。但是过于深快的呼吸排出较多的 CO_2，使血中 CO_2 减少、pH 增高，会引发呼吸性碱中毒。这时可使氧解离曲线左移（即氧与血红蛋白不易解离），加上缺氧引起的血管收缩，特别是脑血管的收缩造成脑的缺血，这对机体适应高原低氧环境十分不利。

平原人进入高原数小时或数天后，肺通气量进行性增加，在一周内肺通气量能超过高原世居者的 20%，这一现象被称为"通气习服"。肺通气的改变及其调节对于机体适应低氧环境十分重要，这在机体其他适应机制尚未建立的初入高原者尤为重要。低氧通气反应的低下是高原肺水肿、高原脑水肿等急性高原病和慢性高原病发病的始动原因。关于高原世居人呼吸调节及低氧通气反应仍存在不同的看法。一般来讲，高原上适宜的肺通气量对维持足够的肺泡氧分压和组织摄氧量是非常必要的。然而，南美印第安人和喜马拉雅山夏尔巴人的静息通气和运动通气都明显低于平原人，认为长期生活在高原的居民其周围化学感受器对低氧通气反应是钝化（blunted）的。低氧通气反应的钝化在某种意义上来讲（如运动状态下）是有益的，它可减轻运动引起的呼吸困难，减少呼吸功，从而使运动显得轻松、有效。但若过低，同时伴有高原红细胞增多，将引起血液黏滞性增高、流动性降低、血液氧合作用减少、可加重组织缺氧。

从初入高原肺通气变化的全过程来看，有两个时相变化。开始通气量增加很快，在很短时间内就可达到最大值。随后通气量慢慢降低，数天后又增加，这个过程需要几年、甚至几十年的时间后才能降低到一个相对的水平。初入高原者，低氧刺激使通气迅速增加，伴随着通气量的增加，CO_2 被过多的排出体外，形成低碳酸血症，从而造成呼吸性碱中毒，继而会轻度抑制这种初时增强的通气反应。数天后，肾通过肾小管泌氢的减少，抑制碳酸氢根的重吸收，代偿性调节呼吸性碱中毒，碱中毒得到部分纠正后肺通气又进一步增强。平原人久居高原后，随体内其他适应机制的建立，机体与低氧环境将达到新的平衡，这时肺通气的适应性改变也趋于稳定。

三、肺换气

肺泡和血液间的气体交换过程，称为肺换气（pulmonary exchange）。它与血液和组织细胞间的气体交换都是通过物理扩散的方式实现的。

（一）气体的扩散

1. **气体分压差** 肺泡—血液间的气体通过弥散膜进行交换，各种气体的扩散取决于各气体分压差大小，分压差是气体弥散的动力，两侧气体压差愈大，弥散速度愈快，反之则慢。气体与液体表面接触时，通过气体分子的运动很快就会使一定数量的气体溶解于液体内，而溶解在液体的气体又不断的逸出。溶解的气体从液体逸出的力称为气体的张力（tension），也就是液体中该气体的分压。若液面气体分压高于液体中该气体的分压，则气体继续进入液体来增加液体内该气体的分压；若液体内气体分压大于液面该气体的分压，则气体从液体内逸出增多，一直到取得平衡为止。

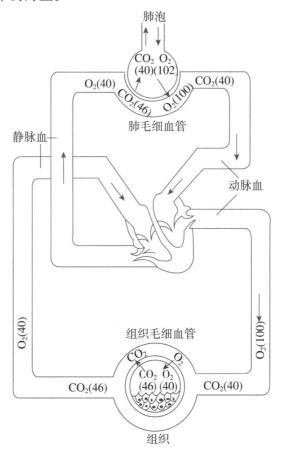

图 2-5　肺换气与组织换气的示意图（单位 mmHg）

（朱大年．生理学．7 版．北京：人民卫生出版社，2008：146）

如图 2-5 所示，当静脉血流经肺毛细血管时，血液中 PO_2 为 40 mmHg，肺泡气的 PO_2 为 102 mmHg，血液中 PO_2 比肺泡气的低，O_2 在分压差的作用下由肺泡气向血液净扩散，使血液 PO_2 逐渐上升，最后接近肺泡气的 PO_2；同时，流经肺毛细血管的静脉血中 PCO_2 为 46 mmHg，肺泡气中 PCO_2 为 40 mmHg，所以，CO_2 也在分压差的作用下从血液向肺泡净扩散。O_2 和 CO_2 在血液和肺泡之间的扩散都极为迅速，不到 0.3 s 即可达到平衡。通常血液流经肺毛细血管的时间约 0.75 s，所以当血液流经肺毛细血管全长约 1/3 时，肺的换气过程已基本完成。

正常安静状态下，经过肺的换气，肺毛细血管血液的氧含量由每 100 ml 血液 15 ml 升至 19 ml，CO_2 含量则由每 100 ml 血液 52 ml 降至 48 ml。若按正常人心输出量 5 L/min 计算，则流经肺毛细血管的血液每分钟可自肺泡摄 O_2 250 ml，并释出 CO_2 200 ml。另外，部分来自支气管静脉的少量静脉血会混入肺静脉，所以在正常情况下，体循环动脉血的 PO_2 会稍低于肺静脉血。

2．影响气体弥散的其他因素　肺泡与血液间的气体交换除了气体的分压差外，还取决于气体的理化特性、肺弥散膜的通透性、厚度和温度等因素，气体的理化特性只影响其扩散速度，而分压差则是气体跨膜扩散的动力。通常将单位时间内气体扩散的容积称为气体扩散速率（diffusion rate，D）。气体扩散速率受多种因素的影响，如下式所示。

$$D \propto \frac{\Delta P \cdot T \cdot A \cdot S}{d \cdot \sqrt{MW}}$$

式中 ΔP 为某气体的分压差（总压力 × 该气体的容积百分比）；T 为温度；A 为气体扩散的面积；S 为气体分子的溶解度；d 为气体扩散的距离；MW 为气体的分子量。反映到肺弥散膜主要与以下几方面密切相关：

（1）弥散膜的面积：肺的表面积约为人体表面积的 50 倍，整个肺的呼吸膜面积很大，约 70 m²，而肺毛细血管总血量只有 60 ~ 140 m²，气体的弥散率与弥散面积成正比。

（2）弥散膜的厚度：气体的弥散率与弥散的距离成反比。呼吸膜越厚，单位时间内交换的气体量就越少。呼吸膜由六层结构组成（图 2-6）：分别为含肺表面活性物质的液体层、肺泡上皮细胞层、上皮基底膜、肺泡上皮和毛细血管膜之间的间隙（基质层）、毛细血管基膜和毛细血管内皮细胞层。虽然呼吸膜有六层结构，却很薄，总厚度平均约 0.6 μm，有的部位只有 0.2 μm，气体易于扩散通过。在解剖学上看，O_2 或 CO_2 的弥散必须经过肺泡膜、组织间液、毛细血管膜、血浆和红细胞膜，由于 O_2 和 CO_2 都是脂溶性物质，所以能迅速透过由脂类物质构成的呼吸膜，因而非常有利于气体交换。肺毛细血管直径平均约 5 μm，红细胞需要挤过肺毛细血管，因此，红细胞膜通常能接触到毛细血管壁，O_2 或 CO_2 不必经过大量的血浆层就可到达红细胞或进入肺泡，扩散距离越短，交换速度越快。任何使呼吸膜增厚或扩散距离增加的疾病都会降低气体扩散速率，减少气体扩散量，如肺纤维化、肺水肿等。特别是运动时，由于血流加速，气体在肺部的交换时间缩短，所以呼吸膜的厚度或扩散距离的改变对肺换气的影响就更为突出。

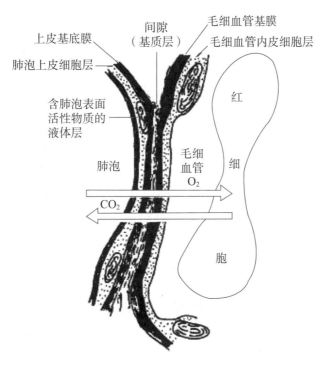

图 2-6　呼吸膜结构示意图

（引自：朱大年. 生理学. 7 版. 北京：人民卫生出版社，2008：147.）

（3）气体的性质：气体弥散的速度与该气体在溶液中的溶解度成正比，即溶解度越大，弥散的速度就越快。正常静息情况下，血液流经肺泡毛细血管的时间约为 0.75 s，血液氧分压只需 0.25 s 就可升至肺泡气的氧分压水平。当肺泡膜病变时虽然弥散速度减慢，但只要气体交换在 0.75 s 内仍可达到血气与肺泡气间的平衡而不致发生血气的异常（图 2-7）。在体力负荷增加等使心输出量增加和肺血流加快时，血液和肺泡接触时间小于 0.75 s，就会导致气体交换障碍。另外，CO_2 在水中的溶解系数比 O_2 大 20 多倍，其弥散速度比 O_2 快 210 倍，能较快地弥散入肺泡使 $PaCO_2$ 与 P_ACO_2 取得平衡。所以，只要肺泡膜病变患者肺泡通气量正常，只会引起 PaO_2 降低，而不会使 $PaCO_2$ 增高，如果存在代偿性通气过度，可使 $PaCO_2$ 与 P_ACO_2 均低于正常。

另外，气体的弥散速度还与其分子量的平方根成反比，即分子量愈小，弥散愈快。

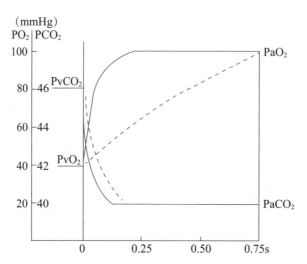

图 2-7　血液通过肺泡毛细血管时的血气变化

实线为正常人，虚线为肺泡膜增厚患者

（引自：金惠铭，王建枝. 病理生理学. 7 版. 北京：人民卫生出版社，2008：223.）

（二）通气 / 血流比值

通气 / 血流比值是指每分钟肺泡通气量（Va）和每分钟肺血流量（Q）之间的比值（$Va/\overset{\bullet}{Q}$）。正常成年人安静时 Va 约为 4.2 L/min，Q 约为 5 L/min，因此，Va/Q 约为 0.84。这一比值的维持依赖于呼吸和循环的协调配合，一方面通过肺泡通气，肺泡气体得以不断更新，提供 O_2，排出 CO_2；另一方面，血液流入肺循环，及时携带摄取的 O_2，释放出来自机体产生的 CO_2。如果 Va/Q 比值增大，就意味着通气过剩，血流相对不足，部分肺泡气体未能与血液气体充分交换。反之，Va/Q 比值下降，则意味着通气不足，血流相对过多，部分血液流经通气不良的肺泡，静脉血中的气体不能得到充分气体交换，犹如功能性动—静脉短路。可见，无论 Va/Q 比值增大或减小，都会妨碍肺换气，导致机体缺氧和 CO_2 潴留。在肺气肿患者，由于许多细支气管阻塞和肺泡壁被破坏，上述两种 Va/Q 比值异常的情况都可能发生，致使肺换气效率受到极大影响，这是造成肺换气功能异常最常见的一种原因。因此，Va/Q 比值可作为衡量肺换气功能的指标。

健康人肺各部分通气与血流的分布也是不均匀的，直立位时，由于重力的作用，胸腔内负压上部比下部大，故肺尖部的肺泡顺应性较低，吸气时流向肺上部肺泡的气量较少，使肺泡通气量自上而下递增；重力对血流的影响更大，肺血流量自下而上递增更加明显；因此，肺部的 Va/Q 自上而下递减。正常青年人肺尖 Va/Q 可高达 3.3，而肺底部仅有 0.63，且随年龄的增长，这种差别更大（图 2-8）。这种生理性的肺泡通气与血流比例不协调是造成正常

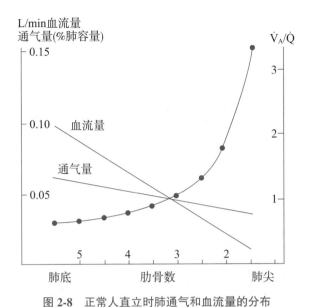

图 2-8 正常人直立时肺通气和血流量的分布
(金惠铭，王建枝. 病理生理学. 7 版. 北京：人民卫生出版社，2008：224)

PaO_2 比 P_AO_2 稍低的主要原因。

肺部疾病时，由于肺部病变轻重程度与分布的不均匀，可能造成严重的肺泡通气—血流比例失调（ventilation-perfusion imbalance），尽管肺的总通气量与总血流量可以维持正常，仍可引起气体交换障碍，导致呼吸衰竭，这是肺部疾患引起呼吸衰竭最重要的机制之一。肺泡通气—血流比例失调的主要类型有：

1. 部分肺泡通气不足　肺部疾患时，病变重的部分肺泡通气明显减少，而血流未相应减少，甚至因炎性介质的影响而使血流增多，使 Va/Q 显著降低，以致流经这部分肺泡的静脉血未经充分氧和便掺入动脉血内。这种情况类似动—静脉短路，故称功能性分流（functional shunt），又称静脉血掺杂（venous admixture）。正常成人由于肺内通气分布的不均匀形成了功能性分流，约占肺血流量的 3%，慢性阻塞性肺疾患严重时，功能性分流可增加到肺血流量的 30% ～ 50%，从而严重地影响换气功能（图 2-9）。

2. 部分肺泡血流不足　肺血管病变可使部分肺泡血流减少，Va/Q 可显著大于正常，病变部肺泡血流少而通气多，肺泡通气不能被充分利用，称为死腔样通气（dead space like ventilation）。正常人的生理性死腔量（dead space volume，V_D）约占潮气量（tidal volume，TV）的 30%，疾病时功能性死腔量（functional dead space volume，V_{Df}）可显著增多，V_D/V_T 高达 60% ～ 70%，从而影响肺的换气功能（图 2-9）。

Va/Q 比例的失调均可导致 PaO_2 降低；而 $PaCO_2$ 可正常或降低，严重失调时 $PaCO_2$ 可升高。

（三）高原肺换气

在高原地区由于大气压的降低，大气中的氧分压也会相应降低，大气与线粒体之间的氧分压差也随之减小，会影响体内氧的正常传递，造成机体氧供给不足、组织缺氧，出现一系列功能、代谢和形态结构的改变。除分压差是气体弥散的动力之外，肺内气体的弥散还受很多因素的影响。

1. 气体分压差　空气的主要成分是 O_2、CO_2 和 N_2，其中具有生理意义的是 O_2 和 CO_2。空气中各气体的容积百分比一般不会因地域不同而有差异，但分压会随大气压的变化而改变。空气、肺泡气、血液及组织液中各种气体的分压见表 2-1。

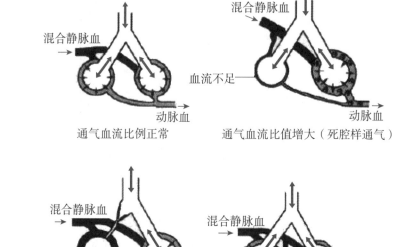

图 2-9 肺泡通气—血流比例失调和解剖分流增加模式图

（引自：金惠铭，王建枝. 病理生理学. 7 版. 北京：人民卫生出版社，2008：223.）

表2-1 海平面大气与人体不同部位各气体的分压[mmHg（kPa）]

	O_2	CO_2	N_2	H_2O	合计
空气	159（21.2）	0.3（0.04）	597（79.6）	3.7（0.5）	760（101.3）
肺泡气	104（13.9）	40（5.3）	569（75.8）	47（6.3）	760（101.3）
动脉血	100（13.3）	40（5.3）	573（76.4）	47（6.3）	760（101.3）
静脉血	40（5.3）	46（6.1）	573（76.4）	47（6.3）	706（94.1）
组织液	30（4.0）	50（6.7）	573（76.4）	47（6.3）	700（93.4）

（引自：姚泰. 生理学. 2 版. 北京：人民卫生出版社，2010：226.）

　　研究认为高原世居者肺的弥散功能是增强的，这可能与肺容积较大，肺泡毛细血管膜面积较大有关，伴随高原肺通气量的增加，肺泡毛细血管开放数量增加，毛细血管血流量增加，这样有助于维持正常的通气与血流比率。

　　2. 弥散膜面积与弥散时间　在高原肺的弥散功能增加对机体的适应无疑是有利的。人体进入高原低氧环境后首先出现肺通气的代偿性增加，以此弥补由于大气氧分压下降造成的机体缺氧，进入高原数天后，肺通气量可增至海平面的 5～7 倍。久居高原后，肺通气量又逐渐回降至比海平面高 15% 左右的水平。在高原，肺总量的增加总是落后于功能残气量的增加，使肺保持在较高的膨胀状态，从而使肺泡表面积增大，扩大了气体交换面积，有助于氧的弥散。但功能残气量上升过大会影响潮气量，使通气功能降低。另外，高原习服早期既有肺泡通气增加，也有肺血流量的增加，这有助于 V_A/Q 的改善。

　　高原上也存在着对氧弥散不利的因素：①肺泡 – 毛细血管两侧氧的弥散梯度下降。在高原，氧梯度会随海拔升高而逐渐下降。这对肺泡内氧向肺毛细血管内弥散是很不利的；②红细胞的过度增多会损害肺内气体交换。低氧引起的红细胞增多症可使血液黏度增加、血液流速减慢，以及心排出量减少等可导致通气与血流比例严重失调。

3．通气／血流比例 进入高原早期，肺通气量增加的同时也有肺血流量的增加。而移居高原者由于长期缺氧引起肺小动脉的收缩几乎都存在不同程度的肺动脉高压，这却使肺的 $\dot{V}_A/\dot{Q}$ 发生了改变。在一般情况下，由于重力作用，肺尖部的血流量仅为肺底部的 1/8，肺尖部的通气量为肺底部的 1/3.5。因此肺尖部的 $\dot{V}_A/\dot{Q}$ 明显偏高，造成了部分生理无效腔，使气体交换面积缩小。而肺动脉压的增高能对抗部分重力作用，保证肺尖部的血流灌注，从而增大整个肺的气体交换面积，提高弥散功能。

4．血液黏度 平原人进入高原后，红细胞和血红蛋白（Hb）的增多可使血氧容量增加，血液的运氧能力增强，这是机体习服高原低氧环境的一个重要机制，但这会使血液黏度增加。进入高原初期，由于脾等储血器官的收缩将释放大量红细胞引起 Hb 的增加，同时也造成了血液浓缩，使得血液黏度明显增加。长期暴露高原后，由于缺氧使促红细胞生成素（erythropoietin，EPO）释放增多，进而促进 Hb 的合成和红细胞系的分裂、增殖、分化与成熟，导致红细胞生成增多。随着海拔高度的增加和缺氧程度的加重，红细胞和 Hb 增加的就越明显，这将明显增加血液的黏度和心脏的后负荷。

5．血红蛋白对氧的亲和力 急进高原低氧环境后，由于低氧引起的过度通气使血浆 PCO_2 降低和血浆 pH 升高，可导致磷酸果糖激酶活性增加，糖酵解增强；pH 的升高还可使 1,3- 二磷酸甘油酸变位酶活性增加，使红细胞内 2,3-DPG 生成增加，氧离曲线发生右移，导致 Hb 对氧的亲和力降低，这有利于在微循环中组织进行气体交换时易于释放 O_2，促进 O_2 弥散入细胞，保持线粒体的氧分压。但 pH 的增加也可通过波尔效应使 Hb 对氧的亲和力增加，这将促进在肺循环气体交换时更多的摄取 O_2，保持足够的动脉血氧饱和度，有利于携带更多的 O_2 到组织。Samaja 探寻不同高度下 Hb 氧亲和力的变化，提示在 5400 m 以下高原，2,3-DPG 增加、Hb 和氧亲和力的降低，有利于组织摄取 O_2；而在 5400 m 以上高原，吸入气氧分压过低，Hb 和氧亲和力增加，有利于在肺毛细血管摄取 O_2，可携带较多的 O_2。

四、肺循环和肺循环的调节

肺循环（pulmonary circulation）是指血液由右心室射出，经肺动脉及其分支到达肺毛细血管，再经肺静脉回到左心房的血液循环。其主要功能是从肺泡气中摄取 O_2，并向肺泡排出 CO_2，实现血液与肺泡之间的气体交换，即肺换气。但对肺组织起营养作用的是支气管循环，其动脉是源自胸主动脉或其分支的支气管动脉，属于体循环的一部分。肺循环与支气管动脉末梢之间有吻合支相通，部分支气管静脉血液可经过吻合支直接流入肺静脉和左心房，会使主动脉血液中掺入 1% ～ 2% 的静脉血。

（一）肺循环的生理特点

1．血流阻力小、血压低 与主动脉及其分支相比，肺动脉及其分支短而粗，其管壁较薄，肺动脉的管壁厚度仅为主动脉的 1/3；而且，肺循环的全部血管都位于胸腔内，而胸腔内的压力低于大气压。这些结构和功能上的特点使肺循环的血流阻力明显小于体循环；而右心室的心输出量却与左心室基本相同，因此肺循环压力也明显低于体循环。用插入导管的方法可直接测得右心室和肺动脉压。正常人右心室收缩压平均约为 22 mmHg，舒张压为 0 ～ 1 mmHg，肺动脉的收缩压与右心室收缩压相同，平均约 22 mmHg，舒张压平均约 8 mmHg，平均压约 13 mmHg。用间接方法可测得肺循环毛细血管平均压约 7 mmHg。肺静脉压和左心房内压难以直接测量，可通过间接的方法测得肺静脉压和左心房内压为 1 ～ 4 mmHg，平均为 2 mmHg。所以肺循环是一个血流阻力小、血压低的系统。当左心功能不全时可引起肺淤血和肺水肿，导致呼吸功能的障碍。

2．血容量变化大　肺部的血容量约 450 ml，占全身血量的 9% 左右。由于肺组织和肺血管的顺应性大，故肺部血容量的变化范围很大。在用力呼气时，肺部血容量可减少到 200 ml 左右，而在深吸气时则可增加到 1000 ml 左右。由于肺部血容量较大，且变动范围也大，因此，肺循环血管可起储血库的作用。当机体失血时，肺循环可将一部分血液转移到体循环，起代偿作用。在呼吸周期中，肺循环血容量可发生周期性变化，并对左心室输出量和动脉血压发生影响。在吸气时，由于胸腔内负压加大，从腔静脉回到右心房的血量增多，右心室输出量也增多，肺循环的血管扩张，血容量增大。但在几次心搏后，扩张的肺循环血管已被充盈，因而由肺静脉回流入左心房的血量逐渐增多。而在呼气时则发生相反的变化。因此，动脉血压在吸气相之初出现下降，至吸气相中期降到最低点，在吸气相后半期逐渐回升，呼气相前半期继续上升，至呼气相中期达最高点，在呼气相后半期又开始下降，周而复始。这种呼吸周期中出现的血压波动称为动脉血压的呼吸波。

3．毛细血管的有效滤过压为负值　如前所述，肺循环毛细血管血压平均为 7 mmHg，血浆胶体渗透压平均为 25 mmHg；由于肺部组织的组织液静水压和组织液胶体渗透压都很低，因此有效滤过压为负值。这有利于肺循环毛细血管处的液体重吸收，使肺部组织间隙中滞留的液体量较少，并使肺泡膜与毛细血管壁紧紧相贴，有利于肺泡气和肺循环毛细血管血液之间进行气体交换。这一负压还有助于对肺泡内液体的吸收，使肺泡内保持干燥，因而有利于肺通气。在某些病理情况下，如发生左心衰竭时，由于肺静脉压升高，肺循环毛细血管血压也随之升高，当毛细血管的有效滤过压为正值时，水分就可能由血浆滤出毛细血管而进入肺组织间隙和肺泡内，使肺泡内液体积聚，从而形成肺水肿。

（二）肺循环血流量的调节

由于肺循环在结构和功能上的一些特点，即肺血管的管径大、管壁薄、可扩张性大，因此其口径变化在大多情况下是被动的，但肺循环血流量仍受神经、体液和局部组织化学因素的调节和影响。

1．局部组织化学因素的影响　肺泡气的氧分压对肺循环血管的舒缩活动具有较大影响。急性或慢性低氧都能使肺循环血管收缩、血流阻力增大。其主要原因是肺泡气的氧分压过低，而非血液氧张力过低。当一部分肺泡内气体的氧分压降低时，这些肺泡周围的微动脉收缩。尤其在肺泡气的 CO_2 分压升高时，低氧引起的肺部微动脉收缩更加显著。由此可见，肺循环血管对局部低氧发生的反应和体循环血管不同。关于肺循环血管对低氧发生缩血管反应的机制，目前尚不完全清楚。

肺泡气低氧引起局部缩血管反应具有一定的生理意义。当一部分肺泡因通气不足而氧分压降低时，这些肺泡周围的血管收缩、血流量减少，可使较多的血液流经通气充足、肺泡气氧分压较高的肺泡。假如没有这种缩血管反应，血液流经通气不足的肺泡时，血液将不能充分氧合，导致肺换气效率降低，这部分含氧较低的血液回流入左心房，就会影响到体循环血液中的含氧量。当吸入气氧分压过低时，如在高海拔地区，可引起肺循环微动脉广泛收缩，血流阻力增大，故肺动脉压显著升高。若长期居住在高海拔地区，可发生肺动脉高压，长期加重右心后负荷而引起右心室肥厚。

2．神经调节　肺循环血管受交感神经和迷走神经的双重支配。刺激交感神经的直接效应是使肺血管收缩和血流阻力增大。但在整体情况下，交感神经兴奋时由于体循环血管收缩，可将一部分血液挤入肺循环，使肺循环内血容量增加。刺激迷走神经的直接效应是肺血管舒张。

3. 血管活性物质的作用　肾上腺素、去甲肾上腺素、血管紧张素 II、血栓素 A_2、前列腺素 $F_{2\alpha}$ 等可使肺循环的微动脉收缩；而组胺、5- 羟色胺等则能使肺循环的微静脉收缩，但在流经肺循环后即分解失活。

4. 低氧可引起肺循环血管收缩　血液 O_2 分压降低可影响血管的舒缩活动，但是对体循环血管和肺循环血管的影响正好相反。在体循环，低氧使血管舒张；而在肺循环，则使血管收缩。低氧引起的肺循环血管收缩反应称为低氧性肺血管收缩反应（hypoxic pulmonary vasoconstriction，HPV）。通过离体肺的实验发现也能产生 HPV，因此可以排除神经和体液因素参与了 HPV。有人认为，低 O_2 直接作用于肺血管平滑肌细胞膜，使细胞去极化和 Ca^{2+} 内流，进而导致 HPV。HPV 的意义在于可以减少低通气肺泡的血流量，有利于维持适当的 Va/Q。但长期慢性低 O_2 可造成肺动脉高压和右心负荷过重，会继发肺源性心脏病。

（三）高原肺循环

低氧可导致肺动脉压升高，急性缺氧引起的肺动脉压升高现象称之为低氧性肺动脉增压反应（hypoxic pulmonary pressor response，HPPR）。在解除缺氧后肺动脉压可迅速恢复正常。HPPR 是以低氧性肺血管收缩（hypoxic pulmonary vasoconstriction，HPV）为基础的。慢性缺氧（持续性缺氧或间断性缺氧）可致肺动脉压长期维持于高水平，称之为低氧性肺动脉高压（hypoxic pulmonary hypertension，HPH）。

1. 低氧性肺血管收缩反应　缺氧可引起肺血管收缩，使血流阻力增大，从而引起肺动脉压升高。不论是肺泡气氧分压降低，还是肺动脉或肺静脉血氧分压降低均可引起肺血管收缩，而以肺泡气氧分压降低引起的肺血管收缩效果最为明显。肺血管收缩的部位主要发生在肺毛细血管之前的肺动脉，尤其是中、小动脉。长时间持续缺氧或间断缺氧，均可使肺动脉压长期维持于较高水平。较为持久的 HPPR 将伴有肺血管壁结构的改建，造成肺动脉血管壁增厚、管腔狭窄，称为低氧性肺血管重建（hypoxic pulmonary vascular remodeling，HPVR），这使肺动脉压进一步升高。在缺氧性肺动脉高压形成的早期，肺血管收缩是引起肺动脉压升高的主要因素，之后由于 HPVR 使肺血管壁结构的改变，产生 HPH。

2. 高原性（低氧性）肺动脉高压　高原性肺动脉高压是指居住在海拔 2500 m 以上高原地区的人，静息时平均肺动脉压超过 30 mmHg，或肺动脉收缩压超过 50 mmHg 即为高原性肺动脉高压。高原肺动脉高压患者若伴有严重的低氧血症、红细胞增多、右心室肥厚及右心衰竭，可称之为高原性心脏病。短期急性缺氧可引起肺血管收缩、血流阻力增大，从而引起肺动脉压一过性升高。高原性肺动脉高压是由于长期的低氧引起了血管内皮细胞的损伤，同时造成了调节血管内皮舒缩因子间的平衡失调，导致了早期的肺血管收缩以及后期的肺血管重建，缺氧性肺血管重建是引起高原性肺动脉高压的重要病理基础。在高原性肺动脉高压早期，由于患者常无明显自觉症状，所以不易被及时发现。肺动脉压可通过彩色多普勒超声心动图进行测定；但如果条件允许可接受右心导管检查，右心导管是诊断和评价肺动脉高压的最佳手段。平原人移居高原或出生在高原的平原人存在着不同程度的肺动脉高压，而且海拔越高肺动脉高压的发生率就越高。一定程度的肺动脉高压短时间内不会产生什么大的影响（病态下例外），这是高原人体生理上的一种习服 / 适应性改变，有利于高原人更好地适应高原。在高原通气量增加的同时，肺血流量也同样增加，大约上升 30% 以上，这一机制主要是通过肺动脉高压来完成的。肺动脉高压不仅增加了肺的血流灌注量，而且能对抗部分重力作用，保证了肺尖部的血流灌注，从而扩大了肺泡气体交换的面积，提高了弥散功能，使机体从中获得更多氧气，进而提高机体适应高原的能力。肺动脉高压的发生和发展存在着显著的个体及种族差异，高原适应的个体高原性肺动脉高压的发生相对较少。高原发生肺动脉高压的原因主要是肺泡缺氧引起的肺血管收缩，而产生它的发生机理很复杂，目前尚未完全阐明，现提出有三个假设：①缺氧直接刺激肺小动脉平滑肌收缩；②肺组织释放各类化学介质，如肥大细胞和嗜中性粒细胞等释放的血管内皮素；③抑制了血管扩张剂的活性。

另外，慢性 HPH 的发生主要在于肺血管的重建，参与此反应的细胞主要有成纤维细胞、肺血管内皮细胞和肺血管平滑肌细胞。缺氧可以促进内皮细胞等多种细胞释放多种细胞因子或血管活性物质，这些血管活性物质在引起血管收缩的同时，也有参与了介导血管平滑肌细胞、成纤维细胞的增殖以及细胞外基质的产生，共同完成了 HPVR。缺氧除可导致肺血管收缩外，还可引起循环系统和血液系统的功能改变，如心率加快、搏出量和心排出量改变。慢性缺氧还可引起红细胞增多等。这些因素都可对肺动脉压的升高产生一定影响。

（张　伟）

第二节　循环系统

循环系统（circulatory system）是介于外呼吸和内呼吸之间关键环节的系统，主要由心脏（泵血）和外周血管（输送血）组成，其主要功能就是将携带氧分子的血液输送到全身各器官和组织，同时将各组织细胞形成的代谢产物运向相应的器官进行交换、降解或分泌排出，始终保持机体内环境的稳态，被誉为"生命之源"。循环系统易受高原低氧等外界环境影响而发生生理性或病理生理性改变，前者属于机体代偿机制，其目的使机体适应新的环境，并有效地生存；后者则由于心脏功能和结构受低氧损伤，影响对机体各组织细胞的供氧，并出现病理及病理生理学改变，发生高原病。由于不同人群对低氧的耐受性以及暴露低氧时间、海拔高度的不同，其循环系统对低氧的反应特点也完全不相同。一般而言，心血管对急性低氧呈现敏感状态，但对慢性低氧的反应则呈现"钝化状态"。前者针对进入高原地区时间较短的平原健康者，后者描述的是久居高原的平原移居者和高原世居者。无论对初入高原的平原者、暂居者、长期移居者（久居者）还是世居者，其循环系统对高原低氧反应不尽相同。心血管对低氧的反应首先体现在自主神经系统的变化，包括心脏的泵血功能（心率、心搏出量、心输出量）和血管功能（血液重新分配，外周阻力调整），以保证重要器官对氧的需求。

一、心率和血压

当人暴露于低氧环境，心血管迅速作出反应，这种反应随缺氧时间而呈现动态变化过程，即对急性低氧和慢性低氧的反应存在差异，并具有个体变异特点。急性低氧时，机体代偿性增加心输出量，以弥补氧供的不足，而心率的增加则是提高氧运输、改善心肌细胞缺氧的最佳方式之一。低氧对机体的刺激由急性向慢性转化的过程，也正是心血管反应由应激反应向适应性反应过渡的过程，其各指标的变化将呈现不同的变化特点。

（一）心率

1. 初入高原者心率变化特点　当人体暴露于高原低氧环境，会立刻调动各组织器官的生理适应机制，以维持组织和器官对氧的总需要量，其中心率是机体对低氧反应最敏感的指标之一。平原正常成年人安静状态下心率范围为 60 ～ 100 次 / 分，在不同生理条件和环境状态下，心率会发生较大的变动，平原人进入较高海拔心率增加，并与海拔高度成正比（图 2-10）。

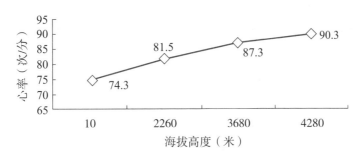

图 2-10　初入高原的平原人在不同海拔心率变化趋势

低氧下心率的增快，是机体代偿功能和储备能力的体现，属于自我保护的措施，当动脉氧分压下降到 35 ～ 45 mmHg 时，心率将增加 40% ～ 50%。低氧下，呼吸频率增加，进出肺泡的气体量增大，为了能够维持正常的通气 / 血流（Va/Q）比值，提高气体交换效率，心率也就随呼吸频率的增加而增快。在一定范围内，心率加快可使心输出量增加，但如果心率过快，超过 160 ～ 180 次 / 分，心室舒张期明显缩短，充盈量减少，使每搏量下降，心输出量反而降低；反之，如果心率太慢，低于 40 次 / 分，心输出量也会下降，这是因为心室舒张期过长，心室充盈早已接近最大限度，心室舒张期的延长已不能进一步增加充盈量和搏出量，反而由于心率的降低使心输出量下降，可见心率的适当增加才能够提高心输出量。低氧下，血氧饱和度越低，其心率增加越快。

心率是交感神经和副交感神经活性保持平衡的结果，这种平衡一旦打破，心率将出现显著的变化，虽然缺氧时心率的增加是一种代偿性反应，但具有"低效高耗"的作用特点，这种反应只能是暂时性的，难以持久，不利于慢性低氧下的活动。

急进高原心率增加的机制主要有（图 2-11）：

（1）"交感神经型"调节模式：正常情况下，交感神经活性与副交感神经活性保持动态平衡，当机体暴露于低氧环境时，交感活性增加，而副交感活性减弱，这种调节变化伴随心率的显著升高。肾上腺能 β 受体表达量在轻度低氧下会显著增加，阻断 β 受体后，心率受到影响。但中度 / 严重缺氧下 β 受体表达量不仅不增加反而下降，脱离低氧环境后，受体数量又上升到正常值水平；心肌细胞对急性低氧的反应中，肾上腺素 α 受体可能扮演着更重要的角色，有研究发现无论急、慢性低氧均可以明显增加心肌细胞上的 α1 受体数量。除此之外，因为单独阻断 β 受体后并不能完全抑制心率对低氧的反应，而副交感神经活性的降低恰好弥补了交感神经活性的这一反应特点，从而引起心率的增加，这种作用可被阿托品增强，但也有人研究认为阻断胆碱能受体，心率增加并不明显。

（2）化学感受性反射机制：机体暴露于急性低氧时，通气增加的同时也伴随着心率增加。呼吸系统和心血管系统同步兴奋依赖于外周化学 / 机械感受器的反射过程，呼吸中枢和心血管中枢的"cross talk"（交互）作用。外界环境氧分压下降，致使体内动脉氧分压也下降，外周化学感受器感受到低氧分压后兴奋（颈动脉体化学感受器为主，主动脉弓化学感受器为次），其传入活动经窦神经和迷走神经上行至延髓孤束核，然后使延髓内呼吸运动神经元兴奋，致使通气反应增加；同时通过神经元之间的"cross talk"作用，使心血管中枢神经元也兴奋，引起交感神经活性增加，释放去甲肾上腺素，后者与心肌上的 β1 受体和小动脉、微动脉血管平滑肌上的 α1 受体结合，导致心率增快，心输出量增多。神经元中的 "cross talk" 作用始终保持通气 / 血流比值于正常范围，保证了 O_2 和 CO_2 的正常交换。因此，自主神经对心率的控制起源于中枢系统中的吸气驱动。如果人为控制动物的呼吸频率和深度不变（控制牵张反射因素），低氧状态下外周化学感受器的传入冲动则引起心率的减慢，当切断双侧颈迷走神经后，心率便由慢转快（迷走神经传出信号受阻），提示：①心率的变化受呼吸驱动的影响；②化学感受性反射对迷走神经的兴奋作用比对交感神经的兴奋作用强。

（3）黑 – 伯反射（Hering-Breuer reflex）：在高原环境，心率除受外周化学感受器调节之外，也受到牵张感受器的调节。机体为克服外界低氧状态会使呼吸运动代偿性增强，出现肺通气量显著增加的现象，当肺扩张时，分布于气管至细支气管平滑肌中的牵张感受器受到刺激，兴奋经迷走神经传入纤维到达延髓呼吸中枢，促使吸气向呼气转换，呼吸频率增加，同时也通过神经元之间的 "cross talk" 作用刺激心血管中枢神经元，交感神经活性增强，心率增快，达到呼吸和心率活动的同步；也有研究认为外周压力感受器在低氧引起心率增加的过程中，其敏感性并没有改变。

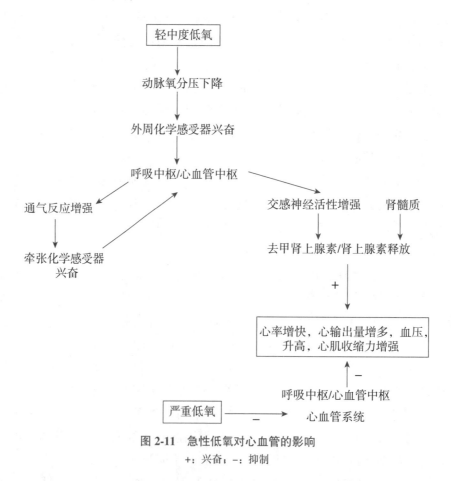

图 2-11　急性低氧对心血管的影响
+：兴奋；−：抑制

（4）儿茶酚胺：肾上腺素（epinephrine，E）和去甲肾上腺素（norepinephrine，NE）都属于儿茶酚胺类物质。循环血液中的肾上腺素和去甲肾上腺素主要来自肾上腺髓质，只有很少部分去甲肾上腺素来自交感神经末梢释放。肾上腺素和去甲肾上腺素均可与心肌细胞上的 β1 受体结合，窦房结自律性细胞活动加强，收缩间期缩短，心率增快，心输出量增加。短期暴露于低氧会增加血浆中的肾上腺素和去甲肾上腺素浓度，低氧引起的心率增快可被 β

受体阻断剂阻断。

（5）其他：许多蛋白、神经递质和气体分子在调节心血管活动中发挥着重要的角色。一氧化氮（nitric oxide，NO）作为一种中枢神经递质可调节心血管的活动，当微注射一氧化氮合酶（NOS）抑制剂于孤束核后，心率将会出现改变，阿片类受体在中枢神经系统分布比较广泛，将阿片类受体的阻断剂纳诺酮注射入第四脑室后，也会引起心率的改变；另外天门冬氨酸、蛋白激酶C（protein kinase C，PKC）、钙调蛋白激酶Ⅱ（calmodulin kinase Ⅱ，CaMK Ⅱ）等也通过中枢系统调节心率的变化。低氧通过引起或抑制中枢神经系统中上述神经递质和蛋白的表达，发挥对心率的调节作用。

严重低氧对心率的影响：当机体暴露于严重低氧，会直接抑制心血管中枢和外周化学感受器/压力感受器，甚至直接损伤心肌窦房结细胞，使得许多调节反射无法完成，最终导致心脏功能被抑制，心率减慢，心肌收缩力减弱。

2．久居和世居高原人群的心率　慢性低氧对心率的影响不同于急性低氧，静息状态下，平原移居者随着在高原居住时间的延长，心率逐渐减慢，最后恢复至平原水平，甚至略低于平原水平。

活动状态下，习服于高原的平原人心率和氧耗量仍远高于平原水平，但最大心率却低于平原值，并随海拔的上升而逐渐下降。对于习服高原的人而言，最大心率的下降体现了一种生理适应，即在有限的氧利用条件下降低心脏的做功，起到对心肌的保护效果。

对高原世居者心率调查发现，心率普遍低于平原汉族水平，这种较低的心率随海拔高度的升高而更加明显，海拔4300 m的鄂陵湖和扎陵湖地区大多数藏族心率在50次/分左右，如此低的心率却能够在高原生活自如，一直以来成为高原医学之谜，最早有人认为这是"病窦综合征"表现，但通过阿托品试验等方法证实（表2-2），这是高原世居藏族特有的生理学特征，即"高原性窦性心动过缓"。根据心率的表现，结合高原世居藏族具有和平原汉族相近的心输出量，判断高原世居藏族心脏收缩能力（每搏输出量）可能远大于平原汉族。久居者从进入高原到长期居住高原，心率呈现先高后低的变化趋势，即急性低氧期表现为增高，随着暴露低氧时间的延长逐渐下降，接近平原水平或世居者水平。因此，从急性低氧向慢性低氧过渡过程中，机体将由"低效高耗"的方式逐渐向"高效低耗"的方式转换，这是机体习服或适应低氧环境的一种总体表现。

表2-2　高原性窦性心动过缓与病态窦房结综合征鉴别方法

试验方法	观察指标	病态窦房结综合征	高原性窦性心动过缓
阿托品试验（注射后20分钟内观察）	心率	＜90次/分	＞90次/分
异丙肾上腺素试验	窦房结恢复时间	＞1500 ms	＜1500 ms
阿托品2 mg+普萘洛尔5 mg试验	窦房传导时间	＞180 ms	＜180 ms

关于高原世居者和久居者具有较慢心率的机制尚不是十分清楚，可能与以下因素有关：

（1）颈动脉体外周化学感受器反应"钝化"（blunt）：由于长期低氧的刺激，外周化学感受器对血液中氧分压变化不敏感（即钝化），使得"化学感受性反射"减弱；另外，通气反应也因感受器钝化而降低，没有足够的牵张力使牵张感受器兴奋，至黑-伯反射也减弱；感受器钝化最终降低了外周信息对心血管中枢的刺激，使得心血管中枢，特别是调节交感神经的中枢神经元保持较低的兴奋性，减少和弱化交感神经的传出冲动，心率减慢。

颈动脉体钝化现象可能与其结构和功能出现变化有关：研究发现高原人颈动脉体Ⅰ型细胞中含有大量的电子致密核心囊泡，而且排列整齐，密度大，而平原人其囊泡含量较少，排列稀疏。Ⅰ型细胞表面的神经末梢中的突触囊泡成分特征不同，有些富含乙酰胆碱类神经递质，有些富含单胺类神经递质，与平原人相比，高原人Ⅰ型细胞表面的神经末梢存在大量的富含乙酰胆碱类神经递质的突触囊泡。动物研究发现，高原土生动物颈动脉体中的Ⅰ型细胞、血管数量明显多于移居动物，而且Ⅰ型细胞胞质内所含线粒体和特有的电子致密核心囊泡相对小而多（移居动物的电子致密核心囊泡数明显减少），Ⅰ型细胞中的暗细胞的体积密度和面密度显著低于移居动物，这种差异性变化是否真的与颈动脉体化学感受器钝化有关仍不清楚。但是移居动物对长期低氧的反应会出现颈动脉体体积增大、球细胞和血管的增生的变化，这可能是机体对低氧的一种习服性改变。这种习服性改变不仅体现在结构的不同，关键在于功能上的改变，目前研究认为能够引起颈动脉体钝化的主要机制有：①气体分子学说：常氧下维持较高浓度的一氧化碳（carbon monoxide，CO）和较低浓度的硫化氢（hydrogen sulfide，H_2S）是颈动脉体活性保持良好状态的关键，而且 CO 对 H_2S 水平具有抑制作用。当暴露于急性低氧后，血红素蛋白显著升高，其具有显著降低 CO 水平的作用，CO 对 H_2S 的抑制作用被解除，H_2S 水平的显著升高可使 K^+ 通道关闭，电压依赖性 Ca^{2+} 通道开放，大量的 Ca^{2+} 内流入Ⅰ型细胞，诱发颈动脉体活性的增加，然而长期低氧的结果与急性低氧恰恰相反，即血红素蛋白水平是下降的，不足以抑制 CO 水平的增加，后者可抑制 H_2S 水平，使 K^+ 通道开放，电压依赖性 Ca^{2+} 通道关闭，颈动脉体活性下降；②基因学说：低氧诱导因子 1（Hypoxia inducible factor 1，HIF-1）和低氧诱导因子 2（Hypoxia inducible factor 2，HIF-2）均为 HIF 家族成员，是维持氧稳态的主要转录激活子，在Ⅰ型细胞中均有表达，而且 HIF-2 表达显著比 HIF-1 丰富。有研究发现，部分敲除 HIF-1 基因可使颈动脉体活性降低，而部分敲除 HIF-2 可使颈动脉体活性显著增强，这就表明 HIF-2 基因可能与颈动脉体钝化反应有关，其具体机制近年来认为与氧化还原状态有关，HIF-2 蛋白水平升高，可增加抗氧化酶的水平，对低氧的敏感性下降，使颈动脉体呈现钝化现象；③颈动脉体 - 肾上腺轴萎缩学说：有研究发现常氧下颈动脉体、肾上腺生长不良时，机体仍然保持较好的生理状态，但是长期低氧下颈动脉体、肾上腺的萎缩很容易引起外周交感系统活性的降低、红细胞的过度增生、肺动脉高压和右心室肥厚，但如何导致这些病理性改变，并不清楚；④氧敏感性化学增殖性突触的异常：化学增殖性突触是指Ⅰ型细胞与Ⅱ型细胞之间的结构，具有信息传递功能，即低氧下Ⅰ型细胞释放 ATP，可激活Ⅱ型细胞上的离子型受体，将信息传递给Ⅱ型细胞，激活神经干细胞，这种干细胞具有与Ⅱ型细胞相似的表型特点，但对低氧极其不敏感。大量干细胞的生成促使颈动脉体体积增大，但Ⅰ型细胞比例相对下降，降低了对低氧的敏感性。另外，Ⅰ型细胞中富含乙酰胆碱或单胺类递质的水平不同，也会影响颈动脉体对低氧的敏感性，目前仍缺乏可靠的依据。

（2）交感神经活性及其受体表达"弱化"（withdrawal）：机体长期暴露于低氧，会使交感神经活性和血液中的儿茶酚胺类物质含量显著下降，这与 β- 肾上腺素能受体密度下降，腺苷酸环化酶水平降低有关。研究发现，长期低氧后该受体在左右心室分布密度明显降低，这种现象并不出现在急性低氧期；另外，给予移居者和高原世居者 β 受体阻断剂普萘洛尔后，移居者心率下降幅度显著大于高原世居者，这就说明高原世居者交感神经活动呈现"弱化"。而 α- 肾上腺素能受体在慢性低氧期的变化仍然不十分清楚，但其在中枢神经系统中的密度显著下降，刺激腹外侧髓质 α- 肾上腺素能受体，将出现交感神经活性下降和副交感神经活性的增强。

（3）副交感神经活性调节模式的建立：胆碱能受体是评估副交感神经活性的主要指标，急性低氧下阻断胆碱能受体，心率增加并不明显，表明胆碱能受体密度并没有显著增加，慢性低氧可使胆碱能受体密度显著增加，副交感神经活性也增强，使心率显著下降，这与低氧适应后心率恢复至平原水平的现象相一致，可能与长期低氧使机体由交感型调节方式转换为副交感调节型有关。有人研究发现人体暴露于慢性低氧18个月以上，交感神经活性下降，而迷走神经活性明显增加。高原世居者和移居者服用胆碱能受体阻断剂阿托品后，高原世居者心率增快幅度明显大于移居者，说明高原世居者副交感神经活性高于交感神经的活性。

（4）高原世居人群自主神经调节功能和基因学说：高原世居藏族表现出对低氧环境适应最佳的特征，有研究表明青藏高原藏族有着比南美安第斯高原居民更低的血红蛋白和较低的肺动脉压，显示出藏族具有对低氧更好的适应能力，这种地理区间上的差异反映出高原世居者所具有的遗传背景差异，这或许是长期环境压力造成基因突变的结果，据研究发现，藏族人在高原生活的历史长达两千年，而南美安第斯高原人在低氧环境生活的历史不到藏族人的一半。这足以表明高原人对低氧的适应与基因的变异有关，而基因表达与心血管调控及对低氧反应具有较高的相关性。然而高原世居或久居者返回平原，随在富氧环境暴露时间的延长，许多心血管参数将逐渐恢复到与平原人相近的水平，表明慢性低氧对心血管系统大多数参数的变化是可逆的，这反驳了有关慢性低氧造成的永久性结构改变和基因差异理论，当然不难理解不同的自然环境会导致组织器官及基因结构和功能上的变化，是自然选择的表现。

（二）血压

1．初入高原者动脉血压特点　在低海拔地区，中国健康成年人安静时的收缩压为100～120 mmHg，舒张压为60～80 mmHg。对于平原人或低海拔人而言，初到高海拔后，低氧兴奋交感神经，促进儿茶酚胺类物质释放和缩血管细胞因子如内皮素1（endothelin-1，ET-1）、5羟色胺（5-serotonin，5-HT）、血管紧张素Ⅱ等分泌增加，使心率加快，心肌收缩力增强，心输出量增加，同时小动脉和微小动脉平滑肌收缩，血管阻力增加，体循环压呈现不同程度的升高。由于低氧对动脉血管紧张性影响增大，使血管舒张压升高更为显著，这是循环系统对低氧环境最初的习服性改变，即血压适当升高，会促进血液循环，提高气体交换和氧气运输效率。随着在高原停留时间的延长，机体内环境自稳调节过程的建立，其心率及血压降低并逐步过渡到久居或世居人群水平。至于在高原停留时间多长，其心率及血压才恢复或接近平原值，尚缺乏有效数据来证实。有研究发现，平原人在高原停留几个月后，其心率和血压仍然保持在较高的水平。

（1）急性低氧对体循环压的影响：肾上腺素能β受体对血压的影响似乎不是很大，有研究发现进入高原前服用β受体阻断剂后，并不能减缓高原低氧对血压的升高，给予α受体阻断剂后，会出现舒张压和平均动脉压的显著下降，表明α受体对血压的影响更大。因此，急性低氧下交感神经活性的增强以及血管平滑肌细胞上肾上腺素能α受体表达增强使得血管收缩性增强或血管张力增大，产生收缩压或舒张压不同程度的增加，特别是舒张压的升高更为显著。低氧下交感缩血管活动和血管舒张活动平衡是维持低氧下血压的主要因素。有研究认为机体暴露于低氧的最初由于交感缩血管活性逐渐占优势，产生"生理性"高血压，但长期低氧下阻断α受体也并不能完全阻止血压的上升，这或许与其他一些影响血压的神经激素如血管紧张素、醛固酮、抗利尿激素（antidiuretic hormone，ADH）、心钠素等有关。另外ET-1，5-HT，NO，VEGF，EPO等细胞因子，也参与了低氧下对血压的调节。

（2）急性低氧对局部循环的影响：交感神经对外周血管的收缩调节是有区域性的，并非发生在所有的血管床。中枢交感神经系统在促进心输出量增加，大血管收缩时，还会选择性地使一些外周血管呈现扩张，即所谓"血流重新分布"（blood redistribution）现象，或称之为"功能性交感神经阻滞"（functional sympatholysis）现象，以满足局部组织对氧和代谢的需求，这种局部血管的扩张可能与 NO 调制内皮细胞超极化而促进三磷腺苷（ATP）敏感的通道开放有关。低氧下脱氧血红蛋白出现丰富的亚硝酸盐还原酶，是局部血管 NO 产生的主要来源，但近来研究发现存在于血管壁上的亚硝酸盐还原酶的作用可能比脱氧血红蛋白中的亚硝酸盐还原酶还要重要。急性低氧也会引起神经调节的冠状动脉的扩张。另外，低氧引起腺苷水平及腺苷受体表达增高也会使冠状动脉血管扩张，增加心脏供血。低氧下外周血流量变化也与红细胞具有氧感受器特性有关：有研究发现，红细胞能量代谢水平可以调节低氧下的血管张力，去氧合的红细胞可以释放 ATP 并与内皮细胞上的二磷酸腺苷（ADP）受体 P2Y 结合，引起血管的扩张。

2. 高原世居者和久居者血压特点　与平原人血压相比，长期居住在高原的人的收缩压和舒张压均偏低，尤其以收缩压下降最为显著，反之，当高原人移居平原后，其血压会逐渐升高。

久居和世居高原使血压下降的机制十分复杂，可能与以下几个因素相关：

（1）迷走神经调节型：前面提到，慢性低氧下交感神经活性减弱，而心肌细胞上胆碱能受体密度显著增加，副交感神经活性增强，在心血管调节活动中占优势。其结果是心脏收缩力下降，心率减慢，血管阻力下降，心输出量下降，致使血压下降。

（2）肾素 - 血管紧张素及儿茶酚胺影响：慢性低氧可使肾素基因表达水平和肾素分泌的下降，导致血管紧张素水平减少，后者一方面作用于肾皮质，使醛固酮分泌下降，促进利尿，另一方面对血管的收缩作用减弱，血管扩张，总的效应是降低血压。慢性低氧使儿茶酚胺类物质释放减少，也是导致血压偏低的原因。

（3）新生血管生成：大量研究发现低氧可促进低氧诱导因子表达增高，作为低氧信号通路上最重要的调控因子可促进血管内皮生长因子表达，后者将促进组织新生血管的形成，特别是毛细血管增生，血管容量增大，大量的血液流入微循环，降低了大血管内压力，加之慢性低氧可使平时不开放的侧支循环也开放流通，外周阻力下降，血压下降。

（4）反射性体循环压下降：慢性低氧导致肺动脉压升高，右心负荷加重，这将引起心肺牵张感受器（又称容量感受器）兴奋，其可反射性引起交感神经活性降低，心迷走神经活性增强，导致心率减慢，心输出量减少，血压下降；另外，低氧也能通过促红细胞生成素增加红细胞数量，后者将使血液黏滞度增大，血流受阻，血管反射性舒张，血管阻力减少，血压下降。

（5）血浆容量下降：干燥、寒冷也是高原地区的两大气候特点，进入高原的人群由于饮水少，寒冷直接刺激膀胱排尿肌，使其活动增强，出现尿频、尿急等使尿排出增加的现象，再加上低氧和寒冷所致的 ADH 合成和分泌减少，导致体内水分丢失，血浆容量相对降低，循环系统平均充盈压降低。

3. 高原高血压　研究显示，高原对血压的影响和高血压病发病率因地区不同而略有不同，与全国平均高血压患病率 25.2% 和移居高原人群高血压患病率 20.2% 相比，高原地区高血压的发生率普遍较低。青海高原地区不同民族高血压患病率调查发现，汉族为 5.23%，蒙古族 4.00%，回族 3.61%，撒拉族 3.01%，而藏族为 2.73%，各民族之间相比，藏族生活海拔最高，但患病率最低。然而西藏地区高血压流行病学调查得出相反的结果，藏族高血压发生率高于移居的汉族，平均发生率为 9.94%，不仅如此，在西藏不同地区其发病率也不同，发生率为 4.9% ～ 19.4%，其中拉萨的发病率为 19.4%，居西藏最高，长期居住西藏的汉族发生率仅为 4.78% ～ 8.73%。有研究认为，藏族频发高血压可能与大量饮用食盐有关。

4．高原低血压 当收缩压低于 90 mmHg，舒张压低于 60 mmHg，即为低血压。高原地区除少数人可发生高血压外，久居和世居高原者平均血压值是偏低的，这是一种较普遍的生理现象，女性较男性易发生。

高原低血压症以收缩压降低为主，其机制不清，可能因缺氧引起自主神经功能紊乱，迷走神经张力增加，引起心动过缓和外周阻力降低。也有学者认为，缺氧通过某些生理活性物质的作用，使小动脉平滑肌收缩力降低和毛细血管开放增多，心输出量降低，导致外周血管阻力下降，引起收缩压下降，由于小动脉基础张力下降并不明显，因此舒张压下降不如收缩压明显。

二、心脏泵血功能

心脏主要功能是泵血，通常用单位时间内心脏射出的血量大小来评价心脏的功能。暴露于高原后，会影响心血管功能，当机体暴露于高原的最初，由于心率增快而使心输出量显著增加，但心搏出量不变，血压暂时性有轻度的升高。习服高原一段时间后，心输出量将恢复到正常水平，但心率仍然保持增加趋势，以至于心搏出量下降，研究发现当人从海平面进入海拔 4000 m 以上，动脉血氧分压由 150 mmHg 下降到 80 mmHg，心搏出量在 5 ～ 10 天内将下降 20%，而对于高原世居者或久居者而言，并没有上述变化。

（一）每分心输出量

心输出量（CO）= 心率（HR）× 心搏出量（SV）。

常氧下，健康成年人安静时心输出量为 4.5 ～ 6.0 L/min。低氧状态下心输出量会根据低氧程度呈现不同的变化，当机体急性暴露于轻、中度低氧环境时，由于氧分压（partial pressure of oxygen，PO_2）降低，动脉血氧饱和度（arterial oxygen saturation，SaO_2）下降，外周化学感受器兴奋，反射性引起心率增加，心输出量也增加，机体通过增加心输出量来弥补外界因素导致的供氧不足，是一种生理代偿反应，当动脉氧分压下降到 35 ～ 45 mmHg 时，每分心输出量将增加 40% ～ 50%，甚至为常氧状态下的数倍。

但严重低氧情况下，心输出量不但不增加，反而下降。即在高原地区，虽然心输出量具有低氧程度依赖性，随海拔高度升高，心输出量也会升高，但升高到某一高度后，心输出量不但不升高反而降低。另外，心输出量也具有时间依赖性，机体短时间暴露于低氧环境中，心输出量会显著升高，但随着在低氧环境中暴露时间的延长，这种增高不再延续，反而降至正常水平，甚至略低于高原世居者水平，这是一种对低氧习服的特点。高原世居者藏族心输出量与平原汉族心输出量基本相近，未见显著升高或降低。

虽然血液从肺部到组织的灌注量很大，但氧传递量不一定增加，这就意味着肺泡 / 毛细血管和毛细血管 / 细胞膜之间氧扩散量与相应部位的血流量不成比例，因此血红蛋白水平的适当升高弥补了低氧所致的血液中氧含量的下降，这就是世居高原人心输出量虽不增加，但仍能在低氧环境活动自如的原因之一。

（二）每搏输出量

一侧心脏每次搏动输出的血液量，称为每搏输出量（stroke volume，SV），又称心搏出量。换言之，是心室舒张末期容量减去心室收缩末期容量的值。无论由于心肌细胞收缩功能损伤引起的心室收缩末期容量的增加还是回心血量下降引起心室舒张末期容量的减少，都将影响 SV。

无论是静息还是活动状态下，暴露于急性低氧时心率和心输出量均将增加，但心搏出量变化并不明显。当暴露于低氧几个星期以后，心输出量下降到平原水平，心率仍保持较高的水平，这就意味着心搏出量的减少。心搏出量，其大小往往是心脏收缩能力的体现，心脏每一次收缩所搏出的血液量，根据收缩能力的增大而增多。无论是高原世居者还是习服高原的平原人，虽然心搏出量是减少的，但心脏收缩功能并没有下降，而且心室射血分数、收缩压峰值 / 收缩末容量比值、静息状态下平均收缩容量在高海拔仍能维持正常，只有在活动状态下，射血分数才有轻微的升高。高原急性低氧期，由于交感神经兴奋、儿茶酚胺类物质释放以及一些缩血管细胞因子分泌，如内皮素、5 羟色胺等，使心率显著高于平原水平，心室充盈期明显缩短，回心血量下降，导致搏出量也下降，但由于心率增快，其心输出量并不下降，反而会增加，这有助于初入高原者能够较快地适应低氧环境。随着在高原地区停留时间的延长，心率会逐渐下降，恢复到平原水平。高原世居藏族不同于初入高原的平原人，其心率很慢，但其心输出量与平原人接近，表明世居藏族心搏出量较大，从能量消耗的角度而言，这是一种节能的调节方式，是机体自我保护的方式，也是机体适应高原的一种标志。

（三）心肌收缩力

影响心脏泵血的因素很多，但血压、心率、回心血量等仅为外在因素，而心肌细胞的内在特性及其功能状态，即心肌收缩力（myocardial contractility），才是影响心脏泵血的主要因素。所谓心肌收缩力是指不依赖于前、后负荷而能改变心肌收缩强度和速度的内在特性。

心肌是机体中氧耗量最高的组织之一。在急性低氧条件下，心肌收缩力是增加的，即便是严重低氧，也未见有下降的趋势，心肌收缩力的增加可弥补动脉的供氧不足。其机制可能为

1．冠状动脉血流量　通过适当增加冠状动脉血流量可弥补氧气的消耗。急性低氧可使冠状血管扩张，血流量增加，有研究发现在 4500 m 海拔静息状态下，冠状动脉血流量要比平原增加 24%。而高原世居者相比于平原人，其冠状动脉血流量是减少的，但其心肌缺血现象并不多见，唯一的解释就是高原世居者冠状动脉分支密度远高于平原人，其总灌注面积是增大的。但也有人研究发现高原世居藏族其冠状动脉直径大于平原人，血流量是增大的，所以不易出现心肌缺血所致的心肌收缩力下降。

2．心肌能量代谢　有研究认心肌收缩力与能量代谢方式有关，即低氧下心肌的能量代谢由氧依赖的脂肪酸代谢转向为糖代谢的增加。由于后负荷的不同，低氧下左右心室的能量代谢方式也存在差异。

3．钙离子敏感性　急性低氧下，很容易发生呼吸性碱中毒，碱中毒可提高心肌细胞中的钙离子敏感性，其结果是既提高了心肌的兴奋 – 收缩耦联活动，又降低了心肌收缩时对氧的消耗。无论急性低氧或慢性低氧，心室舒张功能和舒张早期充盈压受损与细胞内钙离子活动密切相关。

（四）回心血量与右心功能

暴露在急性低氧环境中，肺动脉血管由于收缩增强，使肺血管压力升高，增加了右心室和右心房的后负荷，心肌为了克服肺动脉高压，最初通过交感神经使心肌收缩力增强，增加右心血液输出量，促进血液在肺循环中的流动速度，同时降低血液在右心室和右心房的残余量，使心舒张期压力比平时降得更低，引起回心血量增加，有利于心脏下一次射血。由于这

种调节方式是一种特别耗能的代偿过程，心肌无法长期承受，否则易发生心肌缺血、心肌细胞过度增殖和心衰。因此，右心通过心肌细胞的增殖或改善心肌收缩力特性来克服肺动脉高压带来的负荷，当然心肌细胞增殖并非益事，也反映心肌收缩能力的进一步下降或肺动脉压进一步升高。动脉压的升高会导致右心室和右心房压力的升高，使外周静脉压与右心房和右心室压之间的差值减少，回心血流速度降低。暴露于慢性低氧下，由于肺动脉血管出现结构重建（remodeling）现象，使得肺动脉压呈现持续性升高状态，这将促使右心室和右心房压力升高，并呈现右心室肥厚，双重作用导致右心室和右心房压力升高，使得静脉压与右心房和右心室压力差值缩小，回心血流速显著降低。虽然目前缺乏高原人群在这方面的依据，但动物实验表明，高原土生动物右心肌收缩速率显著高于平原动物，心肌细胞线粒体分布丰富，而且肺动脉压并不增高，暗示高原世居者右心室功能和回心血量与平原人相比，并没有大的差异，这也许就是高原人适应于低氧的一种特性。另外，慢性低氧刺激红细胞大量生成，使血液黏滞度增大，静脉血流速度也下降，心室充盈量不足，也会影响心脏的泵血功能。

三、冠脉循环和心肌代谢

（一）冠脉循环特点

正常成人在安静状态下冠脉血流量为 60 ～ 80 ml/（min·100 g 心肌），当心肌活动加强，冠脉达到最大舒张状态时，冠脉血流量可增加到 300 ～ 400 ml/（min·100 g 心肌）。虽然心脏只占体重的 0.5%，但冠脉血管总灌流量却占心输出量的 4% ～ 5%。

当机体处于急性低氧环境时，心率和心肌收缩力均显著增加，心肌耗氧量徒增，心肌依靠提高从单位血液中摄氧的潜力很小，此时通过扩张冠脉血管来增加血流量，满足心肌细胞对氧的需求。这也是健康心脏能够更好地发挥对低氧耐受的原因之一，即便在极度低氧环境下，健康者很少出现心肌缺血症状，甚至心电图也显示正常。

低氧状态下，冠脉血管的扩张与 NO、前列腺素（prostaglandins，PG）、腺苷（adenosine，A）、H_2S、CO 等血管舒张因子有关，它们在对抗血管收缩中扮演着十分重要的角色，低氧可促进这些舒张因子的合成和分泌。

有关高原世居者或久居者冠脉结构和动力学的研究很少。研究发现，高原世居者和长期移居者的冠脉流量是减少的，甚至低于平原水平，这种下降可能与心率下降，心肌氧耗量降低以及增加血红蛋白量有关。也有报道认为高原世居者和长期移居者冠脉流量减少的同时并无心率和心肌氧耗量的降低。但是冠状动—静脉氧分压差十分大，提示长期低氧下心肌对氧的利用率是提高了。有迹象表明，高原世居藏族冠状动脉血管直径大于平原汉族，而且具有丰富的分支，形成丰富的血管床，能够满足心肌对氧的需求，这也许正是高原人心脏能够承受高原慢性低氧的特性之一。

（二）心肌代谢

机体所有细胞活动离不开能量三磷腺苷（ATP），心肌细胞在信号跨膜转运（如 Na^+/K^+-ATPase）和肌小节收缩及舒张（肌球蛋白 ATPase 和 ATP 依赖性钙转运）过程中将需要大量的 ATP，当心率和心肌细胞收缩活动增强，心肌细胞代谢也随之显著增加。

1. 心肌细胞 ATP 池　ATP 池即 ATP 能量储备，其依赖于 ATP 的产生和利用之间的平衡。心肌细胞活动完全依靠有氧代谢产生的 ATP 供给，对心脏而言，无氧代谢无法满足其活动，供氧不足或氧利用增加均使细胞内的 ATP 水平显著下降，这种供需失衡一旦出现，就会损伤心肌细胞。

2．心肌细胞的物质代谢   心肌细胞活动依赖于三大物质代谢产生的ATP，其中脂肪酸代谢大约提供70%的能量，糖代谢约提供30%能量。然而，急性低氧下心肌线粒体能量代谢仍以糖代谢为主，其中糖酵解发挥着重要的作用，而高原居民对糖摄取能力和利用率比较强。慢性低氧下，心肌代谢重建（metabolic remodeling）的调节机制是十分复杂的，生物体中可能存在糖代谢和脂肪代谢的"交叉点"（crossover point），低氧环境中机体活动加强，代谢物质的利用将从脂肪向糖类转化，肌浆膜脂肪酸和线粒体脂肪酸的摄取减少，而丙二酰基辅酶A的增加将抑制线粒体脂肪酸代谢的限速酶肉毒碱脂肪酰转移酶。慢性低氧能使心肌细胞脂肪酸代谢下降17%～18%，线粒体中丙酮酸代谢下降15%～29%，肌膜下池线粒体电子转移链底物减少明显，其电子转移链复合体Ⅰ、Ⅱ和Ⅳ的活性降低，活性氧增多，活性氧适当增多的反应，被认为并非是机体失代偿，而恰恰反映了机体习服于低氧，是一种避免心肌超氧化损伤的前期负调节反应，但如果过度增加，将造成组织细胞的损伤。循环乳酸水平也参与心肌代谢，心肌细胞乳酸代谢的主要场所认为是在线粒体，通过糖酵解过程而产生。

适应性代谢重组，即糖代谢与脂代谢水平的转换在保护心肌避免低氧损伤机制中扮演了一个关键角色。急性低氧期，机体对能量的获取以糖代谢为主，许多研究已经证实，但慢性低氧期是否存在以脂代谢为主的方式？尚缺乏有力的依据。

（靳国恩）

第三节　血液与造血系统

血液（blood）由细胞成分和非细胞成分两部分组成。细胞成分包括红细胞（red blood cell）、白细胞（white blood cell）、血小板（platelet）；非细胞成分为血浆（plasma），包括水、电解质、其他无机物和有机物、多种血浆蛋白质等（图2-12）。正常人血液的相对密度为1.050～1.060；血浆相对密度为1.025～1.030，主要由血浆蛋白含量决定。正常血液的

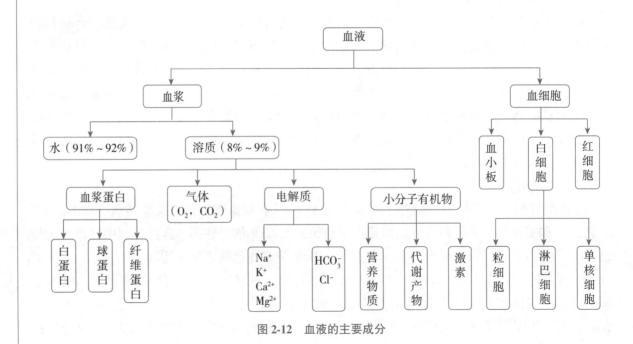

图2-12　血液的主要成分

相对黏滞性为 4 ~ 5，血浆为 1.6 ~ 2.4，全血的黏滞性主要决定于所含的红细胞及其聚集程度，血浆的黏滞性主要决定于血浆蛋白含量。血浆渗透压约为 300 mmol/L（280 ~ 310 mmol/L），主要来自于其中的晶体物质。血量（blood volume）包括循环血量和储备血量，与年龄、性别等有关。成人血量 65.1 ~ 70.4 ml/kg，新生儿平均为 78.7 ml/kg。血液有多种功能（表 2-3）。运输是血液的基本功能；血液是体液性调节的媒介；血液具有强大的酸碱平衡系统和恒定的渗透压，通过与各部分体液交流而维持体内水、电解质、pH 值和渗透压的相对恒定；血液可调节体温；血液防御功能的实现途径包括粒细胞、单核细胞可吞噬及消化微生物、坏死组织，淋巴细胞发挥体液免疫和细胞免疫作用，血浆中的抗体、补体、溶菌素、裂解素等多种特异性和非特异性免疫物质可消灭细菌及其毒素；血小板及各种凝血因子通过止血而防止血液丧失。因此，血液对维持机体内环境稳定有十分重要的意义。

表2-3 血液的主要功能

功能	说明
运输功能	运送氧、营养物质到各组织细胞；运输代谢产物及二氧化碳到肺、肾等器官；运输生物活性物质等发挥信息传递作用
体液调节	激素分泌进入血液输送到达相应的靶器官，使其发挥一定的生理作用。酶、维生素等物质也是依靠血液传递发挥对代谢的调节作用
防御免疫功能	血液中的免疫细胞免疫分子可杀灭病原微生物，吞噬清除体内衰老变性的细胞，中和病原微生物产生的毒素
止血功能和防止血栓形成	血小板和多种凝血因子发挥机体的生理止血作用，血液凝固，防止机体失血；纤维蛋白溶解系统防止体内血栓形成
调节体温	血液中的水分比热大，储蓄体内产生的热，当机体产热少时释放热；血液流动可调节体内各部分的热平衡，维持正常体温
保持内环境稳态	血液中含有多种缓冲物质，经血液循环与各部分体液之间广泛沟通，对维持体内水、电解质、酸碱度及渗透压的平衡等发挥作用

一、血细胞

（一）血细胞的生成及其调节

1. 血细胞的生成阶段 胚胎期血细胞起源于胚胎中胚层的间充质细胞（mesenchymal cells）。胚胎期的造血过程大致可分三个阶段：即卵黄囊造血期、肝造血期和骨髓造血期。

血细胞的生成部位及不同生长时期的变化见图 2-13。

2. 血细胞的发生过程 血细胞的生成过程包括增殖、分化、成熟和释放的全过程。造血干细胞（hematopoietic stem cell/HSC）具有不断自我更新与多向分化增殖的能力，HSC 数量是稳定的。图 2-14 为血细胞发生过程示意图。

3. 血细胞生成调节 体内的造血活动受细胞与细胞、细胞与环境以及神经体液等多种因素的控制和调节。

（1）造血微环境（hematopoietic microenvironment）：其中最主要的是 HSC 微环境即造血干细胞巢。造血微环境在物理学上指造血发生的场所，在功能上由能通过结构性或分泌性的机制直接调节造血活动的细胞成分、细胞因子、细胞外基质、血管、神经等组成，为 HSC 提供场所和营养。

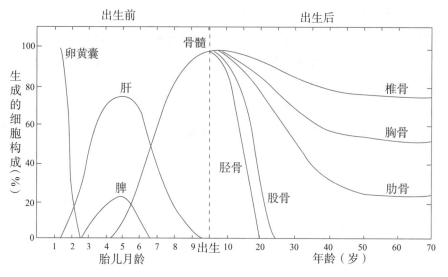

图 2-13　不同生长时期血细胞的生成部位及变化

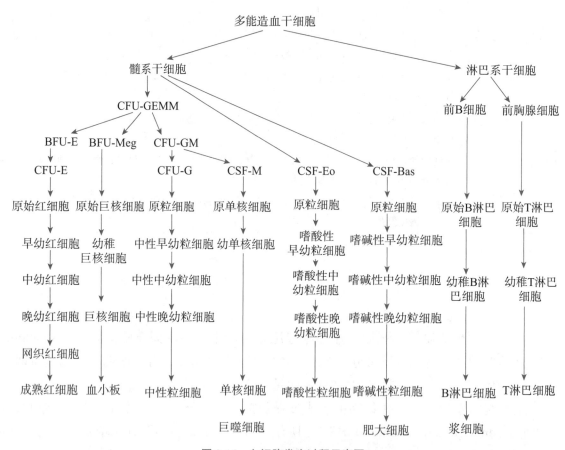

图 2-14　血细胞发生过程示意图

（2）细胞因子：体内还存在着许多影响造血活动的活性物质，它们通过一整套严密的反馈机制，对造血过程起着调节和控制作用。HSC 的存活、自我更新、增殖和分化都由造血调节因子控制。主要造血细胞生长因子见表 2-4。

表2-4　主要造血细胞生长因子及其功能

造血细胞因子	主要功能
干细胞因子（SCF）	通过其酪氨酸激酶受体c-kit，主要作用于早期造血干细胞、原始造血祖细胞，诱导其存活、增殖和分化
趋化因子CXCL12（又称基质细胞衍生因子-1，SDF-1）	其受体为Cxcr4，主要作用是招募HSC，维持淋巴系前体细胞
红细胞生成素（EPO）	刺激红系分化成熟
血小板生成素（TPO）	刺激巨核细胞增殖、成熟和血小板生成
粒细胞集落刺激因子（G-CSF）	刺激骨髓细胞生成由粒系细胞组成的集落
巨噬细胞集落刺激因子（M-CSF）	诱导生成巨噬细胞集落
粒细胞-巨噬细胞集落刺激因子（GM-CSF）	刺激骨髓细胞生成由粒细胞与巨噬细胞组成的集落
巨核细胞集落刺激因子（CSF-Meg）	刺激生成巨核细胞集落
白介素-1（IL-1）	促进单核细胞、中性粒细胞、嗜酸性粒细胞、嗜碱性粒细胞、巨核细胞及红细胞的分化成熟；促进成纤维细胞和胸腺细胞增生；增强巨噬细胞杀伤肿瘤细胞生成CSF
白介素-3（IL-3）	又称多系集落刺激因子（CSF-Multi），刺激骨髓细胞形成混合集落（CFU-Mix），具有多向性造血刺激作用，促进单核细胞、中性粒细胞、嗜酸性粒细胞、嗜碱性粒细胞、巨核细胞及红细胞的分化成熟
白介素-4（IL-4）	促进嗜碱性粒细胞分化成熟；刺激B细胞增生；刺激T细胞增生和分化
白介素-5（IL-5）	促进嗜酸性粒细胞分化成熟
白介素-6（IL-6）	促进单核细胞、嗜中性粒细胞、嗜酸性粒细胞、嗜碱性粒细胞、巨核细胞及红细胞分化成熟；诱导经激活的B细胞分泌抗体
白介素-9（IL-9）	促进BFU-E生成，诱导CD4$^+$T细胞增生
白介素-11（IL-11）	与IL3协同促进巨核细胞集落生成
Flt3配基（FL）	与造血干细胞表面酪氨酸激酶受体3（Flt3）结合，刺激造血干细胞的增殖和分化

（二）红细胞

1. 红细胞生成、红细胞生成素与红细胞动态平衡

（1）红细胞生成：在人体发育的最早期阶段，红细胞的成熟存在两种形式：原始造血和永久造血，原始造血阶段起始于间皮细胞通过原线迁移到卵黄囊，在永久造血阶段种植到合适的龛内，开始发挥作用以前，原始造血红细胞系为快速生长时期的胚胎提供氧气，永久造血阶段出现在约胚胎形成的第5周，此时多能干细胞开始在胚胎内胚层和血管线中发育。它们在胚肝内种植并形成红细胞爆式集落形成单位，胎儿期大部分的红细胞系由它们维持。胚胎后期骨骼发育，骨髓壁龛形成，红细胞系迁移至骨髓形成幼红细胞造血岛，永久造血在胚胎发育后期占主要地位，也是人类儿童期和成年期唯一的红系成熟方式。

红系祖细胞在形态学上不可辨认，而红系造血前体细胞及成熟红细胞在形态学上可辨认。参与这一复杂而精密的调控过程的因素主要有低氧、应激、铁稳态、生长因子、转录因子和microRNA等。

（2）红细胞生成素：（erythropoietin，EPO）是维持红系干细胞生存、增殖、分化和成

熟的重要造血因子，它调节红系分化的重要机制在于抑制凋亡、刺激有丝分裂、促进干细胞增殖和激活红系特异基因的表达、诱导分化。EPO 是一种糖蛋白激素，由 165 个氨基酸组成，分子量约 34 kD。人类 EPO 基因位于 7 号染色体长臂 22 区。在胚胎早期，EPO 由肝生成，然后逐渐向肾转移，出生后主要由肾小管间质细胞分泌。生理情况下，血液中有一定水平的 EPO，以维持正常的红细胞生成。完全缺乏 EPO 时，骨髓几乎无红细胞生成。组织低氧是促进 EPO 分泌的主要生理性刺激因素。细胞内低氧可刺激肾产生和释放 EPO，促进骨髓红细胞生成。与一般内分泌细胞不同的是，肾内无 EPO 的贮存。低氧可迅速引起 EPO 基因表达增加，使 EPO 的合成和分泌增多。任何引起肾氧供应不足的因素如低氧、贫血、血流减少等均可刺激 EPO 的合成和分泌。EPO 调节红细胞生成的反馈机制见图 2-15。

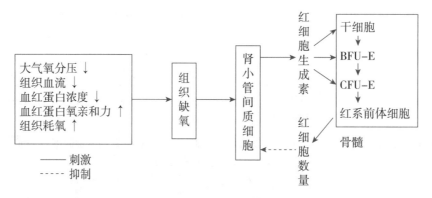

图 2-15   EPO 调节红细胞生成的反馈机制示意图

低氧促进 EPO 基因表达的机制与低氧诱导因子（hypoxia inducible factors，HIFs）有关，HIFs 包括 HIF-1 和 HIF-2，均为氧依赖核转录因子。最近的研究认为 HIF-2 在低氧调节中发挥更重要的作用。HIF-1 由 HIF-1α 和 HIF-1β 两个亚基组成，广泛表达于哺乳动物各种组织细胞中；其中 HIF-1β 以组成型的形态在常氧和低氧下均可表达，而 HIF-1α 仅在低氧时表达于细胞核中，是 HIF-1 的功能亚基单位，决定 HIF-1 的活性。

HIF-2 是由 HIF-2a 亚基与 HIF-1β 亚基共同组成的异源二聚体蛋白质复合物，主要分布在血流丰富的细胞中。HIF-2α 的 N 端具有能与 DNA 结合的 basic Helix Loop Helix（bHLH）结构域和 Per-Art-Ser（PAS）结构域，C 端含有转录激活作用的反式活化结构域；与 HIF-1α 类似，HIF-2α 可通过脯氨酸羟化酶和天冬酰胺羟化酶羟化途径被降解，因此其活性受含氧水平调节，低氧下几乎所有细胞内 HIF-2α 的表达增加。活化的 HIF-1、HIF-2 与位于 EPO 基因 3' 末端的增强子（低氧反应元件）结合，在多种辅助因子的协助下，激活 EPO 基因，增强 EPO 表达和分泌。肾外组织低氧也可刺激肾分泌 EPO，这可能是由于肾外组织产生去甲肾上腺素、肾上腺素及前列腺素，继而刺激肾产生 EPO。正常人体内有 5% ～ 10%EPO 是由肾外组织（主要是肝细胞和肝内 Kupffer 细胞）产生的。

EPO 与红系造血细胞表面分布的 EPO 受体（EPO receptor，EPOR）结合而发挥效应。EPOR 属于细胞因子受体超家族，由一条单链组成。当 EPO 与受体结合后，EPOR 在其胞外部分由 20 个氨基酸组成的一个片段的引导下发生同种二聚反应，使与受体相连的 Janus 激酶 2（janus kinase 2，JAK2）发生磷酸化而被激活，继而引发下游多条信号转导途径，其中研究比较多的是 EPOR-JAK2-STAT5 途径：JAK2 活化后，作用于受体胞浆部分，使 Y343、

Y401 磷酸化，导致构型发生改变，暴露出剪切酶的作用位点，水解含有 SH-2 片段的特定胞浆蛋白，磷酸化 STAT5 迅速移至细胞核内，与 γ 激活序列（GAS）结合，GAS 启动造血生长因子相关基因表达，诱导红系增殖和分化。同时，激活的 Jak2 可使 EPOR 酪氨酸残基磷酸化，在 Src 酪氨酸激酶家族成员 Lyn 作用下，Jak2 可激活 Raf，Raf 又可激活 MAPKK，后者激活 MAPK，调节相关基因的表达，促进细胞增殖，定向调控红系造血，形成 EPO-EPOR-Jak2-Ras-MAPK 途径。已证实的信号传导机制还包括：① EPOR-JAK2-PI3K（磷脂酰肌醇 -3- 激酶）途径；② EPOR-JAK2-ERKs（胞外信号调节激酶 -1,2）途径；③ EPOR-JAK2-NF-Kappa B（核因子 KappaB）途径；④ EPOR-JAK2-Ras 蛋白 -MAPK（有丝分裂原活化蛋白激酶）；⑤ EPOR-JAK2-PLC（膦酸脂酶 C-γ1）途径等。EPO 激活这些信号途径后，发挥促进红系前体细胞的增殖、分化和抗凋亡作用（图 2-16）。在不同发育阶段的红系祖细胞上 EPOR 的数量不完全相同，随着红系祖细胞发育成熟，EPOR 的数量增加，然后随红细胞的逐渐成熟而又进行性下降，成熟红细胞表面不表达 EPOR。故 EPO 主要作用于红系祖细胞阶段（图 2-15），可以促进晚期红系祖细胞（CFU-E）的有丝分裂和增殖，诱导红系祖细胞向原始红细胞分化。EPO 也可以作为存活因子（survival factor）抑制 CFU-E 的凋亡而促进红细胞的生成。EPO 还可加速幼红细胞的增殖和 Hb 的合成，促进网织红细胞的成熟和释放。另外，实验证明 EPO 能够快速启动原癌基因 c-myc 表达，发挥抗凋亡并维持细胞存活的作用，并且 EPO 并不能直接促进染色体复制和有丝分裂。所以，与其说 EPO 促进了红细胞前体的增殖和分化，更应说是 EPO 强大的抗凋亡作用，使红系祖细胞得以存活并最终向成熟红细胞分化。

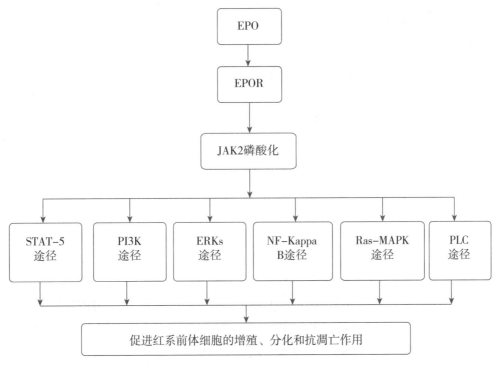

图 2-16 EPO 主要信号传导途径示意图

（3）红细胞动态平衡：红细胞的破坏是机体对衰老和有缺陷红细胞的清除。成熟红细胞无细胞核、线粒体，核糖体也消失，故成熟红细胞本身不再合成蛋白质。随着红细胞逐渐衰老，红细胞代谢酶活性降低，ATP 供给不足，Na^+-K^+ 泵功能下降，造成细胞肿胀变形。同时，红细胞清除氧自由基的能力下降，Hb 被氧化变性，形成珠蛋白小体，沉积于红细胞膜胞质面，使细胞膜局部变形；红细胞经长期循环，受氧化等因素影响而使细胞膜局部受损。这些因素使红细胞变形能力逐渐减退而易被单核 - 巨噬细胞系统识别、破坏、清除。破坏机制主要包括捕捉流动状态的红细胞；识别将被破坏的红细胞"靶"；分析被选择吞噬的红细胞。由于肝、脾、骨髓具有微管结构特点，是红细胞破坏的主要场所，其中脾的识别、清除能力最强。90% 的衰老红细胞被单核 - 巨噬细胞吞噬、破坏，称为红细胞的血管外破坏（extravascular destruction）。单核、巨噬细胞吞噬红细胞后，将 Hb 消化，释放出铁、氨基酸和胆红素，其中铁和氨基酸可被重吸收再利用，胆红素则在肝被排入胆汁，最终排出体外。此外，还有 10% 的衰老红细胞在血管中受机械冲击而被破坏，称为红细胞的血管内破坏（intravascular destruction），释放出的 Hb 立即与血浆中的珠蛋白结合，进而被肝摄取；释放出的血红素经过代谢释放出铁，生成胆红素，经胆汁排出。稳态情况下，机体内每天都有许多红细胞死亡，并有相应数量的新生红细胞释放入血，正常人红细胞的寿命为 120 天，即每天有 1/120 的循环红细胞被新生的红细胞所取代。生理状态下，红细胞的生成和破坏保持动态平衡。我国正常成年男性红细胞的数量为 $(4.0 \sim 5.5) \times 10^{12}$/L，女性为 $(3.5 \sim 5.0) \times 10^{12}$/L。

2．高原对红细胞的影响

（1）高原对红细胞数量的影响：进入高原后，由于细胞内低氧，刺激 HIFs 表达增加，激活下游的 EPO 基因，EPO 合成和分泌增多，促进红细胞生成增加，引起红细胞量（red cell mass，RCM）增加，这是机体在低氧环境下的代偿性反应，有利于改善组织供氧。当然，如果红细胞过度增生和积累，可增加血液黏滞性，影响血流速度，反而可加重组织低氧，甚至导致慢性高原病（chronic mountain sickness，CMS）。高原低氧环境下，RCM 的增加受海拔、高原居留时间、种族、性别等多种因素的影响。

海拔对红细胞数量的影响：国内外大量研究证明红细胞计数（red blood cell count，RBC）随海拔高度升高而增加。Pugh LG 等研究发现，进入海拔 4000 m 高原 6 个月后，RBC 平均增加约 50%，校正体重丢失后约增加 67.5%；Sanchez C 等发现 Andes 高原的居民 RBC 比海平面居民高 83%。中国人群成人静脉血细胞分析参考范围调查协作组分析中国 14 个城市（哈尔滨、长春、北京、天津、兰州、西安、南京、苏州、成都、武汉、重庆、福州、昆明、广州）的正常人群外周血细胞学发现，其中海拔最高的昆明市（1890 m）的成人 RBC 高于其他城市。国内不同海拔的各地健康人 RBC 正常参考值随着海拔增加而增加。平均海拔 3500 m 高原地区健康成年人群 RBC 正常参考区间评估结果高于全国相应数值也高于昆明，男性 RBC 为 $(4.6 \sim 6.7) \times 10^{12}$/L，女性 RBC 为 $(4.3 \sim 5.9) \times 10^{12}$/L；表 2-5、表 2-6 和表 2-7 分别显示西藏不同地区移居和世居居民 RBC 参数、四川省不同地区青壮年男性血常规参数及云南滇西不同海拔地区健康人群血细胞参数。剔除性别和年龄段的差异后，海拔高度、气温、湿度和风速等地理环境因素对 RBC 的影响比较显著。葛淼、路春爱等分析发现在中国东部、中部、青藏高原等不同地区，随着海拔高度的逐渐增加，健康青年 RBC 正常参考值按指数规律逐渐增加，相关性很显著。

表 2-5　西藏不同海拔地区健康居民外周血红细胞计数（$\times 10^{12}$/L, $\bar{x} \pm s$）

地区	海拔高度（m）	移居居民		世居居民	
		男性	女性	男性	女性
拉萨地区	3658	5.59±0.76	5.18±0.76	5.41±0.64	4.89±0.58
江孜县	4040	5.97±0.64	5.56±0.72	5.71±0.52	5.27±0.47
那曲县	4500～4700	6.57±0.62	6.19±0.82	6.56±0.66	6.23±0.71

（引自：西藏医学科学研究所．西藏拉萨、江孜、那曲三个地区健康居民红细胞数和血红蛋白量的比较．西藏医药，1977，（1）：24-28.）

表2-6　四川省不同海拔高度青壮年男性红细胞计数（$\bar{x} \pm s$）

地区	海拔高度（m）	RBC（$\times 10^{12}$/L）
乐山	0～2000	4.90±0.98
康定	2000～3000	5.48±0.90
甘孜	3000～4000	5.52±0.82
石渠	4000～5000	5.75±0.98

（引自：张翠莉，吴明阳，谢磊，等．高原地区成年男性血常规参数差异性及红细胞增多症发病率分析．武警医学，2013，24（4）：293-298.）

表2-7　云南滇西不同海拔地区健康人群血细胞指标（$\bar{x} \pm s$）

海拔（m）	1970	2300	3280	4000
男性				
红细胞（10^{12}/L）	4.81±1.12	5.11±1.21	5.61±1.04	6.54±2.25
红细胞压积（%）	0.47±0.09	0.4±0.08	0.5±0.07	0.42±0.07
红细胞分布宽度（fl）	42.12±4.78	41.97±4.52	43.13±6.83	42.99±6.56
血红蛋白（g/L）	128.12±14.78	119.2±14.31	135.34±16.42	124.42±15.04
女性				
红细胞（10^{12}/L）	4.19±1.13	4.53±1.22	5.02±1.17	5.85±2.33
红细胞压积（%）	0.4±0.08	0.5±0.07	0.42±0.07	0.6±0.06
红细胞分布宽度（fl）	41.97±4.52	43.13±6.83	42.99±6.56	49.03±5.81
血红蛋白（g/L）	119.2±14.31	135.34±16.42	124.42±15.04	169.81±23.38

（引自：子建文．云南滇西不同海拔地区健康人群血细胞参数变化分析．高原医学杂志，2015，25（4）：61-64）

　　高原低氧环境引起红细胞增生主要由低氧刺激 HIFs、EPO 表达增加介导。动物实验中观察到小鼠在低氧 30 分钟时血中 EPO 即可升高。临床研究发现，海平面居民进入高原（海拔 3450 m）后，8 h 时血清 EPO 由（8.93±3.75）mU/ml 增加到（20.0±11.06）mU/ml，24 h 时即达到峰值（27.91±10.74）mU/ml，然后开始下降，但一般仍高于平原值。也有研究报道血清免疫反应性 EPO 浓度甚至在低氧环境 2 小时内即开始上升，并依赖于海拔高度。即使在 2315 m 的中度海拔也发现了同样的 EPO 快速升高和降低的结果。

　　短暂的低氧刺激可启动 EPO 浓度增加，即使在短暂低氧刺激后恢复常氧，EPO 浓度仍然持续升高。例如，吸入 10% 氧 120 分钟后刚刚恢复常氧时即出现 EPO 浓度升高，而且这种升高可继续持续 120 分钟。甚至 Koistinen PO 等研究发现间歇性低氧（夜间低氧，常压，15% O_2，每天 12 小时，1 周）和持续性低氧对 EPO 浓度、网织红细胞计数和转铁蛋白受体水平具有相同的影响。

　　然而，因海拔增加而引起的 EPO 浓度升高具有明显的个体差异。Richalet JP 等发现受试者到达 6540 m 1 周后，血 EPO 浓度升高范围从 3 ~ 134 倍不等。这可能是 RBC 增加的个体差异性的主要原因。

　　但研究发现，高海拔或低氧诱导下增加的 EPO 浓度降到接近对照水平后，RBC 可继续增加。另外，也推测 EPO 对红细胞增生的影响主要在于启动下游细胞增殖信号转导，但尚无确切研究依据。

　　虽然研究显示 CMS 患者的红细胞寿命无明显缩短，但青海大学附属医院团队系列研究发现，CMS 患者的骨髓单个核细胞、体外培养的红系祖细胞及骨髓 CD71 阳性红细胞的凋亡（apoptosis）下调，与红细胞过度积累有明显的关系。因此，高原或低氧下造血细胞的凋亡变化在 RBC 增加机制中的作用受到高度关注。

　　高原居留时间对红细胞数量的影响：高原低氧环境对机体 RBC 的影响与高原暴露时间有着明显的关系，一般认为高原暴露时间越长，RBC 和血细胞比容（hematocrit，Hct）增加的可能和程度越大（表2-8，表2-9）。至于进入高原后引起 RBC 增高的时间没有确切的定论。大鼠在模拟海拔 8000 m 条件下 12 小时，RBC 和 Hct 即可发现有统计学意义的增加。而健康成人进入 3780 m 高原 48 小时时 RBC 与平原值无明显差异；进入 4300 m 的高原 1、3 天时 RBC 和 Hct 与平原值差异无统计学意义；进入高原 7 天时 RBC 和 Hct 均呈增加趋势，进驻海拔 3658 m 后 2 周时 RBC 和 Hct 均已高于平原值，且随进驻高原时间的延长，逐渐递增（表2-10）；而进入高原 1 个月时 RBC 明显高于平原值（表2-11）；提示机体在高原低氧环境下 1 周至 1 个月时间内 RBC 即可能增高，当然，这也可能随海拔高度不同而不同。

表2-8　健康青年进驻高原（4200 m）不同时间红细胞计数（$\bar{x} \pm s$）

参数	进驻高原前	进驻高原 1 个月	进驻高原 2 个月	进驻高原 3 个月
RBC（×10^{12}/L）	5.65±1.40	7.11±1.56	6.68±1.49	6.61±1.45

表2-9　健康青年进驻高原（3000 m）不同时间血细胞比容（$\bar{x} \pm s$）

参数	进驻高原前	进驻高原 1 年	进驻高原 2 ~ 3 年	进驻高原 20 ~ 30 年
Hct（%）	45.00±3.50	47.64±3.24	51.54±3.33	58.86±3.67

表2-10　健康青年进驻高原（3658 m）不同时间红细胞计数和血细胞比容（$\bar{x} \pm s$）

参数	进驻高原前 10 天	进驻高原 2 周	进驻高原 3 个月	进驻高原 6 个月
RBC（×10^{12}/L）	4.55±0.41	4.75±0.45	4.87±0.49	4.94±0.33
Hct（m^3/L）	0.42±0.035	0.47±0.036	0.48±0.042	0.50±0.050

（引自：曹占良，任用坤，殷素英，等. 入伍战士进驻西藏不同时间血细胞参数变化. 武警医学，1999，10（8）：449-450.）

表2-11　健康成人进驻高原（4300 m）不同时间红细胞计数和血细胞比容（$\bar{x} \pm s$）

参数	进驻高原前	进驻高原后第 1 天	进驻高原后第 3 天	进驻高原后第 7 天	进驻高原后第 1 月
RBC（×10^{12}/L）	4.7±0.39	4.61±0.46	4.71±0.35	4.82±0.41	5.92±0.43
Hct（m^3/L）	0.44±0.13	0.45±0.15	0.46±0.19	0.48±0.16	0.54±0.21

（引自：张云，徐红，唐伟革，苏永林，等. 不同时间节点及放置时间对急进高原官兵血常规的影响观察. 人民军医，2012，55（12）：1158-1159.）

高原移居者返回平原后 RBC 等血液学指标可逐渐恢复。研究显示，高原（5170 m、5380 m）居住 1 年的平原青年，返回平原后 5 个月时，RBC 和 Hct 恢复到进驻高原前水平；在西藏（平均海拔 4000 m 以上）居住 5 年以上的健康青年男性初到低海拔（平均 800 m）地区时 RBC、Hct 均高于低海拔青年男性，随着时间的推移，这种差异逐渐减小，到 90 天时与低海拔青年男性差异已无明显统计学意义。

种族对高原人红细胞数量的影响：一般认为，对高原低氧环境的适应存在着种族遗传差异性。目前已知的高原低氧适应人群有三类：南美安第斯山印第安人、喜马拉雅山藏族人和非洲埃塞俄比亚人。南美安第斯山印第安人具有高 RBC 和 Hb、较高的动脉血氧饱和度（arterial oxygen saturation，SaO_2）和较低的静脉血氧饱和度（venous oxygen saturation，SvO_2），以此来适应高原低氧环境，这种类型类似于高原移居人群的习服特征，属于静脉低氧性红细胞增多，有人称之为低氧适应的"经典类型"。然而，藏族人的 RBC、Hb 与 SaO_2 明显低于居住在大致相同海拔高度（3500 ~ 4000 m）的印第安艾玛拉人，在排除缺铁、异常 Hb、地中海贫血等影响因素后，藏族人的 RBC 和 Hb 含量甚至接近平原人，而且藏族人的 SaO_2 低而 SvO_2 正常，属于动脉性低氧。此外，居住在海拔 3530 m 的埃塞俄比亚土著居民的 SvO_2 和 SaO_2 均在平原人的正常范围之内，认为这是一种新的低氧适应模式。在相同海拔高度，藏族人体内的 EPO 浓度也轻微低于安第斯人，低 Hb 浓度是良好适应性的一个标志，因为高 Hb 浓度与体内的高黏滞性呈正相关，易发生心脑血管事件及慢性高原病等。

国内关于红细胞参数和 Hb 在民族间差异性的研究比较有限。对新疆维吾尔族和柯族、甘肃甘南和临夏地区回族、四川西南地区彝族等民族的 RBC 等外周血细胞参数研究发现，与汉族间无明显差异。然而，不少报道证明高原地区藏族红细胞参数和 Hb 与汉族间存在差异。研究发现西藏地区健康藏族成人（不论男、女）RBC、Hb 均低于汉族，甚至拉萨市 11 ~ 14 岁藏族儿童 RBC、Hb 也低于汉族儿童，提示高原世居藏族对高原低氧环境的适应不同于高原移居人群，后者以代偿性红细胞增生来适应高原低氧环境，这与藏、汉民族血液 EPO 水平的差异性一致。高原（海拔 3685 ~ 4500 m）地区，无论健康志愿者还是高原红细胞增多症（high altitude polycythemia，HAPC）患者，藏族血浆 EPO 水平均明显低于汉族。

关于青藏高原世居藏族适应高原低氧环境的机制备受关注。有资料表明，在机体低氧适应的氧摄取、氧运输和氧利用这三个生理环节上，青藏高原藏族世居人群与汉族移居人群间的适应机理存在着差别，移居者主要依靠功能适应，如通过通气增强、心排出量增高、红细胞增多等来代偿低氧，而世居者呼吸循环功能的增强并不占主导地位，更多地依靠组织适应，即对氧的利用更经济有效。

藏族人低氧适应的血液学表现与高原土生动物相似，不单纯以增加 RBC 和 Hb 来增大携氧能力，因此避免了由于 RBC 和 Hb 的过度增加而导致的红细胞增多症及血液黏稠度的增加。我国学者对世居藏族的低氧适应生理机制提出了新的观点，一是生命早期适应：认为藏族已建立起完善的母体—胎盘—胎儿系统及适应低氧的胎盘机制；二是器官水平适应：认为藏族具有完善的氧传送系统及强大的心肺储备及摄氧能力；三是细胞水平适应：认为藏族以较低的氧耗完成同一作功，其动静脉氧阶差则较小；四是分子水平适应：认为藏族与移居汉族在同等血细胞比容值时，藏族血清 EPO 值较低，提示 EPO 表达不同。

研究藏、汉族骨髓组织差异表达基因发现，藏族骨髓组织 HIF-1 低氧反应通路基因表达下调；凋亡抑制基因上调，促凋亡基因与凋亡蛋白基因表达下调；多数有氧代谢、无氧代谢酶类、电子传递链多种复合体、细胞周期相关蛋白以及 RBC 网架结构蛋白中的基因表达下调；多种细胞因子以及自由基清除酶类基因表达上调。初步推测，HIF-1 低氧反应通路基因下调可能是藏族人低氧适应的一个特征，通过 HIF-1 通路基因下调和抗凋亡能力提高，产生细胞保护机制；通过降低代谢水平和增殖能力，减少氧与能量消耗，产生一种低氧条件下合理补充与利用能源的良性模式；通过下调水通道蛋白（aquaporin1，AQP1）、碳酸酐酶 2（carbonic anhydrase，CA2）表达，上调自由基清除酶类和一些细胞因子表达，保持细胞内环境的稳定。这种多环节、多基因的综合调控，有利于藏族人对高原低氧环境的适应。

除此，HIF 通路中的 PHD2 在藏族人群中存在选择性，且其选择性在安第斯人和藏族人群中呈现明显差异。PHD2 可以调控 HIF-2 表达。研究表明在藏族人群中 PHD2 变异体与血红蛋白浓度相关，而在安第斯人群中未发现这种相关性。在藏族人群中，位于外显子 1 的两个非同义编码变体 rs12097901（C127S）和 rs186996510（D4E）高频率表达，明显高于汉族人群。在低海拔地区，藏族人群 PHD2 等位基因与 EPO 对缺氧的迟钝反应相关，在缺氧环境中，携带 PHD2 等位基因红系祖细胞的增殖能力受损。

另外，近年来一系列研究发现藏族人群适应高原环境特有的关键基因"EPAS1 和 EGLN1"，在藏族人群中有很强的自然选择信号，与汉族和其他人种在单倍型频率上表现出很大差异。这两个低氧相关基因限制了藏族人红细胞过度增生和 Hb 过度升高，降低了各种高原性疾病发生的可能性。研究认为 HIF-1a、EPAS-1 是代表西藏高原人口适应高原生活最关键的基因。PPARA（核受体过氧化物酶体增殖物激活受体 α）是脂肪酸氧化的主要调节物，与藏族较低的血红蛋白水平有关。基因分型显示，夏尔巴人群 EPAS1 和 EGLN1 的 32 个遗传多态性位点上与藏族人群都有相似的等位基因频率，而遗传相关性分析显示，携带突变型等位基因的夏尔巴人血红蛋白浓度显著低于携带野生型等位基因的个体，认为夏尔巴人与藏族共享高原低氧适应的遗传变异。瞿佳等比较 3000 多个藏族个体和 2000 多个平原汉族个体的基因组后发现，MTHFR、RAP1A、NEK7、ADH7、FGF10、HLA-DQB1 与 HCAR2 这 7 个基因在藏族人适应高原环境方面发挥了作用。

同时，研究提出"藏族人群在高原低氧环境中 NO 的钝化调节"假说，虽然高海拔藏族血清 NO 水平高于低海拔汉族，但长期生活在高海拔的藏族血清 NO 水平低于同海拔汉族，认为藏族血液 NO 水平"温和上升"，有利于舒张血管从而促进氧的运输，但由于 NO 的钝化调节使得上升幅度得到控制，避免 NO 过度升高带来的负效应。但迄今为止，由于环境、文化、生活、遗传等因素相互作用的复杂性，高原世居民族遗传适应的机制尚需进一步研究（详见第四章第三节　高原适应）。

性别对红细胞数量的影响：无论世居高原者还是平原人移居高原后，外周血 RBC 都表现为女性低于男性，且在这点上无种族差异性。CMS 也多发生于男性，有学者观察到西藏拉萨男女患 CMS 比例为 58∶1。至于高原低氧环境下 RBC 性别差异性的原因，一般认为与男女性体内性激素水平差异有关，男性体内雄激素含量高，雄激素可以促进 EPO 分泌且与其有协同作用，而女性体内雌激素水平高，雌激素抑制 EPO 的分泌，确实，研究发现高原移居男性血清 EPO 含量显著高于女性；同时，男性从事工作的劳动强度和劳动量较大，耗氧量高；另外也与女性月经有关。

运动对红细胞数量的影响：运动可引起 RBC 增加。国内学者研究发现移居高原（海拔 3700 m 半年以上）的健康青年在负荷运动后，RBC 显著增加；高原（甘孜）中长跑运动员不论高驻高训还是高原-亚高原交替训练，都使 RBC 增加；短跑运动员（云南）RBC 随着运动负荷的增大而逐渐增加。据 Schimidt W 报道，在低动脉血 PO_2 时，运动并不直接增高高原人血液 EPO，而似乎显示抑制效果。认为运动后 RBC 增多的原因可能是：运动性急性低氧刺激了外周化学感受器，反射性地引起交感神经兴奋，可引起血液的重新分布；运动消耗大量的能量，分泌大量的汗液，使血液浓缩，单位体积的 RBC 增高；在高原低氧环境下人体已经发挥对低氧的最大调节适应，此时高强度体力活动或运动可使机体易发生或加重组织的供氧不足，刺激合成和分泌更多的 EPO，RBC 增多的可能和程度都增加。

（2）高原对红细胞形态结构的影响：红细胞有多种重要生理功能，其中红细胞膜结构在维持其正常形态、物质运输、变形性、膜抗原性、免疫等功能方面发挥着重要作用。低氧可引起红细胞形态、结构的一系列变化。

大鼠低氧一周即可观察到红细胞平均体积（mean corpuscular volume，MCV）和磷脂酰丝氨酸外翻率显著增加。健康人从平原进入高原或从较低海拔地区进入更高海拔地区后，MCV 也增大；随着高原居住时间延长，MCV 进一步增大。国内学者用扫描电镜观察红细胞形态学发现，急进高原人群外周血正常形态的红细胞数量减少，低于久居高原者，而棘形、泡形、褶形等畸形红细胞数量显著增多，且细胞体积明显增大；高原习服健康人的正常红细胞比例与平原健康人无明显差异，但球形和酒窝形细胞比例明显高于平原健康人，红细胞平均直径明显大于平原健康人。甚至高原健康儿童红细胞形态也有变化，青海高原海拔 3100 m 和海拔 4300 m 地区 6～7 岁小儿红细胞平均周长、面积、直径较平原对照组大，且与海拔高度呈正相关，而红细胞平均厚度减小，与海拔高度呈负相关。HAPC 患者的正常红细胞率明显低于高原健康人和平原健康人，而球形红细胞比例和红细胞平均直径则均明显大于高原健康人和平原健康人。红细胞体积增大，与氧接触的红细胞总表面积增加，在一定程度上可改善组织供氧，因此红细胞 MCV 增大，可能是一种代偿性变化，有利于高原适应。红细胞形态改变如球形红细胞和酒窝形红细胞增多，可能是由于骨髓红细胞成熟加速，大量新生红细胞甚至未成熟红细胞释放增加所致，也可能与细胞内低氧引起能量代谢降低有关。

虽然上述红细胞形态变化属代偿性变化，有利于增大与氧接触面积，但同时可导致其变形性和聚集性改变。实验研究证实，急性低氧条件下红细胞的变形性减弱，渗透脆性减低，聚集性增强，这与红细胞体积增大和形态改变有关外，也与红细胞膜流动性减弱有着密切的关系。红细胞膜中脂质占 42%，其中胆固醇为红细胞膜的蛋白质提供结构骨架，可调节细胞膜流动性。红细胞膜胆固醇含量与磷脂有一定的比例，若胆固醇/磷脂（C/P）比值降低，则膜流动性降低，此时红细胞变形性降低。急性低氧后红细胞膜胆固醇含量、总磷脂含量、胆固醇/总磷脂的比值下降。另外，低氧下红细胞变形性减弱与红细胞膜收缩蛋白表达异常及 ATP 酶活性降低有一定关系。红细胞 ATP 酶的主动转运功能对红细胞与外环境进行物质交换和保持离子内环境稳定具有重要意义。生理状态下，Na^+-K^+-ATP 酶和 Ca^{2+}-Mg^{2+}-ATP 酶基本功能是维持胞内低 Na^+、低 Ca^{2+} 的状态。红细胞的许多功能都依赖于胞内外的离子浓度差，一旦这种浓度差减低，红细胞就要受到功能损伤，甚至引起死亡。而在急性低氧时红细胞 ATP 水平显著下降，使红细胞膜 Na^+-K^+-ATP 酶和 Ca^{2+}-Mg^{2+}-ATP 酶活性下降，红细胞离子转运失衡，红细胞内 Na^+ 和 H_2O 潴留，Ca^{2+} 积聚，红细胞肿胀，丧失其正常的形态，导致红细胞变形性降低。红细胞变形性降低和聚集性增强将影响血液循环，导致微循环的有效灌注量减少，加重组织低氧。

随着在高原环境居住时间延长，红细胞适应性代偿，其变形性逐渐恢复甚至增强，而聚集性逐渐减弱。研究发现高原世居藏族和高原习服汉族人群红细胞的刚性指数降低，变形指数、组织供氧指数均明显高于高原短期居住汉族人群。动物实验也证实了上述低氧影响红细胞变形性的变化趋势。一般认为高原低氧习服机体红细胞变形性恢复甚至增强与红细胞膜酶的变化有关。低氧习服后红细胞 ATP 水平恢复，上述红细胞膜 Na^+-K^+-ATP 酶和 Ca^{2+}-Mg^{2+}-ATP 酶活性随之恢复，使红细胞离子转运失衡得到改善，红细胞内 Na^+、H_2O 潴留及 Ca^{2+} 积聚减轻，红细胞肿胀缓解，红细胞变形性恢复或增高。同时，低氧习服后红细胞膜氨基磷脂转移酶、依赖 ATP 的翻转酶表达明显增加，而脂质移行酶下降，使红细胞膜磷脂成分发生变化，红细胞变形性增强，有利于改善组织和器官供氧。

（3）高原对红细胞功能的影响：高原低氧时红细胞免疫功能下降。红细胞具有识别、黏附、杀伤抗原、清除免疫复合物、促进白细胞吞噬等多种免疫功能，其中最重要的是通过 C3b 受体黏附循环免疫复合物，并带至肝、脾，由吞噬细胞消化。大多研究表明，高原低氧可减低红细胞免疫功能，无论成人还是儿童都表现为 C3b 受体花环率（C3b receptor rosette rate，RCR）下降和免疫复合物（immunity complex，IC）花环率（IC rosette rate，RICR）增高，而且 RCR 随着海拔升高而呈负相关性降低，RICR 则相反，呈正相关性增高。平原人急进高原（3600 m）第二天 RCR 急剧下降，RICR 急剧升高，之后逐渐降低或升高，至第 30 天时接近高原移居习服者和世居者水平。另一项研究报道健康青年进驻高原 2 周至半年内，RCR 显著降低，RICR 明显升高，随着进驻高原时间延长而逐渐恢复，3 年后可基本恢复至平原值水平。低氧导致红细胞免疫功能降低的主要原因是：血液中 95% 的 C3b 受体在红细胞膜上，由于红细胞形态改变及低氧和血液流变学切应力的影响，红细胞膜受体破坏、功能受损；红细胞代偿性增生，血液黏稠度增高，流动缓慢，红细胞运送免疫复合物至肝脾处理减少，使循环免疫复合物增加；低氧使体内氧自由基生成增多，红细胞表面超氧化物歧化酶活性下降，进一步增加循环免疫复合物。由于循环免疫复合物增加，覆盖红细胞表面 C3b 受体空位及活性降低，故 C3b 受体花环率下降。另外，研究发现低氧习服者，与红细胞免疫功能有关的补体结合蛋白和膜攻击复合物抑制因子表达下降，这与红细胞免疫功能下降也有着密切关系。

高原低氧时红细胞抗氧化系统发生适应性变化。正常生理状况下，体内产生的自由基由抗氧化系统清除，一旦氧化 - 抗氧化失衡，氧自由基产生过多或（和）清除不足时，引起氧化应激反应，导致细胞损伤。氧自由基的形成有三个条件：有提供电子的供体、有接受电子的受体、氧分子经单电子还原。高原低氧并不等于无氧，仍存在接受电子的受体，低氧时提供电子的供体主要通过线粒体、内皮细胞、白细胞摄取的氧，通过不同的还原酶作用而生成氧自由基。研究报道，健康人血中抗氧化剂超氧化物歧化酶（superoxide dismutase，SOD）随海拔高度增加而降低，随高原居住时间延长而进一步降低；氧自由基反应产物丙二醛（malondialdehyde，MDA）随海拔增高而升高，随着在高海拔地区居住时间延长有逐渐下降的趋势。提示不同海拔高度健康人群的自由基反应随着海拔增高而增强。红细胞作为血液抗氧化剂的载体，含有丰富的谷胱甘肽（glutathione，GSH）、谷胱甘肽过氧化物酶（glutathione peroxidase，GSH-Px）和 SOD 等多种抗氧化剂，其中 GSH 几乎全部是还原型，主要生理作用是对抗氧化剂，维护巯基酶蛋白和其他酶蛋白的还原状态，以及防止 Hb 氧化变性等，这对于保持红细胞的正常生理功能有重要意义。当红细胞内生成少量的过氧化物时，GSH 在 GSH-Px 作用下还原为过氧化物或水，而自身被氧化为氧化型谷胱甘肽（oxidized glutathione，GSSG）。机体在高原等低氧环境下，随着体内自由基反应的增强，红细胞氧化 - 抗氧化系统也发生相应的变化。Singh SN 等研究发现间歇性低氧（模拟海拔 7260 m 高原，6 h/d，分别 1、7、14、21 天）引起大鼠红细胞中谷胱甘肽还原酶（glutathione reductase，GR）和谷胱甘肽 S 转移酶（glutathione S-transferase，GST）活性减低。国内学者观察到健康青年从平原进入高原（3658 m）5 天后红细胞 GSH 含量、GSH-Px 活性比平原组均降低；在海拔 5200 m 地区居住 1 年的健康青年人红细胞 GSH-Px 活性仍低于平原值，而返回平原后均逐渐恢复至平原值水平。西藏地区世居藏族、移居（2 年以上）汉族健康人和 HAPC 患者的红细胞 GSH 含量及 GSH-Px 活性无差异，但 GSH 含量均低于北京地区健康居民，而 GSH-Px 活性则高于北京地区健康居民。提示高原低氧环境下，人体红细胞内 GSH 含量处于较低的水平，GSH-Px 则保持较高的活性状态，即使随着移居时间的延长均未恢复至平原人水平，甚至高原世居者呈类似的趋势。然而，关于红细胞 SOD 水平的研究结果不尽一致，多数报道为健康人进入高原环境后红细胞 SOD 降低，且随海拔升高而递减，这可能与膜受损有一定关系。HAPC 患者红细胞 SOD 低于同海拔健康人。说明人体在高原低氧环境下红细胞抗氧化系统处于比较活跃的状态，属于对于低氧代偿的适应性变化。

高原低氧时红细胞部分代谢酶及功能发生变化。在一定的海拔高度内（3000 m 以下），红细胞乳酸脱氢酶（lactate dehydrogenase，LDH）总活力和同工酶无明显变化。而随着海拔继续升高，LDH 总活力和 LDH3 同工酶的百分比含量相对增高。这有利于红细胞无氧获能，达到细胞内物质代谢的自我调节，更好地适应高原环境。

低氧习服后，与红细胞代谢有关的葡萄糖运载体表达增加，提示葡萄糖通过红细胞膜量增加，红细胞代谢增强，有利于代偿性增强红细胞功能。另外，如上所述，急性低氧时红细胞膜 ATP 酶活性降低，低氧习服后逐渐恢复，这与红细胞形态、变形性变化密切相关。

（三）白细胞

白细胞可分为中性粒细胞、嗜酸性粒细胞、嗜碱性粒细胞、单核细胞和淋巴细胞五类。正常成年人血液中白细胞数为（4.0 ~ 10.0）×10^9/L，其中中性粒细胞占 50% ~ 70%，嗜酸性粒细胞占 0.5% ~ 5%，嗜碱性粒细胞占 0% ~ 1%，单核细胞占 3% ~ 8%，淋巴细胞占 20% ~ 40%。白细胞在血液中停留的时间较短，主要在组织中发挥作用。一般来说，中性粒细胞在循环血液中停留 8h 左右即进入组织，4 ~ 5 天后即衰老死亡，或经消化道排出。单核细胞在血液中停留 2 ~ 3 天，然后进入组织，并发育为巨噬细胞，在组织中可生存约 3 个月。淋巴细胞可往返于血液、组织液及淋巴液之间，并能增殖分化。

1. 高原对白细胞数量和结构的影响 对进入高原后总白细胞数和分类计数变化的研究报道不尽一致。动物实验发现，模拟海拔 8000 m 高原低氧 12 小时，外周血白细胞总数、中性粒细胞计数均显著增加，第 3 天白细胞总数达峰值，随后逐渐下降，第 10 天恢复至对照水平；中性粒细胞绝对数于低氧第 1 天后呈下降趋势，但于第 10 天时仍高于对照水平；而于低氧 12 小时淋巴细胞绝对数显著下降，之后逐渐恢复，第 3 天即恢复到对照水平，第 5 天、10 天反而明显高于对照。在临床研究中，发现进入高原后外周血白细胞计数和中性粒细胞计数增加。但多数研究报道急进高原后外周血白细胞计数无显著变化，甚至进入高原 8 个月时白细胞总数仍无明显变化（Siqués P 等）。

而高原移居者和世居者外周血白细胞计数低于平原值。对西藏、甘孜、青海等海拔 3000 m 以上地区较大样本量的研究均显示，高原居民外周血白细胞计数低于平原水平或全国参考水平。研究报道 2800 m、3500 m 及 4000 m 三个海拔地区外周血白细胞计数无显著差异，西藏地区世居藏族和高原习服汉族之间外周血白细胞计数也无明显差异。提示在一定海拔高度以上，白细胞计数并不随海拔增高而进一步变化，且无民族差异性。多数研究认为高原环境对外周血中性粒细胞绝对数影响不明显，而移居者进入高原后外周血淋巴细胞和单核细胞绝对数增加，但随着时间的延长逐渐恢复，久居高原者与平原居民无明显差异，且不随海拔升高而变化。

线粒体在细胞、组织和机体的低氧习服适应过程中发挥着重要作用。第三军医大学高原军事医学系研究发现，健康青年移居高原 7 天时，中性粒细胞线粒体核周间隙增宽，不均匀，线粒体数量较多，线粒体出现固缩、水肿等；移居高原 30 天时，大量线粒体固缩，核周间隙扩张；移居高原 1 年时，线粒体数目较多，形态逐渐恢复正常，仅个别线粒体出现水肿。线粒体数量增加可代偿线粒体功能。研究发现移居高原（3700 m，1 年）汉族白细胞 mtDNA 的拷贝数高于高原世居藏族人群和平原人群，高原世居藏族人群高于平原汉族人群，提示高原环境下机体通过增加白细胞 mtDNA 的数量，来代偿线粒体的功能，促进高原习服。

2. 高原对白细胞功能的影响　白细胞具有变形运动、趋化性、吞噬、分泌等多种生理特性。白细胞依靠变形运动可以穿过毛细血管壁，并在组织中游走，在趋化因子作用下可朝向某些化学物质或炎症区定向运动，通过吞噬作用可吞入并杀伤或降解病原微生物及组织碎片。在特异性抗体和某些补体激活产物的作用下，白细胞对外源性异物的识别和吞噬作用可加强。白细胞还可分泌白细胞介素、干扰素、肿瘤坏死因子、集落刺激因子等多种细胞因子，通过自分泌、旁分泌作用参与炎症和免疫反应的调控。

（1）高原对粒细胞、单核/巨噬细胞功能的影响：虽然对高原环境下外周血各类白细胞的计数和比例的研究结果不尽一致，多数报道认为高原地区中性粒细胞、嗜酸性粒细胞、嗜碱性粒细胞、单核细胞的绝对值和比例与平原地区无明显差异，但高原对它们的功能有一定的影响。

国内外实验研究表明，低氧条件可使中性粒细胞对血管内皮细胞黏附增加，渗出增多，同时也影响中性粒细胞的趋化性和吞噬功能。Rainger GE 等在体外低氧培养中发现，随着低氧时间延长和低氧严重程度增加，中性粒细胞黏附增加，轻度低氧（2.5% ~ 4.0%O_2）只引起滚动黏附，严重低氧（< 2.5%O_2）诱导稳定黏附。国内学者研究发现，低氧使大鼠微循环白细胞沿壁滚动数、黏附数、与内皮细胞接触时间、中性粒细胞 CD18 表达显著增加，以短期低氧的变化更为显著，提示低氧使白细胞流变学特性发生显著改变，其原因与整合素 CD18 的显著表达有关。同时，低氧使大鼠粒细胞的弹性模量和黏性系数均明显增大，粒细胞膜的刚性增大，细胞变形性下降。细胞培养发现中性粒细胞趋化呈现明显的方向性，向梯度氧浓度的低氧侧迁移，且细胞缺氧培养上清诱导的趋化反应显著高于常氧培养上清。另外，Bjerknes R 等发现低压低氧（0.5 atm，17 h/d×7 天）可诱导小鼠外周血中性粒细胞吞噬功能下降。青海大学医学院研究报道 HAPC 患者外周血中性粒细胞吞噬能力及呼吸爆发能力均降低。

低氧可抑制单核/巨噬细胞的迁移、抗原递呈和吞噬功能（图 2-17）。Turner L 等报道低氧抑制化学因子诱导的单核/巨噬细胞的迁移，这种效应迅速、可逆且无特异性。进一步研究发现，低氧时巨噬细胞丝裂原激活蛋白激酶磷酸酶 -1（mitogen-activated protein kinase phosphatase-1，MKP-1）mRNA 和蛋白上调，从而使丝裂原激活蛋白激酶（mitogen-activated protein kinase，MAPK）去磷酸化，而 MAPK 磷酸化是单核/巨噬细胞趋化所必需的环节，说明低氧下单核/巨噬细胞迁移抑制与 MKP-1 上调有关。实验研究证明，低氧条件下巨噬细胞的抗原递呈能力下降，这与巨噬细胞内 ATP 水平下降、细胞表面主要组织相容性复合体（major histocompatibility complex，MHC）抗原及 Fc、C3b 受体减少有关。同时，低氧抑制巨噬细胞的吞噬功能，Leeper-Woodford SK 等研究发现急性低氧（1.7%O_2）下肺泡巨噬细胞的吞噬功能下降 30% ～ 56%。另外，低氧刺激单核 / 巨噬细胞分泌炎症细胞因子。Naldini A 等在低氧（2%O_2）下培养人外周血单个核细胞，发现 IL-2、IL-4、IFN-γ、IL-6 水平分别增加了 110%、70%、50% 和 37%；海拔 4800 m 筑路工人血清 IL-1、IL-6、IL-8 水平显著高于海拔 2806 m 筑路工人，而 IL-2 水平无显著性差异；青年健康人由平原进驻高原 3 个月后，血清 IL-6、TNF-α 水平明显高于平原人。然而，进入高原（4200 m）后 1 个月的驻训人员 IL-8 开始降低，IL-6 也于第 2 个月开始降低。

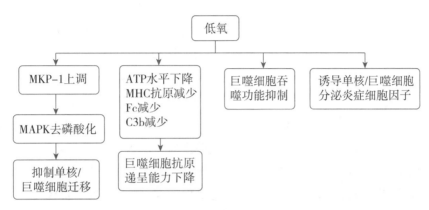

图 2-17　低氧条件下单核 / 巨噬细胞功能变化

（2）高原对机体细胞免疫的影响：淋巴细胞可分为 T 淋巴细胞、B 淋巴细胞和自然杀伤细胞（natural killer，NK），T 淋巴细胞主要与细胞免疫有关，B 淋巴细胞主要与体液免疫有关，NK 细胞是机体天然免疫的重要执行者。T 细胞呈 CD3$^+$，包括辅助性 T 细胞（Th 细胞）（CD4$^+$）和抑制性 / 细胞毒性 T 细胞（CD8$^+$），CD4$^+$ 细胞主要起辅助和诱导作用，CD8$^+$ 细胞主要起杀伤和抑制作用。CD4$^+$ 细胞又分为 Th$_1$ 和 Th$_2$ 细胞，前者主要分泌 IL-2、INF-γ，激活 T 细胞，刺激 T 细胞增殖，后者主要分泌 IL-4、IL-10，激活体液免疫。

实验研究中，低氧暴露损伤机体细胞免疫，机体特异性细胞免疫功能降低，同时伴有脾肿大和胸腺萎缩，胸腺和脾淋巴细胞受损。随低氧暴露时间延长，外周血 T 淋巴细胞数（CD3$^+$）逐渐降低，其中小鼠以辅助性 T 淋巴细胞（CD4$^+$）下降为主，CD4$^+$/CD8$^+$ 比值下降，而大鼠 CD4$^+$CD8$^+$ 细胞数同时下降；脾 T 淋巴细胞变化与大鼠外周血类似；低氧初期胸腺不成熟的双阳性细胞减少，而成熟的单阳性细胞增加，但随着低氧时间延长，胸腺产生成熟淋巴细胞的功能则下降。研究认为，外周淋巴细胞数减少可能与低氧暴露早期淋巴细胞凋亡率和坏死率增加及肺淋巴细胞分布增多有关。低氧小鼠脾 T 淋巴细胞增殖能力降低，分泌 IFN-γ 水平受到抑制，而对 IL-4 的分泌影响不明显。在中度高海拔地区（1891 m）运动员集训 1 周后外周血 NK 细胞数量和比例明显增高，且持续 4 周以上。Facco M 等发现健康女性从平原进入高原（海拔 5050 m）后 1 天和 21 天时，CD3$^+$ T 淋巴细胞减少，主要是其中的 CD4$^+$ 细胞减少所致；Th1 细胞因子 INF-γ 表达降低，Th2 细胞因子 IL-4 表达无明显变化；T 淋巴细胞对有丝分裂原反应中增殖活性明显下降；NK 细胞显著增加，但其细胞毒活性无变化。表明高原低氧抑制细胞免疫功能。Meehan R 等利用模拟低压低氧条件对健康志愿者研究发现，在 4 周时间内逐渐从海平面环境攀登至 2286 m、7620 m 海拔环境时，外周血单个核细胞植物血凝素诱导的胸腺嘧啶摄取和蛋白合成下降，INF-γ 分泌和 NK 细胞毒活性无变化；外周血单个核细胞中单核细胞增加。国内研究比较分析发现，4500 m 高原健康汉族人群 CD4$^+$ 细胞百分比、CD3$^-$CD19$^+$ 细胞（B 细胞）、CD3$^-$CD56$^+$ 细胞（NK 细胞）百分比均比

2260 m 地区人群降低，而 CD8⁺ 细胞百分比增加。说明急性、慢性高原低氧均可抑制 T 淋巴细胞功能，认为一定程度上可能与低氧引起的腺苷含量增加有关。而 B 淋巴细胞功能无明显影响。

但也有研究报道，滇西四个不同海拔地区健康人群 T 淋巴细胞亚群比较，$CD3^+$、$CD4^+$、$CD8^+$ 细胞比例随海拔升高而增加。2800 m、3500 m 及 4000 m 三个海拔地区养路工人的外周血淋巴细胞百分比虽然也无显著变化，但 $CD3^+$、$CD4^+$、$CD8^+$ 细胞百分比及 $CD4^+/CD8^+$ 细胞比值随着海拔增高而增加，其中 $CD3^+$ 细胞变化更显著。这与前述报道不完全一致，这种差异是否与高海拔地区居住时间及海拔高度不同有关，需要进一步研究。

研究发现，海拔 4500 m 地区汉族健康人外周血 $CD4^+$、$CD8^+$ 细胞百分比与藏族健康人无差异，而 $CD3^-CD19^+$ 细胞百分比低于藏族健康人，$CD3^-CD56^+$ 细胞比例高于藏族健康人。高原低氧环境对淋巴细胞亚群的影响是否确有民族差异性，值得探讨。

（3）高原对体液免疫功能的影响：B 淋巴细胞在抗原的刺激下分化为浆细胞，后者产生免疫球蛋白（immune globulin，Ig）而介导体液免疫反应。Ig 包括 IgG、IgM、IgA、IgE 和 IgD 五类。一般认为机体的体液免疫是相对稳定的，B 淋巴细胞功能不易受高原低氧影响而改变。

但也有研究证明低氧和高原环境下体液免疫反应异常。国外学者模拟高原低氧研究发现，低氧对初次和再次体液免疫均产生抑制作用，而且发生在体液免疫的起始阶段，其抑制作用与中枢促皮质素释放因子（corticotropin releasing factor，CRF）升高有关。

临床研究却发现高原环境刺激机体的体液免疫反应。健康青年血清 IgA、IgG、IgM、C3、C4、CRP 均较平原增高，且随海拔高度增加而升高，随着在高原居住时间延长，上述指标均有逐渐恢复的趋势，但半年时均未恢复到平原值水平。分析认为机体进入高原低氧环境后，由于细胞低氧，部分细胞发生变性等损害，产生自身抗原，刺激体液免疫反应，随着高原逐渐习服，这种反应逐渐趋于减弱。

（四）血小板

正常状态下，血小板呈两面微凸的圆盘状，平均直径（2 ~ 3）μm，平均体积为 8 μm³。血小板为无核细胞，光学显微镜下无特别结构，电子显微镜下可观察到复杂的超微结构。血小板的表面结构主要由细胞外衣与细胞膜组成。细胞外衣主要由各种糖蛋白（glycoprotein，GP），如 GP Ⅰ a、Ⅰ b、Ⅱ a、Ⅱ b、Ⅲ a、Ⅳ、Ⅴ 及 Ⅵ，以及这些糖蛋白的糖链部分组成。血小板膜与其他细胞膜相似，为典型的三层结构，厚度为 7.5 nm 左右。血小板膜内颗粒数比红细胞少，代表了膜类脂质双层中的蛋白质，其中包含了多种酶及各种受体，如胶原受体、凝血酶受体、肾上腺素受体等，这些物质在激活血小板中起着重要的作用。血小板膜中有 Ca^{2+} 通道、Na^+/k^+-ATP 酶和阴离子泵，维持细胞内外的离子浓度梯度。血小板因子Ⅲ也位于细胞膜中，在血液凝固反应中起催化作用。血小板的生理特性和主要功能见表 2-12。

表2-12　血小板的生理特性和主要功能

项目	注释
生理特性	
黏附	当血管内皮细胞损伤而暴露出胶原组织时，血小板黏着在胶原组织上
聚集	血小板彼此聚集成团的现象，这一过程需要纤维蛋白原、Ca^{2+} 和血小板膜糖蛋白参与。其中第一相聚集发生迅速、可逆，第二相聚集缓慢、不可逆

项目	注释
释放反应	血小板在诱导剂作用下，能将贮存颗粒中的生物活性物质（ATP、5-HT、儿茶酚胺等）释放出来
吸附	血小板能将血浆中多种凝血因子（如因子 II、V、VI、X、XIII 等）吸附到其表面
收缩	血小板内的收缩蛋白可发生收缩，使血块回缩，以固化血栓
功能	
参与生理止血	
参与凝血	血小板含有多种与凝血有关的因子，特别是血小板第三因子（血小板磷脂）能将凝血因子 I、V、XI、III 等吸附到其表面，直接参与凝血
参与纤维蛋白溶解	一方面血小板中有纤溶酶原，可激活为纤溶酶，促进纤溶；另一方面血小板中有抗纤溶物质，可抑制纤溶
维持血管内皮的完整性	血小板可随时沉着于血管壁以填补血管内皮细胞脱落留下的空隙，及时修补血管壁
参与炎症反应	血小板产生多种介质如白三烯 B4、血小板激活因子、IL-1、血小板衍生生长因子及 TGF-β 等，促进炎性细胞的趋化、聚集、黏附等
参与免疫反应	代谢中产生的白三烯 C4、D4 及血小板表面的 IgE 受体、血小板自身抗原等与某些免疫反应性疾病有关

1. 高原对血小板数量和结构的影响

（1）对血小板数量的影响：小鼠暴露于低氧环境后血小板减少，低氧第 12 天外周血血小板计数（platelet count，PLT）下降到对照的 36%。但在临床研究中，未发现急进高原对血小板有如此严重的影响，且不同研究之间得出的结论差异较大，各项研究均缺乏深入的机制探讨。多数研究发现人进入高原后初期 PLT 变化不明显，或只有轻度减少或增加，认为这种轻微变化只简单地反映血液稀释或浓缩。国内学者观察健康青年人进驻高原（4300 m）前及进驻后第 1、3、7 天及 1 个月时 PLT，未发现明显变化；柯景彬等报道，健康青年男性由平原（海拔 500 m）进驻高原（海拔 3700 m）后 1 天，PLT 降低，而 7 天时趋于恢复平原水平。然而，随着高原暴露时间延长，多数调查发现血小板一定程度减少，且随海拔升高而呈下降趋势。健康人群进驻高原（3658 m）后 2 周、第 3 个月及第 6 个月时外周血 PLT 由平原值（198.5±52.6）×10⁹/L 分别降到（157.4±38.2）×10⁹/L、（150.2±34.3）×10⁹/L 及（141.5±59.1）×10⁹/L。40 名健康男性海平面血小板计数为（266.01±65.10）×10⁹/L，进入高原（4100～4500 m）后 3 个月时下降 12%，13 个月时下降 31%。比较不同海拔地区（2800 m、3650 m、4250 m）居民 PLT 显示，随着海拔高度增加，PLT 依次减少；西藏地区（海拔 3700 m）世居藏族和移居汉族健康人 PLT 均低于平原对照组，且移居汉族人低于世居藏族人。提示高原居民，不论是世居者还是移居者，随着在高原居住时间延长，PLT 减少，而移居者更明显。

（2）对血小板形态结构的影响：进驻高原初期血小板平均体积（mean platelet volume，MPV）和血小板体积分布宽度（platelet volume distribution width，PDW）无明显变化或变化短暂而轻微。柯景彬等观察健康青年男性由平原进驻拉萨（海拔 3700 m）后 1 天，PDW 降低、MPV 升高，7 天时恢复平原水平，而高原久居者则 MPV 有所增加，PDW 增大；曾平等发现健康人从平原进入高原（3658 m）后初期（第 1 天、第 3 天）MPV、PDW 均无明显变化，而移居和世居人群 MPV 和 PDW 均大于平原人群，但两者间无明显统计学差异；

曹占良等观察健康人群进驻高原（3658 m）前10天、进驻后2周、第3个月及第6个月外周血血小板参数，发现 MPV 和 PDW 均呈逐渐增大的趋势；健康男性高原（4100～4500 m）居住3、13个月时，MPV 均大于海平面。MPV 和 PDW 增大提示新生血小板增多。新生血小板具有更强的功能，所以高原环境中，虽然血小板数量可能有一定的减少，但尚能保持基本功能，认为这是高原适应性反应。

（3）对血小板数量和形态变化影响的机制　高原低氧环境下血小板数量和形态变化的影响因素比较复杂。Bradford 等研究认为，短期缺氧造成巨核细胞生成增加，而长期缺氧会使巨核细胞成熟障碍，使巨核细胞数目下降。贾乃镛等研究发现，平原人移居高原后，随着移居时间延长，骨髓巨核细胞数渐趋升高，至9～12年达峰值，12年后有逐渐恢复的趋势。幼稚型和颗粒型巨核细胞数随着高原居留时间延长而增加，12～15年达高峰，尔后逐渐下降；而成熟型巨核细胞的变化趋势则相反，随着高原居住时间延长而减少，12～15年达低谷，之后有逐渐恢复的趋势。说明高原低氧环境下，存在巨核细胞质和量的变化，慢性低氧时巨核细胞成熟障碍。Saxonhouse 等在1%、5%、20% 氧浓度体外培养10～12天的实验中发现，低氧使巨核细胞集落形成减少，证实低氧对巨核细胞的成熟有间接抑制作用。成熟型巨核细胞变化的趋势可以解释高原久居者血小板减少的原因。

TPO 对巨核细胞发育具有重要作用，能促使巨核细胞体积增大及数量增加，刺激血小板特异性标记物（CD41 和 CD61）的表达。但高原对健康人（包括动物）TPO 水平影响的研究非常有限，且结果不一致。临床观察发现 CMS 或 HAPC 患者外周血 PLT 多减低，而血清 TPO 水平多增高，似乎这是一种代偿性变化。Akanishi K 等将大鼠暴露于模拟 5500 m 高原环境的低压氧舱中，0.5～3天时肝、肾、脑组织中 TPO mRNA 水平减少，而在第5天或7天恢复正常，且 TPO mRNA 水平与外周血 PLT 的变化并不同步。对玻利维亚空军志愿者的观察发现，受试者从平原（海拔 600 m）到高原（海拔 3600 m）停留 48 h 及1周后，PLT 持续而明显升高，而血清 TPO 水平则下降，也显示 TPO 水平与 PLT 的变化不同步。但 Hartmann 等研究表明，健康人暴露于海拔 1000～1822 m 1周或2周时，血清 TPO 水平与 PLT 同步增加，而且两者之间成正相关。

有研究认为，红细胞和血小板的前体细胞存在着干细胞竞争关系，可能与高原低氧环境血小板变化有关。McDonald 等证实了长时间（超过7天）大剂量（共 80 U）的 EPO 会造成红细胞增加及血小板减少；Kauppi 等在高水平 EPO 突变模型（HBB-B2 基因模型）小鼠发现特征性的红细胞增多及血小板减少。但其确切的分子机制仍需要进一步探索。

人体血小板约 59% 在脾内破坏，14% 在肝内破坏，其余则在骨髓内破坏。高原居民脾较平原居民大，随着海拔的增高，脾逐渐增大，据此认为高原居民血小板减少可能还与脾贮留和破坏过多血小板有关。至于高原世居藏族与移居汉族间的 PLT 差异，认为与脾增大差异有一定关系，研究发现高原移居汉族发生脾增大的比例高于世居藏族，且增大的程度大于世居藏族；但研究认为移居汉族随着高原居住时间延长，发生脾增大的概率变小，提示高原低氧环境是脾增大的重要诱发因素。另外是否与遗传因素有关，需要进一步研究。

上述血小板体积变化和骨髓巨核细胞变化的特点提示，高原环境中，机体存在血小板破坏或消耗增加，刺激骨髓巨核细胞系发生代偿性调节。在进入高原的短期内尽管血液黏度增大，血小板消耗，但骨髓尚能代偿，使血小板不至于明显减少。随着时间延长，脾增大，血小板破坏增加，血小板趋于减少。

2．高原对血小板功能和凝血活性的影响

（1）高原对血小板活化、聚集的影响：血小板的功能与血栓形成、血管收缩等密切相关，其功能完全取决于黏附、聚集、变形与释放等生理活性。高原低氧环境对血小板的生理活性和功能有着一定的影响。

β-血小板球蛋白（β-thromboglobulin，β-TG）与血小板因子4（platelet factor-4，PF-4）均为血小板α颗粒中的特异蛋白，随血小板的破坏和凝集而释出。血小板α-颗粒膜蛋白（α-granule membrane protein，GMP-140）是一种血小板膜蛋白，主要存在于血小板颗粒膜上，一般不在血小板表面显露，只表达在活化的血小板表面，具有促进细胞连接和血栓形成作用。血栓素（thromboxane，TX）A2是花生四烯酸的代谢产物，正常人血液中含量甚微，在血小板被激活时大量产生并释放，并迅速水解为稳定的TXB2，后者具有促进细胞连接，增强血小板聚集等作用。因此，β-TG、PF-4、GMP-140、TXB2等均为血小板活化和聚集的指标。

一般认为，进驻高原低氧环境后血小板活化增强，尤其早期较明显。研究发现到高海拔7天内，血小板对ADP的聚集反应增强；健康青年从平原进驻高原7天时α-GMP-140含量、血浆TXB2水平、血小板聚集率（platelet aggregation rate，PAR）、血浆GMP-140、TXB2、Keto-PGF1α、vWF及Fg等高于平原水平，之后逐渐趋于恢复。长期居住高原人群TG、PF4和GMP-140仍有显著升高，且海拔越高升高越显著，提示久居高原者依然存在血小板体内激活。进驻高原后血小板被大量激活，血小板发生聚集，随时间延长，大量的血小板膜蛋白被消耗，如果代偿能力强则仍保持较高的血小板活化状态，如果代偿能力低则血小板活化逐渐减弱。

（2）高原对血小板黏附的影响　血小板的黏附性对血小板聚集有非常重要的意义。高原环境对血小板黏附性也有影响，不管是急性暴露于高原还是高原久居者，血小板黏附性均增加。Sharma SC报道人暴露于高原第2和10天时血小板黏附性比自身海平面状态增加。高海拔居民的血小板黏附性比海平面居民明显增高。急性高原病患者血小板黏附性也增加。

（3）高原对凝血活性的影响　多数临床观察发现，CMS急性高原肺水肿（high altitude pulmonary edema，HAPC）患者凝血活性增高。然而，既往认为高原低氧环境对健康人群凝血活性的影响不明显。研究报道，受试者到达高原（3700 m）后1小时，凝血试验无变化；剧烈运动后，凝血时间、优球蛋白溶解时间缩短，因子Ⅷ活性增加，但这些变化与在海平面运动后的发现相似；高原环境机体纤维蛋白肽A无变化，纤维蛋白降解产物和纤维蛋白片段E无增加，提示无血管内凝血的证据。进入4559 m海拔的受试者即使在HAPE患者也未发现凝血系统被激活的证据。在一项关于凝血级联反应的进一步研究中（低压氧舱实验40天），尽管经常在Swan-Ganz导管周围发现血栓，但受试者的凝血因子无明显变化。另外，对高原环境下纤溶指标的研究认为，高原环境对机体的纤溶系统影响轻微，即使有时发现一些变化也是继发性改变。但是，近期报道认为高原低氧环境下，血块形成时间延迟，但血块强度增加。

综上所述，对低氧的生理反应中似乎并不涉及血小板数量及其他凝血因子的重要变化。

二、血红蛋白

外界环境中的氧为机体所利用，要经过肺通气、肺换气、血液运输、血液与组织之间交换及细胞内的氧化过程。在这些过程中，Hb对氧的结合、贮存、运输、释放具有重要的生理作用，其数量、结构、功能表现已成为高原低氧适应研究的重要内容。

（一）血红蛋白的结构与种类

　　Hb 是脊椎动物红细胞内的主要结合蛋白，由四个亚单位组成，每个亚单位含有一个亚铁血红素和一条珠蛋白多肽链。亚铁血红素也称血红素（heme），是 Hb 的辅基，相对分子量为 614 kDa，由原卟啉Ⅳ和亚铁原子组成，原卟啉分子含有四个吡咯环，借助次甲炔键相连形成四吡咯化合物，卟啉分子上可接上四个甲基、两个乙炔基和两个丙酸基侧链，因这些侧链位置的变换有 15 种变构体，其化学结构如图 2-18。亚铁原子位于卟啉环的中心，它有六个配位键，其中四个与原卟啉Ⅳ分子中心处的四个氮原子耦联，与卟啉环处于同一平面。另外两个称为第五及第六配位键，分别位于血红素平面的两侧。当 Hb 分子中亚铁血红素与珠蛋白肽链结合时，第五配位键一直与珠蛋白肽链 F 螺旋段第 8 位组氨酸的咪唑基氮原子结合，无论和氧结合与否，都是如此。这个占据第五配位位置的组氨酸称为近位组氨酸，铁原子离开卟啉环平面 0.03 nm，偏离 F8 组氨酸的一侧。但是位于亚铁血红素平面另一侧的第六配位位置则不同，此为氧结合部位，并和 E 螺旋段第 7 位（E7）中的组氨酸残基发生间接作用。当 Hb 没有与 O_2 结合时，第六配位位置呈空位，发生氧合时，此位置被 O_2 占据，从而体现 Hb 的生理功能（图 2-19，彩图）。如果血红素中亚铁（Fe^{2+}）被氧化为高铁（Fe^{3+}）时，第六配位位置被水分子所占有，这种 Hb（高铁血红蛋白）则失去运输 O_2 的功能。血红素中的亚铁原子因电子所占外层轨道不同，有高自旋和低自旋两种形式，当血红素与配位体 O_2 结合时，铁原子由高自旋状态变为低自旋状态，从而使铁原子进入卟啉环平面内，导致 Hb 氧合和脱氧构象发生变化，Hb 氧亲和力（Hb oxygen affinity）也随之而变。

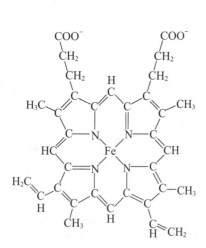

图 2-18　血红素的化学结构

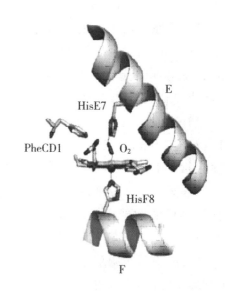

图 2-19　血红蛋白中氧结合位置示意图

　　组成 Hb 的珠蛋白肽链分为 α 类和 β 类两大类，它们分别是 α 类和 β 类珠蛋白基因的表达产物，α 类链主要包括 α、ζ 和 θ 链，β 类链主要包括 β、δ、γ 和 ε 链。人珠蛋白基因是一个典型的真核基因，含 2 个内含子和 3 个外显子。第一个外显子编码 1-31（α 类）或 1-30（β 类）位氨基酸，第二外显子编码 32-39（α 类）或 31-104（β 类）位氨基酸，第三外显子编码 100-141（α 类）或 105-146（β 类）位氨基酸，其中第二外显子是编码血红素"结合带"的主要组分，第三外显子是 α 类和非 α 类珠蛋白接触面的主要成分。珠蛋白基因表达过程呈现高度的红系组织特异性、发育阶段性以及两大类珠蛋白基因表达量的相对平衡性。因此，在个体发育过程中其红细胞中可出现不同种类的正常人体 Hb（表 2-13）。

表 2-13　人体不同发育期血红蛋白种类和分子组成

发育阶段	Hb 种类	分子组成
成人期	HbA	$\alpha_2\beta_2$
	HbA$_2$	$\alpha_2\delta_2$
胎儿期	HbF	$\alpha_2\gamma_2$
	HbA	$\alpha_2\beta_2$
胚胎期	Hb Gower Ⅰ	$\zeta_2\varepsilon_2$
	Hb Gower Ⅱ	$\alpha_2\varepsilon_2$
	Hb Portland	$\zeta_2\gamma_2$

由不同发育阶段和不同场所合成的 α 类和 β 类珠蛋白肽链组成 Hb 四聚体至少可分为 6 种（表 2-13），胚胎型三种：HbGower Ⅰ（$\zeta_2\varepsilon_2$）、HbGower Ⅱ（$\alpha_2\varepsilon_2$）、HbPortland（$\zeta_2\gamma_2$）；胎儿型一种：HbF（$\alpha_2\gamma_2$）；成人型两种：HbA（$\alpha_2\beta_2$）、HbA$_2$（$\alpha_2\delta_2$）。每种血红蛋白都含有两条 α 类珠蛋白肽链和两条 β 类珠蛋白肽链，呈现 α 类珠蛋白基因与 β 类珠蛋白基因的表达始终保持平衡，如果这一平衡失调就导致 α 地中海贫血和 β 地中海贫血。血红蛋白 A（HbA）是成人中主要的 Hb，在新生儿中 HbA 占所有 Hb 的 20% 左右，出生后快速增加，出生后 6 个月后成为 Hb 中的主要成分，占所有 Hb 的 90% 以上。HbA$_2$ 是正常人红细胞中次要的 Hb 成分，在整个正常人 Hb 中，HbA$_2$ 含量少，出生 6 月后，HbA$_2$ 仅占所有 Hb 总量的 2% ~ 2.5%，但它在各红细胞中分布是均匀的。HbA 和 HbA2 的差别在于 β 类亚基，在 HbA 为 β 亚基，而在 HbA$_2$ 为 δ 亚基。HbF 又称为胎儿血红蛋白，是胎儿第 2 个月后和新生儿血液中的主要 Hb，在成人血液中占总 Hb 的 1%，它具有明显的抗酸性和抗碱性。胚胎 Hb，在早期胚胎中，ζ- 珠蛋白链和 ε- 珠蛋白链首先合成，其后 α- 珠蛋白链和 γ- 珠蛋白链开始合成，于是由这些肽链组成三种胚胎期 Hb，最早出现的是 HbGower Ⅰ（$\zeta_2\varepsilon_2$）、HbGower Ⅱ（$\alpha_2\varepsilon_2$），随后出现 HbPortland（$\zeta_2\gamma_2$），在 α- 地中海贫血新生儿血液中往往可以检测到较高含量的 ζ- 珠蛋白，因此临床学家把脐带血中 ζ- 珠蛋白链的含量作为初步诊断 α- 地中海贫血的标志之一。

Hb 有四级结构，一级结构是指氨基酸残基在珠蛋白肽链上的线性排列顺序，两个相邻氨基酸以肽键相连，对 Hb 的立体结构起决定性作用；Hb 的二级结构是主链骨架中若干肽链在一个方向上按规律盘绕成 α 螺旋结构，α 链有七个螺旋段，β 链有八个螺旋段；在二级结构基础上，珠蛋白肽链借助于次级键按一定方式再盘曲折叠，在空间上形成较紧密的球状三维结构即为 Hb 的三级结构，为血红素提供了必要的疏水环境；Hb 的四级结构即四条多肽链在三级结构的基础上，借助亚基间的次级键组成一个完整的、椭圆形的四聚体（图 2-20，彩图）。对称模型认为 Hb 分子有两种四级结构：一种为易和氧结合、高亲和力的松弛态（relaxed form，R 型），另一种为易于氧释放、低亲和力的紧张态（tense form，T 型）。Hb 结合氧具有协同效应和变构效应，首先一个氧分子与 Hb 四个亚基中的一个结合，与氧结合之后的珠蛋白结构发生变化，造成整个 Hb 结构的变化，这种变化使得第二个氧分子相比于第一个氧分子更容易与 Hb 的另一个亚基结合，而它的结合会进一步促进第三个氧分子

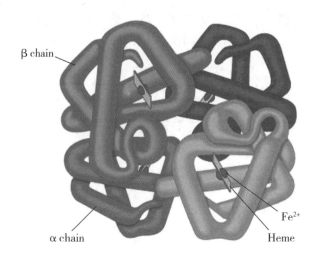

图 2-20   血红蛋白中 α 和 β 珠蛋白链的四级结构

的结合，以此类推直到构成 Hb 的四个亚基分别与四个氧分子结合。而释放氧的过程也是这样，一个氧分子的离去会刺激另一个氧分子的离去，直到完全释放所有的氧分子。

（二）血红蛋白的氧解离曲线与波尔效应

Hb 是一种双向呼吸载体，它既能将 O_2 由肺运到组织，又能将 CO_2 由组织运至肺部。血液中 O_2 运输有两种形式，一种是以物理溶解方式运输 O_2，由于 O_2 在血液中溶解度很低，故只有极小部分的 O_2 是以这种方式运输；另一种是 O_2 和 Hb 结合而运输，这种方式占绝大部分。此外，人体在代谢过程中产生的 CO_2，其中约 30% 是由 Hb（HbNHCOOH）运输到肺部排出体外的。

Hb 氧解离曲线（Hb oxygen dissociation curve）是表示 PO_2 与 Hb 氧饱和度关系的曲线（图 2-21），PO_2（mmHg）为横坐标，Hb 氧饱和度（%）为纵坐标。该曲线表示不同 PO_2 下 O_2 与 Hb 的分离和结合情况。由于 Hb 变构效应的存在，曲线呈"S"型，曲线的两端斜率较小（较平坦），曲线中段斜率较大（较陡直），这说明 Hb 与 O_2 结合随 PO_2 的增高而加快，HbO_2 释出 O_2 则随 PO_2 的下降而加快，其机制与 Hb 的变构效应有关。HbO_2 氧解离曲

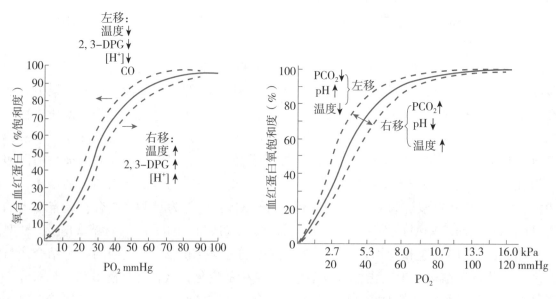

图 2-21   血红蛋白的氧解离曲线及其主要影响因素

线的 S 型特征具有重要的生理意义。Hb 与 O_2 的结合和解离受多种因素的影响，主要影响因素有 pH、$PaCO_2$、温度和 2,3- 二磷酸甘油酸（2,3-diphosphoglycerate，2,3-DPG）。

1904 年 Christian Bohr 发现血液 pH 值降低或 PCO_2 升高，Hb 对 O_2 的亲和力降低，在任意 PO_2 下 Hb 氧饱和度均降低，氧离曲线右移；反之，pH 值升高或 PCO_2 降低，则 Hb 对 O_2 的亲和力增加，在任意 PO_2 下 Hb 氧饱和度均增加，氧离曲线左移。pH 对 Hb 氧亲和力的这种影响称为波尔效应（Bohr effect）。波尔效应有着相当重要的生理学意义，在代谢率高的组织如收缩的肌肉中 CO_2 与酸的产生很多，CO_2 和 H^+ 水平高，当血液流经这些组织时，Hb 对 O_2 的亲和力降低，HbO_2 释放 O_2，使组织获得更多 O_2，供其所需。而 O_2 的释放，又促使 Hb 的 H^+ 与 CO_2 结合，以缓解 pH 降低引起的问题。相反，当血液流经肺时，肺部呼出的 CO_2 会使毛细血管中的 PCO_2 和 H^+ 降低，Hb 对 O_2 的亲和力则相应增加，有利于获取氧。Hb 的两条 α 链氨基末端及两条 β 链羧基末端 His 的异吡唑环是波尔效应的主要承担者，α122His 的异吡唑环也是波尔效应的承担者。

2,3-DPG（以 DPG 表示）是红细胞中糖无氧酵解途径支路的中间产物，红细胞中 DPG 的浓度是调节 Hb 对 O_2 亲和力的重要因素。一个 DPG 分子专一地与一个分子 Hb 结合，脱氧的低亲和力的 HbA 中央间隙比氧合 HbA 的间隙大，DPG 的结合部位就在这个中央间隙内，且在这个间隙中配体 DPG 的存在而倾向于固定 Hb 分子在低亲和力"T"构象，从而降低了 Hb 与 O_2 的亲和力，使氧解离曲线向右移动，P50 值增加。DPG 浓度越高，HbA 与氧亲和力越低。相反，在 DPG 浓度降低时，可使 Hb 与氧亲和力增加，氧解离曲线向左移动，P50 值增加。人体可通过红细胞中 DPG 浓度的改变来调节组织的获 O_2 量，对人体在某些缺 O_2 情况下的代偿有重要意义。

温度升高时，氧解离曲线右移，促进 O_2 的释放；温度降低时，曲线左移，不利于 O_2 的释放。温度对氧解离曲线的影响，可能与温度变化会影响 H^+ 的活度有关。温度升高时，H^+ 的活度增加，可降低 Hb 对 O_2 的亲和力；反之，可增加其亲和力。然而，当组织温度降至 20℃ 时，即使 PO_2 为 40 mmHg，Hb 氧饱和度仍能维持在 90% 以上，此时由于 HbO_2 对 O_2 的释放减少，可导致组织缺氧，而血液因氧含量较高而呈红色，因此容易疏忽组织缺氧的情况。

（三）高原低氧环境对血红蛋白的影响

1. 高原环境血红蛋白含量变化及影响因素　从平原进入高原后 Hb 的变化程度受多种因素的影响，如海拔高度、高原停留时间、个体差异、遗传因素、性别、吸烟等。

一般认为 Hb 随海拔增高而增高。León-Velarde F 等观察秘鲁安第斯山脉南部不同海拔（4355 m、4660 m、5500 m）地区居民 Hb、Hct，发现儿童和成人的 Hb 随海拔升高增加。国内研究发现，不同海拔地区居住 3 ~ 5 年的健康成人的 Hb 水平也随海拔升高而增加（表 2-14）；Hb 正常参考值与中国地理因素之间有显著相关关系，随着海拔高度逐渐增高，Hb 正常参考值逐渐增大。在海拔 3000 m 以上的低氧地区，由于空气氧含量仅为海平面的 60% 左右，动脉 PO_2 明显下降，氧合血红蛋白饱和度降至 90% 以下，这正是氧合血红蛋白解离曲线的陡直变化部分，一般 Hb 携氧能力和心输出量的改变已不能适应生理需要，需要通过增加 Hb 的含量来代偿。

也有研究报道，在一定的海拔范围内 Hb 不受海拔高度影响。报道认为在海拔 2800 m 左右居民可以由于心输出量改变和 Hb 氧合能力的代偿，从而不需 RBC 和 Hb 大量增加也可以适应这一高度的低氧环境。Winslow RM 等总结 1981 年美国珠峰科研活动的结果，表明在海拔 5350 ~ 6300 m 的范围内，机体 Hb 量与海拔高度无明显相关。

表2-14   高原不同海拔地区健康成人血红蛋白水平（$\bar{x} \pm s$）

地区	海拔高度（m）	人数	Hb（g/L）
敦煌	1100	91	135.38 ± 8.76
格尔木	2800	100	155.75 ± 6.36
拉萨	3600	93	177.10 ± 7.95
纳赤台	3700	86	176.49 ± 6.43
当雄	4200	87	184.20 ± 10.34
沱沱河	4500	88	185.05 ± 6.53
昆仑山口	4700	85	186.99 ± 8.59
安多	4800	82	186.77 ± 8.41
五道梁	5200	83	198.72 ± 7.95
唐古拉山	5300	82	200.18 ± 10.20

（引自：冯信焰，于广飞，尹思念．高原不同海拔地区成人血红蛋白水平变化的调查分析．西部医学，2010，22（5）：923-924.）

人或动物从平原进入高原数小时后即可见 Hb 增加，这是由于高原环境引起水分损失，血浆容积减少，导致血液浓缩和脾释放红细胞增加的结果。而高原居住 20 天左右后可恢复正常，此后才是红细胞生成增多。随停留高原时间的延长，Hb 逐渐增高。国内报道健康成人进入高原（4300 m）1 个月时 Hb 明显高于平原值（图 2-22）；健康青年进驻海拔 3658 m 后 2 周时 Hb 已高于平原值，且随进驻高原时间的延长，逐渐递增（图 2-23），提示进入高原后 Hb 浓度变化时间与 RBC 变化一致。

平原人移居高原后，Hb 增加有明显的个体差异。有调查资料表明，即使在相同海拔高度，同一种群的高原移居人群，部分人 Hb 并无明显增加，也只有少数个体其 Hb 进行性增加，并最终发展为 HAPC。这种高原适应的个体差异可能与低氧适应相关基因突变而产生有利或不利的多种表型有关。另外，机体在高原环境 Hb 浓度变化具有种群差异性，如藏族具有较低的 Hb 含量和高原病发生率（见本节"高原对红细胞数量的影响"及第四章第三节"高原适应"）。其中高原低氧适应与一系列蛋白基因如 Hb 相关基因、内皮型一氧化氮合酶基因、肾素 – 血管紧张素醛固酮系统相关基因、内皮素 1 基因、低氧诱导因子基因、谷胱

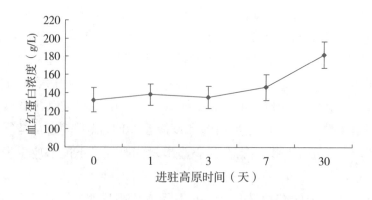

图 2-22   健康成人进驻高原不同时间血红蛋白浓度变化（$\bar{x} \pm s$）

（引自：张云，徐红，唐伟革，等．不同时间节点及放置时间对急进高原官兵血常规的影响观察．人民军医，2012，55（12）：1158-1159.）

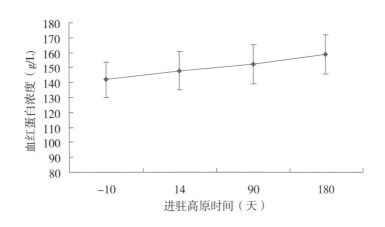

图 2-23　健康青年进驻海拔 3658 m 不同时间血红蛋白浓度变化（$\bar{\chi} \pm s$）

（引自：曹占良，任用坤，殷素英，等. 入伍战士进驻西藏不同时间血细胞参数变化. 武警医学，1999，10（8）：449-450.）

甘肽硫转移酶基因、肺泡表面活性物质相关蛋白基因、调节生理反应的肾上腺 β2 受体、与能量代谢有关的葡萄糖转运体等有关，它们在高原世居者适应高原低氧环境中发挥着重要作用。

大量资料表明高原男性 Hb 均高于女性，高原低氧运动可使 Hb 升高（其机制见本节"高原对红细胞数量的影响"部分）。短期运动时 Hb 升高主要与血液重新分布和大量出汗致血液浓缩有关，而长期运动时 Hb 升高主要与 EPO 合成和分泌增多有关。

不少研究资料提示高原环境吸烟促进红细胞增生和 Hb 增高，其原因是香烟燃烧产生微粒，沉积于小气道和肺泡，促进黏液分泌和黏液排出能力降低；此外烟雾中大约含 4%CO，可使 HbCO 明显增高，且随每日吸烟量增加而增加，高者甚至可达 10%，CO 和 Hb 的亲和力比氧大 300 倍，HbCO 的解离速度比 HbO_2 解离速度慢 3600 倍。这两个因素均使机体低氧加重，促使红细胞生成增加和 Hb 升高。杨之等报道一组高原男性居民吸烟者比不吸烟者发生红细胞增多症的比例高（45.0% vs 31.3%）。

2. 高原环境血红蛋白类型的变化　生物体在高原生存的时代越久远，低氧适应就越全面，就越不以单纯增加 Hb 来代偿环境低氧，而是以 Hb 的结构与功能的改善来增强对氧的亲和力，并表现出动脉血结合氧和静脉血释放氧的最优化。在 Hb 类型方面可出现如下适应性改变。

（1）胎儿血红蛋白：HbF 是胎儿第 3 个月后和新生儿血液中的主要 Hb，由一对 α 链和一对 γ 链组成（$\alpha_2\gamma_2$）。在脐带血中 HbF 的含量占总 Hb 含量的 70% ~ 80%，出生后很快减少，在成人中 HbF 一般不超过 2%。因为 HbF 的 γ 链与 2,3-DPG 的结合力不如成人 HbA 强，在生理条件下对氧的亲和力明显高于成人 HbA，这有助于母体 HbA 的氧向胎儿循环中的 HbF 转移。有调查发现高原人无论是成人还是婴儿，HbF 的含量均高于相应的平原群体；藏族人 Hb 基因表达与平原汉族人接近，而胚胎和胎儿期 Hb 基因表达上调。高原羊驼从出生至成年，HbF 并不减低，保持在 50% 左右。高原驼马的 HbF 含量也较高。但也有报道高原人的 HbF 与平原人无显著差异。较长时间生活在高海拔地区的居民，不论高原世居者或移居者，HbF 都有增加的趋势，它可能是人体生活在高原低氧环境适应过程中形成的。目前可以明确的是某些高原土著动物 HbF 增加是肯定的，人类的变化情况有待进一步研究。

（2）变性血红蛋白：即高铁血红蛋白（methemoglobin）或变性血红蛋白（denatured

hemoglobin），它是去氧或氧合 Hb 血红素基团中的铁离子完全或部分从两价铁（Fe^{2+}）被氧化为三价铁（Fe^{3+}）而形成的 Hb 的衍生物，变性血红蛋白与 -OH 牢固结合而丧失携氧能力。Hb 分子中有 4 个 Fe^{2+}，若其中只有一部分被氧化成 Fe^{3+} 也可使剩余的 Fe^{2+} 与氧的亲和力增加。正常情况下，Hb 因自身氧化而形成高铁血红蛋白，但体内的酶促或非酶促的还原体系使高铁血红蛋白的还原能力远远超过血红蛋白的氧化能力，从而保证了血液中仅含少量的变性血红蛋白（约占 Hb 总量的 0.7%），只有在摄入大量亚硝酸盐、过氯酸盐及磺胺等时才会引起变性血红蛋白血症。Gourdin D 等观察到生活在 3500 m 高原的秘鲁人，血中变性血红蛋白为 5.3%；而 Hb 少于 140 g/L 的人，变性血红蛋白可达 10.1%。变性血红蛋白丧失携氧能力，但同时又增加正常 Hb 与氧的亲和力，所以认为这是一种调节反应。

（3）血红蛋白 X：过去有学者认为，低氧环境下并不导致机体发生 Hb 肽链上氨基酸排列的顺序改变，而仅仅是 Hb 组分的量变，即使世居人群，也无异常 Hb 的改变；但目前很多学者相信，高原土生动物和高原世居人群对高原低氧环境良好的适应能力，是长期自然选择和进化的结果，在高原低氧适应的背后，存在遗传学因素的作用。对高原世居者、高原移居者的 Hb 类型研究发现，高原移居者长期生活在低氧环境后，有形成一种新 Hb 的趋势，认为这是人体对低氧环境的适应改变。他们的 Hb 电泳图谱呈现 4 条带，即除了低海拔地区的 HbA_1、HbA_2 和 HbF 三种类型的 Hb 外，还有另外一种 Hb（HbX）。因为胎儿脐带血中并没有这种 HbX，认为这是后天获得的。从迁移速度比较，HbX 类似于 Hb Gover Ⅰ 或 Hb Gover Ⅱ，这两种 Hb 是胎儿早期的 Hb，具有氧亲和力较强的特性，在胎儿后期消失，成人和婴儿不具有这种 Hb。Hb 恢复到胎儿早期氧亲和力较强的类型，有利于机体对低氧的适应。

（4）突变型血红蛋白：在 Hb 的结构方面，已发现很多珠蛋白 α 和 β 链变种，它们的氧结合能力大幅度提高，称为高氧亲和力变种。Hb 的氧亲和力大部分决定于脱氧结构和氧合结构形态相对稳定性的适当平衡，绝大多数珠蛋白链的氨基酸突变影响了 Hb 分子的四级结构，干扰了"血红素 - 血红素"相互作用，可以减低 pH 对氧亲和力的正常效应（波尔效应），使 Hb 氧解离曲线左移。突变型血红蛋白造成其血氧亲和力增高是许多高原土著动物适应高原低氧环境的重要分子机制，此种突变可以发生在以下几种位置。

α 和 β 链接触处的突变：α1β2 接触处的突变使接触面不规则，阻碍了氧合状态顺利地转变脱氧状态，使结构固定于氧合状态，减少了亚单位间的相互作用，增强了氧亲和力。在两种鸟类中发现 Hb 结构的这种改变（表 2-15）。值得一提的是，利用点定向突变方法使人 Hb 基因发生突变，表达产生的珠蛋白 α 链 119 位脯氨酸被丙氨酸所取代、β 链 55 位亮氨酸被丝氨酸所取代，这种突变使 Hb 与氧的亲和力大大增加。这样的现象也同样出现在其他高空生活鸟类如猎鹰、海鸥、秃鹫和苍鹰中。一种生活于海拔 4000 m 的安第斯山原鸡，其 Hb 结构也发生了改变，导致别构调节及内在特性的变化，使 Hb 氧亲和力提高。另外，Abbasi A 等发现凤头潜鸭（aythya fuligula）深度潜水耐低氧机制是因为 Hb 突变 Lys-α99-Arg 提高了血氧亲和力。

α 和 β 链的 C 端突变：Hb α 和 β 链的 C 端突变如果增加了离子键（盐桥），可改变氧合 - 脱氧的平衡，使四级结构固定于脱氧状态。α 链和 β 链由 α141 位上的精氨酸和 β146 位上的组氨酸在 C 端形成的离子键对脱氧状态的稳定性起一定作用，如果突变发生在这些部位，就可能阻碍离子键的形成，而使脱氧结构的稳定性减低，见表 2-15。

血红素腔的突变：血红素腔周围的氨基酸发生突变，可引起血红素平面倾斜或疏水性增强，利于氧合结构，提高氧亲和力。中国农业大学学者发现藏鸡独有的突变基因，其频率随着海拔升高而升高，且该突变位点位于血红素疏水腔中，处于 β 螺旋 13 号位置，Met 突变为 Leu 并没有造成氢键、盐键以及范德华力大小的变化，但疏水性增强。疏水腔是保证血红素稳定的重要环境，Leu 替代 Met 提供了更疏水的环境，是藏鸡适应高原低氧环境的重要分子机制，见表 2-15。

2,3-DPG 与 β 链连接处的突变：Hb 的氧亲和力在体内是由红细胞内 2,3-DPG 的浓度调节的，如果氨基酸的突变发生在 β 链的 N 端和 C 端部分，以中性的氨基酸替代了带正电荷的氨基酸，就能削弱 2,3-DPG 与脱氧结构的连接，结果使氧亲和力增高。突变举例见表 2-15。突变提示高原世居藏族可能存在与高原低氧环境相适应的 Hb 基因。但因样本例数太少，这种变种是否在高原世居藏族中较普遍存在还是藏族人群单核苷酸多态性（SNP）的表现，有待深入研究。

突变型 Hb 造成其血氧亲和力增高是许多高原动物适应高原低氧环境的重要分子机制，而其他低氧相关基因突变报道不多。

表2-15　常见的突变型血红蛋白

突变区域	生活地区	物种	结果	突变位点
α 和 β 链接触处	西藏湖泊	斑头雁	突变导致 α^{119} 丙氨酸与 β^{55} 亮氨酸之间间隙增大，改变了 α、β 链的接触方式，有利于提高 T 态结构氧亲和力，Hb 与氧的结合能力显著增强	Hbα1 链 119 位脯氨酸被丙氨酸取代
	安第斯山	安第斯雁	突变使蛋白质变得松散，使 Hb 与氧的结合能力显著增强	β^{55} 位亮氨酸被丝氨酸取代
α 和 β 链的 C 端突变	西藏	牦牛	Hb 氧亲和力比黄牛增高	Hb β 链 135 处丙氨酸被缬氨酸取代
	南美安第斯山	红褐色美洲驼类南美骆马	使脱氧结构的稳定性减低	Hb β 链中的天冬氨酸替代了组氨酸
血红素腔的突变	青藏高原	藏鸡	血红素更稳定，血氧亲和力更高	αD 链编码基因中突变位点 Met- 2D（B13）-Leu
2,3-DPG 与 β 链连接处的突变	拉萨	人（1例红细胞增多症合并地中海贫血患者）	导致氧亲和力增高	β 珠蛋白 143 位的密码子由 CAC 突变为 CGC

（5）高原生物血红蛋白其他表现：鼠兔（pika）是青藏高原上具有代表性的地上低氧适应土著动物，以低 Hb 含量、低 Hct 为特征。血液 Hb 低，有利于降低血液黏度、减小血液循环阻力和减轻心脏负担，提高血液运输氧的能力。我国青海学者对不同海拔高度高原鼠兔与大白鼠 Hb 电泳带形进行了对比观察，发现两种鼠表现出不同的 Hb 电泳带形，并且均随海拔高度的不同表现出 Hb 电泳带形的改变，提示作为高原土著动物的鼠兔，其 Hb 同大鼠间有质的差异，是高原鼠兔在漫长的低氧环境中产生的遗传性适应改变。

高原鼢鼠（myospalax baileyi）是生活于青藏高原的另一高度适应高原低氧环境的土著哺乳动物，与地面动物相比，Hb 氧解离曲线左移，具有高氧亲和力的血红素蛋白。青海研究者分析高原鼢鼠和高原鼠兔 Hb 类型，发现高原鼢鼠 Hb 主要有 2 种类型，高原鼠兔 Hb 主要有 3 种类型，而 SD 大鼠 Hb 主要有 5 种类型，从 Hb 电泳迁移来看，2 种高原动物 Hb 类型有明显的趋同特征并与 SD 大鼠具有明显的差异。高原鼢鼠的 α- 珠蛋白基因所对应氨基酸序列中第 72 位的 N、79 位的 S、114 位的 Y 是高原鼢鼠所特有的氨基酸。这种适应使 α 球蛋白链改变了初级结构。当比较高原鼢鼠和人的 α 链氨基酸序列时发现有 18 个替换，这将导致氢键连接的构象结构发生改变，并且影响 Hb 连接氧气的能力，从而提高了它们的氧亲和力，使地下鼠能够更加高效充分的运输和利用氧，在维持组织器官的氧稳态中起到非常重要的作用。

3. 高原环境对血红蛋白氧亲和力的影响　多数研究认为高原低氧使 Hb 氧亲和力下降，氧离曲线右移。高原低氧致组织无氧代谢增强，pH 降低，引起氧离曲线右移，同时，由于低氧使糖酵解过程中间产物 2,3-DPG 产生增多，而 2,3-DPG 能和氧竞争性地结合还原性血红蛋白，加强 HbO_2 的脱氧作用，均使 Hb 与 O_2 的亲和力降低。Hb 与 O_2 的亲和力降低使 HbO_2 在微循环与组织液进行气体交换时易于释放 O_2，促进 O_2 弥散入细胞，保持线粒体氧分压。因此，在高原环境 Hb 氧亲和力降低，反映了机体在低氧环境下适应性的生理反应。当然也有观点认为 Hb 氧亲和力的改变对高原适应的影响不如想象的那么重要，因为组织摄取和利用 O_2 是极其复杂的过程，涉及气体交换、O_2 运输、释放、组织利用等多个环节，况且高原低氧时肺泡 PO_2 也降低，红细胞过多的 2,3-DPG 也妨碍肺循环处 Hb 与 O_2 结合。有研究认为 Hb 氧亲和力的变化对高原适应是否有利可能取决于海拔高度。Samaja M 等研究不同海拔高度（0 m、3850 m、5400 m、6300 m 和 8848 m）Hb 氧亲和力变化，发现在 5400 m 以下高原，Hb 氧亲和力降低，有利于组织摄取 O_2；而在 5400 m 以上，吸入气氧分压极低，Hb 氧亲和力增加，不利于向组织供氧，但同时有利于 Hb 在肺循环气体交换时摄取 O_2，尽可能提高 SaO_2，这可能是在极高海拔时的适应机制之一。研究表明，高原缺氧环境可诱导中性粒细胞 CD73 含量增加，CD73 可促进 2,3-DPG 的释放，2,3-DPG 可使 Hb 构象发生变化，降低 Hb 与氧气的亲和力，增加机体氧利用的效率。此外，AMPK 在红细胞中腺苷抗体的下游起作用，激活 2,3-DPG 变位酶，从而诱导 2,3-DPG 含量增加，并增加氧气的释放。鞘氨醇 -1- 磷酸（S1P）是一种存在于红细胞内富含成熟生物活性信号的脂质，在高原缺氧环境中，其在体内浓度会明显升高，诱导糖酵解，从而产生 2,3-DPG，降低 Hb 与氧的亲和力，增加氧气释放。这可能是高原低氧环境中，机体适应的又一机制。

综上所述，高原适应种族或土著动物通过 Hb 种类变化、产生突变型 Hb、变性血红蛋白增加等影响 Hb 氧亲和力和携氧能力。

三、血浆量

机体内含有大量的水分，这些水和溶解在水里的各种物质总称为体液（body fluids）。体液可分为两大部分：细胞内液和细胞外液。成人体液约占体重的 60%，其中细胞内液约占体重的 40%，细胞外液约占体重的 20%；细胞外液的 4/5 为组织间液（包括淋巴液和脑脊液），约占体重的 15%，细胞外液的 1/5 为血浆，约占体重的 5%。血浆成分及主要功能见表 2-16，血浆的理化特性见表 2-17。

表2-16 血浆成分及其主要功能

成分	功能
水分	占血浆容量的90%以上，是血浆中溶质及有形成分溶解和悬浮的媒介；贮热
溶质	
蛋白质	（60～80）g/L；维持血浆渗透压；缓冲血浆pH变化等；发挥生物效应等
清蛋白（A）	（35～55）g/L；转运血浆中的许多物质；产生胶体渗透压的主要成分
球蛋白（G）	（20～30）g/L；可分为α_1、α_2、β_1、β_2和γ球蛋白；包括凝血因子、抗体及转运脂类、脂溶性激素、氨基酸、酶、胆红素和金属离子结合的蛋白；A/G = 1.5～2.5
纤维蛋白原	（2～4）g/L；形成纤维蛋白参与凝血
含氮代谢物	尿素、尿酸、肌酐、胆红素等
有机营养物	葡萄糖及其他单糖、氨基酸、脂肪酸、胆固醇和维生素等
电解质	阳离子：Na^+、K^+、Ca^{2+}、Mg^{2+}（参与神经肌肉信号传导）和微量元素（维持酶活性）；阴离子：Cl^-（参与神经肌肉信号传导）、HCO_3^-、HPO_4^{2-}，（参与血浆正常pH的维持），形成胶体渗透压
呼吸气体	O_2和CO_2与Hb结合；相当部分CO_2在血浆中以HCO_3^-形式存在
其他	酶、激素、抗菌蛋白等

表2-17 血浆的理化特性

项目	正常值	主要决定因素	生理意义
比重	全血：1.050～1.060	红细胞数量	
	血浆：1.025～1.030	血浆蛋白浓度	
血浆pH	7.35～7.45	血浆缓冲对$NaHCO_3/H_2CO_3$比值	维持正常的pH能保证代谢正常进行
相对黏滞性	全血：4～5	红细胞数量及其在血浆中的分布状态	影响血流阻力，从而影响血压
	血浆：1.6～2.4	血浆蛋白含量，尤其是纤维蛋白原	
血浆渗透压	280～310 mOsm/（kg·H_2O）	溶解的电解质、血浆蛋白质（尤其清蛋白）含量	
晶体渗透压	298.7 mOsm/（kg·H_2O）（5765 mmHg）	溶解的电解质	维持细胞内外的水平衡及细胞的正常形态和功能
胶体渗透压	1.3 mOsm/（kg·H_2O）（25 mmHg）	血浆蛋白质（尤其清蛋白）含量	维持血管内外的水平衡和血容量

（一）血浆量的调节与影响因素

机体循环系统内所含血液的总量，又名总血量。血量的变化及其调节对全身各部分的功能影响极大。机体静息时，全身血量的绝大部分在心血管系统中不停流动，这部分血量称为循环血量；另有小部分血量分布在肝、脾、腹腔静脉、骨骼肌、皮肤等处，流动缓慢，其至局部处于暂时停滞状态，这部分血量称为储存血量。当运动时，特别在运动激烈、情绪激动或大量出血时，储存血在神经、体液因素调节下进入循环系统以增加循环血量。

血量变动受许多因素影响。正常情况下变动不超过5%～10%。健壮、肌肉发达者比瘦弱者血量多。男性一般比女性血量多，但女性在妊娠期特别在妊娠末期血量显著增多，可以超过男性的血量，此时女性的血浆量（plasma volume，PV）和红细胞量都显著增加，但以PV增加为主。中国正常成年人血量：20～45岁男性全血量平均为80 ml/kg体重，血浆量平均为50 ml/kg体重，血细胞比容平均为40%；20～45岁女性全血量平均为75 ml/kg体重，血浆量平均为48 ml/kg

体重，血细胞比容平均为 36%。

血量的相对稳定决定于多种因素。如血中的水分和蛋白质含量、血浆渗透压和毛细血管流体静压、红细胞数量以及血管活动特别是小动静脉的舒缩和毛细血管的开闭状态，都会改变循环血量。正常情况下血液中红细胞数量变化很小，而 PV 则可发生较大的变化，所以 PV 的调节，对保持血量相对稳定起着更大的作用。PV 的稳定既受神经、内分泌的调节，又受多种因素的影响。

1. 血浆量的神经、内分泌调节机制   PV 的相对稳定更重要的是通过神经系统和激素的调节来实现的，与水、钠平衡紧密相关。水平衡主要由渴感机制和抗利尿激素调节，渴感机制主要控制水的摄入，抗利尿激素（antidiuretic hormone，ADH）主要控制水的排出，在维持体液渗透压等方面起重要作用；而醛固酮（aldosterone，ALD）和心房利钠肽（atrial natriuretic peptide，ANP）在离子平衡方面发挥主要作用，ALD 主要调节 Na^+ 的重吸收，ANP 主要调节 Na^+ 的排出。

2. 血浆量的影响因素

（1）血管容量：血管容量由血管状态决定，尤其静脉血管和皮肤血管，而血管状态依赖于许多因素，如温度和儿茶酚胺水平等。外周血管收缩促使外周血液向心回流，升高右房压，刺激 ANP 释放，ANP 通过利尿利钠作用使 PV 减少；外周血管舒张则降低血管内压力，有利于液体向血管内转移，外周血管中液体滞留，使回心血量减少，右房压下降，ANP 释放减少，利尿利钠作用减弱，促使 PV 增加。

（2）体内钠状态：钠摄入减少、利尿等因素可使体内钠含量或钠浓度下降，造成脱水和 PV 减少。高钠摄入等增加体内钠含量或钠浓度的各种因素均可造成水潴留和 PV 增加。

（3）血管内外液体交换：PV 与血液和组织间液的水分交换及机体的水摄入和排出有密切的关系。毛细血管内外水分的交换则与毛细血管内流体静压（毛细血管压）和血浆胶体渗透压有关。正常时毛细血管动脉端透出的水量与静脉端和毛细淋巴管透入的水量处于动态平衡状态。大出血时循环血量骤减，毛细血管压随之显著下降，组织间液进入毛细血管增多，从而补偿 PV 的损失，代偿血量减少，血压得以保持稳定。大量饮水后，血浆中水分含量明显增加，PV 增多，此时由于血浆胶体渗透压下降和毛细血管压升高，透入组织间隙的水分将增多，肾泌尿量也增加，使 PV 又恢复正常。

（4）体位：直立位时，70% 的血液在心脏以下，其中 75% 在可扩张的静脉中。站立位时，低垂部位的血液可进一步增加，为了防止体位性低血压致晕倒而以反射性的心动加速和血管收缩代偿。血管收缩可维持血压，减少到皮肤、肌肉、肾和内脏的血流，毛细血管内保持一定的静水压。外周血管静脉血增加、血管收缩等使静水压增加，血管内液体滤出增加，PV 减少，血液浓缩。但这种变化受多种因素包括环境和机体温度、水和状态等的影响。

（二）高原对血浆量的影响

1. 机体在高原环境中血浆量的变化

（1）急性低氧对血浆量的影响：健康成人从平原地区急进高海拔地区后有效循环血容量和 PV 均减少。急性高原暴露的早期即开始出现 PV 减少，最初 24 h 内 PV 减少量可 > 10%，1 ~ 2 周出现快速减少可达 30%，最后的减少程度受海拔高度、个体反应程度、环境条件、运动量等多方面因素影响。对 393 名志愿者研究发现，急进 2500 m 高原后第 1 天 PV 快速减少（可达 6%），Hb 和 Hct 分别增加 0.5 g/dl 和 1.5%，之后海拔高度每增加 500 m，PV

再减少 1%，Hb 和 Hct 分别增加 0.1 g/dl 和 0.2%，随着在高原的时间延长，PV 继续减少；Hb、Hct 增加的程度与海拔高度和性别有关；7 名男性进入高原（4350 m）一周时，PV 减少 13.6%，返回平原 2 天时恢复至进入高原前水平；Singh MV 等报道一组健康人在海平面时 PV 40.4 ml/kg 体重，进入海拔 3500 m 高原第 2 天时减少到 37.7 ml/kg 体重，第 12 天时进一步减少到 37.0 ml/kg 体重。Wolfel EE 等对进入 4300 m 高原的受试者研究也发现了相同的变化趋势；9 名健康成人从平原旅居高原（3454 m）28 天的期间总血量和 PV 均减少，尤其 PV 减少更明显，至第 28 天时 PV 减少约 15%，返回平原后快速恢复，第 14 天恢复至进高原前水平。

（2）慢性低氧对血浆量的影响：随着在高海拔地区居住时间延长，血容量和 PV 有逐渐恢复的趋势，但 PV 一般不能恢复到平原地区水平，而血容量则随时间推移可恢复至平原地区水平甚至可逐渐超过平原地区水平，但其恢复时间差异性较大，从 15 天到数月不等。Pugh LG 发现探险队的部分成员到达 4000 m 高原 18 周后 PV 下降了 21%，随后的 7 ~ 14 周，PV 逐渐趋向于向对照水平恢复，用体重变化校正后 PV 平均比对照少 10%；10 名低海拔居民到达高原（4540 m）后，最初 1 个月内 PV 减少可达 20 %，之后逐渐恢复，1 年后基本恢复至平原水平；Sanchez C 等发现秘鲁 Cerro de Pasco 高原（4370m）居民的 PV 是 Lima（海平面）学生的 2/3，如果去除体重差异影响，他们的全血量比海平面对照者多 14%，而 PV 仍少 27%。

（3）从高原返回海平面后的血浆量变化：从高海拔地区返回海平面后 PV 快速恢复。Robarch P 等发现人在进入 4350 m 高原 7 天后 PV 减少 13.6%，而返回海平面后的第 2 天恢复到对照水平；Heinicke K 等对智利 3550 m 工作 6 个月的军人及经常在海平面和 3550 m 高海拔地区往返工作（22 年）的健康男性成年人研究发现，他们在高海拔地区的 PV 和全血量均低于海平面居民，但返回平原后亦迅速增加到海平面水平；珠峰Ⅲ科考活动中发现在模拟海拔 6000 m 高度 10 ~ 12 天时 PV 比海平面降低 26%，而返回海平面 1 ~ 3 天后，PV 高于高原暴露前水平 10%。可能机制是返回海平面后降低的利尿机制得到了恢复。

2．高原环境影响机体血浆量的因素 机体进入高海拔地区后，引起 PV 减少的主要因素包括：

（1）经呼吸道和皮肤等丢失水分增多：机体进入高原后，由于低氧引起代偿性低氧通气反应（hypoxic ventilation reaction，HVR）使呼吸加深加快，肺通气量增加。低张性低氧引起的 HVR 与低氧程度和持续时间有关。肺泡气氧分压越低，HVR 越明显。平原人进入高原后，肺通气量立即增加，在到达 4000 m 高原时，通气量可比居住在海平面者高约 65%，随后逐渐增强，4 ~ 7 天后达到高峰。久居高原后，肺通气量逐渐回降，但仍较平原高 15% 左右。由于 HVR 表现为呼吸频率深快，致使从呼吸道丢失的水分增多。

同时，高原气候比较干燥，经呼吸和皮肤蒸发水分增多。我国大部分高原地区因很少受到海洋表面蒸发湿气流的影响，降水量少，年降水量为 300 ~ 600 mm；同时，高原风较大，且日照时间长，使水汽蒸发快，随着海拔升高，大气中水蒸气含量减少（表 2-18），空气干燥，空气湿度降低，如海拔 3000 m 高原，空气中水蒸气绝对含量仅为海平面的 26%。由于高原地区的相对湿度比平原地区低，正常情况下通过人的呼吸和皮肤蒸发可失去更多的水分。水分丢失过多，致使总血量和 PV 减少。这是机体在高原 PV 减少的主要原因之一。

表2-18　不同海拔高度空气中绝对水汽含量

海拔高度（m）	0	1000	2000	3000	4000	5000	6000
大气水汽含量（%）	100	68	41	26	17	11	5

（2）水摄入量不足：初到高原时因疲劳、身体不适、寒冷、环境特点等可影响或掩盖一定程度的渴感，可造成饮水不足。人初到高原后往往或多或少表现一定的高原反应或身体不适，影响食欲和饮水，如有恶心、呕吐，则更增加消化道水分丢失。另外，进入高原环境尤其在野外条件下，往往饮水条件有限。这些因素均可致水摄入量不足，成为高原环境机体PV减少的原因。

（3）运动的影响：运动可明显影响PV。Harrison MH等报道室内高强度（大于50%VO$_2$，max）运动的初期就出现PV减少，且与运动强度或者更精确地说与心房压升高成比例；此后如果在正常室温下继续运动时PV不再明显地进一步变化；但如果在高温下继续运动，PV则随着运动时间延长进一步降低。一方面因为代偿性呼吸进一步加深加快，呼吸道水分丢失增加；另一方面因为运动后热应激，皮肤蒸发水分增加，使PV减少，如果不能及时补充饮水，则可加重PV的减少。但这种影响因运动强度、持续时间、运动类型不同而异。环境和体温、体位会改变这种影响，因为温度和体位可影响皮肤血流量，进而会改变血液到皮肤、肌肉、肾、内脏等的分布量；环境和温度对血流分布的影响也可改变相应位置的毛细血管和静脉压力，使Starling方程中力的平衡失衡，进而影响PV。

（4）白蛋白代谢变化与血浆量：急进高原者由于负氮平衡使白蛋白分解加速，合成速率降低，引起血浆白蛋白浓度下降，血浆渗透压降低，水分外渗，PV减少。

3. 高原环境机体体液调节激素变化

（1）血浆肾上腺轴激素含量变化：对急进高原后机体血浆肾素含量或活性变化的研究报道不尽一致，而肾素活性多降低。隆敏等观察到，低压氧舱模拟急进4500 m高原22 h后，健康青年人群血浆肾素活性下降55%，去甲肾上腺素下降78%，而肾上腺素则上升25%。健康人自海平面急进3440 m、5050 m高原后，血浆肾素活性下降男性分别为48%、60%，女性分别为50%、61%。但随着时间延长，肾素活性及去甲肾上腺素水平趋于恢复甚至升高，如大鼠在高原停留90天后，血浆肾素活性和去甲肾上腺素明显高于平原水平。血浆皮质醇、ATⅡ含量随海拔增高而增高，随着进入高原时间延长，血浆皮质醇、ATⅡ趋于恢复甚至降低。兰州学者观察到，健康成人从兰州（海拔1520 m）急进海拔3200 m后，血浆皮质醇水平上升27%，返回兰州1周时明显下降，返回2周后接近进驻高原前水平。刘忠等将大鼠带到高原1天、3天、30天时测定血浆ATⅡ水平，分别较1天时上升75%和38%。动物实验和临床研究多显示，急进高原后机体血浆ALD浓度下降，ALD分泌对肾素、ATⅡ刺激的反应性降低。青海大学附属医院学者将大鼠从平原快速带至海拔2261 m再带入海拔3800 m处时，发现大鼠血浆ALD水平随海拔升高而减低；健康人进驻高原后血浆ALD浓度也低于进驻高原前，且随海拔升高而降低。高原世居藏族和汉族血浆ALD含量无统计学差异，但低于低海拔或海平面居民。因此，推测进入高原后机体ALD促进肾远曲小管和集合管重吸收Na$^+$、Cl$^-$和水的作用减弱，而表现出一定的利尿作用，使水分丢失增加，对高原环境机体PV有一定影响。李文华等观察到急进高原后大鼠血浆ATⅡ和ALD的变化程度与血管紧张素转换酶2基因多态性相关，若血管紧张素转换酶2基因型为GG，则血浆ATⅡ含量上升和ALD含量下降最明显，若该基因型为AG，则血浆ATⅡ和ALD变化不明显。

（2）抗利尿激素分泌变化：在高原环境中机体 ADH 水平变化对 PV 有一定的影响。青海研究者发现，大鼠从海拔 2260 m 到海拔 4600 m 后 24 h、48 h、72 h、1 周及 1 个月，血浆 ADH 浓度在初入高原后呈下降趋势，48 h 达到最低，随后逐渐回升，至 1 周时接近对照组水平，1 个月时达到最高水平，提示在急性低氧早期 ADH 分泌降低，可能与 PV 减少有一定关系，而随着低氧时间延长，ADH 逐渐恢复甚至增高。健康人进入高原后血浆 ADH 水平变化趋势与上述动物实验结果一致，急进高原后下降，而习服者则升高。Haditsch B 等观察到，健康人自海平面急进 3440 m、5050 m 高原后，男女血浆 ADH 均显著降低。而西藏藏族青年血浆 ADH 含量高于汉族青年，海拔 2261 m、3840 m、4280 m 地区的世居健康藏族人血浆 ADH 含量随海拔升高而升高，而同一海拔地区的藏族人血浆 ADH 含量随着年龄的增长而升高。ADH 变化的确切机制和对低氧适应的意义需要进一步研究。

（3）血浆心房利钠肽水平变化：个别研究发现人进入高原后血浆 ANP 浓度降低，但多数研究报道血浆 ANP 水平随海拔增高而增加。ANP 增高则发挥利尿、拮抗肾素 – 血管紧张素 – 醛固酮系统、抑制 ADH 分泌等作用，对高原机体 PV 减少起着重要作用。

（崔　森　熊辉霞　冀林华）

第四节　神经系统

人体是由基本构成单位——细胞组成的极其复杂的有机体，体内各细胞、组织、器官和系统的功能和代谢不是相互独立、各自为政，而是在神经系统的直接或间接调节控制下，相互联系、相互影响、密切配合，形成一个完整、和谐、统一的有机体。同时，人体所处的内外环境不断发展变化，这就需要神经系统对体内各器官系统的功能和代谢进行不断的调整和完善。也就是说，神经系统的功能主要是对人体各器官系统的生理功能活动起重要的调节作用。

神经系统由传入神经、神经中枢及传出神经三部分组成，其中神经中枢构成中枢神经系统（centrical nervous system，CNS），由脑和脊髓组成，分别位于颅腔和椎管内，负责接收、加工、处理信息，发出指令给传出神经；传入和传出神经构成周围神经系统（peripheral nervous system，PNS），由 12 对脑神经和 31 对脊神经组成，其神经纤维广泛分布于全身各个器官和组织，其中传入神经为感觉神经，感受体内、外环境的变化，并将信息传入神经中枢；传出神经为运动神经（躯体运动神经和自主神经系统），接受中枢指令，通过对靶细胞（器官）功能的调节，使机体能够适应体内、外环境的变化，维持正常的生命活动（图 2-24）。

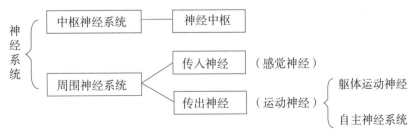

图 2-24　神经系统的组成

高原低压低氧等恶劣自然环境是影响人体在高原生存的外界因素。神经系统（尤其是脑）对缺氧极其敏感，高原缺氧势必会显著影响神经系统的调节功能。本节重点介绍高原缺氧对脑（包括脑血流）和自主神经系统功能的影响。

一、高原缺氧对脑血流的影响

脑是人体最重要的器官，对人体的生命活动具有极其重要的作用。脑重量仅占体重的2%左右，但脑血流量在安静状态下占心输出量的15%（约为750 ml/min），而脑耗氧量则占全身耗氧量的23%。同时，脑组织以有氧氧化为主，其代谢水平很高，但脑内氧和能量的贮备量却很少，因此对于缺氧极其敏感。人体必须随时维持充足的脑血液供应，才能保证脑的正常生理功能。

（一）正常脑循环（cerebral circulation）特点

脑由脑组织、脑血管和脑脊液共同组成，位于容积固定的颅腔内。颅腔对脑组织具有保护作用，但颅骨的限制也常常是颅内高压和脑疝形成的结构基础。脑组织有4条供血动脉，即左、右颈内动脉和左、右椎动脉。颈内动脉主要供应视觉器官和前3/5脑组织，血流量约为300 ml/min；椎动脉供应颈和脑干、小脑、大脑枕叶、部分颞叶等后2/5脑组织，血流量约为200 ml/min。颈内动脉和椎动脉入颅后形成脑底动脉环，并和颅外动脉系统形成广泛的交通支，从而保证脑组织能够得到充足的血液供应（图2-25，彩图）。

脑血管血流速度快，由动脉进入颅腔到达静脉窦平均需要6 s，但不同部位血流速度不同，与其功能状态和耗氧量相适应，如脑皮质血流量为0.8 ml/（min·g）组织，白质为0.21 ml/（min·g）组织，小脑为0.33 ml/（min·g）组织。

由于脑组织和脑脊液不可压缩，因此脑血管舒缩幅度受限，血流量变化较小。

脑循环的毛细血管为无孔毛细血管，与神经元之间由神经胶质细胞隔开，形成血脑屏障。血脑屏障的组织解剖学基础由内皮细胞层、基膜、星形胶质细胞的神经胶质膜构成（图2-26，彩图）。脂溶性强的物质可快速通过血脑屏障进入脑组织，而脂溶性弱或非脂溶性物质则进入脑组织极慢或不能进入。

（二）正常脑血流量的调节

脑血流量取决于脑灌注压和脑血管的血流阻力，凡是影响脑灌注压和（或）脑血流阻力的因素均可能影响脑血流量。

1. 脑灌注压和脑静脉回流对脑血流量的影响   颈动脉压是影响脑血流量的主要因素，随着颈动脉压的改变而变化，即脑血流量受到全身循环血压的影响。但脑血管可通过自身调节机制使脑循环灌注压维持在80～100 mmHg左右，保持脑血流量相对恒定。但这种脑血管的自身调节能力有限，当颈动脉压波动超过其自身调节能力时，就会出现脑血流量改变，当脑血管平均动脉压降低到50 mmHg以下时，脑血流量开始降低，引起脑细胞功能障碍；反之，当脑血管平均动脉压超过160 mmHg时，脑血流量显著增加，可致脑组织过度灌注，出现脑水肿和颅内压升高。

脑血流通过脑静脉回流，当其回流受阻时，可致脑血管阻力增高，脑血流量下降。例如，颅内压升高时，脑静脉受到压迫，血流淤滞，加重脑组织缺氧和水肿，进一步压迫脑血管，使血管阻力进一步增高，脑血流量下降，形成恶性循环。

2. CO_2 和 O_2 分压对脑血流量的影响 CO_2 具有很强的扩脑血管效应。动脉血 CO_2 分压升高时，脑血管扩张，血流量增加；过度通气使动脉血 CO_2 分压下降，脑血流量减少，会出现脑缺氧的现象。在一定范围内，脑血流量与动脉血 CO_2 分压成反比（图2-27）。

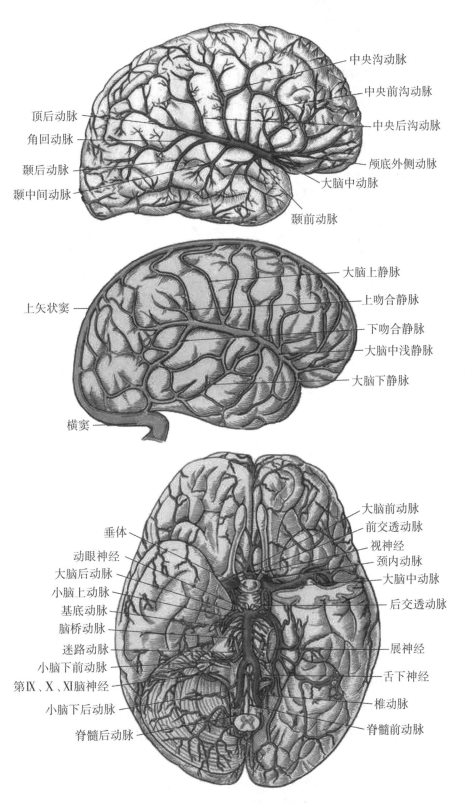

图 2-25　脑血管分布和供应解剖图

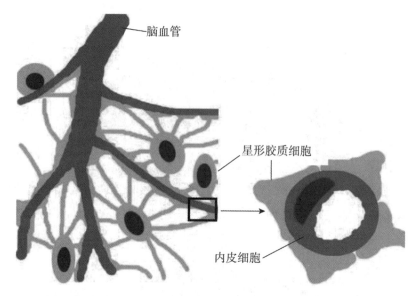

图 2-26　血脑屏障示意图

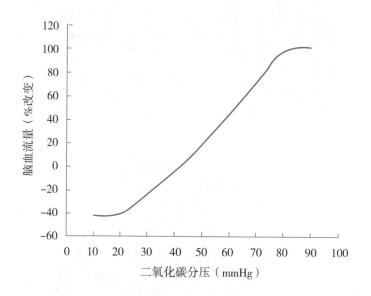

图 2-27　动脉血二氧化碳分压与脑血流量的关系

（引自：Harper AM，Glass HI. Effect of alterations in the arterial carbon dioxide tension on the blood flow through the cerebral cortex at normal and low arterial blood pressures. J Neurol Neurosurg Psychiatry. 1965 Oct；28（5）：449-52.）

　　缺氧可以直接作用于脑血管使其扩张，也可以通过腺苷等扩血管物质增加和酸中毒扩张脑血管。动脉血 O_2 分压低于 50 mmHg 时，脑血管舒张，脑血流量迅速增加。脑血管扩张和脑血流量增加，可以在一定程度内缓解脑细胞缺氧。但脑血流量过度增加可引起过度灌注综合征，出现颅内高压和脑水肿。不过，低氧可以刺激外周化学感受器，使呼吸加深加快，动脉血 CO_2 分压下降，从而使脑血管不至于过度扩张（图 2-28）。

　　3. 代谢对脑血流量的影响　不同区域脑组织的血流量不同，与各区域脑组织的功能和代谢程度有关。脑组织活动增强时，相应区域脑血流量显著增加；脑功能抑制时，其意识降低程度与脑耗氧量和脑血流量减少显著相关。

　　脑代谢调节血流量的机制主要与腺苷、H^+、K^+ 等血管活性物质有关。腺苷具有很强的扩血管作用，在缺血、缺氧、低血糖、高碳酸血症时局部神经元活动增强，腺苷水平迅速增

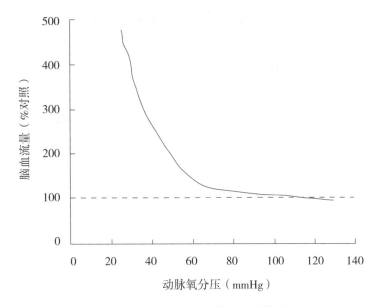

图 2-28　动脉血氧分压与脑血流量的关系

（引自：Borgström L，Jóhannsson H，Siesjö BK.The relationship between arterial po2 and cerebral blood flow in hypoxic hypoxia.Acta Physiol Scand. 1975 Mar；93（3）：423-32.）

加，促进脑血管扩张和血流量增加，从而保证神经元活动所需的氧和营养物质供应；细胞外 H^+ 也是一种强效的血管扩张物质，在组织代谢增强时 H^+ 浓度增加；此外，胞外 K^+ 浓度增加，在电刺激和抽搐发作时也可引起动脉持久性和剂量依赖性扩张。

4．神经调节对脑血流量的影响　脑血管上有神经纤维分布，调节血管的舒缩状态，其调节作用与神经递质的类型和神经纤维的分布有关。交感神经释放的去甲肾上腺素有缩血管作用，对脑底动脉环前部分支的影响大于后部。正常情况下交感神经对脑血流量的作用不明显，但在高血压时可防止过度灌注，起到保护作用。副交感神经在脑内广泛分布，受刺激可释放乙酰胆碱，使脑血管扩张。脑血管上还分布有血管活性肠肽等神经肽纤维末梢，其中酪氨酸神经肽（neuropeptide tyrosine，NPY）具有强的缩血管作用，而肠道血管活性肽（vasoactive intestinal polypeptide，VIP）、组异肽 N- 端组氨酸 -C- 端异亮氨酸肽（peptide with N-terminal histidine C-terminal isoleucine，PHI）、P 物质（substance P，SP）、神经激肽 A（neurokinin A，NKA）、降钙素基因相关蛋白（calcitonin gene related protein，CGRP）等则具有不同程度的扩血管效应。

（三）高原缺氧时脑血流量的变化及其机制

脑循环对维持脑细胞的正常代谢和功能至关重要。动脉血氧分压降低，可引起脑循环血流量发生相应改变，主要表现为脑血管舒张和脑血流速度加快。这一方面可以缓解脑组织缺氧的程度，另一方面也往往与高原病的发生密切相关。当缺氧程度过于严重时，脑血管的扩张不能有效代偿脑组织缺氧，反而引起脑水肿等严重病理改变。

1．高原脑血流的改变　采用经颅多普勒超声技术对高原不同人群的观察发现，急进高原人群脑血流增加较为明显。有报道，暴露于急性缺氧后脑血流在经历数分钟的降低后迅速增加，1 ～ 2 天后达到高峰，随后随着缺氧时间延长，脑血流量则逐渐下降并接近于平原水平（图 2-29）；动物实验也发现，小白鼠于模拟海拔 6180 m 高原暴露 6 h，荧光染料显示脑表面和深部的微血管直径均明显增加，提示血管扩张是急性缺氧时脑血管的主要反应；在对进入海拔 4700 ～ 5100 m 高原 15 天后的年轻人研究发现，其脑血流量显著高于在平原时的自身对照，且发生 AMS 者脑血流增加更显著；进入海拔 5000 m 以上高原 10～30 天的青年人，其脑血管血流速度仍高于平原组。同时有研究发现，高原脑血流改变以舒张期血流速度增加幅度最大，提示脑血管扩张，外周阻力降低，有助于增加远端血流灌注。

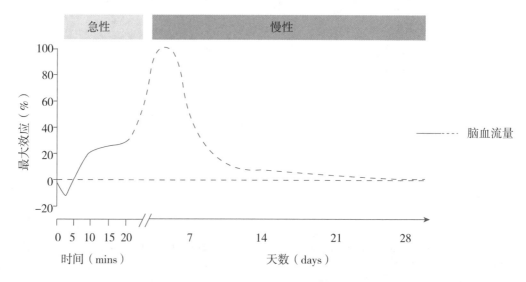

图 2-29　平原人进入高原后脑血流量随时间的变化

（引自：Ainslie PN1，Ogoh S. Regulation of cerebral blood flow in mammals during chronic hypoxia：a matter of balance. Exp Physiol. 2010 Feb；95（2）：251-62. doi：10.1113/expphysiol.2008.045575. Epub 2009 Jul 17.）

　　脑部不同动脉血管在低氧时的反应不完全一致，其中以大脑中动脉的改变最为显著。不同部位脑血管对于 CO_2 的不同敏感性可能是决定低氧时该部位脑血管扩张程度的一个重要因素。另外，脑区工作时相应部位血流量比安静更高。高原运动时脑血流量可在此基础上进一步增加，但增高幅度低于平原相同运动量时的水平。

　　脑动脉供血增加的同时，脑静脉也相应扩张，从而维持脑血管内压力不至于过度增高。如果脑静脉不能随脑动脉扩张而相应扩张，则脑血管内压力升高，可能是急性高原反应和高原脑水肿发生的重要因素。脑静脉血管的状态可以通过观察视网膜静脉血管状态来进行检测。Wilson 等发现，低张性低氧可致视网膜动脉和视网膜静脉均发生扩张，高原头痛症状的发生与视网膜静脉的扩张程度显著相关，而与视网膜动脉的扩张程度不相关。

　　长期居住高原人群的脑血流量稍高于平原居民。Jansen Gerard FA 和 Basnyat B 通过对近 50 年来发表的 10 篇有关居住在海拔 3658～4330 m 青藏高原和安第斯山居民脑血流的总结与对比分析发现，前者除了稍高于平原居民外，其脑血流比后者高 24%，矫正血球压积和动脉血氧饱和度后仍高于 20%，表明长期居住高原的人群脑血流量高于平原人，且青藏高原居民高于安第斯山居民，提示高原缺氧状态下增加脑血流仍是提高脑组织氧供的代偿方式之一。但最近 Wang 等采用动脉血质子自旋标记法（arterial spin labeling，APL）检测了高原居民脑血流量的绝对值，结果发现，高原世居人群脑血流量与海拔高度成反比，且显著低于平原居民的脑血流量水平。这可能与高原居民具有较高的血球压积和血红蛋白浓度有关，即使在较低的脑血流量条件下，也能满足其脑组织供氧的需要。

　　但长期居住高原人群脑动脉的顺应性和弹性比平原正常人群有所降低，外周阻力升高，加上高原人群血液黏滞度高，血流速度减慢，脑血流动力学与平原相比有提前老化的现象，易发生管腔阻塞、血管壁损伤，且侧支循环不足以代偿供血，缺血性脑血管病发生率显著高于平原地区。

2. 高原缺氧时脑血流变化的机制　由于不同海拔高度、不同居住时间、不同人群以及年龄、性别等因素，高原缺氧引起脑血流变化的机制相应也比较复杂。一般而言，初入高原乃至一定时期内脑血流的变化与动脉血 O_2 分压和 CO_2 分压对脑血管的调节以及脑内扩血管物质增多有关。

（1）动脉血 O_2 分压和 CO_2 分压的调节作用：急性缺氧时脑血流量的变化主要受动脉血 O_2 分压降低和代偿性 CO_2 分压降低的双重影响。人到高原，一方面由于吸入气氧分压和肺泡气 O_2 分压下降，动脉血 O_2 分压降低，当动脉血 O_2 分压低于 60 mmHg 时，脑血流量可随着动脉血 O_2 分压降低而急剧增加，当 PaO_2 降至 25 mmHg（$PaCO_2$ 保持不变）时，脑血流量可增加 5 倍；另一方面，低氧刺激颈动脉体化学感受器，使呼吸反射性加深加快，这种代偿性过度通气可致 $PaCO_2$ 降低和 pH 升高，两者均可使脑血管收缩和脑血流量降低，$PaCO_2$ 降至 15 mmHg（PaO_2 正常）时，脑血流量可减少 40%。因此，初入高原人的脑血流量是 PaO_2 降低引起脑血流增加和 $PaCO_2$ 降低引起脑血流减少综合作用的结果，而两者的力量对比则随进入高原后不同时间而变化。急性缺氧初期，由于肺通气量迅速增加，过度通气所致的低碳酸血症引起脑血管收缩，脑血流出现短暂的减少，随后随着通气量降低，脑血流量则逐渐增高，1～2 天后达到峰值（图 2-29），表明急性缺氧初期脑血流量受肺通气及动脉血 CO_2 分压的调节。

以前认为这种现象是慢性缺氧时脑循环的"适应"过程或持续性缺氧刺激时脑血管舒张反应疲劳所致，后来研究表明，其真正原因仍是 PaO_2 回升和 $PaCO_2$ 下降。因为研究发现，在缺氧过程中维持 $PaCO_2$ 不变，则 96h 内动物脑血流量持续增加。因此，随着进入高原后缺氧时间的延长，脑血流量回落的原因与过度通气所致的 $PaCO_2$ 降低有关，而非由慢性缺氧时脑血管适应反应或疲劳造成。

由此可见，低氧血症和代偿性低碳酸血症对于脑血管和脑血流量的调节具有拮抗作用。通过吸氧快速纠正低氧血症可使脑血流量迅速恢复正常。

由于所处不同的海拔高度、不同年龄等因素，以及受全身循环状况、机体水代谢状况等因素的影响，脑血流量随时间变化的具体机制可能更复杂。

（2）扩血管物质释放增多：① NO 和 PGI_2 的扩血管作用：研究表明，低氧时脑血管内皮细胞、神经元、神经胶质细胞等均可合成和释放 NO，同时低氧可促进脑血管内皮细胞释放 PGI_2，二者均具有较强的舒张血管作用，PGI_2 还可加强 NO 的扩血管作用；② K^+ 离子的作用：血管平滑肌细胞膜上的 K_{ATP} 通道激活是介导血管扩张的一个重要机制。低氧可直接激活平滑肌细胞 K_{ATP} 通道，外向 K^+ 流增加，细胞膜超极化，抑制电压依赖性钙通道（voltage dependent calcium channel，VDCC），Ca^{2+} 内流减弱，平滑肌收缩性降低，参与低氧脑血管扩张作用；③兴奋性氨基酸的作用：低氧可促进谷氨酸、天冬氨酸等兴奋性氨基酸释放，其机制可能与低氧能量代谢障碍、神经细胞膜上 Na^+-K^+-ATP 酶功能降低、细胞外 K^+ 浓度增高、神经元去极化有关。谷氨酸作用于星形胶质细胞，使花生四烯酸及其代谢产物环氧二十碳三烯酸生成增加，后者具有强的脑微血管扩张作用；④酸中毒：实验表明，脑血流量与缺氧时细胞外液或脑脊液 H^+ 浓度显著相关。缺氧时无氧酵解增强，乳酸产生增多，造成细胞外酸中毒，H^+ 可降低血管平滑肌对儿茶酚胺的敏感性，改变小动脉平滑肌的舒缩状态；⑤其他：低氧还可引起腺苷、组胺等代谢物增加，也参与脑血流量的调节。

二、缺氧对神经细胞的损伤作用

维持脑组织的正常生理功能有赖于良好的血液循环、充足的氧气、营养物质和其他活性物质。脑组织以高耗氧的有氧代谢为主，是人体氧耗最高、对缺氧最敏感的器官。高原环境下，由于大气压降低，由此引起大气氧分压、肺泡气氧分压和动脉血氧饱和度随之下降，脑组织供氧不足而缺氧，导致神经细胞的结构和功能改变，出现明显的神经、精神症状。当动脉血氧饱和度降低至75%～85%时，可出现判断错误、意识障碍；降低至51%～65%时即可昏迷。当缺氧程度过重或持续时间过长，脑组织和脑功能可发生不可逆性损伤，甚至危及生命。

（一）不同部位神经细胞对缺氧的敏感性

脑由神经元和神经胶质细胞组成，前者是脑各种功能的行使者，后者对神经元起营养和保护作用。一般而言，神经元要比神经胶质细胞对缺氧更敏感，而不同部位神经元对缺氧的敏感程度也不同（表2-19）。高级中枢神经元对缺氧的耐受性差，低级中枢神经元对缺氧耐受性相对较强。大脑血供停止6～8秒即可出现意识丧失；阻断海马血流3分钟，锥体细胞出现不可逆性生理功能丧失；小脑血流中断5分钟出现器质性损伤；脑干的呼吸中枢和血管运动中枢脑区供血停止30分钟以上出现不可逆性损害。

表2-19　不同部位神经细胞无氧条件下的存活时间

神经细胞类型	存活时间（min）
大脑小圆锥体细胞	0
小脑浦肯野细胞	13
延髓神经细胞	20～30
脊髓神经细胞	45～60
交感神经节	60
肠、肌神经丛	180

（二）缺氧对神经细胞损伤的病理改变

轻、中度缺氧可致神经元和神经胶质细胞发生凋亡和退行性改变，严重缺氧时则可出现脑水肿以及大脑和脊髓散在出血、坏死、神经元水肿和神经细胞消失，其中以海马CA1区表现最为明显。急性缺氧时可出现血脑屏障和血管内皮细胞损伤，星型胶质细胞超微结构改变明显，出现糖原颗粒聚积、溶酶体和线粒体肿胀等。慢性缺氧时星型胶质细胞增生、肿胀，超微结构变化较小。神经纤维可出现轴突的突触前突肿胀、突触池减少、碎裂、变形、分解等，树突则出现空泡形管分解、消失、曲张样增厚、小分支和微分支减少等。

缺氧时线粒体结构出现明显损害，在神经细胞的病理改变中具有重要作用，主要表现为线粒体肿胀、膜结构损伤、嵴溶解断裂等。模拟海拔4000 m高原缺氧暴露3天的大鼠脑线粒体即可出现体积轻度增大、嵴紊乱、嵴内腔扩大等变化（图2-30）。另外，细胞内核糖体减少，粗面内质网肿胀、溶解，滑面内质网增多，胞浆内散在大小空泡。膜结构的破坏也较常见，可导致细胞膜通透性增加，细胞内外离子梯度改变，从而影响细胞的兴奋性和传导性，这是脑缺氧时神经病理症候群发生的病理基础。

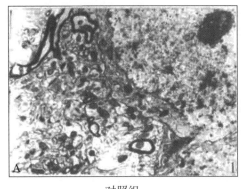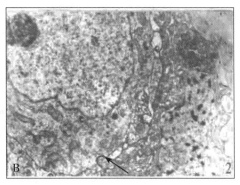

对照组　　　　　　　　　　　　　　　　缺氧3天组

图 2-30　模拟海拔 4000 m 高原急性缺氧暴露大鼠脑线粒体超微结构改变

[(引自：蔡明春，柳君泽. 高原医学杂志，2000，10（2）12-14.)]

（三）缺氧致神经细胞死亡的类型

低氧抑制神经细胞氧化磷酸化偶联反应，进一步影响细胞内多种放能反应，使神经细胞内环境稳定性降低，破坏膜上离子梯度和胞内大分子合成，导致神经细胞死亡。神经细胞低氧性死亡常具有延迟性，延迟时段可以从几十分钟到数周不等，甚至一年后仍可能发生不可逆脑功能异常。延迟时段的长短可能与低氧损伤的严重程度和累及的脑区位置有关。一般来说，低氧对代谢的能量剥夺程度越重，延迟时段越短。

低氧神经细胞的死亡方式主要有五种类型：神经元自噬死亡、细胞凋亡、肿胀性细胞死亡、坏死性凋亡以及铁死亡。

1．自噬死亡（auto-phagocytosis）　神经元自噬死亡是细胞生长过程中的一种正常现象，但缺氧时发生过度自噬可导致部分神经元死亡。自噬死亡的神经元胞浆中可见大量包含胞浆溶质或细胞器的自噬空泡（autophagic vacuoles），该过程可以被 3- 甲基腺苷特异性阻断。最近的研究表明，beclin-1 可能是哺乳动物的自噬基因，而死亡相关蛋白激酶（death-associated protein kinase，DAPK）和 DAPK 相关的蛋白激酶（DAPK-related protein kinase-1，DRP-1）表达是自噬发生的关键环节。

2．细胞凋亡（apoptosis）　细胞凋亡的病理表现主要为细胞体积急剧减小、逐渐固缩而出现典型的细胞凋亡特征。海马、皮质和纹状体神经元细胞凋亡可能是高原缺氧记忆力下降的病理基础。缺氧所引起的神经元凋亡是通过线粒体途径和非线粒体途径两种机制而实现的，其中前者在凋亡发生中发挥了关键的信号调制和放大作用。

3．细胞坏死（necrosis）　细胞坏死又称肿胀性细胞死亡（edematous cell death），见于严重低氧损伤的情况。目前对于细胞坏死的分子机制研究较少，可能是低氧对细胞的直接损伤，导致神经细胞线粒体、溶酶体、细胞核等结构破坏和功能障碍，出现细胞意外死亡。

4．坏死性凋亡（necroptosis）　坏死性凋亡又称为程序性坏死，是新近发现的一种细胞死亡形式，具有明显的坏死的病理学特性，其发生的主要途径为“死亡受体—受体交互作用蛋白—线粒体—氧自由基通路”。在体和离体缺血性缺氧模型中均发现少量神经细胞死亡存在坏死性凋亡形式，可能是低氧后继发性神经损伤的一种细胞死亡方式。

5．铁死亡（ferroptosis）　铁死亡是一种新近发现的细胞调节性死亡方式，其发生依赖于细胞内的铁离子，具有不同于自噬、凋亡、坏死等细胞死亡方式的细胞形态结构和生物化学变化，其细胞形态变圆，质膜无破裂，线粒体缩小且结构破坏，胞核大小正常，无染色质聚集。铁死亡可能与长期低氧神经细胞损伤等病理生理过程有关。

三、高原对脑功能的影响

（一）高原对脑高级神经行为的影响

早在公元前32年，我国就有高原缺氧对脑功能影响的记录。大将军杜钦使团记述：穿过皮山（今喀拉喀什山口）后，再穿过大头痛山和小头痛山（今西藏高原）时，人们觉得浑身发热、脸色苍白、剧烈头痛、呕吐。当时称之为"瘴疠"，认为是吸入高山有害气体引起的疾病。国外最早有关严重缺氧脑功能改变的描述见一些热气球飞行爱好者的记录中，当他们升到7500 m以上高空时，可以出现麻痹、视觉障碍、情绪改变、甚至意识丧失。1875年，Tissandier和两位同伴乘坐热气球"Zenith"升空，上升到8000 m以上后突然全部昏倒。后来，气球自行瘪气回落地面，只有Tissandier一人生还，而另外两人因为缺氧而死亡。Tissandier回忆说："在海拔7500 m时，人受到可怕的麻痹状态的袭击，体力和精神都渐渐地衰弱下去，感觉不到任何痛苦和不适，相反有内发的兴奋，并不想所处状态的危险，而是愉快地上升、上升。"当登山者开始攀登高海拔的高峰时，有关神经精神症状的报道越来越多。在挑战珠峰的初期，发生了很多稀奇古怪的感知和情绪方面的改变。1933年，Symthe在登珠峰途中看到天空中涌动的类似云的物体时，产生了极富戏剧色彩的幻觉，他强烈地感觉到自己身旁有另一个同伴，他甚至将食物分一半给这个幻想出来的人物。1943年，Shipton攀登到海拔7000 m以上时，发生了失语症。他后来回忆道："假如我想说'给我一杯茶'，我可能会说完全不同的内容，可能是'电车，猫，放'……我的头脑非常清楚地知道自己想说什么……但我的舌头总是拒绝按头脑的命令行动。"

由此可见，缺氧对脑的高级神经活动的影响是很明显的，包括认知和感知，并且海拔越高，影响越明显，主要集中表现在智力、记忆力、注意力、思维判断、心理运动、情绪、情感等方面。

1．智力障碍　缺氧对智力的影响较早，可累及记忆、理解、计算、判断、思维及注意力等。一般来说，1500 m时即可出现智力障碍；3000 m时智力障碍明显，但仍能完成熟练任务的操作；5000 m时智力严重受损，并可出现人格改变、强迫观念、妄想敌意等精神症状；超过5000 m时可出现意识丧失。从任务性质上看，复杂任务比简单任务易受影响，需进行抉择和策略的活动比熟练活动易受影响，新近学会的工作操作比常规操作易受影响，视觉形状、模式、外形轮廓信息输入的操作比特征性信息输入的操作易受影响。

2．记忆力减退　记忆力对缺氧很敏感，随着海拔增高，缺氧程度逐渐加重，可表现为记忆力下降甚至完全丧失。当进入极高海拔高原时，虽然意识存在，但下降到低海拔后，本人对自己在高原缺氧时的许多表现完全遗忘，说明缺氧主要影响短时记忆，一般不影响长时记忆，这可能因为短时记忆与特定形式的脑电活动有关。缺氧影响记忆力的机制可能是海马胆碱能系统功能障碍所致。

3．注意力下降　缺氧时注意力明显减退，注意难于集中，出现注意转移和注意分配障碍。在海拔5000 m以上，注意力往往难以从一项活动快速转向另一项活动，且不能同时做好几件事情。随着海拔增高，缺氧程度加重，注意范围变窄，往往集中于前方的事物，而忽视左右两侧。注意的损害程度除了海拔因素外，还与任务难度和高原停留时间有关，停留时间越长，注意损害越严重，即使回到海平面后短期内仍可持续存在。

4．心理运动能力障碍　高原缺氧对心理运动能力的影响主要表现为精细运动的协调能力下降，不能完成精细技术动作，在海拔 3000 ~ 3500 m，一些平时已熟练掌握的动作开始变得笨拙，甚至出现手指颤抖及前后摆动，说明精细运动的协调功能受到影响。随着海拔增高，缺氧程度逐渐加重，这种运动协调障碍也进一步加剧，可出现运动迟缓、震颤、抽搐、痉挛等。这些变化可能是缺氧使高级中枢部位的功能障碍而低级部位脱离其控制而出现自发的病理性兴奋增强所致。

5．情绪情感改变　人的情绪情感由边缘系统产生，受大脑皮层的调控。大脑皮层对于缺氧非常敏感，其功能障碍时情绪情感失去皮层的正常调节，从而发生不同程度的情绪紊乱和（或）情感障碍。缺氧时情绪情感改变可表现为活动过多、喜悦愉快、说俏皮话、好动等，或是嗜睡、反应迟钝、情感淡漠等，或是敏感、易激惹、敌意、争吵等。缺氧时这种情绪情感改变及其程度与缺氧程度、高原暴露时间以及个体的情绪反应类型有关，海拔越高，缺氧程度越重，这种情绪失控现象越明显。

6．睡眠障碍　平原人进入高原，很多人会出现不同程度的睡眠障碍，表现为慢波睡眠时间缩短、觉醒次数增加、睡眠节律改变、脑电图出现类似于脑疲劳的表现等。高原睡眠障碍的发生是多因素的，低氧、寒冷、低气压、睡眠环境改变、心理因素作用等均可引起睡眠障碍。低氧时中枢神经系统功能改变，出现失眠、睡眠质量下降等，又可以进一步加重中枢神经系统损害，导致作业和认知能力降低。

高原缺氧对脑高级神经行为的影响是多方面的，与高原病症状之间并不同步，存在一定的分离，行为的改变是在不知不觉中发生的，不易被察觉，一般在急性高原病症状出现之前就已受到损害，具有一定的危险性。

（二）高原对感觉器官的影响

1．视觉　大脑皮质和视网膜对缺氧十分敏感。缺氧引起的感觉器官功能异常以视觉最为显著。高原居民的视觉普遍有所下降，大约在海拔 3000 m 视觉即有所改变，海拔 5000 m 以上视觉出现明显障碍，主要表现为夜间视力受损，光敏感度降低，视敏度及颜色鉴别能力下降，空间视觉障碍等。其发生机制除缺氧视神经和中枢视觉神经元功能障碍之外，还可能包括缺氧时眼肌调节不协调和调节范围减小等。

2．听觉　随着海拔增高，听力也有不同程度降低。中度缺氧时可出现听敏度下降，而严重缺氧则可出现耳鸣和重听。其发生机制可能与缺氧内耳微循环障碍导致耳蜗功能降低、脑干听觉传导通路神经元兴奋性和传导性降低、大脑信息处理能力和注意力下降有关。

缺氧时前庭神经敏感性增高，迷走神经反射明显增强，部分人出现面色苍白、头晕、出汗、恶心、呕吐等。

3．嗅觉和味觉　长期居住高原，由于嗅神经兴奋性降低以及嗅膜区分泌减少等原因，也常引起嗅觉下降甚至完全丧失。味觉也可有不同程度的降低，对咸味、酸味和苦味的敏感度下降。嗅觉和味觉的改变往往难以察觉，多在返回平原后才慢慢意识到上述改变。

（三）高原缺氧对脑功能影响的综合表现及程度

高原缺氧对脑功能的影响是多方面的，包括神经、精神、感觉、运动等，如头痛、头昏、淡漠、精神不振、神志恍惚、乏力、嗜睡等中枢神经系统抑制表现，也可出现视觉和听觉障碍等感觉器官功能减退的表现，以及出现醉酒步态、欣快感、定向力和判断力障碍、情绪不稳定等高级神经行为障碍。

脑功能改变的症状表现和严重程度与人体暴露于高原低氧环境的海拔高度、登高速度等有关。海拔越高，缺氧症状越严重。当动脉血氧饱和度降低至85%时，可出现注意力不集中、肌肉精细协调能力下降；降至 75% 可出现判断力下降、情绪和肌肉活动障碍；降至 60% 可出现意识丧失、抽搐、昏厥甚至死亡。

同样，登高速度越快，影响也越严重。当动脉血氧饱和度下降速度较快时，可迅速（20 秒内）出现视觉模糊、意识丧失、惊厥等，若出现呼吸或心血管运动中枢抑制则可导致死亡。而长期高原慢性低氧暴露也可导致中枢神经系统机能紊乱和大脑皮层高级神经活动失调，出现类神经衰弱综合征，如记忆力减退、容易疲劳、注意力难集中、分析判断困难、工作效率低下、食欲减退等，也可出现抑郁、焦虑、失眠、眩晕、耳鸣等神经精神症状。

（四）高原缺氧致中枢神经系统功能障碍的机制

高原缺氧对中枢神经系统的影响不仅在表现上是多方面的，而且其机制也是复杂多样的，至今也未彻底阐明，仍在不断研究探索中。概括起来包括如下几个方面：

1. 能量代谢障碍　脑组织对缺氧极为敏感，一个重要原因是脑组织代谢是以高氧耗的有氧代谢为主。缺氧时线粒体 ATP 合成不足，从而难以为维持脑细胞的正常生理活动提供充足的能源物质。氧化磷酸化是线粒体合成 ATP 的主要过程。一方面，高原缺氧使血氧饱和度降低，弥散到细胞线粒体的氧减少，直接使作为电子受体的氧不足，导致能量合成减少；另一方面，缺氧时自由基生成增多，线粒体膜脂质过氧化，引起膜结构损伤，使氧化磷酸化所需的离子和底物的转运失调，加重线粒体功能障碍，形成恶性循环。

缺氧时糖酵解增强，乳酸生成增加，细胞 pH 下降，出现细胞内酸中毒也是导致能量代谢障碍的另一重要因素。

缺氧时神经细胞能量代谢障碍除线粒体 ATP 合成不足外，还可能与细胞内 ATP 释放增加有关。神经细胞膜上存在 ATP 通道，此通道与腺苷受体相耦联，缺氧时腺苷水平升高，可能激活该通道，导致细胞内 ATP 瀑布式释出。细胞内 ATP 减少，打破了神经元细胞内外的化学 - 电势梯度，影响神经元自发放电和细胞膜电位。

2. 神经递质失调　神经递质是脑内神经元之间的信息传递物质，是大脑发挥其生理功能的物质基础。研究发现，清醒大鼠在缺氧 15 分钟内即可出现乙酰胆碱合成减少，表明脑内神经递质代谢失调在高原脑功能障碍发生中起作用。缺氧时脑内乙酰胆碱合成、氨基酸代谢以及多巴胺重摄取均减少。乙酰胆碱合成减少可能参与缺氧时精神活动降低，如记忆力和听力减退的发生。脑内 γ- 氨基丁酸、谷氨酸、5- 羟色胺、乙酰胆碱、去甲肾上腺素、多巴胺等含量降低可能与高原睡眠障碍相关。缺氧早期的欣快感、头晕等症状也可能与神经递质的改变有关。不过，高原病发生与神经递质改变发生的时相点不一致，且有些人或动物虽出现乙酰胆碱合成减少，但不出现明显的高原病症状。高原缺氧时中枢神经系统功能与神经递质改变的关系有待进一步研究。

3. 颅内压升高和脑水肿　高原脑功能障碍与急、慢性缺氧时细胞能量代谢障碍，Na^+-K^+-ATP 酶活性下降，神经细胞内钠水含量增加，导致细胞肿胀有直接关系，致使脑多种生理、生化过程均可受到影响。除此之外，颅内压升高和体内的水钠潴留也是引起脑功能障碍的重要原因。

平原人进入高原，出现少尿者较易发生急性高原反应，说明水钠潴留可能与急性高原反应的发生有关。一般来说，缺氧时血管紧张素转化酶（ACE）活性是降低的，肾素 - 血管紧张素 - 醛固酮系统作用减弱。但若进入高原后 ACE 活性增强、肾素活性和醛固酮水平增高，则容易引起水钠潴留，是引发急性高原反应的因素之一。

严重缺氧时可发生脑水肿：① 缺氧引起的脑血管扩张，脑血流量增加，脑部毛细血管流体静压升高，导致"压力性"脑水肿；② 缺氧、酸中毒损伤脑血管内皮细胞，使血管壁通透性增加，出现"渗出性"脑水肿；③ 脑细胞膜 Na^+-K^+-ATP 酶功能障碍，细胞内钠水潴留，导致脑细胞肿胀；④缺氧、酸中毒损伤内皮细胞，加之毛细血管压力升高，可使毛细血管破裂出血；⑤ 体内钠水潴留。脑细胞水肿、间质水肿、血管内皮细胞肿胀和颅内出血都可致颅内压升高，进一步加重脑组织缺氧，形成恶性循环（图 2-31）。

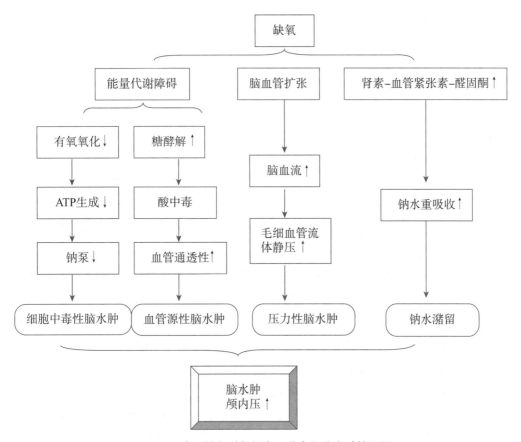

图 2-31　高原缺氧引起颅内压升高和脑水肿的机制

4．活性氧和钙超载　低氧时线粒体氧化磷酸化耦联程度降低，超氧阴离子、过氧化氢、羟自由基等活性氧（reactive oxygen species，ROS）生成增多。脑组织膜脂质含量高，容易受到自由基攻击，导致细胞膜、线粒体膜、溶酶体膜等生物膜损伤。生物膜损伤和能量代谢障碍可进一步引起细胞内钙超载（calcium overload），激活 IP_3 受体介导的钙信号通路，诱导神经细胞凋亡；细胞内钙离子浓度增高，还可以激活多种钙离子依赖性酶，如神经元一氧化氮合酶、ATP 酶、蛋白酶、脂酶等，造成细胞损伤。

钙超载与 ROS 生成可以相互促进，一方面钙超载加重线粒体损伤，进一步增加 ROS 生成；另一方面 ROS 过度生成又促进了钙超载，二者互为因果，形成恶性循环，导致神经元发生严重损伤，甚至发生细胞凋亡。

5．炎症反应　近年来，关于炎症反应在高原低氧反应中的作用渐受重视。平原人进入高原，其血浆 IL-1、IL-6 和 TNFα 均显著升高。Zhou 等最近研究发现，低氧可显著增强 LPS 诱导的炎症反应，从而导致血脑屏障破坏和神经组织损害，促进高原脑水肿发生。同时，慢性低氧可以激活星形胶质细胞和小胶质细胞，促进脑组织中炎症因子表达，参与高原缺氧性神经退行性变的发生。

四、高原缺氧对自主神经的影响

自主神经系统（autonomic nervous system，ANS）为传出神经的重要组成部分，它与躯体运动神经一起共同调节机体多种功能。躯体运动神经由意识支配，调节机体的随意运动，即骨骼肌的功能活动；而自主神经系统不受意识支配，调节非自主活动，即调节内脏、血管和腺体的功能，因此又称自律神经系统、植物神经系统或内脏神经系统。根据解剖结构、功能和神经化学的差异，ANS 通常分为交感神经（sympathetic nerve）系统和副交感神经（parasympathetic nerve）系统。

（一）自主神经系统的正常结构及功能特征

1. 自主神经系统的结构特征　自主神经由两级神经元组成（图 2-32，彩图），第一级神经元，位于中枢神经系统（脑干及脊髓），第二级神经元位于外周神经节。第一级神经元的轴突与位于外周的第二级神经元形成突触联系，并将其神经冲动传给第二级神经元。第二级神经元的轴突支配各效应器官，调节各个效应器官的功能活动。这与只有一级神经元的躯体运动神经截然不同。躯体运动神经元的胞体也位于中枢神经，但其轴突直接到达靶器官（骨骼肌），引起肌肉收缩。由此可见，这两种类型的传出神经的解剖结构存在明显差别。自主神经的第一级神经元（又称节前神经元）发出的纤维称节前纤维，第二级神经元（又称节后神经元）发出的纤维称节后纤维。

交感神经的节前神经元位于脊髓胸段全长及腰髓 1～3 节段的灰质侧柱中间外侧核，是交感神经的中枢部。交感神经的节后神经元位于脊柱两侧、脊椎前及肾上腺髓质（特殊神经节），它们是交感神经的外周部。位于脊柱两侧、脊椎前的交感神经节分别称为椎旁神经节及椎前神经节。椎旁神经节由节间支连接，形成交感神经链（或称交感神经干）。交感神经链可分颈、胸、腰、骶和尾 5 部分。节前神经元发出节前纤维，经脊神经前支前往相应的交感神经节。根据交感神经节前纤维到达的交感神经节不同，可将节前纤维分成三部分。第一部分节前纤维（占节前纤维的大部分）进入交感神经链，与交感链中的神经元形成突触，并在此交换神经元，交感链节后神经元发出的节后纤维前往效应器官（如心脏等），调节效应器官的功能；第二部分交感节前纤维进入椎前神经节，后者调节腹腔内脏功能；第三部分交感节前纤维进入肾上腺髓质，调节肾上腺髓质儿茶酚胺的分泌。

副交感神经的节前神经元位于中枢神经的两个部位，即脑干和第二到第四骶段脊髓（图 2-32）。脑干的副交感核发出纤维走行在第 3、7、9、10 对脑神经内，到达相应外周神经节。外周神经节位于器官旁（器官旁神经节）和器官内（器官内神经节）。脑干副交感神经节前纤维在此交换神经元后发出节后纤维到所支配的器官。骶部的中枢，位于骶髓 2～4 节段灰质内的骶中间外侧核，发出节前纤维至脏器附近的器官旁节和脏器壁内的器官内节，组成盆神经，支配降结肠以下的消化管、盆腔脏器及外生殖器。

交感神经节离效应器官较远，因此节前纤维短而节后纤维长；副交感神经节通常位于效应器官壁内，因此节前纤维长而节后纤维短。

2. 自主神经系统的神经递质（neurotransmitter）　自主神经通过神经冲动的传导、神经递质的合成及释放，从而调节效应器官的功能。交感神经及副交感神经的节前神经纤维以及副交感神经的节后纤维及少量的交感神经节后纤维释放乙酰胆碱（acetylcholine，Ach）神经递质。乙酰胆碱作用于效应细胞上的乙酰胆碱能受体，引起效应器官（细胞）功能改变。

绝大多数交感神经节后纤维释放去甲肾上腺素神经递质。特殊交感神经节——肾上腺髓

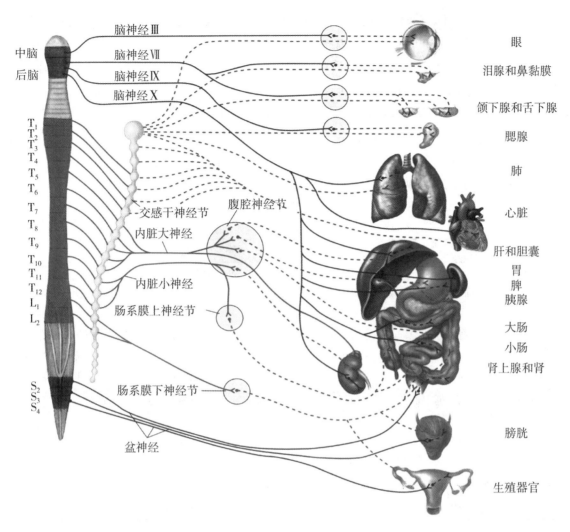

图 2-32 自主神经的分布及其支配的靶器官
红线为交感神经，蓝线为副交感神经。实线为节前纤维，虚线为节后纤维

质释放肾上腺素（epinephrine，E）和去甲肾上腺素（norepinephrine，NE）。肾上腺素和去甲肾上腺素作用于效应细胞上的肾上腺素能受体，调节效应器官的功能。肾上腺素能受体包括 α 受体和 β 受体，α 受体又可分为 α_1 和 α_2 受体。同样，β 受体也可分为 β_1 和 β_2 受体。

交感神经兴奋所产生的效应较广泛，而副交感神经兴奋所产生的效应相对比较局限。其原因是：①交感神经几乎支配全身所有内脏器官，而副交感神经则分布较局限，有些器官无副交感神经支配，如皮肤和肌肉的血管、一般的汗腺、竖毛肌、肾上腺髓质和肾都只有交感神经支配；②交感节前与节后神经元的突触联系辐散程度较高，而副交感神经则不然。例如，猫颈上神经节内的交感节前与节后纤维之比为 1：11 ~ 1：17，而睫状神经节内的副交感节前与节后纤维之比为 1：2。

此外，哺乳类动物的交感节后纤维除直接支配效应器官细胞外，还有少量纤维支配器官（如心脏和膀胱）壁内的副交感神经节，可对副交感神经发挥调节作用。

3．自主神经系统对效应器官功能的调节作用

（1）交感神经对效应器官功能的调节作用（表 2-20）：交感神经的功能作用比较广泛。刺激交感神经能引起腹腔内脏及皮肤末梢血管收缩、心搏加强和加速、新陈代谢亢进、瞳孔散大、疲乏的肌肉工作能力增加等。交感神经主要保证人体紧张状态时的生理需要。

①对循环系统的调节作用：皮肤、横纹肌以及腹腔脏器的血管只受交感神经支配，冠状循环以及脑循环的血管同时受交感和副交感两种神经纤维支配。因此，刺激交感神经一般可使周围动脉收缩，而在去除交感神经后可使周围动脉扩张，外周阻力降低，血压下降；②对消化系统的调节作用：交感神经对胃肠道的作用主要是抑制其功能，使其蠕动减慢。交感神经对消化腺分泌功能的调节作用各异。交感神经促进胰和唾液腺分泌（但因其收缩血管而导致分泌并不明显），阻止胃液分泌；③对呼吸系统的调节作用：交感神经兴奋抑制小支气管平滑肌活动，使小支气管扩大，肺通气功能增强；④对泌尿系统的调节作用：交感神经兴奋使膀胱壁松弛、内括约肌收缩，阻止小便排出。

表2-20　自主神经的主要功能

器官	交感神经	副交感神经
循环器官	心跳加快加强，腹腔内脏、皮肤、唾液腺、外生殖器官血管均收缩，脾包囊收缩，肌肉血管可收缩（肾上腺素能）或舒张（胆碱能）	心跳减慢，心房收缩减弱，部分血管（如软脑膜动脉与分布于外生殖器的血管等）舒张
呼吸器官	支气管平滑肌舒张	支气管平滑肌收缩，促进黏膜腺分泌
消化器官	分泌黏稠唾液，抑制胃肠运动，促进括约肌收缩，抑制胆囊活动	分泌稀薄唾液，促进胃液、胰液分泌，促进胃肠运动和使括约肌舒张，促进胆囊收缩
泌尿生殖器官	促进肾小管的重吸收，使逼尿肌舒张和括约肌收缩，使有孕子宫收缩，无孕子宫舒张	使逼尿肌收缩和括约肌舒张
眼	使虹膜辐射肌收缩，瞳孔扩大，使睫状体辐射状肌收缩，睫状体增大，使上眼睑平滑肌收缩	虹膜环形肌收缩，瞳孔缩小，眼睫状体环形肌收缩，睫状体环缩小，促进泪腺分泌
皮肤	竖毛肌收缩，汗腺分泌	
代谢	促进糖原分解，促进肾上腺髓质分泌	促进胰岛素分泌

此外，交感神经对女性子宫平滑肌、男性射精管和精囊的平滑肌等都有调节作用。

（2）副交感神经对效应器官功能的调节作用：副交感神经系统的作用与交感神经作用相反（表2-20）。副交感神经系统可保持身体在安静状态下的生理平衡，其作用包括如下几个方面：①增强胃肠活动和消化腺分泌，促进大小便排出；②缩小瞳孔，以减少光线刺激；③减慢心率，降低血压，缩小支气管，以节省不必要的能量消耗；④促进肝糖原生成，以储蓄能源，保持身体能量储备；⑤协助生殖活动，如使生殖器官血管扩张，性器官分泌液增加。

（3）交感神经与副交感神经的相互关系

①拮抗作用（antagonist effect）：对于接受交感和副交感双重神经支配的器官，其作用一般是相互拮抗的。例如交感神经使心搏加速，胃肠运动变慢；副交感神经使心搏变慢，胃肠运动加强。交感神经兴奋时常伴有肾上腺髓质的分泌，因此称交感－肾上腺髓质系统（sympathetic-adrenal medulla system）。迷走神经兴奋时常伴有胰岛的分泌，所以又称迷走－胰岛系统（vagus-pancreas islet system）。从能量代谢的角度看，交感神经的功能可促进能量消耗，而副交感神经的功能则加强能量储存，这两者也是相辅相成的。因为消耗后更便于储存，而储存正是为了以后的消耗；②紧张性效应（intense effect）：在安静状态下，自主神经纤维经常有低频的传出冲动传到效应器，起着轻微的经常刺激作用，称为紧张性效应。例如切断支配心脏的迷走或交感神经，可分别使心搏加快或减慢，说明交感神经和副交感神经均有一定的紧张性。但二者相比，则因动物种属不同而异，如家兔交感效应较强，而

马迷走效应则较强。

交感系统与副交感系统共同控制与调节内脏器官（如心脏、血管、胃、肠等）、外分泌腺（如唾液、泪液、汗腺等）以及内分泌腺（如肾上腺、甲状腺等）的活动。

4. 高级神经对自主神经系统的调节作用 从脊髓直到大脑皮层的各个水平都有调节与控制自主神经功能的中枢，它们均能影响交感与副交感神经活动。

（1）脊髓的调节作用：脊髓对内脏活动的调节是初级的，基本的血管张力反射、发汗反射、排尿反射、排便反射、阴茎勃起反射等活动可在脊髓完成，但平时这些反射活动受高位中枢的控制。

（2）脑干的调节作用：脑干网状结构中存在许多与内脏活动调节有关的神经元，其下行纤维支配脊髓，调节脊髓的自主神经功能。许多基本生命现象（如循环、呼吸等）的反射调节在延髓水平已能初步完成，因此延髓有"生命中枢"之称。此外，中脑是瞳孔对光反射的中枢部位。

（3）下丘脑的调节作用：下丘脑与边缘前脑及脑干网状结构有紧密的形态和功能联系，传入下丘脑的冲动可来自边缘前脑、丘脑、脑干网状结构，下丘脑的传出冲动也可抵达这些部位。下丘脑被认为是较高级的内脏活动调节中枢，刺激下丘脑能产生自主神经反应，但多半为更复杂的生理活动（如体温调节、摄食行为、水平衡、情绪活动、生物节律等）的一些组成部分。

（4）大脑皮质的调节作用：刺激扣带回前部可引起呼吸抑制或加速、血压下降或上升、心率减慢、胃运动抑制、瞳孔扩大或缩小；刺激杏仁核可引起咀嚼、唾液和胃液分泌增加、胃蠕动增强、排便、心率减慢、瞳孔扩大；刺激隔区可引起阴茎勃起、血压下降或上升、呼吸暂停或加强。电刺激动物的新皮质，除能引起躯体运动外，也能引致内脏活动的改变。

（二）高原对自主神经的影响

1. 自主神经活动的检测方法 自主神经的活动过程由如下几个部分组成：上级神经中枢（如边缘系统、下丘脑、脑干等）对自主神经的调节；自主神经冲动的产生及传导；神经末梢神经递质的释放；效应器官功能的改变。针对上述环节进行检测，可用来判断高原缺氧对自主神经的影响。目前常用的方法有：

（1）直接测定法：通过对交感神经或副交感神经的电生理活动进行记录，可直接反映自主神经的活动情况。这种方法虽然可以直接反映自主神经的活动情况，但对受试者有创伤，一般不易接受。

（2）自主神经递质（激素）测定法：通过测定血浆或尿液中去甲肾上腺素、肾上腺素或其代谢产物的量，间接反映自主神经的活动情况。这种方法方便、易被受试者接受，是常用的测定自主神经功能状态的方法之一。由于自主神经递质的水平除了受递质合成及释放影响外，还受到递质被摄取、分解、排出等诸多因素的影响，因此不能准确地反映自主神活动水平，从而限制了这一方法对自主神经活动情况的判断价值。

（3）靶器官功能状况测定法：这种方法通过测定自主神经靶器官的功能状况，间接反映自主神经的活动情况。心脏是自主神经的重要靶器官，它同时接受交感及副交感神经的控制。通过应用心电图实时监测心脏节律变化（心律变异性），间接评判自主神经的功能，近年来此方法已成为判断自主神经功能状况的重要方法。但心脏节律的变化除受自主神经的影响外，还受到呼吸等因素的影响，因此，应用此方法判断自主神经功能状况也存在一定的局限性，在解释心律变异性结果时应予注意。

2. 高原缺氧对自主神经功能的影响

（1）高原缺氧对移居者自主神经功能的影响：高原缺氧对机体的影响是广泛的，对自主神经的影响也是复杂多样的。根据高原缺氧的程度（海拔高度）、速度（进入高原的速度）、持续时间、气候条件、性别、年龄、人群（种族）、遗传、心理素质以及机体所处的功能状态（如运动状态）等因素的不同，高原缺氧对自主神经的影响存在较大的差异。

对于急性暴露于高原的人群，多数实验发现，交感神经兴奋性增强，副交感神经兴奋性受到抑制。Mazzeo 等对从平原进入海拔 4300 m 高原人群血液、尿液及腿部儿茶酚胺水平进行了检测，发现高原缺氧使肾上腺素及去甲肾上腺素水平随时间呈现动态变化。进入高原初期，肾上腺素释放逐渐增加，4～5 天达到高峰，以后逐渐下降，14 天后降至正常，甚至低于正常水平（图 2-33A）。不过高原缺氧引起去甲肾上腺素释放不断增加，14 天后仍然处于较高水平（图 2-33B）。

与肾上腺素相比，去甲肾上腺素增高的速度较缓慢，但持续时间较长。有报道去甲肾上腺素在高原可持续增高达 3 周，然后缓慢下降，一年后才逐渐回到平原水平。目前认为，急性高原缺氧早期引起的交感神经活性增加，与化学感受器引起的交感神经反射有关。

高原运动和高原缺氧联合作用，可进一步提高交感神经兴奋性。

高原缺氧对副交感神经活性的影响与交感神经相反，初进高原，副交感神经受到显著抑制，随着时间的延长，抑制作用逐渐减弱。至于要多长时间才能恢复到平原水平，目前尚未

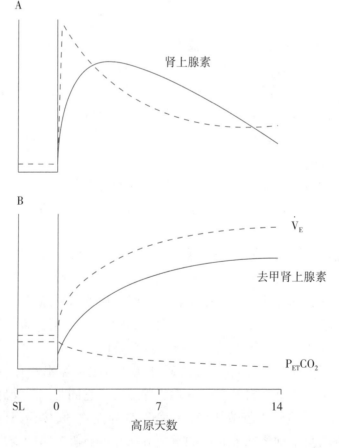

图 2-33　暴露海拔 4300 m 对肾上腺素及去甲肾上腺素的影响

A. 肾上腺素的影响；B. 去甲肾上腺素的影响；SL. 海平面；V_E. 每分肺通气量；$P_{ET}CO_2$. 呼出气二氧化碳分压。

（引自：Mazzeo RS，Reeves JT：Exerc Sport Sci Rev. 2003；31：13-18.）

见报道。有报道，慢性高原缺氧可增强副交感神经活性。居住在海拔 5260 m 高原 9 周的平原移居人群，副交感神经活性增强，这是导致移居人群心率降低的原因。

有研究发现，进入高原的初期，交感神经经历了一个短暂的抑制过程，交感神经的活性降低，但由于副交感活性抑制更为显著，因此交感神经的相对活性仍然较高。

（2）高原缺氧对世居者自主神经功能的影响：有关高原缺氧对世居者自主神经功能的影响方面的研究较少。研究发现，高原世居者的副交感神经活性较高。在较低海拔地区长时间居住的高原世居者重新回到高原后，其副交感神经活性仍然较高。高原世居者的自主神经特征是否有利于适应高原环境，值得进一步研究。

3．高原缺氧影响自主神经功能的机制　高原缺氧对机体的影响十分广泛，涉及分子、细胞、器官、系统及整体各个水平。在细胞水平上，高原缺氧既有对自主神经细胞本身结构、功能和代谢的影响（直接影响），也有通过对其他组织或细胞代谢和功能的影响进而再影响自主神经系统（间接影响）。因此，高原缺氧对自主神经影响的机制十分复杂（图 2-34）。

（1）直接作用机制：高原缺氧可直接影响自主神经细胞本身的功能和代谢。

①通过对能量生成的影响：氧是线粒体氧化磷酸化生成能量物质 ATP 的必要条件，高原缺氧可直接影响到自主神经细胞本身能量物质 ATP 的生成。模拟海拔 4000 m 高原连续缺氧暴露 3 天和 40 天的大鼠，其脑线粒体不仅氧化磷酸化功能显著降低，而且 ATP 含量、ATP 合成酶活性、ATP 的生成率均显著低于对照组，表明缺氧暴露显著影响到神经组织的能量生成。能量物质 ATP 是自主神经各种功能活动的能量基础，能量物质的减少或缺乏将影响自主神经冲动的产生和传导、神经递质的合成和释放、基因表达等功能，严重时还会导致自主神经细胞损伤甚至凋亡或坏死。

②通过对神经递质合成的影响：高原缺氧还可直接影响自主神经神经递质的生成。多巴胺、去甲肾上腺素等是重要的交感神经肾上腺素能神经递质，酪氨酸羟化反应是该神经递质生成过程中的关键环节，氧是酪氨酸羟化反应过程中的关键底物，高原缺氧可影响自主神经中酪氨酸羟化酶催化的反应，导致交感神经肾上腺素能神经递质生成减少。高原缺氧引起的

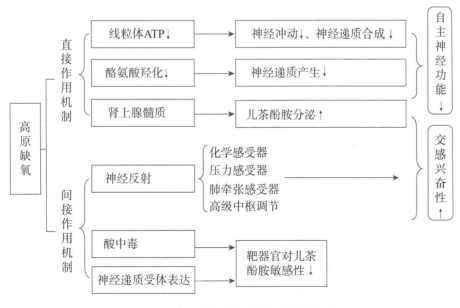

图 2-34　高原缺氧对自主神经影响的机制

交感神经初期抑制以及副交感神经的长期抑制，即与高原缺氧引起的 ATP 生成不足和神经递质合成减少有关。

③通过对神经递质分泌的影响：肾上腺髓质为交感神经的特殊神经节，受节前纤维的直接支配。肾上腺髓质细胞对缺氧敏感，高原缺氧可直接引起肾上腺髓质细胞儿茶酚胺的分泌增多，这可能与高原缺氧时，血中肾上腺素浓度早期增加有关，进而影响心血管系统及物质的代谢。

（2）间接作用机制：高原缺氧也可通过对其他组织或细胞功能和代谢的影响进而影响自主神经系统。

①通过神经反射调节机制：如前所述，自主神经受到大脑皮质、边缘系统、下丘脑及脑干等高级中枢的调节，这些高级中枢功能活动的改变，必然影响自主神经的功能，而高级中枢的功能活动又受机体传入神经及心理反应等因素的影响，从而导致交感神经兴奋性增强。

高原缺氧引起交感神经兴奋性增高的可能机制有：

A．化学感受器：高原缺氧刺激颈动脉体和主动脉体化学感受器，其感受信号分别通过舌咽神经（第Ⅸ对脑神经）和迷走神经（第Ⅹ对脑神经）的内脏感觉神经纤维传入延髓的内脏感觉核——孤束核。孤束核引起下丘脑及脑干的自主神经调节中枢兴奋性改变，使交感神经兴奋，同时抑制副交感神经，从而通过间接途径影响自主神经的功能。

B．压力感受器：细胞缺氧产生的酸性代谢产物、腺苷等使体循环血管平滑肌舒张，导致多数血管扩张，体循环血压降低，颈动脉窦和主动脉弓压力感受器通过舌咽神经和迷走神经的内脏感觉神经纤维传入延髓，使脑干交感神经调节中枢兴奋性增加，反射性引起交感神经兴奋性增强，副交感神经兴奋性降低。

C．肺牵张感受器：缺氧使呼吸加深加快，通过肺牵张感受器，可反射性地引起交感神经兴奋性增强。

D．高级神经中枢的控制：到达高原环境产生的心理紧张、恐惧等，通过大脑边缘系统等心理活动中枢，调节脑干交感中枢，使交感神经兴奋性进一步增强。

②通过机体内环境机制：高原缺氧导致无氧酵解增强，非挥发酸（如乳酸等）产生增多，从而出现代谢性酸中毒等内环境紊乱。严重酸中毒可降低交感神经对靶器官的敏感性，因此机体内环境变化也是导致自主神经功能改变的重要机制之一。

③通过神经递质受体机制：自主神经对靶器官的影响是通过其分泌的神经递质而发挥作用的。神经递质需要与其受体正常结合，才能引起靶器官的功能变化。研究发现，慢性高原缺氧可引起心脏 β 肾上腺素能受体表达减少，心肌对肾上腺素的反应性降低。心脏对儿茶酚胺敏感性降低可减少心脏对氧的需要，从而具有心脏保护、抗心律失常作用，但可导致心肌收缩力降低，心输出量减少，也是导致心功能降低和高原性心脏病的机制之一。

总之，高原缺氧影响自主神经的机制可分为直接机制及间接机制。间接机制包括神经反射机制、内环境改变机制以及自主神经递质受体改变机制三个方面。神经反射机制具有促进交感受神经兴奋的作用，其他机制（包括直接作用机制）主要起着抑制自主神经功能的作用。自主神经的最终功能状态，由正负效应的综合作用决定，结果可表现为增强、变化不显著，或者抑制。

（三）高原自主神经功能改变对机体的影响和意义

1．自主神经功能改变对靶器官功能的影响及意义　自主神经为传出神经的重要组成部分，它通过对靶器官功能的调节发挥其功能作用。因此，高原缺氧对自主神经功能的影响，最终影响其靶器官的功能。

（1）肺：自主神经系统通过改变气管、支气管平滑肌及其上皮腺体的功能影响氧的摄取。高原缺氧引起交感神经兴奋，其分泌的神经递质去甲肾上腺素作用于气管、支气管平滑肌上的 β_2 受体，引起气管、支气管扩张，抑制气管、支气管上皮腺体的分泌，有利于肺通气，增加肺对氧的摄取能力，从而减轻缺氧程度。

（2）心血管系统：急性高原缺氧暴露可引起交感神经兴奋，其释放的去甲肾上腺素作用于心脏窦房结、心房肌、房室结、浦肯野纤维及心室肌上的 β_1 受体，引起心率增快、心电传导速度加速、自律性和心肌收缩力增强，心输出量增加，增强氧的供应能力，在一定程度上可以对抗高原缺氧，减轻缺氧对机体的影响。在血管方面，由于自主神经支配纤维和血管平滑肌受体的差异，各个器官血管收缩程度差别较大。皮肤黏膜、腹腔内脏、肾、腺体和肺的血管收缩明显，而心、脑和骨骼肌血管收缩不明显（在代谢产物的作用下，甚至扩张），从而导致血流量重新分配，心血管系统将运输较多的氧到生命重要器官（心和脑），以习服（适应）高原低氧环境。

（3）消化系统：消化系统中的腺体及消化道平滑肌是自主神经的重要靶器官。高原急性缺氧引起的交感神经兴奋，抑制腺体的分泌及胃肠道蠕动，降低食欲。氧和营养物质是机体代谢的两个必要物质，而且具有一定的匹配比例，机体代谢才能顺利进行。高原缺氧导致机体对氧的摄入量减少，通过自主神经抑制消化系统的功能，减少食物的消化吸收，使氧和营养物质的摄入水平相匹配，以建立新的物质摄入平衡，从这个意义上讲具有一定的代偿意义。

（4）其他：高原缺氧时自主神经活性变化除显著影响上述效应器官外，还可对物质代谢（如肝糖原分解加速）、内分泌、免疫等产生重要影响。

2．自主神经功能变化在高原病发生中的作用及防治意义　自主神经功能的变化是高原缺氧引起机体整体功能变化的重要组成部分。一方面缺氧可激活交感神经，通过影响靶器官的功能，增强肺、心血管及血液的氧摄取及运输能力，调动机体内在潜能，有利于机体对高原低氧环境的习服和适应。但另一方面，由于交感神经兴奋，呼吸、循环系统功能加强则增加氧耗量，加重机体缺氧，从而促进高原病的发生。研究证实，交感神经过度兴奋，副交感神经显著抑制的高原移居者，更趋向发生高原病；高原习服人群的交感神经兴奋性降低、副交感神经兴奋性增加；高原世居者的副交感神经活性较高，高原病的发生率较低。这些现象显示自主神经在高原病发生中具有重要作用。因此，调整自主神经的兴奋状态，对高原病的防治具有重要意义。

（高文祥　范有明　柳君泽）

第五节　消化系统

消化系统的基本功能是消化和吸收食物中的营养物质，同时排泄某些代谢产物。人体从外界摄入的维生素、无机盐和水等小分子物质可以直接被吸收利用，而蛋白质、脂肪、糖类属于天然的大分子物质，不能被机体直接利用，需要在消化道内分解为结构简单的小分子物质才可以被机体吸收利用。食物在消化道内被分解为可吸收的小分子物质的过程，称为消化（digestion）。消化有两种方式，一种是机械性消化（mechanical digestion），是指通过消化道肌肉的运动将食物磨碎，并使之与消化液充分混合，同时把食物不断向消化道远端推送的过程；另一种是化学性消化（chemical digestion），是通过消化腺分泌消化液，由消化液中的酶将食物中的蛋白质、脂肪和糖类等大分子物质分解成可被吸收的小分子物质的过程。上述两种消化方式共同作用，相互配合，为机体的新陈代谢不断地提供能量和养料。经消化后的小分子物质透过消化道黏膜进入血液或淋巴液的过程，称为吸收（absorption）。食物中未被吸收的残渣则以粪便的形式被排出体外。消化和吸收是两个相辅相成、共同作用、紧密联系的过程。

一、消化道的神经支配

消化道活动受外来自主神经和内在神经丛的支配，两者协调统一，共同调节消化道运动和分泌功能。

（一）外来神经

1．副交感神经　支配消化道的副交感神经主要行走于迷走神经和盆神经，其节前纤维终止于胃肠道壁内神经元，与壁内神经元形成突触，然后发出节后纤维，主要支配消化道的平滑肌细胞、腺细胞和上皮细胞。大部分副交感神经节后纤维释放的递质是乙酰胆碱，通过激活 M 受体，促进消化道运动、消化腺分泌和内在神经元的活动，但对消化道的括约肌则起抑制作用。少数副交感神经节后纤维释放的神经递质是肽类物质，如脑啡肽、血管活性肠肽、生长抑素和 P 物质等，在胃的容受性舒张、机械刺激引起的小肠充血等过程中起调控作用。

2．交感神经　支配消化道的交感神经节前纤维自第 5 胸段至第 2 腰段脊髓侧角发出，在腹腔神经节和肠系膜神经节换元。节后纤维主要终止于内在神经丛的胆碱能神经元，少数节后纤维也可直接支配消化道平滑肌和腺体细胞。节后纤维末梢释放的递质为去甲肾上腺素。交感神经兴奋对消化道运动和分泌常起抑制作用，但对消化道括约肌起兴奋作用。

（二）内在神经丛

消化道除了受外来自主神经支配外，还受消化道内在神经的调控。内在神经系统是指分布于消化道管壁内大量神经元和神经纤维组成的复杂神经网络，称为壁内神经丛或肠神经系统（enteric nervous system，ENS）。根据其所在位置可分为黏膜下神经丛（submucosal plexus）和肌间神经丛（myenteric plexus）。前者位于黏膜下层，主要调节上皮细胞和腺细胞的功能；后者则分布于纵行肌与环行肌之间，主要支配平滑肌的活动。两种神经丛之间有神经纤维相互联系，形成一个局部的神经网络。肠神经系统中有运动神经元、感觉神经元和大量中间神经元，构成一个完整的、相对独立的系统，可完成局部反射。在整体情况下，外来神经对内在神经丛具有调节作用，但去除外来神经后，内在神经丛仍可独立调节消化道运动、分泌、血流量以及水、电解质的转运。

二、消化道平滑肌的特性

在整个消化道中除口、咽、食管上端和肛门外括约肌为横纹肌外，其余部分均属于平滑肌。消化道平滑肌通过舒缩活动对食物进行研磨、混合和推进，完成食物的消化和吸收。

（一）消化道平滑肌的一般生理特性

1．兴奋性　消化道平滑肌的兴奋性较低，其潜伏期、收缩期和舒张期较长，而且变异较大。

2．自律性　消化道平滑肌能自动进行节律性收缩和舒张，但其节律不规则，频率较低。

3．紧张性　消化道平滑肌常保持微弱的持续收缩状态，即具有一定的紧张性。对维持消化器官的形状和位置有一定的作用。

4．伸展性　消化道平滑肌能进行很大程度的伸展以增加其容积，能容纳几倍于原初容积的食物，而消化道内压力却不明显升高。

5．对不同刺激的敏感性不同　消化道平滑肌对电刺激、针刺和刀割等刺激不敏感，而对缺血、温度、机械牵拉和化学刺激等敏感。

（二）消化道平滑肌的电生理特性

消化道平滑肌细胞的生物电活动主要有三种类型，即静息电位、慢波电位和动作电位。

1．静息电位　消化道平滑肌的静息电位不稳定，存在较大波动，实测值为 −50 ～ −60 mV，主要由 K^+ 外流和生电性钠泵活动形成，此外，Na^+、Cl^- 和 Ca^{2+} 等也参与静息电位的形成。

2．慢波电位　消化道平滑肌细胞在静息电位的基础上，自发产生的节律性轻度去极化和复极化，由于其频率较慢而称为慢波（slow wave）。由于慢波频率决定平滑肌的收缩节律，故又称基本电节律（basal electric rhythm，BER）。消化道慢波频率随不同部位而不同，如胃约 3 次 / 分，十二指肠约 12 次 / 分，回肠末端 8 ～ 9 次 / 分。慢波的波幅为 10 ～ 15 mV，持续时间由数秒至十几秒不等。

慢波起源于消化道环行肌和纵行肌之间的 Cajal 间质细胞（interstitial cajal cell，ICC）。ICC 产生的电活动可以电紧张的形式扩布到环行肌和纵行肌细胞，从而引发平滑肌的节律性电活动。目前认为，平滑肌细胞存在机械阈（mechanical threshold）和电阈（electrical threshold）两个临界膜电位值。当慢波去极化达到或超过机械阈时，细胞内 Ca^{2+} 浓度增加，激活肌细胞收缩，而不一定通过动作电位来引发；当慢波去极化达到或超过电阈时，则可引发动作电位，此时进入细胞内的 Ca^{2+} 浓度进一步增加，收缩进一步增强，慢波上产生的动作电位数目越多，肌肉的收缩就越强。

3.动作电位　消化道平滑肌细胞接受刺激后，可以在慢波电位的基础上进一步去极化，当达到阈电位后，主要由 Ca^{2+} 大量内流产生动作电位，动作电位的复极过程主要是由 K^+ 外流引起。由于产生动作电位时 Ca^{2+} 内流量远大于慢波去极化达机械阈时的 Ca^{2+} 内流量，所以在只有慢波而无动作电位时，平滑肌仅发生轻度收缩，而当发生动作电位时，收缩幅度明显增大。

三、消化系统的分泌功能

消化道内有许多可分泌消化液的消化腺和细胞，参与食物的化学性消化；同时消化道内还有许多内分泌细胞分泌胃肠激素，控制和调节消化系统的功能活动。

（一）消化腺的分泌功能

人每天分泌的消化液总量可达 6 ～ 8 L，其成分主要包括水、有机物（主要含黏液、消化酶、抗体等）和离子。消化液的主要功能是：①稀释食物，以利于各种物质的吸收；②提供适宜的 pH 环境，以适应消化酶活性的需要；③水解食物中的大分子物质，以便使之被吸收；④保护消化道黏膜，以防化学性和物理性损伤。

消化腺分泌消化液是腺细胞的主动活动过程，主要包括从血液里摄取原料、在细胞内合成分泌物，以囊泡和酶原颗粒等形式储存以及将分泌物从细胞内排出等一系列复杂过程。对消化腺分泌细胞的研究表明，腺细胞膜中存在着各种受体，不同的刺激物与腺细胞结合后引起一系列生化反应，最终导致分泌物的释放。

（二）消化系统的内分泌功能

消化道内存在 40 多种内分泌细胞，这些细胞都具有摄取胺的前体、进行脱羧而产生肽类或活性胺的能力。通常将这类细胞统称为 APUD 细胞（amine precursor uptake decarboxylation cell，APUD）。由于这类细胞合成和分泌的多种激素主要在胃肠道内发挥作用，因此把这些激素合称为胃肠激素（gastrointestinal hormone）。胃肠激素的作用广泛，但主要在于控制和调节消化器官的功能，总体上讲有以下三个方面。

1. 调节消化腺分泌和消化道运动　这是胃肠激素的主要作用。例如，促胃液素能促进胃液的分泌和运动，而抑胃肽和促胰液素可抑制胃液的分泌和运动。

2. 调节其他激素的释放　有些胃肠激素可调节其他激素的释放，例如，当体内血糖浓度升高时，抑胃肽可刺激胰岛素的释放，帮助降低血糖浓度。

3. 营养作用　有些胃肠激素可以促进消化系统组织的生长，例如，缩胆囊素和促胃液素分别能促进胰腺外分泌部组织和胃黏膜上皮的生长。

近年来发现，一些胃肠激素同样也存在于中枢神经系统，而原来被认为只存在于中枢神经系统的神经肽也在消化系统中被发现。这些在消化系统和中枢神经系统中双重分布的肽类物质统称为脑肠肽（brain-gut peptide）。目前已知的这些肽类物质有 20 多种，如胃动素、缩胆囊素、促胃液素、神经降压素、生长抑素等。脑肠肽的概念提出了消化系统与神经系统之间存在密切的联系。

高原低氧对消化系统的影响，源于人们对高原反应的体会，主要表现为腹胀、腹泻、食欲减退，恶心、呕吐等。随着海拔高度的增加，消化系统症状发生率有不同程度的增加。人体进入高原后不仅消化道运动功能发生紊乱、消化液分泌减少，严重者还可引起消化道黏膜发生病理性损害。

四、高原环境对消化道神经支配的影响

研究发现当人体较长时间暴露于低压低氧环境时，会出现体重减轻、食欲下降等症状。这可能与胃肠收缩减弱，反馈至中枢冲动减弱，抑制摄食中枢的活动；以及由于中枢对缺氧敏感，当氧分压较低时，导致抑制摄食中枢的活动有关。另外，高原缺氧可引起交感神经兴奋，抑制消化道运动和腺体分泌功能，导致食欲降低，体重减轻。

五、高原环境对消化道平滑肌的影响

高原低氧环境下，食物从胃排空的速度减少 1/2 ~ 3/5，临床研究发现在海拔 4800 ~ 5000 m 地区，人体钡餐试验显示胃蠕动明显减少，钡剂到达回盲部的时间为 6 ~ 8 h，结肠排空时间为 40 ~ 50 h。观察急性低压缺氧对狗胃肠移行性运动综合波（migrating motility complex，MMC）的影响，发现在海拔 5000 m 高度时 MMC 收缩振幅、收缩频率和动力指数明显低于海平面对照组，说明缺氧可抑制胃肠运动。

（一）高原环境对消化道平滑肌的一般生理特性的影响

1. 兴奋性　缺氧使消化道平滑肌的兴奋性变低，其潜伏期、收缩期和舒张期均延长，而且变异性增大。

2. 自律性　消化道平滑肌节律性的收缩和舒张频率在缺氧情况下降低。

3. 紧张性　缺氧时消化道平滑肌的紧张性会改变，对维持消化器官的形状和位置有一定的影响。

4. 伸展性　缺氧情况下消化道平滑肌的伸展性会受到一定的限制，表现为在高原易饱、食欲减退等。

5．对缺氧的反应 消化道平滑肌对缺氧缺血敏感，严重缺氧可直接引起消化道上皮细胞肿胀、萎缩、坏死。

（二）高原环境对消化道平滑肌电生理特性的影响

缺氧影响膜对 K^+ 和 Na^+ 的跨膜转运，使胞内 K^+ 浓度和胞外 Na^+ 浓度相应下降，因此在低氧环境下消化道平滑肌静息电位减小。在缺氧环境下，Ca^{2+} 进入细胞内受影响，慢波的频率和波幅都会降低，由于慢波的产生可能与细胞膜上生电性钠泵的周期性活动有关，当严重缺氧时，钠泵活动受抑，平滑肌的慢波电位消失。另外，缺氧或代谢障碍时，造成 ATP 不足，钠泵主动转运受阻，细胞外 Na^+ 浓度相应下降，导致动作电位的幅值减小。因此表现为缺氧环境下，平滑肌机械收缩减少，减弱，引起食欲减退。

六、高原环境对消化系统分泌功能的影响

（一）缺氧对消化道外分泌功能的影响

高原缺氧时，由于脑水肿而致大脑皮质高级中枢功能紊乱，自主神经系统调节障碍，副交感神经兴奋降低，故出现消化道腺体分泌受抑制现象。

1．唾液 实验表明在高原缺氧情况下，无论是唾液分泌的量或质均有明显变化。在海拔 3000 ~ 4000 m 高原，唾液分泌量开始减少，其中尿素和乳酸含量增加。当上升到海拔 5000 ~ 6000 m 高原，唾液分泌受抑制程度更加明显，甚至无分泌。

2．胃液 高原低氧导致胃液分泌减少，其中胃酸分泌下降，总酸度下降，胃液 pH 值增加，胃蛋白酶活性下降。研究发现当人体从海拔 980 m 登上 4200 m 高原后第 2 天，胃液分泌和蠕动都显著下降，到第 12 天时胃液的分泌和 pH 值仍未能恢复到上山前的水平。

3．胰液 胰液中含有水、各种无机离子和消化酶，可以消化糖、脂肪、氨基酸，是一种多功能的消化液。急性缺氧时，胰液分泌减少，会明显影响蛋白质和脂肪的消化和吸收，但对糖的消化和吸收影响不大。

4．胆汁 高原低氧环境下，胆汁分泌减少，胆汁黏度、胆酸及胆红素含量均增加。研究报道喜马拉雅山科考队队员每当脂肪摄入量增多，就有排出脂肪便的倾向。

5．肠液 肠腺对高原低氧刺激有较高的稳定性。在海拔 2000 m 以下地区，肠腺分泌功能改变不明显，到达海拔 4000 m 以上，肠腺分泌功能受到抑制，消化和吸收功能均降低。

（二）缺氧对消化道内分泌功能的影响

1．促胃液素 研究发现短期或长期居住高原的健康人群，血清促胃液素浓度比平原对照组显著增高，尤其在高原红细胞增多症患者血清中促胃液素浓度更高。可能是由于低氧引起胃内 pH 值升高，进而通过正反馈调节刺激促胃液素释放。

2．生长抑素 生长抑素（somatostatin，SS）对胃肠运动与消化道激素的分泌均有一定的抑制作用。研究发现模拟 5000 m 低压低氧时，小肠、盲肠黏膜 SS 含量均明显升高，有利于刺激小肠消化间期 MMC，调节胃肠运动，防止低压低氧等各种有害因素对消化道上皮的损伤作用，发挥细胞保护作用。

3．胃动素 高原缺氧还引起胃动素分泌减少，从而影响胃肠收缩。可能是由于高原低氧引起自主神经系统功能障碍，副交感神经兴奋性下降，导致胃动素分泌减少。

此外，一氧化氮（nitricoxide，NO）是肠神经系统中一种非胆碱能非肾上腺能神经递质，在调节胃肠运动方面具有重要作用。研究发现缺氧时血中 NO 浓度升高。NO 是一种胃肠平滑肌松弛的递质。因此可以推论，低氧引起的胃肠运动功能失调可能与 NO 释放增加引起的

胃肠平滑肌舒张有关。

三种主要的消化道胃肠激素的主要生理作用及其受高原环境影响的改变列于表2-21中。

表2-21　三种主要胃肠激素的主要生理作用及其受高原环境影响的改变

激素名称	主要生理作用	高原环境下的影响
促胃液素	促进胃蛋白酶和胃酸分泌，使胃窦和幽门括约肌收缩，延迟胃排空，促进胃肠运动和胃肠上皮生长	分泌增加
生长抑素	抑制胃酸、胃蛋白酶、胰液等消化液的分泌，抑制绝大多数胃肠激素的分泌，如促胃液素、缩胆囊素、胃动素等	分泌增加
胃动素	在消化期间刺激胃和肠道的运动	分泌减少

七、高原低氧引起消化系统脏器的病理性损伤

在高原低氧环境下，消化系统功能长期紊乱得不到纠正、原有消化道疾病在低氧环境下复发、使用非甾体抗炎药治疗高原肺水肿或机体对高原环境严重不适，均可导致消化系统脏器发生病理性损伤。

（一）缺氧导致肝病理性改变

高原低氧可引起体内磷脂代谢发生异常，三羧酸循环受抑制，使肝细胞对磷酸、脂肪酸的降解能力降低，正常运转受阻，引起脂肪在肝内堆积，肝细胞功能减退。多种致病因素长期作用可导致肝纤维化，出现慢性反酸嗳气、消化不良、食欲减退等症状。长期缺氧还可使血清谷丙转氨酶增高，甚至出现肝细胞变性坏死。

（二）缺氧导致胰腺病理性改变

胰腺是对缺氧敏感的器官之一。长期或严重缺氧易导致胰腺腺泡细胞损伤和死亡，其机制可能与缺氧造成组织自由基大量产生，导致脂质过氧化反应加强有关。由于细胞内 Ca^{2+} 超载，Ca^{2+} 依赖性磷脂酶 A_2 和线粒体膜上的某些脂酶被激活，同时 Ca^{2+} 依赖性蛋白水解酶活性增高，导致细胞受损、大量自由基的生成、损伤腺泡细胞或加重膜结构的脂质过氧化反应。实验证明，维拉帕米可以减少细胞内 Ca^{2+} 超载从而减轻腺泡细胞的损伤和死亡。

（三）缺氧导致胃肠黏膜损伤

胃肠黏膜缺血、缺氧可引起肠上皮细胞肿胀、萎缩导致黏膜屏障功能受损。严重的缺血、缺氧不仅可引起肠黏膜屏障功能损伤，还可导致肠上皮细胞坏死。此外，高原低氧环境下，胃肠道黏膜缺血缺氧，使胃肠道对食物刺激不敏感，肠内容物压迫肠壁，影响血供，进一步加剧肠道上皮缺血缺氧，胃肠道处于高负荷状态，消化道功能下降。高原环境还可使幽门螺杆菌的繁殖能力和生物效应更强，幽门螺杆菌的存在与消化道溃疡的发生有密切的关系。另外，为了防治高原反应，临床上会用一些非甾体类抗炎药物，常用的如：对乙酰氨基酚、布洛芬、吲哚美辛、双氯芬酸、萘普生、尼美舒利、塞来昔布、艾瑞昔布、依托考昔等，而这类药物会间接抑制胃内前列腺素的合成，损伤胃黏膜。

（四）其他因素引起的消化系统异常

1. 心理因素　许多初进高原的人群对高原低温、缺氧环境会产生一定的心理压力，出现焦躁不安的情绪，影响消化道的运动和分泌功能，引起食欲下降、恶心、腹胀等症状。

2. 高原地区特有的消化系统疾病　我国高原地区结核、细菌性痢疾和伤寒较平原地区

患病率显著增高,进入高原后如预防措施不当,可能引起上述疾病的发病。当出现腹痛、腹泻、发热和消化道水肿、充血等症状时,应考虑高原流行病肠结核、痢疾、伤寒等的可能,及时诊治。若延误病情,可能导致呼吸、循环、泌尿等系统的衰竭,危及生命。

3.高原环境下肠道菌群的改变 人体肠道中生活着的肠道共生菌群与宿主共同组成一个超个体(super organism)。肠道共生菌群与宿主保持共生或拮抗关系,参与宿主的营养吸收,肠道黏膜屏障防御,与人体的健康有密切关系。在高原缺氧环境下肠道黏膜屏障(由机械屏障、化学屏障以及生物屏障和免疫屏障组成)极易出现损伤,这种损伤会使肠道菌种和数量发生改变,菌群活性异常或菌群移位,原先的平衡遭到破坏,从而导致身体的免疫系统被激活释放出炎症介质,造成肠道菌群的紊乱。

综上所述,低氧不但影响了消化系统正常的生理功能,严重时还造成了某些器官和组织的病理性损伤,影响高原地区人们的生活质量。高原地区特殊的环境导致消化道疾病发生多样化和严重化。目前,低氧与消化系统的研究越来越受到重视,已经从整体器官水平的研究发展为细胞分子水平的深入研究。

(龚嘎蓝孜 旦增顿珠)

第六节 营养与代谢

营养是指机体从外界摄取食物,经过体内的消化、吸收和(或)代谢后,或参与构建组织器官,或满足生理功能和体力活动需要的必要的生物学过程。完善而良好的营养可以保证机体的正常生理功能,促进健康和生长发育,提高机体的抵抗力和免疫力,有利于预防疾病、增强体质。

营养素为维持机体繁殖、生长发育和生存等一切生命活动和过程,需要从外界环境中摄取的物质。来自食物的营养素种类繁多,其中人类所需大约40多种,根据化学性质和生理作用可以分为五大类:蛋白质(protein)、脂类(lipids)、碳水化合物(carbohydrate)、矿物质(mineral)和维生素(vitamin)。其主要的功能是供给机体基础代谢、活动和劳动所需的热能,构成机体组织和调节生理功能。

根据人体需要量或体内含量多少,可以将五大类营养素分为:宏量营养素(macronutrients)和微量营养素(micronutrients)。宏量营养素包括碳水化合物、脂类和蛋白质,经体内氧化可以释放能量,又称为产能营养素(calorigenic nutrients),人体对其需要量大;微量营养素包括矿物质和维生素,人体对其需要量较少。

一、人体所需的营养素

1.产能营养素 成人的能量消耗由基础代谢、体力活动和食物特殊动力作用三方面组成(儿童还包括生长发育)。蛋白质、脂肪和碳水化合物的能量系数(energy coefficient,每克氧化所产生的能量)分别为16.74 kJ(4 kcal)、37.56 kJ(9 kcal)和16.84 kJ(4 kcal)。

蛋白质(protein)的主要生理功能为:是人体组织细胞的重要构成成分,是许多主要生理活性物质的构成成分,参与机体多种生理功能的调节;是合成含氮物质的原料;供给能量。蛋白质的消化从胃开始,在胃蛋白酶的作用下,被分解为多肽及少量氨基酸。蛋白质在胃中消化很不完全,需要在小肠被进一步分解,在胰蛋白酶、糜蛋白酶、弹性蛋白酶和羧肽酶等内肽酶和外肽酶的联合作用下，被分解成可以吸收的小分子肽和游离氨基酸。氨基酸和小分子肽在小肠被吸收，肠黏膜细胞具有转运氨基酸的载体蛋白，能与氨基酸及 Na^+ 形成三联体，将氨基酸和 Na^+ 转运入细胞，Na^+ 则借助钠泵排出细胞外，并消耗三磷腺苷（adenosine triphosphate，ATP）。

氨基酸通过小肠黏膜细胞是由三种主动运输系统来进行的。它们分别转运中性、酸性和碱性氨基酸。吸收的氨基酸先储存于人体各组织、器官和体液中，这些游离氨基酸统称为氨基酸池（amino acid pool）。氨基酸池中游离氨基酸除了来自食物外，大部分来自体内蛋白质水解（图 2-35）。

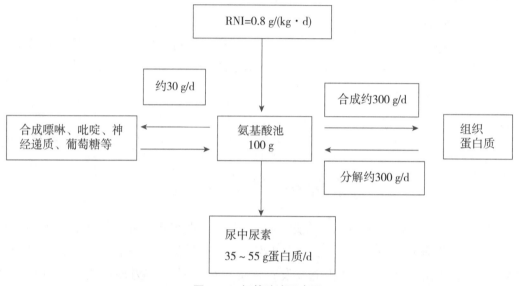

图 2-35　氨基酸池示意图

氨基酸出入细胞是靠氨基酸转运子即细胞膜蛋白质来实现的。进入细胞的氨基酸少数用于合成体内含氮化合物，主要被用来重新合成人体蛋白质，以达到机体蛋白质的不断更新和修复。其中大约 30% 用于合成肌肉蛋白，50% 用于体液、器官蛋白质合成，其余 20% 用于合成白蛋白、血红蛋白等其他机体蛋白质；未被利用的氨基酸则代谢转变成尿素、氨、尿酸和肌酐等，通过尿和其他途径排出体外或转化成糖原和脂肪。同样由尿排出的氮也包括来自食物单位氮和内源性氮两种，尿氮占总排出氮的 80% 以上（图 2-36）。

营养学上将摄入的蛋白质和排出的蛋白质的量之间的关系称为氮平衡（nitrogen balance）。氮平衡关系的公式如下：

$$B = I - (U+F+S)$$

B. 氮平衡；I. 摄入氮；U. 尿氮；F. 粪氮；S. 皮肤等氮损失

当摄入氮和排出氮相等时为零氮平衡（zero nitrogen balance），即 B=0，正常情况下，健康成年人摄入充足的蛋白质以满足生理需要，他们的氮摄入量与排出氮量相等，即处于零氮平衡；如摄入氮多于排出氮则为正氮平衡（positive nitrogen balance），即 B > 0，儿童生长发育阶段、妇女怀孕时、疾病恢复时以及运动和劳动需要增加肌肉时均应保证适当的正氮平衡；而摄入氮少于排出氮时为负氮平衡（negative nitrogen balance），即 B < 0，人在饥饿、疾病及老年时往往处于负氮平衡状态。

脂类（lipids）主要有甘油三酯（triglycerides）、磷脂（phospholipids）和固醇类（sterols）。

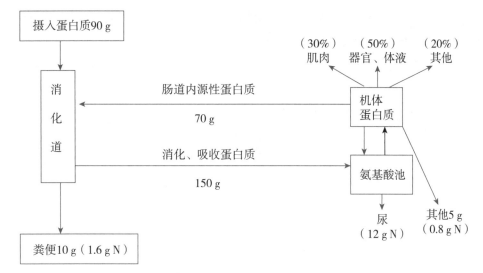

图 2-36 蛋白质代谢及氮平衡

机体每天从胃肠道大约吸收 50 ~ 100 g 的甘油三酯，4 ~ 6 g 的磷脂，300 ~ 450 mg 的胆固醇。食物进入口腔后，在唾液腺分泌的脂肪酶的作用下水解部分食物脂肪。脂肪消化场所主要是小肠。由于食糜本身对胃肠道的刺激而引起胆囊收缩素（cholecystokinin，CCK）等激素的释放，进而 CCK 刺激胰液和胆汁的合成和分泌。胆汁首先将脂肪乳化，这使甘油三酯的表面积比原先成万倍地增大，有利于胰脂肪酶和肠脂肪酶将甘油三酯水解。脂肪水解后的小分子，如甘油、短链和中链脂肪酸，很容易被小肠细胞吸收直接进入血液。肝将来自食物中的脂肪和内源性脂肪及蛋白质等合成极低密度脂蛋白（very low density lipoprotein，VLDL），并随血液供应机体对甘油三酯的需要，随着其中甘油三酯的减少，同时又不断地聚集血中的胆固醇，形成低密度脂蛋白（low density lipoprotein，LDL）。血液中的 LDL 一方面满足机体对各种脂类的需要，另一方面也可被细胞中的 LDL 受体结合进入细胞，借此可适当降低调节血中胆固醇的浓度。但 LDL 过多，就可引起动脉粥样硬化等疾病。体内还可合成高密度脂蛋白（High density lipoprotein，HDL），其重要的功能是将体内的胆固醇、磷脂运回肝进行代谢，起到有益的保护作用。

影响脂肪吸收的因素：①熔点：羊脂的熔点为 44 ~ 55℃，吸收率为 85%，椰子油的熔点为 28 ~ 33℃，吸收率为 98%。一般说来，植物油的熔点较低，所以较易吸收，这是因为进入十二指肠中的脂肪应该是液态，这样才能乳化。脂肪的熔点比体温越高，就越难于乳化，所以也就越不容易消化吸收；②摄取量：因脂肪吸收比较慢，小量食入时吸收率高，大量食入时有部分被排泄掉，吸收率低；③年龄：1 岁内的婴儿脂肪吸收率低，常易发生消化不良，老年人脂肪的吸收和代谢都比年轻人慢；④脂肪酸的组成：含短链脂肪酸较多的脂肪吸收比较快，含奇数碳链脂肪酸较多的脂肪则吸收比较慢。棕榈酸在甘油第 2 位的脂肪（如猪油、人乳），比在其他位置或甘油第 2 位的其他脂肪酸的脂肪（牛油、羊油、牛乳）吸收好；⑤钙含量：脂肪吸收时虽然需要一定量的钙，但如钙量过高则脂肪吸收反而下降，特别是含月桂酸、豆蔻酸、软脂酸和硬脂酸等熔点高的脂肪，而含油酸和亚麻酸这些不饱和脂肪酸浓度高的脂肪，钙不影响其吸收。钙干扰饱和脂肪吸收的机理是由于形成了难溶解的钙皂。

脂肪合成有两条途径：一是利用食物中的脂肪转化成人体脂肪，另一是将碳水化合物转变为脂肪，这是体内脂肪的主要来源。脂肪组织和肝是体内脂肪合成的主要场所。合成脂肪的原料是磷酸甘油和脂肪酸。磷酸甘油是由碳水化合物代谢的中间产物磷酸丙糖还原而成，或从食物中消化吸收的甘油在甘油激酶的催化下，与ATP作用而生成磷酸甘油。

磷脂的消化吸收和甘油三酯相似。胆固醇则可以直接被吸收，如果食物中胆固醇和其他脂类呈结合状态，则先被酶水解成游离的胆固醇，再被吸收。胆固醇是胆汁酸的主要成分，胆汁酸在乳化脂肪后，一部分被小肠吸收，由血液到肝和胆囊，被重新利用。另一部分和食物中未被吸收的胆固醇一起，被膳食纤维吸附由粪便排出体外。

储存在脂肪细胞中的脂肪，被脂肪酶水解为游离脂肪酸和甘油并释放入血以供其他组织氧化利用的过程，称为脂肪动员。脂肪细胞内的激素敏感性三酰甘油酶是脂肪分解的限速酶，经过一系列的脂解过程，脂肪被分解为甘油及游离脂肪酸释放入血。由于脂肪分解增加，血液中的甘油三酯增高。

碳水化合物（carbohydrate）也称糖类，按其分子结构可分为单糖、双糖和多糖。碳水化合物的消化吸收分为两个主要形式：小肠消化和结肠发酵。膳食中的碳水化合物在消化道经酶分解为单糖而被吸收。消化过程从口腔开始，食物进入口腔后通过咀嚼促进唾液的分泌，唾液中的 α - 淀粉酶可将淀粉水解为短链多糖和麦芽糖。食物进入胃中在胃酸的作用下使淀粉酶失活，但胃酸本身也具有一定的降解淀粉作用。葡萄糖、果糖、半乳糖经门静脉转运到肝，葡萄糖进入肝细胞后与磷酸反应生成葡萄糖 -6- 磷酸，这样细胞内的葡萄糖浓度可维持在低水平，使葡萄糖不断进入肝细胞，果糖和半乳糖在肝中转变为葡萄糖，葡萄糖在肝内经分解代谢提供机体所需的能量，多余的葡萄糖一部分合成糖原保留在肝内，另一部分转变成脂肪运送到脂肪组织储存。小肠是碳水化合物水解和吸收的主要场所，极少部分非淀粉多糖可在结肠内通过发酵消化。葡萄糖的吸收机制可分为3个途径：主动吸收、被动吸收以及通过细胞间隙直接吸收。其中主动吸收是主要的吸收途径。

2. 微量营养素　人体组织中含有自然界各种元素（elements），目前在地壳中发现的92种天然元素在体内几乎都能检测到，人体内元素的种类和含量与其生存的地理环境表层元素的组成及膳食摄入量有关。按照化学元素在机体内含量的多少，又将矿物质分为常量元素（microelements）和微量元素（microelements）两类。人体所含矿物质中，大于体重的0.01% 的元素称为常量元素或宏量元素，包括钙、磷、钾、钠、硫、氯和镁7种；小于体重的0.01% 的元素称为微量元素，铁、铜、锌、硒、铬、碘、锰、氟、钴和钼等10种微量元素，为维持正常人生命活动不可缺少的必需微量元素，硅、镍、硼和钒为可能必需微量元素，铅、镉、汞、砷、铝、锡和锂为具有潜在毒性但低剂量可能具有功能作用的微量元素。

矿物质与机体健康和疾病具有密切的关系。由于某些地区表层土壤中缺少一种或几种元素，人群长期摄入在缺乏某种矿物质的土壤上生长的食物可引起缺乏。研究发现，碘、锌、铜、锰和硒等摄入不足可影响胎儿的生长发育，严重者可造成胎儿畸形；铁、锌、铜、钴等缺乏可引起贫血；钙摄入不足可引起骨质疏松症；锌、铜、锰、硒和镍等缺乏可影响精子发育和精子活力等。根据我国居民的饮食习惯，比较容易缺乏的元素是钙、铁和锌。在高原低氧的特殊地理环境下，碘和硒元素缺乏所引起的碘缺乏病、大骨节病为常见的地方性疾病。部分地区的水中氟含量较高而引起慢性氟中毒。

维生素（vitamins）是指人体必需的一类复杂有机化合物，其结构和生化特性各不相同，以本体或可被人体利用的前体的形式存在于天然食品中；在体内既不供能，也不构成人体组织；人体不能合成或合成不足，必须由食物供给。维生素可分为水溶性维生素和脂溶性维生素，它们的化学结构与性质虽不相似，却有共同特点：①以维生素本身的形式或能被机体利用的前体化合物的形式存在于天然食物中；②不提供能量，但具有特殊的代谢功能；③一般不能在体内合成（维生素 D 例外），或合成的量太少，必须由食物提供；④人体只需少量即可满足，但绝不能缺少，否则可引起维生素缺乏症。

二、高原环境对机体能量和营养素代谢的影响

高原地区因大气压和氧分压低而刺激机体发生多种生理调节、营养物质代谢和需要的改变，改变的程度和性质与缺氧的程度和持续时间长短，机体的健康状态以及其他环境因素的联合作用等有关。缺氧环境下由于供氧不足，将干扰机体内营养物质的代谢，损害大脑功能，加之缺氧引起的食欲减退和胃肠功能紊乱，更加重了缺氧环境能量和其他营养素的供给不足。

1. 产能营养素的代谢变化　人在高原环境中，基础代谢、休息和运动时的能量消耗大于平原。主要与高原气温较低、呼吸频率快、基础代谢率（basal metabolic rate，BMR）高和高原着装厚重等有关。美国研究结果为，人体在 4300 m 高度时，第 5 天的能量消耗增加 3%～15%，第 9 天时增加 17%～35%。当然，不同年龄、性别、职业所形成的个体差异是能量消耗的重要因素。高原人体的能量需要量高于平原地区，原因是：①高原气温低，每降低 10℃，需要增加能量 3%～5% 才能维持能量平衡；②人体对高原地区的反应，首先是为了从低氧空气中争取到更多的氧而提高机体的呼吸量，因此必然呼出过量的二氧化碳（CO_2），影响机体正常的酸碱平衡；③严重低氧情况下食欲减退，能量供给不足，线粒体功能受到影响。美国珠穆朗玛医学研究考察队在慢性高原暴露期间发现的唯一改变是甲状腺素、三碘甲状腺氨酸以及去甲肾上腺素增加。甲状腺素和三碘甲状腺氨酸二者都提高葡萄糖的细胞氧化并刺激脂肪动员，该发现表明：发生在 6300 m 以上高原的热量不足，是由于外源性能量供应明显降低，机体动员脂肪和蛋白储备来满足能量需要，从而引起体重进行性减少。

在急性缺氧条件下，对能量的产生和利用都有影响。陈东升等通过动物实验研究发现，在急性缺氧条件下，在该条件下血液中的 ATP 含量显著下降，ATP/ADP 比值也显著下降。能量障碍产生的原因主要与以下因素有关：①由于氧化酶活力降低，糖的有氧氧化途径受阻，使丙酮酸不能有效氧化脱羧进入三羧酸循环，而转变为乳酸，使血中的乳酸含量显著增加，乳酸 / 丙酮酸比值显著升高；②与氧化磷酸酶的活性降低有关，在缺氧条件下，心、脑组织中琥珀酸脱氢酶（sucoino-dehydrogenease，SDH）和细胞色素氧化酶（Cytc）活性显著下降，由于某些辅酶（如 NAD^+）和铁（Fe）离子含量下降所致。随着习服的进展，能量需要量会逐渐减少，如果获得充分习服时，在不同劳动强度下的能量需要量和温带平原地区的数值基本相同。缺氧条件下营养代谢的变化往往是缺氧的原发性影响（即组织缺氧）和继发性影响（如缺氧的厌食效应和应激效应等）的综合结果。从营养学的角度看来，防止或减轻厌食效应是十分重要的，因为它可使机体处于类似半饥饿的状态；据报道，如果摄入的热量是足够，可以避免营养代谢的许多不利变化。

在三大产能营养素中，碳水化合物代谢适应高原环境的能力最强。葡萄糖和糖原是机体紧急情况下首先被动用的能源物质，并且维持血糖水平对脑功能至关重要。高原缺氧初期，碳水化合物代谢增强．如糖原作用和糖异生作用增强，葡萄糖利用率增加。研究发现，碳水化合物能提高急性缺氧的耐力，有利于肺部气体交换，使肺泡和动脉氧分压及血氧饱和度增加，并且对缺氧动物的高级神经活动有良好作用。与蛋白质、脂肪相比较，碳水化合物的呼

吸商最高，消耗等量的氧时产生的二氧化碳最多，高比例的二氧化碳可增加呼吸运动，增加肺的排气量，促进机体氧供给。神经组织主要是利用葡萄糖作为能源，正常人休息时必须维持神经系统的功能，需要消耗血糖，而处在高原缺氧状态则需要更多的血糖。在正常氧分压下可以利用其他能源物质的组织，在缺氧时转化为利用葡萄糖作为能源，如心肌。

初到高原，蛋白质代谢以合成减弱而分解增强为特点，因而出现不同程度的负氮平衡。初入高原者尿中排出蛋白质，即发生蛋白尿。这种现象主要多发生于初进高原或登山运动的人，因此，应注意尽可能减轻或纠正负氮平衡，以保持健康和延缓衰老。习服过程中这种现象有所好转。缺氧还可产生其他的一些应激效应，如酪氨酸氧化增强，与合成儿茶酚胺有关的酶活性增强，还有组氨酸和精氨酸代谢障碍，致使人体对缺氧的耐力降低。据报道，8 名男性成年人登上 4300 m 高山 14 天时，血清中谷氨酸浓度增加，亮氨酸、赖氨酸和苏氨酸浓度减少，但分解产物尿素及牛磺酸浓度增高。缺氧可致脑内氨基酸释放增多，尤其是兴奋性氨基酸递质谷氨酸、天门冬氨酸大量释放，从而介导了兴奋性氨基酸的神经毒性作用。

高原环境对初进高原的人体中氨基酸代谢有一定影响，主要是食欲缺乏与应激反应所诱发，但对高原环境适应的健康人体中，氨基酸代谢是正常的。大量补充 B 族维生素可减轻这种障碍。蛋白质有利于缺氧的习服，而且某些氨基酸能够提高缺氧耐力，如色氨酸、酪氨酸、赖氨酸和谷氨酸等，所以需要提供一定量的蛋白质。国外研究发现，酪氨酸可提高寒冷和高原环境中的作业能力，减轻高原反应症状，原因可能与酪氨酸与多种神经递质如多巴胺、肾上腺素等合成有关。有报道称，缺氧初期一些氨基酸的代谢及代谢相关酶的活性发生变化，如急速进入高原后，短期之内酪氨酸的氧化增强，与合成儿茶酚胺的酶活性增强有关，表明儿茶酚胺的转换率加快。这些变化与缺氧的应激效应有关。海拔 4200 m 地区藏族和汉族血液中，非蛋白氮、尿素氮、尿酸、肌酐、氨基氮都在平原正常范围内，但肌酸明显高于平原正常值，且尿酸、肌酸、肌醇、氨基酸含量藏族明显高于汉族。说明高原地区人体肌肉代谢有增高的趋势尤其在高原久住居民最为明显。有学者观察到，平原人初进高原 2 周，血液可能浓缩，血浆蛋白浓度增高 15% 左右，但久居后降低，甚至低于平原地区正常值，但返回平原后再至高原，可再次升高，在居住较长时间后下降，甚至低于平原地区正常值。

血红蛋白（hemoglobin，Hb）、肌红蛋白（myoglobin，MGB）增加的意义在于加强机体内运输氧、储氧能力。有学者报道，高原动物和人骨骼肌中的 MGB 的含量比平原高，而平原居民与平原动物如大鼠、囊鼠和豚鼠经过 3100 ～ 5000 m 海拔高度驯化后，骨骼肌中的 MGB 则会增加。移居高原人群 MGB 增加是心脏在持续低氧环境下的一种代偿性增加，有益于改善组织氧弥散率。组织供氧能力的改善将有助于能源物质的氧化，这对于维持能量平衡有重要的意义。

高原缺氧条件下脂肪动员加速，酮体生成增多，表现为体脂减少，血和尿中酮体增多。酮体大量聚积进一步使缺氧耐力降低。如果膳食中脂肪量高，生成酮体也多，这样不利于习服。据海拔 4700 m 地区人群试验观察，久住高原人群进食高脂高蛋白膳食，能促进食欲，增加能量摄取，体重也有增加，同时发现不会影响脂肪消化吸收。近年来，发现海洋动物的n-3 系列多不饱和脂肪酸 [a- 亚麻酸、二十碳五烯酸（timnodonic acid，EPA）、二十二碳六烯酸（docosahexenoic acid，DHA）] 含量较高，具有扩张血管、降低血脂、抑制血小板聚集、降血压等作用，可以防止脑血栓、心肌梗死、高血压等慢性非传染性疾病。

急性低氧时，水代谢呈平衡状态，但电解质代谢出现紊乱，细胞外液转移入细胞内，出现细胞水肿，引起细胞内外电解质平衡紊乱，表现为血中钾、钠和氯增加，尿量减少。因此，建议急速进入高原的人员应适当补充钾盐，同时限制钠的摄入量，缺氧初期少尿的人更为重要。据报道，钾摄取量低的登山运动员在补充钾之前都有贮钠的趋势，且急性高原反应症状更严重，时间更长。急速进入高原后心电图的改变与低钾症相似；进入高原后的一段时期内有尿量增多的现象，这是一种适应性反应，低温也能导致尿量增加。

2. 微量营养素的代谢变化　微量元素锌、铜、铁和锰是机体多种金属酶的组成成分和激活因子。有研究证实，机体缺氧时，体内锌和铁水平下降较为显著，锌水平的降低可能与机体脂质过氧化增强有关，因为锌对机体的脂质过氧化反应有抑制作用。机体缺氧时，组织的脂质过氧化增强，这促使锌从血液向组织转移。铁水平下降可能是因为：①缺氧导致血红蛋白（hemoglobin，Hb）代偿性的合成增强，需要大量的铁供给；②一些与能量代谢密切相关的酶代偿性的活性增高，而这些酶的成分含有铁，如细胞色素氧化酶和琥珀酸脱氢酶。高原缺氧初期，铁的吸收率显著增加，这是骨髓生成红细胞增加、铁的需要量增高促进了铁吸收的缘故，而不是血氧饱和度和小肠组织氧分压降低的直接作用。

由于高海拔环境中血细胞压积升高和充足的铁储备对维持高原劳动能力和身体核心温度非常重要，因此建议提高铁的膳食推荐摄入量。铜的水平在急性缺氧条件下无明显变化，而锰的水平随缺氧程度加重呈升高的趋势，这种变化趋势的原因尚不清楚，可能由于急性高原缺氧使机体代谢障碍和脂质过氧化增强，含锌和铁的酶对氧化的反应较快，而以铜和锰为辅基的酶（如铜蓝蛋白、Mn-SOD 酶）反应较慢，因此铜的水平在急性缺氧变化不明显，锰的升高可能是组织中的锰向血中转移所致。

另外，硒是谷胱甘肽过氧化物酶（glutathione peroxidase，GSH-Px）的组成成分，GSH-Px 具有抗氧化功能，可清除体内脂质过氧化酶，阻断活性氧和其他自由基对机体的损伤作用；并具有保护心血管和心肌的健康、增强免疫功能、有毒金属解毒作用；还具有促进生长、抗肿瘤的作用。因此，缺氧环境下应该补充硒的摄入量。

高原缺氧初期食欲减退易使维生素摄入量不足，而机体对缺氧的代偿和适应反应可使维生素的消耗量增加，所以容易发生维生素不足或缺乏，进而降低缺氧耐力。急性低氧时，维生素需要量增加，有学者以不同维生素 B_1（vitamin B_1）、维生素 B_2（vitamin B_2）含量的饲料喂养大鼠 1 个月，然后模拟海拔 8000 m 停留 90 分钟，连续 4 天或 9 天，结果发现缺氧大鼠尿中的维生素 B_1、B_2 均增加，暴露 9 天后脑中维生素 B_1、肝中的 B_2 含量明显减少，表明高原环境下维生素 B_1、B_2 代谢加快，需要量增加。有研究证明，初入海拔 3700 m 高原青年的核黄素（维生素 B_2）摄入量高于久居高原者和平原人的供给量标准，才能够有效预防维生素 B_2 缺乏症的发生。维生素 B_2 缺乏早期表现为疲倦、乏力、活动能力和注意力减退，继而出现唇炎、口角炎、舌炎、眼睑炎、结膜炎、皮炎、阴囊皮炎、阴唇炎、角膜血管增生等，称"口腔生殖系综合征"。大剂量补充一些维生素具有促进高原习服的作用。高原现场研究表明，大剂量水溶性维生素 B_1、B_2 及 PP 为主的复合营养剂补充有利于维持高原环境下人体的血氧饱和度，改善心功能、体能和记忆功能。关于维生素促进高原习服的作用机制目前尚未完全阐明。

2007 年，Magalaes 等学者研究证明，低氧时维生素 E 对线粒体的保护作用与其维持线粒体外膜的完整性有关，并具有防止细胞凋亡信号传导途径激活的作用，维生素 E 和维生素 C 之间具有协同作用，同时存在时抗氧化能力大大提高。有研究显示，维生素 E 有降低血小板聚集的作用，可缓解血液黏稠，以促进更多的游离铁至血中。补充维生素 E 能减少组织氧的消耗，能促进红细胞的生成和含铁血红素的细胞酶的合成，有利于高原习服。据1990—1995 年三军医大进行的动物实验表明，大鼠在不同模拟海拔（4000 ~ 8000 m）和不同缺氧时间（8 ~ 24 h），维生素 B_1、B_2、C 和 E 的需要量均随缺氧加重而升高。复合维生素能延长缺氧小鼠存活时间和降低大鼠脑组织中乳酸含量与乳 / 丙比值。酵母和抗坏血酸制剂可提高缺氧大鼠肝、脑组织中细胞色素氧化酶和琥珀酸脱羧酶活性或防止其活性下降。

同期进行的人体研究结果表明高原急性缺氧条件下，进入海拔 3700 m 后补充维生素、微量元素 1 周后，能够提高机体急性缺氧耐力，减轻急性高原反应。Belakovskii 等研究结果表明，VB_1、VB_2 和 VPP 能有效地提高动物的能量代谢，使血中乳酸水平显著下降，心、脑组织中的 SDH 和 Cytc 活性增高，使血液中的 ATP 合成增多。复合 VB 和鱼油可提高缺氧动物认知能力，并且对慢性缺氧后的运动有一定的缓解作用。叶酸和维生素 B_{12} 的生理功能相互关联，它们都有促进造血的功能，是同型半胱氨酸（homocysteic acid，Hcy）代谢的重要辅助成分，Hcy 的升高与多种血管疾病密切相关。正常成人体内叶酸储存量为 5 ~ 10 mg，约 50% 储存于肝。血浆中的叶酸大多以 5- 甲基四氢叶酸形式存在，转移到细胞内时重新变为多谷氨酸型。补充维生素有利于缺氧习服。在海拔 4700 m 高度上，每日补充维生素 A 6000 IU（1 IU 维生素 A=0.3 μg 视黄醇），维生素 B_1 20 mg，维生素 C 300 mg，烟酸 20 mg，泛酸钙 5 mg，维生素 E 60 mg 和维生素 P50 mg，可提高缺氧适应能力。

三、高原低氧环境中的营养需求与膳食

初入高原时，由于机体发生一系列的代偿反应，基础代谢率有所增高。在高原低氧环境中，需要降低氧消耗、多摄取氧、有效地利用氧、提高缺氧耐受力和减轻急性高原反应症状的营养素均有利于加速习服过程，也可以通过改善保暖、积极取暖，减少活动等减少能量输出。特别是对于初进高原的平原人来说，高原病和急性高原反应的发病率较高，合理的营养与膳食制度是预防及辅助治疗急性高原反应的有效措施之一。

1．保证充足的能量供应   从三大营养素来看，进入高原初期，膳食应遵循高碳水化合物、低脂肪和含有适量优质蛋白质的原则。在饮食中应适当增加奶类、大豆及制品等优质蛋白质的摄入量。我国推荐产能营养素供能比例分别是蛋白质 12% ~ 13%（儿童青少年为 12% ~ 14%），脂肪 25% ~ 30%，碳水化合物 55% ~ 65%。我国现行的体力活动水平（physical activity level，PAL）强度分级标准为三级，即轻体力活动、中体力活动和重体力活动（表 2-22）。

表2-22   建议中国成人活动水平分级

活动水平	生活方式	从事职业或人群	PAL
轻度	静态生活方式 / 坐位工作，很少或没有重体力的休闲活动	办公室职员、精密仪器机械师；实验助理、司机、学生、装配线工人	1.5
中等	主要是站着或走着工作	家庭主妇、销售人员、机械师、侍应生，交易员	1.75
重度	重体力职业工作或重体力休闲活动方式；体育运动量较大或重体力休闲活动次数多且持续时间较长	建筑工人、农民、林业工人、矿工、运动员	2.0 (+0.3)

摘自：孙长颢《营养与食品卫生学》

在高原环境下，在同等劳动强度条件下，能量需要量应高于在海平面者，总能量的推

荐摄入量（recommended nutrient intake，RNI）应提高10%～15%，蛋白质、脂肪和碳水化合物三大营养素的适宜比例是1：1.1：5，以增加碳水化合物摄入量为主，占总能量的65%～75%，对维持体力、提高心肌功能有重要意义。因此，建议高原环境成人每人每日推荐的摄入量能量为3300～3800 kcal、蛋白质110 g、脂肪120 g。

初入高原者应减轻体力活动，并避免剧烈活动和重体力劳动。一般情况下，从事同等强度的劳动，在高原适应5天后，比在海平面上的能量需要量高3%～5%，9天后将增加到17%～35%，重体力劳动时增加更多。高碳水化合物膳食可减轻高山反应症状（头痛、恶心、嗜睡等），补充葡萄糖有助于防止体力下降。高碳水化合物膳食容易消化，有利于维持正常的进食量。选食首先考虑富含葡萄糖的粮谷类（淀粉含量70%～80%），谷类食物是人体能量最经济、最重要的来源，也是B族维生素、矿物质和膳食纤维的重要食物来源。其次选富含多糖的甘薯、马铃薯、藕及其制品及富含果酸及膳食纤维的水果蔬菜等。最后考虑选食双糖类的白糖、水果糖等。

在青藏高原地区，谷类食物中糌粑是主食之一，糌粑即青稞炒面。制作糌粑的主要原料青稞中含有5.25%的β-葡聚糖，其具有抗癌、降血脂和降血糖等功效。糌粑的淀粉和蛋白质含量高，各种氨基酸、矿物质种类齐全，营养价值比一般的高原主食如大饼、面包高。糌粑中铁含量为13.9 mg/100 g、锌含量为9.55 mg/g。在缺少新鲜蔬菜和水果的高寒地区经常食用，可有效预防人体维生素和矿物质缺乏症。同时糌粑能够提供高能量，充饥御寒，食用非常方便。

在脂肪供给中，应主要减少饱和脂肪酸的摄入，但多不饱和脂肪酸的摄入可以不减少。膳食中脂肪主要来源于动物的脂肪组织和肉类以及植物种子。动物脂肪相对含饱和脂肪酸和单不饱和脂肪酸多，而多不饱和脂肪酸含量较少。植物油主要含不饱和脂肪酸。高原缺氧环境条件下，脂类摄入的多少，个体差异较大。对于久居高原环境的人群来讲，已适应高原寒冷、干燥的气候，人体基础代谢比平原高5.78%～9.76%，因此，能量供给标准可按平原增高10%。但对于初进高原环境和急速进入高原环境的人群，高脂膳食容易引起体内血液和尿液中的酮体增多，如果脂肪氧化不全，易加剧酮体堆积而导致缺氧耐力降低，不利于缺氧习服。

人体分解脂肪产生能量比分解碳水化合物产生能量需求更多的氧，因而需要注意在进入高原适应初期（进入高原的7～10天）减少食物中的脂肪比例而增加碳水化合物的比例。综上所述，在适应高原环境的初期，需要提倡"高碳水化合物低脂肪优质蛋白质"膳食原则。

2．保证优质蛋白质供应　氨基酸能够提高缺氧耐力，蛋白质的供给量十分重要。但是，高蛋白质膳食不利于缺氧的习服，其不易消化、容易引起体内组胺堆积，并且蛋白质氧化耗氧最多，生热效应最强。因此，在缺氧习服过程中不需要增加蛋白质的供给量，而要保证优质蛋白质的摄入，维持氨基酸平衡。注意在膳食中增加奶类、蛋类、瘦肉、鱼类以及豆制品的摄入。大豆、牛奶可以提供优质的蛋白质，其保健功能也越来越受到关注。在高原酥油也可作为优质蛋白质的来源之一，酥油是从新鲜牛奶中提取的高脂肪、高蛋白的食品，是我国高原地区藏族居民所喜爱的食品之一，其风味独特，营养丰富，能够提供高能量，饮用酥油茶（主要原料为酥油、砖茶和盐）具有抗缺氧和抗严寒等功效。

3．提供富含维生素的食物　中国营养学会2000年制定的不同年龄、性别推荐的维生素摄入量见表2-23。

初进高原人的维生素的摄入量比平原地区摄入量基础上可增加 30% ~ 50%，特别是水溶性维生素，但脂溶性维生素的摄入量不可超过可耐受的最高摄入量，如维生素 A 可耐受的最高摄入量（tolerable upper intakes，UL）成人为 3000 μg RE/d。

提高维生素的摄入量可使体内维生素水平保持较好的营养水平，而且可显著提高缺氧耐力，加速习服过程。建议每日推荐维生素的摄入量为维生素 A 1000 μg RE，维生素 E 400 mg α-TE/kg、维生素 B₁ 2.0 ~ 2.6 mg，维生素 B₂ 1.8 ~ 2.4 mg，烟酸 20 ~ 25 mg，维生素 C 100 ~ 500 mg。

膳食中维生素 A 最好的来源是各种动物肝、鱼肝油、乳制品和禽蛋等；富含胡萝卜素（维生素 A 原）的来源是深色蔬菜和水果，如胡萝卜素、南瓜、红薯、辣椒、菠菜、西兰花及芒果、柿子和杏等。

表2-23　不同年龄、不同性别推荐的维生素摄入量

年龄岁	VitA RNI μgRAE/d		VitD RNI μg/d	VitE AI mgα-TE/d	VitB1 RNI mg/d		VitB2 RNI mg/d		VitB6 RNI mg/d	VitB12 RNI μg/d	VitC RNI mg/d	泛酸 AI mg/d	叶酸 RNI μgDFE/d	烟酸 RNI μgNE/d	
	男	女			男	女	男	女						男	女
0 ~	300（AI）		10（AI）	3	0.1（AI）		0.4（AI）		0.2(AI)	0.3(AI)	40（AI）	1.7	65（AI）	2（AI）	
0.5 ~	350（AI）		10（AI）	4	0.3（AI）		0.5（AI）		0.4(AI)	0.6(AI)	40（AI）	1.9	100（AI）	3（AI）	
1 ~	310		10	6	0.6		0.6		0.6	1.0	40	2.1	160	6	6
4 ~	360		10	7	0.8		0.7		0.7	1.2	50	2.5	190	8	8
7 ~	500		10	9	1.0		1.0		1.0	1.6	65	3.5	250	11	10
11 ~	670	630	10	13	1.3	1.1	1.3	1.1	1.3	2.1	90	4.5	350	14	12
14 ~	820	630	10	14	1.6	1.3	1.5	1.2	1.4	2.4	100	5.0	400	16	13
18 ~	800	700	10	14	1.4	1.2	1.4	1.2	1.4	2.4	100	5.0	400	15	12
50 ~	800	700	10	14	1.4	1.2	1.4	1.2	1.6	2.4	100	5.0	400	14	12
65 ~	800	700	15	14	1.4	1.2	1.4	1.2	1.6	2.4	100	5.0	400	14	11
80 ~	800	700	15	14	1.4	1.2	1.4	1.2	1.6	2.4	100	5.0	400	13	10
孕妇（早）	+0		+0	+0	+0		+0		+0.8	+0.5	+0	+1.0	+200	+0	
孕妇（中）	+70		+0	+0	+0.2		+0.2		+0.8	+0.5	+15	+1.0	+200	+0	
孕妇（晚）	+70		+0	+0	+0.3		+0.3		+0.8	+0.5	+15	+1.0	+200	+0	
乳母	+600		+0	+3	+0.3		+0.3		+0.3	+0.8	+50	+2.0	+150	+3	

注："+"表示同龄人群参考值的基础上额外增加量
摘自：孙长颢《营养与食品卫生学》

富含维生素 B₁（硫胺素）的食物有葵花籽、花生、瘦猪肉、大豆和蚕豆，其次为谷类、动物肝、蛋类、鱼类、蔬菜和水果。日常生活中硫胺素主要来自谷类食物，但是由于米、面碾磨过于精细、过分淘米或烹调中加碱，均可造成大量损失。因此，建议增加全谷物和杂豆类食物。

膳食中维生素 B₂（核黄素）来源于动物性食品，如动物肝、肾、心脏、乳汁及蛋类食品。

维生素 B$_6$ 广泛存在于各种食物中，含量最高的食物为白色肉类（如鸡肉和鱼肉），其次为肝、豆类、坚果类和蛋黄等。但在奶类食品中含量较少。水果和蔬菜中维生素 B$_6$ 含量也较多，其中香蕉、卷心菜、菠菜的含量丰富，但在柠檬类水果中含量较少。

叶酸广泛存在于动植物食品中，其良好的来源有肝、肾、蛋、梨、蚕豆、芹菜、柑橘、香蕉及其坚果类。烟酸广泛存在于动植物食品中，如肝、肾、瘦肉和花生等含量较高。

蔬菜中的柿子椒、番茄、菜花及各种深色叶菜，水果中的柑橘、柠檬、青枣、猕猴桃等维生素 C 的含量丰富。补充维生素 C 可改善缺氧状态下的氧化还原过程，提高氧的利用率，有助于纠正缺氧初期的呼吸性碱中毒，提高耐缺氧能力。

维生素 E 含量丰富的食物有植物油、麦胚、肉类和鱼类等动物性食品；玉米油、棉籽油、芝麻油，坚果类、豆类和谷类也是维生素 E 较好的来源。

4. 注意补充矿物质　补充铁可促进血红蛋白、肌红蛋白、含铁蛋白质和酶的合成，有利于缺氧的习服。建议高原地区人群矿物质的摄入量，钙为 1200 mg、铁为 25 mg、锌为 20 mg、硒 60 μg/d。奶和奶制品中含钙丰富且吸收率和利用率高，是钙的最佳食物来源，同时补充维生素 D 能够促进钙的吸收。维生素 D 既可来源于膳食，如海水鱼、肝和蛋黄等，又可由皮肤合成，例如维生素 D$_3$ 是由储存在皮下的胆固醇衍生物 -7- 脱氢胆固醇，在紫外光照射下转变而成，经常晒太阳是人体获得充足有效的维生素 D 的最好来源，但也要避免紫外线损伤。含铁丰富的食物有动物血、肝、大豆、黑木耳和芝麻酱等；含铁较高的食物有瘦肉、红糖、蛋黄、猪肾、羊肾、干果等。海产品和动物内脏是硒的良好食物来源，如鱼子酱、海参、牡蛎、蛤蜊和猪肾等。食物中含硒量随地域不同而异，特别是植物性食物的硒含量与地表土壤层中硒元素的水平有关。

5. 控制食盐的摄入量　食盐是烹调或加工的主要调味品，也是人体所需要的钠和氯的主要来源，过多的盐的摄入与血压升高有关，因此要降低食盐摄入，少吃高盐食品，如酱油、酱菜和泡菜等。中国居民膳食指南 2016 指出：成人每天食盐不超过 6 g。补充钾和限制钠盐的摄入量有助于防治急性高原反应，也有利于高原习服。有报道表明，服用磷酸盐能够提高缺氧耐力。在未能适应高原环境条件时，应注意食盐的摄入量，以低盐饮食为主，从而减少或预防急性高原反应。

6. 维持正常食欲和胃肠消化功能　高原缺氧环境使呼吸次数增多，肺通气量增大；同时气候干燥、日照较强，使呼吸性失水较多，因此应合理补水，每日至少饮水 3～4 L，但一次性饮水不宜过多，水过量摄入而电解质摄入不足时，使细胞外的水大量进入细胞造成细胞胀大或造成细胞内钾的丢失，就会引起水分过多症或水中毒。增加食物的色、香味促进食欲，防止代谢紊乱，同时应注意预防脑和肺水肿。要采用少量多餐，不可暴饮暴食，以免加重消化器官的负担而增加高原反应。注意高原晚餐的摄入量不宜过多，以免增加机体肠胃功能负担，并且造成过多的血液分布在消化系统，容易造成大脑缺氧，不利于体能的恢复。在选择食物时，对一些难消化食物，如动物脂肪、油炸、腌腊和烟熏的食物、产气性食物必须加以限制。初进高原的人，严禁饮酒，以免增加耗氧量。由于高原海拔高、气压低、沸点低，因此，食物不易煮熟，需要用高压锅烹调食物。

综上所述，高原环境的膳食营养原则是：高碳水化合物、低脂肪、优质的蛋白质、足量的维生素和矿物质，同时应适当补水。

（德 吉 次 央　欧珠罗布）

主要参考文献

［1］王建枝，钱睿哲．病理生理学．9 版．北京：人民卫生出版社，2018：92-105.

［2］高钰琪．高原病理生理学．北京：人民卫生出版社，2006：76-106.

［3］姚泰．生理学．2 版．北京：人民卫生出版社，2010：211-228.

［4］Juan A．E，Mathew A．B，Darice Y，et al．δ-Opioid receptors：Pivotal role in intermittent hypoxia-augmentation of cardiac parasympathetic control and plasticity．Autonomic Neuroscience：Basic and Clinical，2016，198：38-49.

［5］Meghna PM，Tomas K，Sean MC，et al．Chemoreflexes，Sleep Apnea，and Sympathetic Dysregulation．Curr Hypertens Rep，2014，16：476-488.

［6］Rubinger D，Backenroth R，Sapoznikov D．Sympathetic activation and baroreflex function during intradialytic hypertensive episodes．Plos one，2012，7（5）：e36943.

［7］Zhang D，She J，Zhang ZB，et al．Effects of acute hypoxia on heart rate variability，sample entropy and cardiorespiratory phase synchronization．BioMedical Engineering OnLine，2014，13：73-85.

［8］陈伟伟，高润霖，刘力生，等．中国心血管病报告 2017 概要．中国循环杂志，2018，33（1）：1-8.

［9］程辉，程涛．造血微环境研究进展与发展方向．中国科学：生命科学，2017，47（12）：1242-1252.

［10］Painschab MS，Malpartida GE，Dávila-Roman VG，et al．Association between serum concentrations of hypoxia inducible factor responsive proteins and excessive erythrocytosis in high altitude Peru．High Alt Med Biol，2015，16（1）：26-33.

［11］Su J，Li Z，Cui S，Ji L，et al．The Local HIF-2α/EPO Pathway in the Bone Marrow is Associated with Excessive Erythrocytosis and the Increase in Bone Marrow Microvessel Density in Chronic Mountain Sickness．High Alt Med Biol，2015，16（4）：318-330.

［12］Bigham AW，Lee FS．Human high-altitude adaptation：forward genetics meets the HIF pathway Genes Dev，2014，28（20）：2189-2204.

［13］Bhandari S，Zhang X，Cui C，et al．Sherpas share genetic variations with Tibetans for high-altitude adaptation．Mol Genet Genomic Med，2017，5（1）：76-84.

［14］Yaoxi He，Xuebin Qi，Ouzhuluobu，et al．Blunted nitric oxide regulation in Tibetans under high-altitude hypoxia．National Science Review．2018，5（4）：516-529.

［15］Rocke AS，Paterson GG，Barber MT，et al．Thromboelastometry and Platelet Function during Acclimatization to High Altitude．Thromb Haemost，2018，118（1）：63-71.

［16］Liu H，Zhang Y，Wu H，et al．Beneficial Role of Erythrocyte Adenosine A2B ReceptorMediated AMPK Activation in High Altitude Hypoxia．Circulation，2016，134（5）：405-421.

［17］Sun K，Zhang Y，D'Alessandro A，et al．Sphingosine-1-phosphate promotes erythrocyte glycolysis and oxygen release for adaptation to high-altitude hypoxia．Nat Commun，2016，7：12086.

［18］Beidleman BA，Staab JE，Muza SR，et al．Quantitative model of hematologic and plasma volume responses after ascent and acclimation to moderate to high altitudes．Am J Physiol Regul Integr Comp Physiol，2017，312（2）：R265-272.

［19］Siebenmann C，Robach P，Lundby C．Regulation of blood volume in lowlanders exposed to high altitude．J Appl Physiol，2017，123（4）：957-966.

［20］Haditsch B，Roessler A，Krisper P，et al．Volume regulation and renal function at high altitude across gender. PLoS One, 2015；10（3）：e0118730.

[21] West JB. High-altitude medicine. Am J Respir Crit Care Med, 2012, 186（12）：1229-37.

[22] Gerard FA Jansen, Basnyat B. Brain blood flow in Andean and Himalayan high-altitude populations：evidence of different traits for the same environmental constraint. J Cerebral Blood Flow & Metabolism, 2011, 31：706-714.

[23] Wilson MH and Imray CHE. The cerebral venous system and hypoxia. J Appl Physiol, 2016, 120：244-250.

[24] 沈晓玲，陆映红. 高原低氧对自主神经系统的影响. 高原医学杂志，2008，18（3）：54-57.

[25] Hainsworth R, Drinkhill MJ, Rivera-Chira M. The autonomic nervous system at high altitude. Clin Auton Res, 2007, 17：13-19.

[26] 公保才旦. 现代高原急症急救学. 西宁：青海人民出版社，2011.

[27] 米伟，余佳芯，任婷婷，等. 部队高原驻训期间急性腹泻73例分析. 西南国防医药，2013，23（7）：783-784.

[28] 杨振宇，罗勇军. 高原地区常见消化系统疾病及研究进展. 人民军医，2017，60（4）：414-417.

[29] 李素芝，郑必海，闫春城，等. 急进高原个体胃肠型高原反应发生情况及其原因. 流行病学与预防保健，2011，27（4）：427-429.

[30] 颜怡炜，刘祚伟. 高原缺氧环境下肠道菌群紊乱与急性重病症高原病. 临床医药文献杂志，2017，4（23）：4530.

[31] 汪冬，周其全. 高原缺氧环境下肠道菌群紊乱与急性重症高原病. 胃肠病学和肝病学杂志，2017，26（2）：222-226.

[32] 孙长颢. 营养与食品卫生学. 8版. 北京：人民卫生出版社，2017. 176-179.

第三章　低氧与细胞代谢

氧是人体进行正常新陈代谢不可或缺的重要物质。氧气经呼吸道进入肺泡、再经肺泡毛细血管进入血液，与红细胞中的血红蛋白结合后经体循环各处的毛细血管送达全身的组织细胞，最后进入细胞线粒体内参与氧化磷酸化。各级气管、肺泡上皮细胞以及心、血管内皮细胞都有特异分化的氧感受器分布，感受氧分压的动态变化，并将信号传入到相应的效应器，调节摄氧、运氧和用氧多个环节，维持机体氧供需间的动态平衡，保证人体的正常生命活动。

进入组织细胞的氧经过不同代谢途径被消耗。正常情况下，细胞内 80% ~ 90% 的氧在线粒体内通过氧化磷酸化过程还原生成水和 ATP；其余 10% ~ 20% 的氧在羟化酶和加氧酶等的催化下，参与细胞核、内质网和高尔基体内的生物合成、物质降解和生物转化（解毒）反应。

氧化磷酸化的正常进行有赖于线粒体内 PO_2，在平原，大气中的氧分压为 159 mmHg，而线粒体上的氧化酶所需要的氧分压仅为 2.25 ~ 3.0 mmHg，如此大的氧气分压差能有效地推动氧的传送。当线粒体内 PO_2 低于 2 mmHg 时，线粒体呼吸链电子传递受阻，若线粒体内的 PO_2 若低于 1 mmHg，氧化磷酸化将发生严重障碍，ATP 生成减少，细胞转向无氧代谢。严重缺氧时，线粒体出现肿胀、嵴崩解、外膜破裂和基质外溢等改变，这样对于主要依赖有氧代谢提供能量的细胞，其机能活动将会受到影响，甚至导致细胞凋亡、坏死。

当海拔高度增加时，气压有规律地逐渐下降。气压越低，空气越稀薄，空气中氧分压越低，肺泡内的氧分压和动脉血氧饱和度都随之下降，机体出现一系列因血氧过少导致的反应。满足机体基本需要的动脉血氧分压一般需高于 59.85 mmHg，若低于该水平，机体将出现明显缺氧。细胞对缺氧的反应结果取决于细胞对缺氧的敏感程度、持续时间和严重程度。在低氧环境中，细胞可以出现适应性改变，如萎缩、肥大、增殖等，也可出现损伤性改变，如细胞坏死、凋亡。当机体进入高原，大气中氧分压随之下降时，这一信号首先被分布在氧摄取和运输系统上的氧敏感细胞感知。呼吸道黏膜上皮中的神经上皮小体（neuroepithelial body，NEB）细胞感受呼吸道中氧分压的变化，主动脉体和颈动脉体则感受动脉血氧分压的变化，所感知的缺氧信号在中枢神经系统进行整合，然后通过神经 - 体液调节，对所摄取的氧进行重分配。与此同时机体将调动氧摄取和氧运输储备功能，增强氧摄取和氧运输能力，减轻因氧分压下降所致的细胞缺氧。这些变化包括：呼吸加深加快、肺通气量增加、肺血管收缩、使通气 / 血流比例匹配适宜、维持较高的动脉血氧分压；心率增快、心肌收缩力增强、心输出量增加、脑和心脏血流量加大；腹腔内脏的血流量减少以及红细胞增多等。如果缺氧严重经过代偿仍不能满足细胞对氧的需求，则对细胞造成严重损伤、甚至导致细胞凋亡、坏死。

需氧生物，尤其是高等生物在低氧环境中可通过多级水平做出相应的反应。在器官水平有肺通气量增加，呼吸中枢、呼吸肌以及胸腔结构的适应性变化；在组织水平，低氧可引起肺血管平滑肌收缩；在细胞水平低氧导致颈动脉体释放多巴胺，肾和肝分泌促红细胞生成素（erythropoietin，EPO）增加；在分子水平，低氧使缺氧诱导因子及其调节的各种相关基因表达和释放等。所有这些对低氧产生适应性变化的机制中都需要一个细胞内氧感受机制，在氧分压变化时触发一系列的信号传导，从而激活特异性功能反应。

第一节　低氧感知与信号通路

一、氧感知

机体低氧反应体系

当海拔升高时空气会逐渐变得稀薄，氧分压也会随之下降，机体进入高原后，分布于氧代谢途径中的氧敏感细胞感知低氧并作出相应代偿调节反应，以减轻和改善缺氧程度。低氧首先被呼吸道上皮中的 NEB 细胞感知，通过释放神经递质和血管活性物质，引起低氧通气反应（hypoxic ventilation reaction，HVR）和肺动脉小血管收缩。肺动脉小血管中的平滑肌细胞对缺氧也敏感，缺氧直接引起血管收缩，优化通气/血流比值，维持较高的动脉血氧分压。若缺氧仍不能被纠正，低氧分压将被主动脉体和颈动脉体特别是颈动脉体的缺氧敏感细胞感知，它们通过释放神经递质，进一步增强 HVR 来提高肺摄取氧和心血管运输氧能力。上述这些细胞对缺氧极为敏感，能在数秒钟至数分钟内对低氧作出反应（表3-1）。通过神经传导，释放神经递质和血管活性物质使肺血管产生收缩反应，调节心肺的摄氧和运氧能力。若不能改善缺氧，低氧信号往下传送，分布在体循环的血管平滑肌和内皮细胞将作出反应，短期效应主要为血管舒张，长期缺氧可引起毛细血管增生。此外，肾上腺嗜铬细胞也对缺氧敏感。缺氧引起嗜铬细胞分泌儿茶酚胺类物质如多巴胺和去甲肾上腺素，调节血管舒缩状态，它和体循环血管的缺氧反应一起，对血氧进行重新分配。肾小管周间质细胞（如成纤维细胞、内皮细胞）也能感知缺氧，并通过合成和分泌促红细胞生成素刺激造血器官，增强造血能力。红细胞生成增多氧的运输能力随之增强。最后，缺氧还能被机体中广泛分布的依赖有氧氧化提供能量的一般细胞所感知，通过基因表达的变化，对自身能量生成和利用进行重新调整，以适应低氧环境。

表3-1　参与急、慢性缺氧反应的生理和病理生理过程

急性（快速）低氧反应（数秒至数分钟）	慢性（慢速）低氧反应（数小时至数天）
肺通气量增加（颈动脉体化学感受器）	与葡萄糖代谢相关的酶含量升高、活性增强；葡萄糖转运能力增强（大部分组织）
心率增加、心输出量增加（外周化学感受器及心肌）血流分布改变（皮肤、腹腔内脏血管收缩，心、脑血管舒张）	红细胞生成增多（骨髓造血增强）
肺血管收缩（血管内皮细胞、平滑肌细胞及气道上皮细胞）	组织细胞水肿、肥大与结构重建（肺动脉壁、心肌、颈动脉体）
动脉导管舒张（导管平滑肌）	生成血管收缩和舒张因子及生长因子（血管内皮细胞与平滑肌细胞）
葡萄糖的摄取利用增强（心肌、骨骼肌）	

1. 氧摄取系统

（1）气道神经上皮小体（neuroeptheliac body，NEB）：NEB 为圆形或球形结构，广泛分布于人体气道黏膜内，镶嵌在支气管、细支气管和终末细支气管上皮细胞之间，由 8～30 个细胞组成的神经内分泌细胞群，肺神经上皮小体由神经元演变而来。NEB 在出生时具有启动呼吸的作用，在出生后起调节心肺功能的作用。NEB 与传入神经纤维形成突触连接，它们通过感受呼吸道中的氧来调节呼吸和改变肺血管张力。NEB 对缺氧敏感，缺氧时神经递质分泌增加，通过传入神经纤维将缺氧信息传到呼吸中枢，同时 NEB 细胞中含有的细胞颗粒能合成并释放肽类和胺类物质（特别是 5- 羟色胺）到局部肺循环中，引起肺血管收缩。研究表明其氧感受器为还原型烟酰胺腺嘌呤二核苷酸（NADH，还原型辅酶Ⅰ）氧化酶，缺氧时此酶活性降低，使活性氧生成减少，胞质内的 Ca^{2+} 减少，进而抑制 Ca^{2+} 依赖性 K^+ 通道，外向性 K^+ 电流减少，膜电位下降，膜去极化，从而导致电压依赖性 Ca^{2+} 通道开放，Ca^{2+} 内流增加以致释放神经递质，引起肺血管收缩。

（2）肺动脉平滑肌和肺血管内皮细胞：目前多数研究证实，缺氧性肺血管收缩反应（hypoxia pulmaonary vasoconstrictor response，HPVR）的感受细胞可能为肺血管平滑肌细胞（pulmonary vascular smooth muscle cell，PVSMC）和肺血管内皮细胞，缺氧时 PVSM 细胞膜上某些电压门控 K^+ 通道关闭，外向 K^+ 电流减少，导致 Ca^{2+} 内流进而引起肺血管平滑肌细胞收缩。正常生理条件下，如人取直立位时，由于重力作用，从肺底部到肺尖部，肺泡通气量和肺毛细血管血流量都逐渐减少，但血流量的减少更加显著，出现肺尖部通气 / 血流比值较大，而肺底部通气 / 血流比值较小，无论该比值增大或是减小，均会使肺换气效率受到影响。在缺氧时肺血管发生收缩，肺尖部血流量增加，这将改善肺通气 / 血流比值和增加血红蛋白的氧合。

（3）颈动脉体和主动脉体：颈动脉体位于颈部两侧靠近颈动脉窦处，而主动脉体紧靠主动脉弓下缘处，颈动脉体是感受氧分压变化的主要部位，血液供应非常丰富，它们感受的是动脉血 PO_2。颈动脉体包含两类细胞，即Ⅰ型细胞和Ⅱ型细胞。Ⅰ型细胞（又称主细胞或脉络丛细胞）是化学感受器传导的最初部位，能在数毫秒内感知动脉血氧分压的变化且富含多种神经递质。Ⅰ型细胞和窦神经末梢上有相应的受体，与窦神经传入纤维末梢形成突触联系。Ⅱ型细胞（又称鞘细胞或支持细胞）包绕在Ⅰ型细胞之外，Ⅱ型细胞不具上述特性。缺氧抑制Ⅰ型细胞膜上的 K^+ 通道，引起细胞去极化，电压门控 Ca^{2+} 通道被激活，细胞内 Ca^{2+} 浓度增高，引起Ⅰ型细胞释放神经递质，这些递质作用于Ⅰ型细胞膜上的相应受体，进一步调节神经递质的释放，作用于突触后传入神经纤维，引起窦神经活动显著增加，信号传导到延髓的呼吸中枢，延髓孤束核兴奋支配呼吸肌的运动神经元，使呼吸加深加快，调动呼吸储备功能，对急性缺氧具有重要的代偿作用。

2. 氧在血液中的运输　氧的运输需要呼吸系统、血液和心血管系统共同参与完成。机体将外界的氧通过鼻、咽、喉、气管和支气管各级分支最后送达肺泡，与肺泡气之间进行气体交换实现肺通气，而肺泡内的气体与肺泡间质内毛细血管网血液内的气体之间实现肺换气。通常肺泡内的氧分压高于肺毛细血管内的压力，氧气进入血液，1.5% 的 O_2 以物理溶解的形式存在，98.5% 的 O_2 同红细胞内的血红蛋白（Hb）结合形成氧合血红蛋白（HbO_2）进行运输，到达全身组织细胞后 O_2 从 HbO_2 解离，再以单纯扩散的方式进入细胞被利用。心脏在整个氧运输系统中处于最重要的地位，心脏收缩泵血，将血液不断输入到血管运达全身。机体进入高原后，通过增加肺毛细血管开放的数量和开放程度，增加呼吸膜面积，提高氧的弥散，使动脉血氧分压（PaO_2）和动脉血氧饱和度（SaO_2）升高，并通过低氧通气反应即肺通气量（主要是潮气量）增加，呼吸加深，增加胸膜腔负压，使静脉回心血量增加，利于气体在肺内的交换和氧在血液中的运输。另外缺氧刺激肾小管周围间质的氧感受器，促使 EPO 基因表达，EPO 生成增多，经血液循环到达造血系统，作用于 EPO 受体，促进红细胞生成，增强血液的运氧能力。低氧时心率明显增加，随着在低氧环境停留时间的延长心率逐渐恢复，因此心排血量可增加、不变或降低。可见，在低氧环境中机体主要通过增强心、肺功能，增加血红蛋白，提高对氧的摄取和加强血液的携氧能力。

3．氧分配系统　血液中的氧与血红蛋白结合形成氧合血红蛋白，按血管的分布结构和机体的功能状态对血氧进行分配。血管舒缩状态的调节和血管结构的改建成为急、慢性血氧分配的手段。

（1）体循环血管平滑肌和内皮细胞：它们感受缺氧并通过表达血管内皮生长因子 1（VEGF 1）及其受体促进血管新生，缩短氧的弥散距离，增加组织供氧。这一作用在心脏、脑和骨骼肌尤为明显。

（2）肾上腺嗜铬细胞：此细胞通过分泌儿茶酚胺作用于相应受体，调节血管舒缩状态发挥重分配血流作用。

4．氧利用系统　机体通过呼吸系统实现了肺通气和肺换气，氧进入血液后主要以氧合血红蛋白方式进行运输到达全身组织细胞，由于组织器官内的氧分压较低，这迫使 O_2 从 HbO_2 迅速解离，再以单纯扩散的方式进入细胞的线粒体参与氧化供能，完成各项生理功能。在氧供充足时，机体需要的全部 ATP 都经氧化磷酸化合成。在低氧时，氧化磷酸化生成的 ATP 无法满足细胞能量需求，糖酵解酶基因被诱导开始进行无氧代谢。此外低氧时体内多种细胞上的氧感受器通过一定的信号转导途径，促进缺氧敏感基因表达，重新调整细胞自身的代谢状态，以对抗缺氧损伤。

二、氧感受器与缺氧信号转导

氧分压调节着机体的急、慢性缺氧反应，缺氧刺激经过信号转导途径使细胞发生反应。有关氧感受器的本质、作用机制和缺氧的信号转导等许多问题目前尚未清楚，是当前研究的热点和前沿。

（一）氧感受器

有关氧感受器的本质和作用机制，近年提出了如下几种学说：

1．血红素蛋白学说　血红素蛋白是指一类含血红素（铁卟啉）的蛋白质，包括血红蛋白、肌红蛋白、细胞色素 aa3、P450 等。O_2 结合于血红素蛋白分子中央的 Fe^{2+}，引起 Fe^{2+} 转位到卟啉环平面上。当 O_2 解离时，Fe^{2+} 离开卟啉环平面。血红素从氧化到还原过程中发生的构想变化直接反映了细胞外氧浓度变化，构成了信号转导的基础，影响着血红素蛋白的功能，故提出血红素蛋白是细胞的氧感受器。绝大多数组织、细胞的缺氧反应都是通过含血红素蛋白的氧感受器进行的。

2．NAD（P）H 氧化酶复合物学说　研究发现，所有细胞内都含有 NAD（P）H 氧化酶的多亚基复合物，NAD（P）H 氧化酶与细胞内氧感受器有关。该感受器为类细胞色素 B 样的黄色素血红蛋白，信号转导过程包括活性氧中间产物（reactive oxygen intermediate，ROI）水平的改变。对中性粒细胞、巨噬细胞和氧敏感细胞的研究发现，类细胞色素 B 样黄色素血红蛋白包含有 NAD（P）H 氧化酶的蛋白成分，并且氧感受器很可能存在于胞浆膜

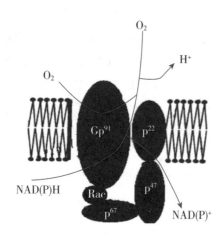

图 3-1　NAD（P）H 氧化酶产生氧自由基示意图

上（图 3-1）。该酶系统由与膜结合的形成细胞色素 b_{558} 的 $Gp^{91\text{-phox}}$ 和 $p^{22\text{-phox}}$ 亚基催化复合体，和胞浆内的调节组件如 p^{47phox}、p^{67phox}、GTP 氧化酶蛋白 Rac-1 或 Rac-2 组成。在中性粒细胞中氧化酶的激活是由细胞质内的调节组件所调节，激活后的氧化酶移位到膜上与细胞色素 b_{558} 相结合激活催化反应。在氧含量正常的条件下，由 NAD（P）H 所脱下的电子迅速传递给氧分子，产生超氧阴离子，这在胞浆中造成了一种相对高的氧化状态。超氧阴离子歧化生成 H_2O_2。H_2O_2 进一步在 Fe^{2+} 存在条件下通过 Fenton 反应转变为羟自由基（OH·）和氢氧根（OH⁻）。这些活性氧中间产物（ROI），如 H_2O_2、OH·、OH⁻ 可以作为化学信使抑制缺氧引起的基因表达，如 ROI 可使缺氧诱导因子 -1α 降解。

3．线粒体学说　线粒体是氧代谢的主要部位，氧感受和信号转导可能发生在线粒体。Chandel 等提出线粒体复合体Ⅳ血红素蛋白（线粒体细胞色素氧化酶）为心肌细胞和肝细胞中的氧感受器。线粒体对 PO_2 变化很敏感，尤其是颈动脉体球细胞的线粒体。许多线粒体电子传递链的抑制剂，如氰化物、环孢素和 CO 等能刺激细胞产生类似缺氧的反应，而抑制剂的作用主要同某种与 O_2 亲和力低的细胞色素有关。线粒体除了能合成 ATP 外，也能产生活性氧族（reactive oxygen species，ROS）来感受氧浓度的变化。当机体缺氧时首先抑制线粒体电子传递链功能，ROS 生成减少，$NADH/NAD^+$ 比值升高，线粒体内膜去极化，电压门控 Ca^{2+} 通道激活，使细胞内 Ca^{2+} 增多，引起儿茶酚胺分泌增多。

4．氧敏感离子通道学说　颈动脉体Ⅰ型细胞、肾上腺髓质嗜铬细胞、心肌细胞和血管平滑肌细胞上存在对氧敏感的 K^+ 通道。当 PO_2 降低时，该通道受到抑制，K^+ 外流减少，导致细胞膜去极化，进而胞外大量 Ca^{2+} 内流，引起多巴胺等神经递质释放，作用于窦神经末梢上相应的受体，传入神经冲动增强，调节心肺功能，以供给机体更多的氧。

5．氨基酸羟化酶学说

（1）氨基酸羟化加强 HIF-1α 氧依赖性降解：缺氧诱导因子（hypoxia inducible factor-1，HIF-1）是一种具有 DNA 结合活性的蛋白因子，在低氧信号转导中具有重要作用，它由 α 和 β 两个亚基组成，HIF-1β 为结构型，HIF-1α 为诱导型，在缺氧时 HIF-1α 表达增多，其活性也增高，且与 HIF-1β 结合成二聚体，和靶基因增强子或启动子结合促使基因表达而导致细胞反应。HIF-α 蛋白中有氧依赖性降解区域（oxygen dependentdegradation domain，ODD），在常氧或氧分压增高时，HIF-1α 亚基中的 ODD 上第 Pro^{402} 和 Pro^{564} 脯氨酸被细胞中的脯氨酸 -4- 羟化酶（prolyl-4-hydroxylase，PHD）所羟化，致使 HIF-1α 蛋白不断被肿瘤抑制蛋白 pVHL 介导的泛素 - 蛋白酶体途径降解，导致 HIF-1α 不能有效积累，细胞中 HIF-1α 的浓度处于低水平，使它的生物学功能受到抑制。低氧时，使脯氨酸羟化酶的羟化作用减弱和泛素蛋白酶体途径受到抑制，HIF-1α 降解减少，在胞浆中的 HIF-1α 积累增多，从热休克蛋白（HSP90）中解离后转移至细胞核内与 HIF-1β 结合成有活性的 HIF-1，在协同激动剂如 CRB 结合蛋白 / p300（CBP/p300）和类固醇受体协同激活因子 -1（SRC-1）、TIF2 等的作用下，HIF-1 被完全激活，然后与缺氧反应基因上的缺氧反应元件（hypoxia reaction element，HRE）中的 HIF-1 结合点结合，促进转录。

（2）氨基酸羟化抑制 HIF 转录活性：HIF-1α C 端两个反式激活结构域（transactivation domain，TAD），分别为氨基端反式激活区（TAD-N）和羧基端反式激活区（TAD-C）。Pro^{564} 位于 TAD-N 结构内，，在常氧或氧分压增高时，Pro^{564} 羟化后与 pHLV 结合，后者再介导缺氧抑制因子（factor inhibiting HIF-1，FIH）和多个组蛋白脱乙酰基酶（histone deacety1ase，HDAC）结合。由于 HDAC 为转录辅阻遏物，它们共同阻碍了 HIF-1α 的转录激活作用。

HIF-1 的 TAD-C 具有募集 CBP/p300 形成转录起始复合物的作用，从而激活靶基因的转录。在正常氧分压时，天冬酰羟化酶（asparaginyl hydroxylase）能羟化 HIF-1 TAD-C 中的 Asn^{803} 和 HIF-2α TAD-C 中的 Asn^{851}，使 HIF TAD-C 发生构象改变。这种转录激活结构域的修饰，使得 HIF 不能与 CBP/p300 的 CH1 区稳定结合，降低了转录激活功能。低氧抑制 Asn^{803} 和 Asn^{851} 羟基化，使 HIF 的量增加，转录活性增强，启动低氧反应基因的表达。

HIF-1α 氧依赖降解结构域的 Pro^{402} 和 Pro^{564} 在正常氧分压和羟化酶的作用下被羟化，并介导 VHL 蛋白泛素蛋白酶体对其降解 HIF-1α；HIF-1 TAD-C 中的 Asn^{803} 和 HIF-2α TAD-C 中的 Asn^{851} 也可被羟化，抑制 HIF-1α 募集共刺激因子 CBP/p300 的功能，从而抑制低氧反应基因的转录。缺氧时羟化作用被抑制，使 HIF 的量增加，转录活性增强，从而启动缺氧相关基因表达。

（二）低氧信号转导

1. H$_2$O$_2$ 的信使分子作用　NADPH 氧化酶可使环境中的氧转变为 H$_2$O$_2$，H$_2$O$_2$ 可调控低氧敏感基因的表达。常氧时细胞内 H$_2$O$_2$ 浓度相对较高，抑制低氧敏感基因的表达。而低氧使细胞内 H$_2$O$_2$ 浓度下降，刺激了低氧敏感基因的表达，因此，H$_2$O$_2$ 可能在低氧敏感基因表达中充当中间信号分子的作用。H$_2$O$_2$ 可通过多种机制调节细胞中的蛋白质，最后实现对基因转录的调控，具体如下：

（1）过氧化氢酶通过激活鸟苷酸环化酶进而抑制低氧敏感基因的表达：过氧化氢酶在催化 H$_2$O$_2$ 过程中可间接激活鸟苷酸环化酶，增加 cGMP 的水平，而 cGMP 通过激活鸟苷酸依赖的蛋白激酶，对核蛋白磷酸化，从而抑制低氧敏感基因的表达。低氧时 H$_2$O$_2$ 浓度下降，使这条信号途径的活性降低。

（2）谷胱甘肽过氧化物酶分解 H$_2$O$_2$ 抑制低氧敏感基因的表达：谷胱甘肽过氧化物酶以还原型谷胱甘肽（GSH）作为供氢体来分解 H$_2$O$_2$，生成氧化型谷胱甘肽（GSSG），使细胞内 GSH/GSSG 的比值下降。H$_2$O$_2$ 与细胞内的铁离子作用，通过 Fenton 反应，产生 OH·，OH· 和 GSSG 都可与蛋白质分子上的巯基相互作用，影响蛋白质构象。低氧时 H$_2$O$_2$ 浓度下降，使 OH· 的浓度随之下降，同时使 GSH 的浓度升高，导致蛋白质的巯基由氧化型向还原型转变，使一些转录因子（如 HIF-1）的构象发生改变，激活其结合 DNA 的活性，从而促进低氧敏感基因的转录表达。

（3）低氧时 CO 及 NO 产量下降促进低氧敏感基因的表达：低氧时血红素氧化酶及一氧化氮合酶活性受到抑制，使内源性 CO 及 NO 产生量下降，调控 cGMP 的产生下降，致使调控低氧敏感基因的转录因子被激活，从而促进这些低氧敏感基因的表达。

2. Ca^{2+} 在低氧信号转导中的作用　低氧时细胞内游离钙升高，激活与钙相关的信号通路，增强低氧敏感基因酪氨酸羟化酶（TH）的转录。低氧时细胞内钙的升高主要是由于胞外钙大量内流引起的，而与胞内钙库释放关系较少，所以细胞外钙内流在低氧敏感基因的表达调控过程中可能发挥第二信使的作用。

3．蛋白激酶对低氧敏感基因表达的影响　蛋白质磷酸化是信号转导中普遍存在的机制。使用蛋白激酶 C（PKC）抑制剂，对钴诱导的低氧敏感基因表达有强烈的抑制作用；PKC 对低氧时内皮细胞 VEGF 的表达起正调控作用；用乳鼠肝细胞作为实验模型进行研究时发现，PKC 对 EPO 基因表达起负调控作用。使用酪氨酸蛋白激酶抑制剂可抑制多种因素对低氧敏感基因的刺激作用，而且对 HIF-1 的 DNA 结合活性也有抑制作用。使用有丝分裂原激活蛋白激酶（MAPK）激酶（MEK）的抑制剂（PD98059）时，它对低氧敏感基因的抑制作用与使用剂量呈正相关。

4．HIF 在低氧信号转导中的作用

（1）HIF-1 的组成、结构及功能特征：1992 年 Semenza 和 Wang 在低氧肝细胞癌细胞株 Hep 3B 细胞的核提取物中发现一种蛋白特异性地结合于 EPO 基因增强子的寡核苷酸序列，命名为低氧诱导因子 -1（HIF-1），由 α 亚基和 β 亚基组成异二聚体。人的 HIF-1α 基因位于 14 号染色体（14q21 ~ 24），cDNA 全长 3720 bP，开放阅读框 2478 bP，编码 826 个氨基酸，5' 和 3' 非翻译区分别为 28bp 和 1211bp。人的 HIF-1β 基因位于 1 号染色体（lq21），为芳香烃受体核转位蛋白（aryl hydrocarbon receptor nuclear translocator，ARNT），cDNA 序列全长为 2604 bp，开放阅读框 2367 bP，编码 789 个氨基酸，5' 和 3' 非翻译区分别为 56bp 和 188 bp。

（2）HIF-1 的作用通路：HIF-1 作为一种转录因子，在人、鼠的器官中广泛表达，如肾、肝、肺、脑、心、胰、胎盘、骨骼肌和脾中普遍表达。缺氧状态下 HIF-lα 与 HIF-1β 结合形成二聚体即有活性的 HIF-l 复合物，它和低氧反应元件（HRE）结合，形成转录起始复合物启动靶基因的转录，介导低氧反应。HIF-1α 在机体对慢性缺氧适应过程中发挥着积极的作用，但是 HIF-1α 的快速上调也是细胞遭受严重损伤的一个重要信号。HRE 是 HIF-1 靶基因的启动子或增强子内所共有的一段基因序列，称顺式作用 DNA 序列，为 HIF-lα 的 DNA 结合位点，若 HRE 发生点突变或者甲基化，则 HIF-1 不能与靶基因结合。目前所发现的与低氧反应相关的基因有：促红细胞生成素（EPO）、血管内皮生长因子（VEGF）及其受体 Flt-l、诱导型一氧化氮合酶（iNOS）、血红素氧化酶 -1（HO-1）、内皮素 -1（ET-1）等。上述靶基因具有以下共同特点：转录能被 HIF-1 诱导（如低氧、$CoCl_2$ 或去铁胺），能被抑制 HIF-1 活性的放线菌酮阻断；启动子或增强子有 HRE，介导细胞对低氧的反应。HIF-1 的主要功能归纳起来包括：糖代谢、氧的运输、细胞的生长与凋亡等。

（3）HIF-1 的低氧活性调节：常氧下 HIF-1α 和 HIF-1β mRNA 均为构成型表达，此时 HIF-1 无 DNA 结合活性，低氧可诱导 HIF-1α 蛋白水平和 HIF-1 DNA 结合活性的增加。HIF-1α 低氧活性调节需要一个完整的依赖于氧化还原反应的信号通路，具体调节机制涉及蛋白合成的增加、降解的减少、稳定性增加等。蛋白合成和蛋白磷酸化在 HIF-1α 低氧活性调节中可能起重要作用。用 Ser/THr 激酶抑制剂 2- 巯基嘌呤（2-AP）对低氧诱导的 HIF-1α 蛋白表达量有较强抑制作用，酪氨酸磷酸酯酶抑制剂可引起 HIF-1α 蛋白基础表达水平增加。目前认为低氧下 HIF-1α 合成的调节并不在 mRNA 表达水平，而在翻译和翻译后水平，因为目前除了在啮齿动物整体低氧情况下可观察到一定程度的 HIF-1α mRNA 增加外，在人及其他动物的多种细胞的体外实验均未发现 HIF-1α mRNA 的低氧诱导。相反，HepG2 和 Hepal 细胞中发现低氧引起 HIF-1 mRNA 水平下调。所以目前的研究主要集中在蛋白降解和稳定性上。常氧下 HIF-1α 蛋白的降解是由氧依赖性降解区域 ODD 介导的，低氧通过 ODD 使 HIF-1α 的降解减少。而且，HIF-1α 必须与 HIF-1β 形成二聚体使 HIF-1α 的构型变化才能耐受蛋白水解酶的作用，不致被降解。近年有报道小鼠 Sim2 基因产物及 Hsp90 可影响 HIF-1α 与 HIF-1β 的二聚化而调节 HIF-1 的活性。在 HIF-1α 的 C 末端尚存在一个入核信号（NLS），介导 HIF-1α 在低氧情况下的核聚集；HIF-1β 的第 39-61 位氨基酸也是入核信号。低氧时，HIF-1α 和 HIF-1β 分别在 NLS 的介导下入核，才能二聚化，形成活性形式。

第二节 缺氧与基因表达

一、缺氧反应基因

缺氧细胞通过感受低氧信号后，其下游的基因表达包括转录和翻译发生改变，这些基因称为缺氧反应基因（hypoxia responsive gene，HRG），这些基因中含有低氧反应时对基因转录起调控作用的顺式作用元件，称为缺氧反应元件。HRG 在缺氧期间还能通过对低氧诱导的某些即早型基因（immediate early gene，IEG），如 c-jun、c-fos 和 c-myc 等的作用，调控缺氧过程中的细胞凋亡进程。在缺氧细胞中 HIF-1 能与 HRG 特定序列结合，调控 HRG 表达而发挥其调控功能。缺氧可诱导多种基因表达，如表 3-2 所示。下面以 EPO 及 VEGF、iNOS 和 TGF-β 四种常见缺氧反应基因为例来阐明缺氧对基因的诱导表达及其在缺氧中的作用。

（一）促红细胞生成素

促红细胞生成素（erythropoietin，EPO）是一种糖蛋白激素，主要由成人肾和胎儿肝产生。人类 EPO 基因位于 7 号染色体长臂 22 区（7q22），是一种由 165 个氨基酸残基组成的，分子量约 34kD 的糖蛋白激素。根据 EPO 糖类含量不同，天然存在的 EPO 分为两种类型，α 型含 34% 的糖，β 型含 26% 的糖类，两种类型在抗原性及临床应用效果上均相同。

1. 缺氧诱导 EPO 产生　细胞内无任何形式的 EPO 贮备，低氧是 EPO 主要生理刺激。在 EPO 基因 3'- 端旁侧的高度同源性核苷酸序列，称为低氧诱导增强子，其中含有 HIF-1 特异性结合位点。当机体缺氧时，肾小管间质细胞周围的氧分压随之下降，HIF-1α 降解减少并进入核内同 HIF-1β 结合，形成异二聚体 HIF-1 复合物，HIF-1 复合物结合于 3' EPO 增强子，上调 EPO 基因表达。用 HepG2 细胞进行体外实验发现，缺氧环境或在培养基中加入氯化钴（$CoCl_2$）、去铁胺及其他还原性物质，如 NADPH 时，胞浆内 H_2O_2 的含量随之下降，并造成 EPO 表达增多，而在培养基中直接加入源性 H_2O_2，则使 EPO 生成减少，因而推论 H_2O_2 是 EPO 生成调节过程中的胞内信号分子。当胞内存在高水平的 H_2O_2 时，EPO 的表达处于抑制状态；反之，当 H_2O_2 浓度降低时，抑制解除，EPO 表达增强。用 Hep3B 细胞体外培养更进一步证实，缺氧导致 EPO 生成需要线粒体参与，缺氧时通过线粒体的相关作用，使胞内的自由基活性氧（ROS）增多，引起 EPO 表达增加。当 Hep3B 细胞去除线粒体后，EPO 对缺氧的反应性也随之消失。

2. EPO 作用的胞内信号转导机制　红系造血红细胞表面分布有 EPO 受体（EPOR）。EPOR 随红细胞的成熟而衰减，网织红细胞核、成熟红细胞表面无 EPOR。当 EPO 与受体结合后，EPOR 发生同二聚化，使与受体相连的 Janus 激酶（JAK2）发生磷酸化而被激活，引发下游信号转导过程。此信号转导过程有多条途径，其中研究比较透彻的是 EPOR-JAK2-STAT5 途径：JAK2 活化后，首先将 EPOR 的两个酪氨酸残基（Y343，Y401）磷酸化，导致构型发生改变，暴露出剪切酶的作用位点，水解含有 SH-2 片段的特定胞浆蛋白，产生信号转导与

表3-2　HIF-1调节基因

类型	基因
氧运输和调节 红细胞的生成与代谢血管的调节	促红细胞生成素（红细胞生成）
	酪氨酸羟化酶
	P21（红细胞生成）
	瘦素（红细胞生成）
	促凋亡蛋白 Nip3（红细胞生成）
	转铁蛋白（铁运输）
	转铁蛋白受体（铁摄取）
	血浆铜蓝蛋白（铁氧化）
	血管内皮生长因子（血管生成）
	血管内皮生长因子受体 -1（VEGF 受体 1）
	胰岛素样生长因子（血管生成）
	胰岛素样生长因子结合蛋白 -1、2、3（血管生成）
	内皮腺衍生血管内皮生长因子（血管生成）
	血浆纤溶酶原激活物抑制剂 -1（血管生成）
	iNOS（产生 NO）
	血红素氧化酶（产生 CO）
	肾上腺髓质素（调节血管张力）
	$\alpha 1$，β 肾上腺能受体（调节血管张力）
	内皮素 -1（调节血管张力）
能量代谢：葡萄糖摄取和糖酵解	葡萄糖转运体 -1（葡萄糖摄取）
	PFKFB3（调节糖酵解）
	磷酸果糖激酶 L+C（糖酵解）
	醛缩酶 A、C（糖酵解）
	GAPDH（糖酵解）
	磷酸甘油酸激酶 -1（糖酵解）
	烯醇酶 -1（糖酵解）
	乳酸脱氢酶 A（糖酵解）
	丙酮酸激酶（糖酵解）
	腺苷酸激酶 -3
其他	反转录座子 VL30
	分化型胚胎软骨发育基因 1（DEC1）
	细胞色素氧化酶 -2
	P^{35srj}（反馈调节 HIF-1）
	胶原脯氨酸 -4- 羟化酶 a
	肠三叶草因子
	ETS-1（转录因子）
	早老素 1、2

转录激活因子 5（STAT5），最终启动相关基因转录，从而调节红细胞的增殖、分化与凋亡。

EPO 能够快速启动原癌基因 c-myc 表达，发挥抗凋亡和维持细胞存活的作用。EPO 刺激红细胞生成增加，提高携氧能力，与 EPO 强大的抗凋亡作用，使红系祖细胞得以存活并最终向成熟红细胞分化有关。

3．EPO 的抗缺氧作用　近来大量研究表明心、脑组织中也有 EPO 和 EPOR 的表达，同时发现 EPO 的生成量与脑组织的供血供氧情况相关。脑缺血、脑缺氧时，EPO、EPOR 的表达量增加，增加红细胞生成，增强血液的携氧能力，保护神经元，促使神经元增生肥大、树突增多、功能增强。EPO能保护心室肌，抑制缺血再灌注损伤后的心肌内皮细胞的凋亡，减少梗死面积。

（二）血管内皮生长因子

血管内皮生长因子（vascular endothelial growth factor，VEGF）是一种特异的、强烈的血管内皮细胞促分裂因子，也是有效的血管形成和血管通透性诱导因子。

1. 缺氧诱导VEGF表达增加　低氧是调节VEGF及其受体基因表达的主要因素。研究发现VEGF基因5'-端的10对碱基序列与低氧诱导的表达有关，该结构与EPO基因的HIF-1结合位点在序列上的同源性达90%。VEGF是HIF-1介导转录活化的一个靶点，其在低氧组织中的表达是通过HIF-1诱导的。低氧主要通过活化VEGF基因的转录和增加VEGF mRNA的稳定性，上调VEGF基因的表达从而促进血管新生的。

2．VEGF促进血管生成　VEGF不仅在胚胎及身体发育期间非常重要，在缺氧情况下也起到极其重要的作用。VEGF可与其受体进行紧密的、特异性结合，通过空间构象变构可诱导细胞内酪氨酸激酶残基自身磷酸化，并启动细胞内信号转导，进而促进血管内皮细胞进行有丝分裂，导致内皮细胞大量增生，逐渐形成了血管雏形，最后形成新的血管。同时，通过增强血管通透性，引起血浆蛋白主要是纤维蛋白原外渗，为新生毛细血管网的建立提供最佳基质。另外，VEGF还可通过改变内皮细胞基因的活化形式，诱导内皮细胞表达蛋白水解酶、间质胶原酶和组织因子促进血管形成。

（三）iNOS

NO以L-精氨酸（L-argining1，L-Arg）为前体，在一氧化氮合酶（nitric oxide synthase，NOS）及其辅助因子的作用下产生，通过促进环磷酸鸟苷（cGMP）的产生，发挥调节血管舒张、调控血管平滑肌细胞增殖、抑制血小板黏附聚集等重要的生理功能。

NOS存在三种表型：内皮型NOS（eNOS）、神经元型NOS（nNOS）和诱导型NOS（iNOS）三型。iNOS存在于被激活的巨噬细胞和血管平滑肌细胞中，在肝细胞、中性粒细胞和心肌细胞中均有iNOS表达。在生理情况下，NO主要在血管内皮细胞经eNOS催化形成，在缺氧、细胞因子刺激等病理情况下，HIF-1α不被降解，使其在细胞中增多且活性增强，能与HIF-1β组成二聚体，进入细胞核内与靶基因iNOS作用，促使其RNA转录和蛋白质表达，进而使NO产生，NO作用于血管平滑肌上的相应受体，激活了胞浆内可溶性鸟苷酸环化酶，使cGMP增多，激活cGMP依赖性蛋白激酶，引起肌球蛋白轻链磷酸化和去磷酸化而产生平滑肌细胞的舒张反应。

（四）转化生长因子-β

转化生长因子-β（transforming growth factor-β，TGF-β）是一类多功能多肽类生长因子，对细胞增殖分化、细胞外基质产生、血管生成、细胞凋亡及机体免疫系统均起着非常重要的调节作用。在人体中TGF-β由2个结构相同或相近的亚单位借二硫键连接成为二聚体。在哺乳动物体内主要有TGF-β1、TGF-β2和TGF-β3三种TGF-β亚型；相应地存在TGF-βR1、TGF-βR2和TGF-βR3三种形式的受体。机体内几乎每个细胞都产生TGF-β并存在其受体，TGF-β通过自分泌、旁分泌或内分泌方式与细胞表面的TGF-β受体结合发挥生物学作用。TGF-β与胞膜上的TGF-βR3合后呈递给TGF-βR2或直接结合TGF-βR2，导致与TGF-βR1结合形成二聚体，同时磷酸化TGF-βR1，一旦TGF-βR1被TGF-βR2磷酸化，则将激活Smad2和（或）Smad3，并与Smad4结合形成二聚体，从胞浆转位至胞核，调节下游基因的表达，从而将细胞外信号传递到细胞内。TGF-β家族的基因表达在特定的细胞系中，三种亚型及其受体均受到低氧和 HIF-1 的调控。大量体内实验证明，中枢神经组织缺血、创伤和肾移植时局部的急慢性低氧均会诱导 TGF-β1 基因表达上调。低氧时 TGF-β1 启动子区转录起始位点上游 –453 ～ –175 的区域可使 TGF-β1 启动子活性增强，此区除存在高亲和力 AP-1 结合位点可参与 TGF-β1 的自分泌激活外，还存在 SP1 结合位点。低氧可显著增强脐静脉内皮细胞中 TGF-β2 mRNA 和蛋白的表达，这种低氧刺激发生在转录水平，启动子区缺失实验显示 TGF-β2 启动子区转录起始点上游 –77 ～ –40 bp 区负责对低氧的反应，其内存在 Smad 及 HIF-1 结合位点。另外小鼠胚胎成纤维细胞中 TGF-β3 的表达依赖 HIF-1，其结合位点位于 TGF-β3 基因近侧启动子区转录起始点上游 –90 ～ –60 bp 区的 HRE。免疫共沉淀实验证明 TGF-βR Ⅲ endoglin 在低氧条件下的调节也是由 HIF-1、Sma3 和 AP-1 共同介导的。

二、缺氧反应基因的表达调控

低氧反应基因调控的一个普遍方式是转录水平的调控，如低氧上调 EPO、VEGF 基因表达的水平。而低氧时玉米细胞 P3377 的乙醇脱氢酶基因表达则是通过翻译水平调控的，牛主动脉内皮内皮细胞中黄嘌呤脱氢酶、黄嘌呤氧化酶的基因表达是通过翻译后调节实现的。

（一）HIF-1 的调控作用

HIF-1 参与低氧反应基因的转录调节。低氧环境中，HIF-1 激活 EPO、VEGF 及糖酵解酶的转录，HIF-1 通过与低氧反应基因的启动子结合而发挥作用。它可能是联系低氧和低氧反应基因的重要物质基础。

烯醇化酶 1 及乙醇脱氢酶 A 基因的启动子含有许多相互毗邻的 HIF-1 结合位点，其中至少有两个位点参与对低氧适应性的反应，尤其是序列 5'-RCGTG-3'，常同另外一个位点协同，参与对 HIF-1 的相互作用。低氧激活糖酵解酶的转录过程是由 HIF-1 介导的各位点间的协同作用启动转录激活的。HIF-1 具有异源二聚体自动聚合能力、结合靶 DNA 并激活其转录作用的基本性质。HIF-1α 的 N 端 1 ～ 39 位氨基酸残基间的结构与靶 DNA 结合作用有关，HIF-1α 的 C 端 391 ～ 826 位氨基酸残基间的结构代表了它的转录激活能力。鼠的 HIF-1α 由第 12 染色体上的一个单拷贝基因编码，在肺、肾组织中表达水平较高。鼠 HIF-1 的 cDNA 有 90% 的序列与人的相同，但在 5' 端非翻译区（UTR）及翻译起始位点不同。目前对 HIF-1 的低氧性自身调节过程尚不清楚。

（二）富 AU 元件的调控作用

在低氧环境中，VEGF mRNA 水平升高；在复氧时，又恢复到正常水平。富含 AU 元件（adenylate uridylate rich elements，ARE）的 VEGF mRNA 的 3' 端 UTR 结构对 VEGF mRNA 的稳定性至关重要。ARE 序列高度保守，它与低氧诱导的 ARE 结合蛋白（hypoxia induced ARE binding protein，HIBP 或 ABF）结合形成 ABF ARE 复合物，结合作用必须有二价离子 Ca^{2+}、Mn^{2+} 的存在。粒 – 单集落刺激因子（GM-CSF）的 mRNA 无 ARE 时比较稳定，而在 β 珠蛋白 mRNA 中加入 ARE，却使 β 珠蛋白的半衰期缩短到只有 30 分钟，显然 ARE 可能是使 mRNA 遭到降解的位点；一些蛋白质合成抑制剂（如佛波酯等）可使含 ARE 结构的 mRNA 稳定，某些反式因子识别 ARE 后，通过它而影响了 rnRNA 的转归。ABF 在胞浆中是以无结合活性的蛋白质形式存在，经有丝分裂原刺激后，可能通过还原 ABF 的巯基发生变构作用而被激活，并获得结合 mRNA 的能力。ABF 结合活性可能同其他调节蛋白一样，受磷酸化 – 去磷酸过程调节。

（三）其他调控元件

酪氨酸羟化酶（tyrosine hydroxylase，TH）是儿茶酚胺合成途径中的限速酶。组织低氧时，TH mRNA 的降解减缓，低氧诱导蛋白与 TH mRNA 的 3' UTR 中的 ARE 结合（此结构又称为 HIPBS）。TR2 孤儿受体属于类固醇 / 甲状腺激素超家族，是雄激素抑制性的转录调控因子，它与 EPO 的低氧诱导增强子以高亲和力结合，形成 EPO mRNA TR2 孤儿受体复合物，调控 EPO 的基因转录。TR2 孤儿受体和 EPO 在鼠肾、肝细胞中共同表达后立即作用于 EPO mRNA。虽然 TR2 孤儿受体和 HIF-1 均可对 EPO 基因的转录过程进行调控，但是它们之间的关系尚不清楚。另外，在血管瘤细胞转染 von Hippel Lindau 蛋白（vHLP）突变基因表达载体，可使细胞过量表达 VPF/VEGF、GLUT1 以及 FB；但重新导入 vHLP 蛋白基因，则仅在低氧情况下诱导 VEGF 的转录增强，示 vHLP 参与相关基因的低氧诱导表达调控。

总之，低氧引起了机体低氧反应基因的表达与调控的改变，许多基因参与内环境对低氧的感受与低氧信号的转导，以及低氧引起的急、慢性反应。寻找和发现参与低氧习服适应的基因及其产物，可能是今后研究的一个重要方向。

（白玛康卓）

第三节　低氧与细胞增殖

细胞增殖（cell proliferation）是指细胞分裂和再生的过程，其结果导致细胞数量的增加。细胞增殖是生命的基本特征，种族的繁衍、个体的发育以及机体的修复等都离不开细胞增殖。然而，异常的细胞增殖则是多种疾病发生发展中共同的病理生理学过程。本节将以肺血管平滑肌细胞（pulmonary vascular smooth muscle cell，PVSMC）为例，介绍缺氧与细胞增殖之间的关系。

一、缺氧诱导细胞增殖

缺氧是一个重要病理生理过程，可影响机体内多种细胞的形态结构和功能代谢。不同类型细胞对缺氧的反应不一，有的细胞会出现增殖肥大，如 PVSMC 增殖、血管内皮细胞增生、红细胞增多、成纤维细胞增殖、心肌细胞肥大等；相反，有的细胞则萎缩退化，甚至凋亡坏死，如缺氧性骨骼肌萎缩等。

肺血管平滑肌细胞在正常生理状态下发生较低水平增殖，与同时发生的细胞凋亡相平衡，从而可保持血管壁细胞数的相对稳定。缺氧可引发 PAVMC 增殖加强而凋亡相对减少，造成细胞增殖与凋亡的失衡，从而无法维持细胞数量的相对稳定。肺小动脉对缺氧非常敏感，在缺氧情况下，肺小动脉立即收缩，从而引起肺动脉压力升高，持续升高的肺动脉压又导致肺动脉平滑肌细胞（pulmonary vascularsmooth muscle cell，PASMC）迁移、肥大、增殖、肌型血管中膜增厚，非肌性血管肌化以及细胞外基质合成增多，管壁变厚、管腔狭窄等血管重建想象，最终导致不可逆转性的肺动脉高压。

研究表明血管平滑肌细胞（vascular smooth muscle cell，VSMC）的增殖随着培养环境中氧浓度的升高而降低，因而缺氧可促进血管平滑肌细胞的增殖，而高氧对血管平滑肌细胞增殖具有显著的抑制作用。VSMC 增殖是缺氧性肺血管变化的主要特征。PASMC 位于血管壁中膜，根据其结构及其功能的不同，分为收缩型和合成型两种类型，而这两种表型在一定条件下又可以相互转化。正常动脉血管中的 VSMC 以收缩型为主，主要功能是维持血管的弹性和收缩血管，无增殖迁移能力，肌丝含量较丰富，结构蛋白含量多而合成基质的能力较差；合成型 VSMC 分化程度较低，肌丝含量及结构蛋白含量较少，但其合成和分泌基质蛋白的能力强，可发生增殖、迁移入内膜。合成型 VSMC 可存在于病变的血管中。当 VSMC 在受到炎症因子、缺血或缺氧等刺激时，可由收缩型转化为合成型。在研究缺氧对体外培养的 PASMC 形态及增殖的影响时发现，缺氧时 PASMC 体积增大，"峰 – 谷"长势不明显，胞浆内线粒体、粗面内质网和高尔基氏体含量增多，肌丝减少，SMα-actin 含量减少，说明缺氧时 PASMC 的表型由收缩型向合成型转换，因而 PASMC 表型的转换是细胞增殖的前提条件。

二、缺氧诱导细胞增殖机制

低氧引起肺血管重构的机制主要有两个方面：①低氧直接作用于 PASMC，促进其增殖；②低氧作用于内皮细胞，使其释放多种细胞因子，后者可作用于 PASMC、成纤维细胞、内皮细胞等，促进其增殖。

缺氧引起细胞产生和释放促进细胞增殖的因子，多种细胞因子、生长因子作为细胞外刺激信号，激活细胞内相关信号通路，启动与增殖相关基因的表达，促进细胞增殖，从而导致血管重构。低氧导致的 PASMC 增殖对低氧肺血管重构起着重要作用，因而抑制 PASMC 增殖可以改善低氧肺血管重构，进而减轻肺动脉压力。以下介绍缺氧条件下与细胞增殖有关的细胞增殖因子、可能的信号转导通路、影响细胞增殖的调控基因以及细胞周期水平的调控。

（一）促进细胞增殖因子

缺氧可诱导肺血管内皮细胞、VSMC 释放生长因子和细胞因子如：血小板源生长因子（pletelet derived growth factor，PDGF）、成纤维细胞生长因子（fibroblast growth factor，FGF）、上皮生长因子（epidermal growth factor，EGF）、胰岛素样生长因子（insulin like growth factor，IGF）、白细胞介素（interleukin，IL）、内皮素（endothelin，ET）和血管紧张素 II（angiotensin II，Ang II）等，这些因子之间可形成调节网络，对细胞的增殖和分化起着重要作用。此外，VSMC 在增殖过程中由收缩型向合成型转化时也能释放多种生长因子和细胞因子，反过来促进 VSMC 的大量增殖。

（二）缺氧引起细胞增殖的信号转导

PVSMC 和内皮细胞所释放的细胞因子及生长因子等细胞外信号转入细胞核内的机制非常复杂，而目前研究最多的是与 VSMC 增殖有关的信号转导途径，主要包括如下几条通路：

1. 丝裂素活化蛋白激酶通路　丝裂素活化蛋白激酶家族（mitogen activated protein kinases，MAPKS）是一组广泛存在于细胞内具有丝氨酸和苏氨酸双磷酸化能力的蛋白激酶，MAPKs 主要由三个家族成员组成：细胞外信号调节蛋白激酶（extracellular regulated kinases，ERKS），应激活化蛋白激酶（stress activated protein kinases，SAPKs）和 p38 蛋白激活激酶（p38MAPK）。p38MAPK 主要参与介导应激反应（如热、化学、氧化、缺氧等）。而 ERKS 主要介导生长因子和细胞因子所引起的细胞增殖反应，其中 ERK1/ERK2 这两个最重要的 MAPKs 家族成员，是 MAPK 传导通路中的重要中继站和枢纽，也是细胞因子、生长因子介导细胞增殖效应中最重要的途径。ERK1/ERK2 信号链是由多个激酶组成的连锁系统，包括 Raf1（MAPKKK）、MEK 激酶（MEKK）双特异酶、ERK1/ERK2 以及核糖体 S6 激酶，这一连锁系统构成了细胞对胞外信号发生核反应的关键途径，它可以整合受体酪氨酸激酶

(receptor tyrosine kinase，RTK) 和 G 蛋白耦联受体途径所转导的多种胞内信号并将其转入细胞核内，成为信号转导的汇聚通路。ERKs 还可通过核转位使转录因子 Myc、ELK1 磷酸化，使其与 DNA 结合活性发生改变。大部分促进 VSMC 增殖的有丝分裂刺激反应都要经过 ERK 途径，其中生长因子是 ERKs 的强激活剂。ERKs 激活也可由蛋白激酶 C (protein kinase C，PKC) 所中介，从而使血管平滑肌增殖。Ang Ⅱ 也可通过 MAPK 途径刺激 VSMC 增殖。低氧可刺激 PASMC 中 ERK1/ERK2 的表达，MEK 抑制剂 U0126 和 PD98059 可以通过抑制 ERK1/ERK2 通路的活化抑制低氧 PASMC 增殖。JNKs (JNK1，JNK2，JNK3) 是 20 世纪 90 年代被发现的一类丝裂原，又被称为 SAPK。JNKs 异构体中 JNK1 和 JNK2 具有广泛的组织分布，并已显示在细胞增殖和细胞凋亡的调控中发挥重要作用。

2. 磷脂酶 C- 蛋白激酶 C 通路　血管平滑肌细胞受到生长因子或细胞因子刺激后，即可激活磷脂酶 C (Phospholipase C，PLC)，后者可水解细胞膜内侧的二磷酸磷脂酰肌醇 (PIP2)，生成 1,4,5- 三磷酸肌醇 (IP3) 和 1,2- 二酰基甘油 (diacylglycerol，DAG) 2 种重要的细胞内信息分子。IP3 可促进细胞内储存 Ca^{2+} 的释放，从而增加细胞内的 Ca^{2+} 浓度，并通过兴奋 – 收缩耦联引起快速的血管收缩反应。而 DAG 可激活蛋白激酶 C (PKC)，后者可使胞浆内与调节增殖有关的蛋白质磷酸化，从而促进 VSMC 增殖。

3. Src-FAK 通路　Src 为胞浆蛋白激酶，参与生长因子介导的信号转导。Src 家族有以下几个主要特征：与膜锚定有关的 N 末端 myristoylation 序列，Src 同源区域 2 和 3 (SH2 和 SH3)，激酶区域和 C 端非催化区域。Ang Ⅱ 与 VSMC 作用 2 分钟，可使 c-Src 活性增加 2 ～ 3 倍，并刺激 Src 底物磷脂酶 C (PLC) 磷酸化，而抗 c-Src 单克隆抗体可明显抑制 Ang Ⅱ 的作用。

黏着斑激酶 (focal adhesion kinase，FAK) 是两个 25 kD 局部黏附复合物，最初从转染了 v-Src 的鸡胚成纤维细胞中分离出来。FAK 缺少 SH2 或 SH3 区域，只在其催化部位与酪氨酸激酶 (TK) 相似，但可显示出受体 TK (RTK) 活性，其 397、407、576 和 577 位酪氨酸均可发生磷酸化。FAK 在 VSMC 迁移和增殖过程中起重要作用。在培养的 VSMC 中，Ang Ⅱ 迅速刺激 FAK 酪氨酸磷酸化，Src 参与 FAK 的磷酸化过程，此过程要求一个多聚复合物形成，后者由联结蛋白、GTP 酶以及效应蛋白 PLC 组成。

4. JAK-STAT 途径　JAK (Janus kinase)-STAT (信号转导子及转录激活子，signal transducers and activators of transcription) 是不同于 MAPK 的另一条核内信号转导通路。JAK 家族的成员有 JAK1、JAK2、JAK3 和 Tyk2。STAT 蛋白是一类脱氧核糖核酸结合蛋白，是细胞质内潜在的转录因子，其针对特异性刺激而激活，诱导基因转录而引出各种生物功能，包括调节细胞增殖、分化、凋亡、免疫调节等许多重要的生物学功能。STAT 家族由 STAT1 ～ 4、STAT5a、STAT5b 和 STAT6 等 7 个成员组成，代表一条从膜到核的信号传导系统。JAK-STAT 是一条多种细胞因子和生长因子共同作用的信号转导途径，参与机体多种生理和病理过程的调节。活化的 JAK/Tyk 刺激转录因子家族 STT 酪氨酸磷酸化，后者进入细胞核并与 SIE 元件结合，刺激"早期生长应答基因"转录。干扰素 (IFN)、Ang Ⅱ 和一些生长因子可通过受体酪氨酸激酶活化激活 JAK 激酶。Ang Ⅱ、IFN-α 和 IFN-γ 迅速刺激血管平滑肌细胞 JAK2 和 Tyk2 活化及 STAT1 磷酸化，使其增殖。JAK-STAT 途径还参与血管壁的重塑。细胞因子信号转导抑制因子 (suppressors of cytokinesignaling 3，SCOS-3) 可以抑制 JAK/STAT 通路的活化，过表达 SCOS-3 可抑制低氧 PASMC 增殖。在体外实验中发现低氧可以刺激 PASMC 的 JAK1、JAK2、JAK3 以及 STAT1、STAT3 磷酸化。通过 RNA

干扰抑制 STAT3 或 AG490 预处理抑制 JAK-STAT 通路，可以抑制低氧 PASMC 增殖。

5. 受体络氨酸激酶途径　PDGF、EGF 和 FGF 等生长因子通过其受体经该途径将信号转入细胞内。当 PDGF 与细胞上的相应受体结合后，受体发生二聚化和自身磷酸化，进而活化受体的络氨酸激酶，再依次激活 c-Ras、c-Raf 和 MAPKK；同时受体的络氨酸激酶的激活通过 PLCγ 途径激活 PKC。两条途径最终可激活 MAPK，后者通过被转位，启动细胞内调节细胞增殖的基因表达，最终导致细胞增殖。

6. PI3K/AKT 信号通路　PI3K 通过两种方式激活，一种是与具有磷酸化酪氨酸残基的生长因子受体或连接蛋白相互作用，引起二聚体构象改变而被激活；另一种是通过 Ras 和 p110 直接结合导致 PI3K 活化。活化的 PI3K 产生第二信使 PIP3，PIP3 与细胞内含有 PH 结构域的 AKT 和 PDK1 结合，改变 AKT 的结构，使之转移到细胞膜，导致膜上的 PDK-1 和 PDK-2 发生磷酸化，PDK1 的磷酸化可导致 AKT 活化。活化的 AKT 通过磷酸化作用激活或抑制其下游一系列底物如 Bad、caspase-9、NF-κB、GSKβ3 等，从而调节细胞的增殖、分化、凋亡以及迁移等。研究发现，在生长因子刺激下，AKT 可以活化细胞周期蛋白，促进 VSMC 的增殖，抑制 AKT 的活化可以抑制血小板源性生长因子（platelet-derivedgrowthfactor，PDGF）刺激的 VSMCs 增殖。PTEN 基因是一种肿瘤抑制基因，可以通过去磷酸化 PIP2 和 PIP3 抑制 PI3K 激活，也可通过抑制 PDK-1 和 AKT1 活化而抑制 PI3K/AKT 信号通路，通过腺病毒转染 PTEN 基因抑制 AKT1 活化可以抑制低氧 PASMC 增殖。运用 PI3K 的抑制剂 LY294002 抑制 PI3K/AKT 信号通路的活化，可以抑制低氧诱导的 PASMC 增殖以及下调低氧条件下 PASMC 中细胞增殖核抗原（PCNA）表达。

7. NFAT 信号通路　NFAT（nuclear factor of activated T cells，活化 T 细胞核因子）是具有多向调节功能的转录因子。NFAT 首先由钙离子激活钙神经素，钙神经素可使 NFAT 去磷酸化并向细胞核内转移，调控细胞核内的转录因子相互作用。环孢素 A 及他克莫（tacrolimus，FK506）可以抑制钙神经素的活化从而抑制 NFAT 信号通路。NFAT 通路参与人类子宫肌层 VSMC 和大鼠主动脉 VSMC 增殖。研究证实在原发性肺动脉高压患者中，NFATs 的活化是必需的，在慢性低氧新生小鼠肺动脉高压模型中，野生型 PASMCs 中 NFATc3 活化增强，NFATc3 杂合子基因敲除与野生型相比肺血管壁较薄，PASMCs 增殖程度较轻，肺动脉压力较低。西地那非抑制低氧 PASMCs 增殖作用与抑制 NFAT 信号通路有关。环孢素 A 可以通过抑制 NFAT 信号通路下调低氧 PASMCs 的 α 肌动蛋白表达，抑制 PASMCs 由收缩型向合成型转变。

（三）缺氧时细胞增殖的调控基因

1. ras 基因　ras 基因是一种促进细胞增殖的原癌基因。它的产物是分子量为 21 kDa 的 Ras 蛋白（P21），属于单聚体的 GTP 酶超家族，是一种细胞表达信号转导蛋白。作用于 Ras 信号途径的细胞外配体是一些生长因子，它们与膜相应受体结合，使受体胞质面的酪氨酸蛋白激酶活化，信号通过 Ras 蛋白传递使细胞产生增殖。

2. Bcl-2 基因　B 细胞淋巴瘤 / 白血病 -2（B cell lymphoma/leukemia-2，Bcl-2）是第一个被确认为抑制凋亡作用的基因，具有抑制细胞凋亡，促进细胞存活的作用，能延缓细胞在撤除生长因子后发生的凋亡。尽管其机制尚未表明，但生理水平的 Bcl-2 是细胞生存和周期调节所必需的。Bcl-2 与 c-myc 共存时，细胞增殖更加明显。Bcl-2 在缺氧后的 VSMC 的增殖中起着重要的作用。Bcl-2 可能通过以下途径来抑制细胞凋亡：抑制细胞色素 C（cytochrome c，Cyt C）从线粒体释放到细胞质；抑制钾通道的功能；调节涌入线粒体的质子；以及维持肌浆 [Ca²⁺]。

3．p53 和 p16 基因　p53 基因是研究最多的一种抑癌基因，可以抑制细胞的生长，它的突变与肿瘤的发生密切相关。导入野生型 p53 基因可阻断 VSMC 周期进程，并可诱导 p16 基因的表达。由于 p21 蛋白可被 p53 诱导，可知 p53 基因通过诱导 p16 表达抑制细胞的增殖。而突变型 p53 基因缺乏这种诱导作用。体外培养的人 VSMC 诱导 p53 基因表达对 VSMC 的增殖周期有抑制作用。

4．c-myc、c-fos、c-jun 和 c-sis 基因　这是一组具有相似功能的原癌基因。c-myc 对细胞调节有双重作用，在某些基因存在时表现为正调节，在另一些则为负调节。缺氧时，内皮细胞可释放 PDGF 等生长因子，后者作用于 VSMC 使 c-myc 表达增多，导致 VSMC 增殖。一些药物可通过抑制 c-myc 的表达而抑制 VSMC 的增殖。c-fos 是一个瞬息早反应基因，参与细胞增殖的调控，刺激迟发反应基因表达。c-sis 基因主要在细胞周期的 G0/G1 期表达，其表达产物是 P28，为一 28kD 的蛋白。在血管内皮细胞及 VSMC 中该基因表达产物被分泌到细胞外，其生物学效应与 PDGF 相同。c-jun 基因也是细胞中存在的一个原癌基因。缺氧可通过丝裂素活化蛋白激酶途径诱导 VSMC 中 c-fos 和 c-jun 基因的表达，促进 VSMC 的增殖。

（四）细胞周期水平的调控与细胞增殖

细胞增殖的调节最终发生在细胞周期水平上。在适当刺激下，细胞离开 G0 期，进入 G1 期。整个细胞周期的完成有赖于正性、负性周期蛋白之间的平衡。在细胞周期的每一时相，都有相应的周期素（cyclin）表达增加，这些蛋白可与周期素依赖的激酶（cyclin-dependent protein kinase，CDK）结合，形成有活性的 cyclin-CDK 复合物，催化 G1/S 转变及 DNA 合成过程中一些主要蛋白磷酸化，使细胞周期能够顺利进行下去。D-cyclin 与 CDK4 结合作用于 G1 期。cyclin E 与 CDK2 复合物作用于 G1/S 转变期。Cyclin A 结合 CDK2 作用于 S 期。P21 和 P27 属于周期激酶抑制剂（CK1）家族，它们以同源性的 N 末端与 cyclin-CDK 复合物中的 CDK 结合，抑制其磷酸激酶活性。P27 表达增高则细胞增殖停止。PDGF、bFGF 在促进鼠细胞增殖的同时，使 cyclinA 及 CDK2 蛋白表达增加，P27 表达减少，作用的峰值时间与细胞增殖的峰值一致。利用免疫沉淀技术发现，CKIP27 结合于静止细胞的 cyclin A-CDK2 复合物上，PDGF 可促使 CKIP27 与复合物分离。用 P27 的反义寡聚核苷酸作用于细胞，则 P27 表达明显下降，此时加入 PDGF 或 bFGF，P27 水平比单纯接受生长因子刺激的对照组显著降低，提示 P27 在这些生长因子促有丝分裂过程中起关键作用。TGFβ 的抑制作用发生于细胞周期 G1 期晚期。TGFβ 主要作用于几个主要的周期素，干扰周期素 /CDK 复合物形成，使视网膜母细胞瘤蛋白（retinoblastoma，Rb）处于低磷酸化的生长抑制状态，进而干扰一些基因的转录，使细胞停滞于 G1 期。

缺氧可使 PVSM 及 PVEC 释放多种生长因子和细胞因子，它们作用于细胞表面受体后，使胞内发生一系列信号转导途径，产生相应的第二信使，激活一些即早反应基因，调节细胞周期相关基因的表达，使细胞进入增殖周期，最终产生 PVSM 增殖的生物效应。

（边　巴　崔超英　欧珠罗布）

第四节   缺氧与细胞凋亡、坏死

在多细胞生物体中，细胞数量的稳态是通过细胞增殖和细胞死亡之间的平衡来维持的。细胞的死亡有两种不同的形式，即坏死（necrosis）和凋亡（apoptosis）。细胞凋亡或程序性细胞死亡（programmed cell death，PCD），是一个重要的生理过程，通过细胞凋亡，机体可清除损伤、衰老与突变的细胞来维持自身的稳态平衡和各种器官及系统的正常功能。细胞凋亡是一个复杂的、经多种独立途径发生的过程，并且因细胞种类不同而有区别。

虽然凋亡与坏死的最终结局均为细胞死亡，但两者有截然不同的过程和生物学现象。坏死是环境因素（如缺血、缺氧、发热、炎症反应、各种理化损伤以及生物性侵袭等）强烈变化而造成的细胞意外性死亡，其形态方面的典型特征是细胞水肿、细胞膜破裂、细胞内容物外溢，引起局部严重的炎症反应。而细胞凋亡则是一个受到严格调节的过程，需要从 ATP、基因转录及蛋白合成获得能量。在形态学、生物化学代谢、发生机制以及对机体的意义等方面都与细胞坏死有本质的区别（表 3-3）。

表3-3   细胞凋亡与细胞坏死的主要区别

	细胞坏死	细胞凋亡
性质	病理性，非特异性	生理性或病理性，特异性
诱导因素	强烈刺激，随机发生	较弱刺激，非随机发生
调节	不受基因调控的被动过程	受基因调控的主动过程
形态变化	早期细胞肿胀，晚期结构全面溶解、破坏；溶酶体破裂，局部炎症反应明显	细胞膜及细胞器相对完整，细胞皱缩，核固缩，晚期形成凋亡小体；溶酶体相对完整，局部无炎症反应
基因组 DNA	弥散性降解，电泳成均一 DNA 片状	DNA 片段化，电泳呈梯状条带
生化特点	无新蛋白合成，不耗能	有新蛋白合成，耗能

一、缺氧与细胞凋亡

不同细胞引起的凋亡可涉及多种共同因素 / 介质的参与，并且任一因素的改变都可能会产生有害影响。

（一）细胞凋亡的主要特征及生物学意义

1. 形态学变化   凋亡早期，细胞表面的微绒毛消失，并与胞外基质或周围细胞分离。随后胞浆脱水，胞膜空泡化（blebbing），细胞体积缩小，出现固缩（condensation）。内质网不断扩张并与胞膜融合，形成膜表面的芽状突起，称为出芽（budding）。凋亡晚期核质高度浓缩融合成团，染色质集中分布在核膜的边缘，呈新月形或马蹄形分布，称为染色质边集（margination）。然而，线粒体和溶酶体的形态结构变化不大。此外，胞膜皱缩内陷，分割包裹胞浆或核碎片，形成泡状小体称为凋亡小体（apoptosis body），这是凋亡细胞特征性的形态学改变（图 3-2）。

2. 生化改变   细胞凋亡过程中可出现各种生化改变如内源性核酸内切酶激活、凋亡蛋白酶（半胱天冬酶，caspase）的激活和 DNA 的片段化断裂等，其中后者尤为重要。

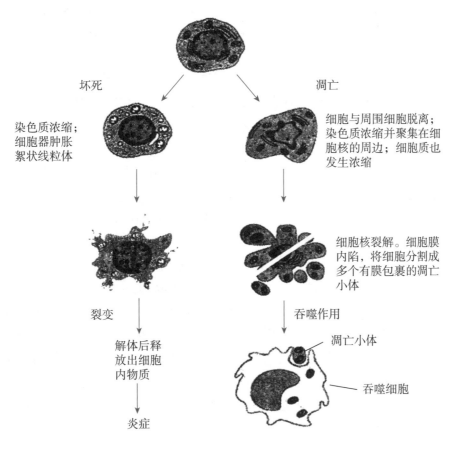

图 3-2　细胞死亡过程的形态学变化

（摘自：金惠铭 . 病理生理学 . 7 版 . 北京：人民卫生出版社，2009，11）

　　DNA 片段化是细胞凋亡的主要特征。细胞凋亡诱导性因素通过激活内源性核酸内切酶，并攻击核小体之间的连接区以致发生断裂而形成 180 ~ 200 bp 或其整倍数的片段。这些片段在琼脂糖凝胶电泳中可呈特征性的"梯状"（ladder pattern）条带，这是判断凋亡发生的客观指标之一。与此同时伴有 caspase 的激活，它是引起细胞凋亡形态学改变的主要原因之一。

　　3．生物学意义　　细胞凋亡不仅是一种特殊的细胞死亡方式，而且具有重要的生理及病理学意义。凋亡作为一种基本生物学现象具有以下重要作用：

　　（1）保证多细胞有机体的正常生长发育：机体的生长发育过程不仅伴随着细胞的大量增殖和分化，同时也伴随着多余的、失去功能细胞的凋亡，如高等哺乳类动物指（趾）间蹼的消失。

　　（2）维持内环境稳定并发挥积极的防御功能：凋亡通过积极排除生物体内衰老和有害细胞来维持内环境的稳定并发挥其防御功能。如正常机体皮肤更新过程中衰老的细胞、成年女性子宫内膜在月经周期中的规律性脱落、机体内部受损不能修复的细胞等都需要通过凋亡机制进行清除。此外，机体内感染病毒的细胞也是通过启动凋亡而使 DNA 降解，阻断病毒 DNA 的进一步复制，起到防御的作用。

　　（二）细胞凋亡的信号转导途径（分子机制）

　　由于细胞凋亡是一种复杂的生理及病理现象，所以在其发生过程中涉及不同的信号转导途径。其中线粒体途径、死亡受体途径和内质网途径是细胞凋亡信号转导的重要途径。这三条途径的密切联系和相互作用，完成了凋亡信号的传导并最终促进或抑制细胞凋亡。

　　1. 线粒体介导的细胞凋亡通路　　在各种促细胞凋亡信号作用下，线粒体通透性转变为不可逆的过度开放，导致线粒体跨膜电位崩解，呼吸链解耦联，基质渗透压升高，内膜肿胀，细胞色素 C 释放到胞质，在 ATP/dATP 存在下，与凋亡蛋白活化因子（Apaf-1）形成多聚体复合物，通过 Apaf-1 氨基端的 caspase 募集结构域募集细胞中的 caspase-9 前体，一个活化的 Apaf-1 可募集多个 caspase-9，并使其自我剪切和活化，启动 caspase 的级联反应，激活下游 caspase-3 和 caspase-7，导致核酸内切酶激活、DNA 片段化等凋亡改变，引起细胞凋亡。Caspase-3 表达的增加、激活是凋亡启动过程中的早期事件，是凋亡发生的标志酶。

　　2. 细胞膜途径　　细胞膜途径又称死亡受体介导的细胞凋亡途径。死亡受体属于肿瘤坏死因子基因家族，其细胞质内存在着用于生成死亡信号的区域，通常被称为死亡域。目前发现至少有五种死亡受体在细胞凋亡信号传导中发挥作用，即 Fas（CD95/Apol）、肿瘤坏死因子受体 1、死亡受体 3、死亡受体 4 和死亡受体 5，其中最典型的死亡受体有 CD95 和 TNFR1（称 p55 或 CD120a）。CD95 是一种广泛表达的糖基化的细胞表面分子，含有 335 个氨基酸残基，其表达受细胞因子如干扰素和 TNF 刺激，并可由淋巴细胞活化，它通过与其天然配体 CD95L 结合来诱导细胞凋亡。这个过程的发生是因为 Fas 是一个同源三聚体分子，可诱导 Fas 三聚体化，导致 Fas 分子胞质区的死亡结构域（death domain，DD）与一种具死亡域的 Fas 相关蛋白 FADD（fas-associatedprotein with death domain）结合，FADD 通过自身的 DD 与 Fas 作用，而其死亡结构域 DED（death effector domain）则与 caspase-8 或 caspase-10 作用，由于 Fas 的寡聚化导致了 DISC（death-inducing signaling complex）的形成及 caspase-8、10 的寡聚化。Caspase-8、10 通过自身剪接作用被激活，从而又可使 caspase-3 和 caspase-7 被激活，之后 caspase-3 又可激活 caspase-6，从而启动 caspase 的级联反应，最终导致细胞凋亡。

　　3. 内质网介导的细胞凋亡通路　　内质网是细胞内蛋白质合成的主要场所，是细胞内的钙库，而钙参与了众多细胞信号转导通路。内质网对细胞凋亡的作用表现在两个方面：一是内质网对 Ca^{2+} 的调控，二是凋亡酶在内质网上的激活。Ca^{2+} 是真核细胞内重要的信号转导因子，它的动态平衡在细胞正常生理活动中起着举足轻重的作用。因此，内质网对胞质中 Ca^{2+} 浓度的精确调控可影响细胞凋亡的发生。大量试验表明，许多细胞在凋亡早期会出现胞质内 Ca^{2+} 浓度迅速持续升高，这种浓度升高来源于细胞外 Ca^{2+} 的内流及胞内钙库（如内质网）的钙释放，相对高浓度的 Ca^{2+} 可以激活胞质中的钙依赖性蛋白酶，又可以作用于线粒体，影响其通透性和膜电位的改变，从而促进凋亡。另一方面，内质网上 Bcl-2 家族中抑凋亡蛋白则可以调节网腔中游离 Ca^{2+} 浓度，从而使胞质中的 Ca^{2+} 维持在合适的浓度水平，起到抗凋亡的作用。

　　当 Ca^{2+} 平衡态受到破坏或在内质网上积累过多的蛋白质时，能够激活凋亡酶引起细胞凋亡。内质网应激介导细胞凋亡，其中一个重要因素是 caspase-12，位于内质网胞浆面，过度内质网应激（如当内质网钙离子动态平衡破坏或过多蛋白积聚时）可激活 Caspase-12，而非内质网应激则不能激活 caspase-12。活化的 caspase-12 可进一步剪切 caspase-3 而参与内质网途径引起的细胞凋亡，但在线粒体信号途径和死亡受体途径中都没发现有 caspase-12 的激活和参与。这些都表明内质网途径在凋亡中有独特的作用。

　　（三）缺氧诱导细胞凋亡的调控

　　1. 胞质内 Ca^{2+} 超载　　Ca^{2+} 作为第二信使或死亡信号转导分子，通过参与某些和细胞凋亡相关的蛋白激酶和核酸酶的活化介导细胞凋亡。缺氧是导致 Ca^{2+} 超载的最常见原因，其可能的机制包括：

（1）缺氧时钠泵功能受损，Na^+ 离子大量内流使细胞内 Na^+ 明显升高，Na^+/Ca^{2+} 交换蛋白以反向转运的方式将 Na^+ 从细胞内排出、Ca^{2+} 进入细胞；

（2）缺氧时细胞膜严重受损，对 Ca^{2+} 的通透性大大增加；

（3）缺氧时产生的大量氧自由基可以造成肌浆网膜损伤，钙泵功能抑制，使肌浆网摄 Ca^{2+} 减少，胞浆内 Ca^{2+} 浓度升高；

（4）线粒体膜损伤抑制氧化磷酸化过程，使 ATP 生成减少，细胞膜和肌浆网摄钙能量供应不足，促进钙超载的发生。

2．ROS　ROS 包括自由基等，是需氧细胞在许多代谢反应和各种相应刺激作用下产生的。缺氧可致细胞产生 ROS。研究发现，缺氧可导致细胞内蛋白酶、脂肪氧合酶 A2 等酶被激活，并促使黄嘌呤脱氢酶（XD）向黄嘌呤氧化酶（XO）转化，促进多种自由基生成。缺氧后复氧使细胞进一步产生氧化应激反应，更利于活性氧生成。这些线粒体以及非线粒体源性自由基均可促进脂质过氧化、蛋白磷酸化等。研究显示，自由基在亚毒剂量时可以充当信号分子，调节细胞质 Ca^{2+} 浓度以启动 caspase 级联激活，另一方面促使信号转导相关的蛋白质磷酸化，从而调控细胞凋亡。此外，ROS 还可通过影响凋亡相关基因如 c-jun，c-fos 等表达而影响凋亡进程。

3．细胞色素 C　CytC 是一种核编码的蛋白质，分子量约 14.5 KU，位于线粒体内膜的呼吸链复合物Ⅲ和Ⅳ之间，不仅可作为呼吸链电子传递的物质，也是调控细胞凋亡的一种主要蛋白。生理情况下，线粒体内膜对物质通透具有高度选择性，Cyt C 很难从内膜进入胞质中。实验结果显示，细胞缺氧时，通过胞内信号转导，或直接使线粒体结构受损，线粒体应激，使线粒体内外膜间的通透性转换孔（permeability transition pore，PTP）开放，使凋亡启动因子如呼吸链成分 Cyt C 自线粒体释放入胞质中，从而引发细胞执行凋亡程序。

4．Caspase 家族　Caspase 被死亡信号激活后，可激活第二信使如 Ca^{2+}、bcl-2、神经酰胺、活性氧簇等，后者作用于线粒体，线粒体释放的 pro-caspase-2、-3、-9 被激活后，再激活 caspase-3、-6、-7。激活的 caspase-3、-6、-7 再作用于 p38 激酶，诱导线粒体渗透性转换进一步提高，促进 caspase-2、-3、-9 的释放，实现死亡信号的级联放大，加快细胞凋亡。研究发现 caspase 激活主要有 2 条途径，一是跨膜电位下降时，从线粒体外室释放的细胞凋亡诱导因子激活 caspase-3；二是从线粒体释放出来的细胞色素，与 Apaf-1、caspase-9 形成复合体，活化 caspase-3。

5．Bcl-2/BaxB　细胞淋巴瘤 / 白血病 2 基因（B cell lymphoma/leukemia-2，bcl-2）是第一个被确认有抑制凋亡作用的癌基因。在促进细胞凋亡和抑制凋亡的众多基因中，凋亡因子 Bcl-2 和 Bax 的相互作用是细胞凋亡的调控中心。Bax 的生物学作用是拮抗 Bcl-2，研究证实 Bcl-2/Bax 两蛋白之间的比例是决定对细胞凋亡抑制作用强弱的关键因素。在体内 bcl-2 和 bax 可以分别形成同源二聚体，也可以相互形成异源二聚体。当 bcl-2 过表达时，与 bax 形成稳定的 bax-bcl-2 异源二聚体占优势时，则抑制细胞凋亡；反之，当 bax 表达增高，bax 同源二聚体占优势时，可拮抗 bcl-2 的作用，细胞则易于在诱导剂的作用下促进细胞凋亡。促凋亡和抗凋亡成员间的相互作用，决定了细胞死亡的阈值。当 bcl-2/bax 比例 ＞ 50% 则细胞存活；反之，大量 bax 以同源二聚体存在则导致细胞凋亡。

6．p53 基因　p53 是一种与肿瘤发生、发展相关的抑癌基因，参与细胞生长、分化及死亡的调控，且在细胞凋亡过程中起重要作用。p53 作为一种转录因子能促进或抑制很多与细胞周期及凋亡相关基因的表达（如 p21 和 Bax 等），因此 p53 可直接或间接通过调节凋亡通路中多个关键因子来调控凋亡。研究发现，p53 能通过高尔基复合体转运 Fas 短暂促进血管平滑肌细胞表面 Fas 的表达，并促进 Fas/FADD 的结合而诱导凋亡。研究还发现，人肿瘤细胞过表达 p53 可诱导该细胞凋亡，而特异性抑制剂分别抑制 caspase-8 及 caspase-9 后均能抑制这种 p53 依赖的凋亡，表明 p53 对死亡受体通路和线粒体通路均有影响。

7. 低氧诱导因子　低氧诱导因子（hypoxia inducible factor，HIF-1）是组织细胞在缺氧时产生的一种氧依赖性的转录激活因子，广泛存在于哺乳动物体内，使细胞及组织产生一系列反应以适应缺氧环境。HIF-1 为缺氧应答的全局性调控因子，在缺氧诱导的哺乳动物细胞中广泛表达，对缺氧具有特异感受性，参与体内许多缺氧反应性基因的转录调节，在低氧性肺损伤介导的细胞凋亡中有着重要的作用。在严重或持续缺氧时，HIF-1α 可诱导细胞凋亡。在成年大鼠脑缺氧研究中发现，敲除大脑 HIF-1α 基因后可引起凋亡基因表达水平下降，从而减少大脑细胞发生凋亡。

二、缺氧与细胞坏死

缺氧是引起细胞死亡常见原因。缺氧首先影响细胞的需氧呼吸，即线粒体的氧化磷酸化功能，使细胞内 ATP 产生明显减少，从而导致细胞膜的钠泵功能障碍，从而引起 Na^+ 及水在细胞内积聚，K^+ 从细胞外溢，进而发生急性细胞水肿。缺氧还可使细胞无氧酵解过程增强，通过分解糖原产生 ATP 以维持细胞的能量。无氧酵解过程中，细胞内乳酸、丙酮酸、氨基酸和无机酸等氧化不全的代谢产物大量积聚，使 pH 值下降，进一步加重细胞损伤。缺氧还能使粗面内质网核糖体脱失，多聚核糖体裂解为单核糖体，并出现线粒体肿胀、内质网扩张等一系列超微结构改变，以上改变是可逆性的，复氧后可恢复正常。然而若缺氧持续存在，ATP 供应耗竭，细胞酶系统且广泛损伤，细胞膜功能严重受损，细胞外 Ca^{2+} 不断进入细胞内甚至进入线粒体内，使其基质中出现无定型的富含钙的致密区，线粒体将发生不可逆性改变，以致参与代谢的某些酶活性受抑，并使蛋白变性、细胞坏死。细胞内 pH 值进一步下降将导致溶酶体膜的损伤，使多种酶进入细胞质内并激活，其中酸性水解酶可引起细胞发生自溶而死亡。

（边　巴　崔超英　欧珠罗布）

主要参考文献

[1] Stolze I，Berchner-Pfannschmidt U，Freitag P，et al．Hypoxia-inducible erythropoietin gene expression in human neuroblastoma cells．Blood，2002，100（7）：2623-2628．

[2] Detmar M，Brown LF，Berse B，et al．Hypoxia regulates the expression of vascular permeability factor/vascular endothelial growth factor（VPF/VEGF）and its receptors in human skin．J Invest Dermatol，1997，108（3）：263-268．

[3] 汪海．职业性高原病．北京：军事医学科学出版社，2010：65-69．

[4] 陈昌，吴天一．肺动脉平滑肌细胞与低氧肺血管重构．医学研究杂志，2013，42（11）：10-13．

[5] 钟小宁，姚龙．肺血管重建在低氧性肺动脉高压中的作用及其机制．医学研究杂志，2013，42（11）：246-248．

[6] 安秋霞，蒙艳丽，吕丹丹，等．丝裂原活化蛋白激酶信号通路的研究进展．黑龙江中医药，2016，5：65-66．

[7] 王丽峰，林仲武．缺血缺氧诱导心肌细胞凋亡及调控机制研究进展．灾害医学与救援（电子版），2016，5（1）：58-62．

[8] 王德成，高洪．细胞凋亡信号转导途径及调控的研究进展．动物医学进展，2003，24（6）：4-7．

第四章　高原习服与高原适应

第一节　概　述

一、高原习服与高原适应的概念

人或动物暴露于低氧环境后，机体对外环境的变化进行自身调节，并在新的环境中能够有效地生存的过程叫"习服"（acclimatization）。Hurtado 曾描述，人体对高原环境的习服表现为两种形式或过程，即 acclimatization 和 adaptation。这两词均有"适应"的含义，但两者有明显的区别。目前高原医学研究者普遍将由平原或较低海拔地区进入高原或由高原进入更高海拔地区后，机体为适应高原环境，在神经－体液调节下发生一系列的代偿适应性变化的过程称之为高原习服（high altitude acclimatization）；机体通过在病原特殊环境至少 2～3 代的自然选择作用，使功能结构发生深刻改造或重建，而这些特性又通过生殖遗传给后代而巩固下来，称之为高原适应（high altitude adaptation），即人体对高原习服是通过后天获得的（acquired acclimatization），而适应（adaptation）则为高原世居人或动物经过世世代代自然选择所获得的，具有遗传特性。健康的平原人到高原后可以逐步达到"获得性习服"（acquired acclimatization），而高原世居者则可达到"自然习服"（natural acclimatization）或具有"遗传适应"（genetic adaptation），建立起与低氧环境的对立统一，来保证高原上正常的生命过程。

二、高原习服与高原适应的转归

人体进入高原后，受到低氧等诸多因素的影响，全身各系统从器官水平到分子水平，从功能到组织结构，都发生一系列的改变。其改变的程度、相应症状的轻重以及持续时间的长短，与海拔高度、个体差异及其他因素有关。对于高原习服良好的人来说，进入高原后很快就能建立起一系列的代偿机制，使各系统机能达到新的动态平衡，实现内外环境的平衡和统一，能够在高原环境中正常生活、工作而无任何不适。但也有部分人，在由平原进入高原后，由于上述代偿适应性反应不足或过于强烈而发生习服不良，从而出现各种急性高原病，有的随着在高原上生活时间的延长而发展为慢性高原病。另外，从目前国内外对藏族和其他世居高原者的研究来看，藏族是居住高原时间最长的群体，其次是南美洲的安第斯人，之后是欧洲人，最后是亚洲汉族人。随着高原居住时间的延长，对高原的适应也大大增加。研究证明藏族在高原人类群体中已获得了最佳高原适应性，高原世居人群对高原低氧环境良好的适应能力，是长期自然选择和进化的结果，在高原低氧适应的背后，存在遗传学因素的作用。高原人群暴露于高原低氧环境中，经若干世代的自然选择和遗传变异，表现出了较好的低氧适应能力。然而，不同高原人群的低氧适应的生理特征和遗传分子水平具有差异，研究者推测：不同高原人群中由于选择压力的差异而出现了不同的低氧适应模式。同时在不同的高原人群中有一定比例的人发生了一系列功能失调和病理形态上改变，甚至导致各种慢性高原病（图4-1）。由此可以认为，无论是高原的移居者或者是世居高原者，他们对高原低氧环境的习服和适应既是可能的、成功的，但也是相对的、可变的。

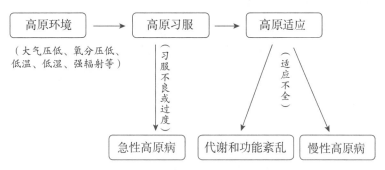

图 4-1　高原习服与高原适应转归图

三、高原习服与高原适应的研究

（一）平原及高原人群的低氧反应

低氧反应是一个很受关注的问题，近年来我国高原医学科研工作者通过细胞生物学和分子生物学方法，对高原习服和高原适应生理的研究证实，机体的低氧反应主要体现怎样进行氧提取、氧运输和氧利用这几个生理环节上。目前国内外高原医学学者比较公认的机体应对低氧的反应大体分为三类：急性反应（acute response）、习服反应（acclamatory response）、遗传适应（genetic adaptation）。具体步骤为首先氧气感受机制感受到低氧起始整个级联反应，告知机体出现的问题及严重程度；其次，将感受到的信息传递到机体不同水平来做出适宜的功能反应；第三步是特定的信号转导通路参与，发生急性反应来应激低氧压力；第四步是多级信号转导路径参与发生应对低氧压力的复杂习服反应；最后是上述四步中低氧压力感受步骤、信号转导步骤、急性反应步骤及习服反应步骤随着时间的推移和自然环境的选择而将这种改变固定下来，并随着生殖传递给下一代而产生遗传性适应，是长期自然选择的结果。但目前对于三类反应的时间点没有一个明确的说法，且三类反应并不是每个人在高原习服和适应过程中所必经和必发生的过程，也强烈地意识到习服和适应的个体差异性很大，有些人在初入高原时机体没有任何反应或不适，也有不少人从平原进入到高原后不管多长时间都不能很好地习服，同样也有很多世居高原人群，尽管经过在高原环境至少三代以上的自然选择，但仍然不能很好地适应这个环境，轻者出现了代谢的紊乱，重者出现了各种慢性高原病，这就意味着关于高原习服或适应与否不能完全与时间长短等同起来。但根据目前国内外对藏族和其他世居高原人群的研究来看，高原世居者在高原上经过世代选择，证明了世居者较移居者具有较好的适应性，世居高原时间更长的人群比短期世居者具有较好的适应性。

吴天一院士曾经提出，我国藏族世居人群与汉族移居人群间的适应机制存在着差异，移居者主要依靠功能适应（functional acclimatization），如用通气增强、心排出量增高、红细胞增多等来弥补缺氧，而世居者表现出更多地依靠组织适应（tissue adaptation），即对氧的利用更经济有效。呼吸循环功能的增强并不占主导地位。与另一支同源于蒙古人种的南美安第斯克丘亚印第安（Quechua Indian）高原世居人群相比，青藏高原藏族人群显示出了较多的优势，从而显示人类居住高原历史最长的藏族人群具有最佳的生理适应模式，获得了最佳的高原适应性，这也是长期对高原自然环境适应的结果。

（二）高原世居人群低氧适应的生理特征

世界上高原人群分布甚广，包括亚洲、非洲、北美洲和南美洲的许多高山和高原地区，在欧洲（阿尔卑斯山区）和大洋洲（巴布亚、新几内亚）也有少数高原居民。

目前全世界范围内主要有三大高原世居人群，分别是喜马拉雅山和青藏高原地区的藏族人（Tibetans）和夏尔巴人（Sherpas），南美洲安第斯山区的艾马拉人（Aymaras）和克丘亚人（Quechuans），非洲东部埃塞俄比亚高原的阿姆哈拉族人（Amharas）。

定居在世界各地的高原世居人群由于居住高原环境和居住历史不同，高原适应性又有明显差别，高原疾病的发生与表现症状也不完全相同。现已有较多的考古学或遗传学证据表明他们进入高原定居的时限不一样，如人类进入安第斯高原为 1 万~1.5 万年，埃塞俄比亚人在高原生活约 5000 年，北美的高原定居居民居住高原的历史约 1 个多世纪，而定居在青藏高原的世居人群，考古学方面的证据表明现代人居住在青藏高原的时间在末次盛冰期（LGM）（公元前 2.2 万—1.8 万），尽管当时的环境条件极其恶劣。最新的考古学证据表明 3 万到 4 万年前，人类已生活在海拔 4600 m 的地方。遗传学的证据也支持青藏高原的世居人群早在 3 万多年前的旧石器晚期可能就已经成功定居在青藏高原。这表明青藏高原的世居居民主要以藏族为主，将比其他高原世居人群有更多的时间和机会去通过自然选择来适应高原低氧环境，继而产生适应性生理变化，主要以心血管、呼吸和造血等方面的系统性变化为特点，这些变化都参与氧气运输。

现代研究也表明不同地区的高原世居人群其低氧适应表型存在差异。科学家最初发现安第斯山区艾马拉人和克丘亚人相比于低海拔人群其胸廓较大，红细胞压积较高，血红蛋白浓度较高，肺动脉压力较高，血氧饱和度较高；青藏高原世居藏族胸廓、血红蛋白浓度则与安第斯高原人群相比较低，藏族人群具有较高血氧饱和度、较小肺容量、较低肺动脉压，较高一氧化氮呼气量、较高的脑血流量，而低氧通气反应不钝化、较好的最大有氧能力及低氧耐力等特征。

研究称喜马拉雅山脉高海拔世居人群藏族和夏尔巴人是最适应高原低氧环境的人群，夏尔巴人与藏族人低氧适应表型相似，跟高加索习服人群相比红细胞数目和血红蛋白浓度等并未增加，而氧气与血液的亲和力则较高。与低海拔习服人群相比，高海拔世居藏族人群与夏尔巴人过度换气减弱。研究认为减弱过度换气是高海拔世居人群对低氧的一种呼吸适应，过度换气减弱能允许世居人群减少用于过度换气的能量消耗，同时能为更高海拔的活动做呼吸储备。

研究表明藏族在高原上保持高静息通气量和敏感的低氧通气反应，快速低氧通气反应可维持较高的肺泡氧气压力，限制因低氧造成的血氧饱和度（SpO_2）降低，因此被认为是适应低氧环境的一种优势。而安第斯人群表现出相当程度的通气钝化。事实上，与相同海拔的汉族长期居民或居住在安第斯山脉的玻利维亚艾马拉人相比，藏族提高了静息通气量，增强了急性低氧通气反应。

生活在海拔 3658 m 的 5 名藏族居民的肺动脉压力与海平面相比变化不大。与安第斯高原人群和平原居民相比，藏族一氧化氮（nitric oxide，NO）升高，而 NO 可以使血管舒张。此外，一项研究表明，在海拔 3600 m 生活的藏族缺乏肺小动脉平滑肌，因此很少引起肺血管重建和肥大而导致肺动脉高压。

目前认为藏族人群遗传适应最重要的表型之一是相对较低的血红蛋白（hemoglobin，Hb）浓度。高原暴露之后最明显的标志是 Hb 浓度上升，吴天一院士曾综合多项关于喜马拉雅山高原人群（藏族，夏尔巴人和拉达克人）研究中的平均血红蛋白（Hb）浓度与移居喜马拉雅山的平原人群（中国的汉族，印度的泰米尔人）以及安第斯山脉居民对比发现，喜马拉雅山高原人群的 Hb 浓度整体低于已报道的安第斯居民和平原移居者的血红蛋白浓度。

另有研究报道，藏族人群的血红蛋白浓度和红细胞增多症检出率在 4500 m 以上极高海拔区域呈现快速的增长，提出 4500 m 可能是世居藏族人群对高原低氧环境最佳适应的临界海拔。

此外，发现各世居人群的婴儿出生体重下降程度不同：世代生活在高原的人群如藏族和安第斯山人群的出生体重下降较少。在相同海拔高度的藏族与汉族相比，不仅出生体重藏族高于汉族，而且产前和产后的死亡率汉族的是藏族的 3 倍。

由于各高原人群低氧适应的相关表型具有较大差异，科学家们开始探索造成这些差异产生的遗传基础。为了探明人体高原习服与适应的机理，多年来国内外广大高原医学研究者围绕着高原环境对机体的影响这一课题，做了大量的工作。近几年来，高原医学的研究工作已从广度和深度上都有了很大的提高，通过在平原和不同海拔高原地区的人群采样，以及平原人、初进高原者、高原移居者和世居者、高原世居藏族和其他世居高原民族等不同群体间的对比研究，逐步揭示出高原习服和适应的某些规律和各种高原病的一些诱发因素和发病机理。近几年，发表的有关高原对人体影响的论文和专著越来越多，内容除涉及循环、呼吸、血液等器官和系统外，在高原习服与适应的分子生物学机制研究方面取得了一些突破性的进展，相继报道了与高原低氧适应能力相关的一些候选基因及位点。

分子生物学、分子遗传学及其相关领域的发展和在临床医学研究领域的应用，为高原习服与适应的分子机制研究提供了前所未有的契机。人群对高原低氧环境良好的习服和适应能力，存在遗传学因素的作用，并发展为具有生化、生理和解剖学特征，使之能在高原环境达到最佳境地。因此，发现与这类性状和疾病有关的遗传易感性基因，以及这些基因与环境因素的相互作用，已经成为高原医学领域的研究重点。

第二节　高原习服

一、高原习服对机体的影响

平原人在进入高原时，高原习服的个体差异极大，一些平原人进入高原后，通过机体的代偿适应性反应可以获得对高原环境的良好习服，能够在高原环境中正常工作、生活而无任何不适。但也有部分人进入高原后，由于上述代偿适应性反应不足或过于强烈而发生习服不良，从而出现各种急、慢性高原病，即失习服（malacclimatization）。

高原上的低氧分压、寒冷、强紫外线、低湿度均对机体高原习服过程有一定影响，而其中以低氧分压为主。由于氧分压的下降，平原人移居高原后，机体对高原环境所出现的代偿适应性反应是逐步发生的，给全身脏器带来一系列影响，表现为整个机体各个器官及组织、细胞水平的反应，主要有以下几种变化特征。

（一）神经系统

神经组织一般的代谢率比体内其他组织高，在生理条件下，中枢神经又比周围神经高20 ～ 30 倍。中枢神经系统的不同部位，代谢率也有很大区别，如大脑比脊髓高，脑的灰质又比白质高 3 ～ 5 倍。如果按重量计算，脑的代谢率也远远超过身体内其他器官。脑组织的新陈代谢旺盛，耗氧量极大，在人们急速进入高原或由低海拔地区进入高海拔地区时，脑是受影响最早的器官之一。并且神经系统对缺氧的耐受性比较差，中枢神经系统对缺氧的耐受性更差，尤其是大脑的高级中枢，几乎不能耐受 3 ~ 5 分钟的完全缺氧。当脑组织处于完全无氧状态 5 分钟，神经元的功能就难以完全恢复，缺氧 30 分钟后就形成不可逆的损伤。尤以皮层和皮层下视觉通路的神经元最敏感。因此，在高原低氧环境下，易出现各种脑神经症状，头疼、头昏、失眠、乏力、注意力不集中等，就是大脑皮层细胞和视觉系统对供氧不足的反应。

（二）呼吸系统

高原低氧习服、适应过程既存在时间依赖性，也有很明显的个体易感性，其中呼吸系统是发生最早、反应最明显的系统之一。肺通气量的增加是氧运输系统的第一步，也是关键的一步。在高原，大气压降低，单位体积气体中的氧含量低于海平面，因此必须要吸入更多的空气来供给相同量的氧。人从平原进入高原地区其通气能力需要一定的时间来适应，适应的时间取决于个体的适应能力。低氧暴露时呼吸频率和深度的增加引起肺通气量的增加，这是人体对高原最早和最明显的反应，也是早期适应的基本变化之一，这种现象称低氧通气反应（hypoxic ventilatory response，HVR）。低氧性通气反应对移居者在高原习服与失习服过程中起重要作用。West 和 Schoene 在珠穆朗玛峰进行医学考查时发现，高 HVR 的人其登山高度、睡眠状况及运动耐力等都明显优于低 HVR 的人。因此，适宜的通气反应对维持足够的肺泡通气和组织摄氧，保证人体在高海拔地区能够有效地生活和工作起重要作用。现在很多学者的研究都已证实高原世居者通气反应"钝化"，且表明这种通气反应的"钝化"与海拔高度有关，即与受低氧刺激的程度有关。

肺通气量随海拔高度的上升而增加，但究竟海拔上升到多高时肺通气量开始增加，还存在分歧。Hultgren 指出海拔升高 1500 m 时肺通气就开始增加，但不会立即达到最大限度，一般超过 3050 m 时才会通气量明显增加。通常急进高原后在几小时内就发生过多通气，并在第一周内迅速增高，超过高原世居者 20%。随着在高原居住时间的延长及习服机制的建立，通气量不再进一步增加，趋于平稳，但仍比当地高原世居者大。正常人高原缺氧所引起的过多通气是呼吸深度（潮气量增加）的增高，而并非呼吸频率增快。但急性高原病（如高原肺水肿）病人的呼吸频率快而浅。通气量增加的生理意义是：将大气与肺泡氧分压梯度减小，动脉血氧分压增加，组织缺氧减轻。

目前关于高原上肺弥散能力的说法不一，有学者在不同海拔高度测定了肺弥散量，发现在高原上不论移居者还是世居者其肺弥散能力均明显增加。还有报道称，有些人进入高原后肺弥散量并不增加，反而略有下降。这些肺弥散量降低的人都有较严重的急性高山病症状。值得注意的是，如肺动脉压持续性过高，可导致右心后负荷加重、右心室肥厚甚至发生高原心脏病。另外，缺氧引起的红细胞过多增生也可损害肺内气体交换，如红细胞增多症者由于血液黏度增加，血流缓慢，以及心输出量减少等导致通气与血流灌注比值（V/Q 值）失调，使肺弥散能力降低。因此，高原上肺弥散能力的增加是有限的，也是有条件的。

（三）循环系统

1. 肺循环　与体循环相比它是一个低压力、低阻力和高容量系统。在静息状态下平原地区健康人平均肺动脉压大约为 15 mmHg，肺血管阻力大约为 1.6 mmHg/（L·min）。当人或动物快速进入高原后，由于低氧性肺血管的收缩，肺动脉压迅速升高，这是机体适应低氧环境的一种生理性代偿反应。肺动脉高压的发生和发展存在着显著的个体及种族差异。在高原，不是每个人都具有肺动脉高压的病理特征，即使有肺动脉高压，这些人的症状一般较轻或无任何临床症状，能完成各种重体力劳动。然而，有少数人进入高原后即刻出现显著的肺动脉高压，甚至有些对低氧特别易感者，其肺动脉压可接近、达到或超过体循环压，并导致急性高原肺水肿。长期持续的肺动脉高压，易导致肺血管结构发生改变，如肺细小动脉壁平滑肌细胞增生、管壁增厚、循环阻力增加，从而出现明显的右室肥厚、右心衰竭，最终发展为慢性高原病。

2. 体循环　初到高原后，低氧刺激交感神经系统，促使儿茶酚胺类物质分泌，使心跳加快，心肌收缩力增强，心输出量增加，动脉血压有一定程度的升高。这是循环系统对低氧环境最初的习服性改变。然而，随着在高原停留时间延长，机体内环境自身调节过程的建立，其心跳及血压回复到接近平原值，并逐步过渡到久居或世居人群的特性。缺氧对心功能的影响主要是右心功能，是否影响左心功能或影响程度如何迄今仍有争论。

3. 血液循环　在低压、低氧环境下，血液系统是受影响较早的系统之一。其中主要是红细胞系统，表现为末梢红细胞增多、血红蛋白含量增加。这些改变与海拔高度有关，即随着海拔升高，红细胞、血红蛋白浓度相应增加。这是人体在低氧习服过程中的一项重要代偿机制。有研究证实世居藏族无论男性或女性，其血红蛋白浓度均低于移居者。在高原，红细胞系统的改变是由于缺氧刺激肾，分泌促红细胞生成素（erythropoietin，EPO）增加所致。血液中 EPO 的含量与海拔高度有关，机体暴露于低氧环境几小时内血液中 EPO 明显增加，通过几天的习服 EPO 逐渐下降，但仍可高于平原值。人体急进高原后血红蛋白浓度即刻增加，这是继发于血浆容量降低以及血液浓缩所致，并非红细胞数量增加而致，对氧的运输有害无益。随着低氧环境的习服，红细胞数量的真正增加才能提高携氧能力，有利于氧的运输。但这有一定的限度，当超过限度将会使血液黏度增高，反而减低氧运输，加重组织缺氧，并发生高原红细胞增多症。在高原，除了红细胞系统增生活跃外，其他血液成分也有不同程度的改变，如白细胞总数有轻度增高，血小板以及血凝系统也略有变化。从大气到体内的氧气，经过肺通气与弥散、血液的氧化后，通过循环系统将氧气运送并分配到全身各组织器官。因此，循环是氧运输系统的第二梯度，在低氧习服过程中起重要作用。

（四）消化系统

与平原地区一样，消化系统的功能正常与否，和一个人的健康关系极大，高原地区更是如此。缺氧首先累及细胞的线粒体，使之变性，严重时可致细胞坏死，影响消化道黏膜功能，同时缺氧对神经体液调节的不良影响，使消化系统功能陷于紊乱。缺氧早期肺、脑血流增多，胃肠道血流减少，消化液分泌下降；交感神经兴奋使胃排空时间延滞，饥饿收缩和小肠的运动与张力减弱，唾液分泌受抑制；由于水钠潴留，胃肠道可发生轻度水肿，以致吸收障碍；应激、抗利尿激素分泌增加和血糖偏低均可抑制胰腺分泌；急性缺氧时，肝可出现轻度肿大，胆汁分泌相对减少。

（五）泌尿系统

进入高原低氧环境后，机体内抗利尿素、醛固酮分泌立即增加，由此出现尿钠减少，水钠在体内潴留，肠系膜血管及胃肠道充血水肿，血压上升等症状。但醛固酮分泌增加现象常于移居高原一段时间后逐渐消退。不过也有报道显示醛固酮分泌程度与海拔相关，较低海拔高度对醛固酮分泌无影响，中等高度对其分泌反而有抑制作用。研究显示平原人进入 3500 m 以上高原最初几天，血浆醛固酮浓度常急剧减少，一般 10 天左右恢复到平原水平。

（六）内分泌系统

在人体习服高原的过程中，内分泌系统起着极其重要的作用。但调节具有一定的限度，一旦缺氧超出了人体的生理耐受阈值，内分泌系统的正常调节机能将遭到破坏，发生内分泌功能紊乱，一般为可逆性改变。当严重缺氧时，亦可造成内分泌腺的不可逆性损害。

高原环境对内分泌系统的影响主要包括以下几个方面：

1. 下丘脑 - 垂体应激反应增强，生长激素、抗利尿激素分泌上升；

2. 甲状腺功能短暂性稍有增强，表现为基础代谢短期轻微上升；

3. 肾上腺皮质活性上升，皮质激素（主要是糖皮质激素）分泌上升；

4. 肾上腺髓质活性上升，儿茶酚胺上升；

5. 性腺功能减退或紊乱，表现为精子数量、质量的下降，雄性激素分泌下降，性欲下降以及月经紊乱等。

（七）其他

机体本身的耗氧量增加，如精神紧张、过度疲劳、上呼吸道感染及原有慢性疾病等诱因，进一步加重了供养与耗氧的失调，诱发和加重失习服的发生。

二、高原习服的影响因素

当机体进入低氧环境时，体内便产生一系列代偿性调节，使机体能从外界获得更多的氧气，以满足体内氧气的消耗，如果机体所获得的氧气同体内氧的消耗达到平衡，机体就能适应低氧环境。反之，体内会出现氧气供应与消耗的平衡失调则会影响个体对高原的习服能力。关于高原习服的影响因素很多，归纳起来主要有以下几个方面：

（一）海拔高度和登高速度

海拔越高，空气越稀薄，气压就越低。一般每升高 100 m，气压就下降 5 mmHg，氧分压及水的沸点亦随之下降，因此，机体的缺氧程度与海拔高度关系极为密切。另外登高速度也影响习服能力，即进入高原的速度越快习服越差。

（二）个体对低氧环境的易感性

机体对高原的习服能力存在明显的个体差异。大量的研究表明，人群中确实存在有急性高原病的易感者，他们对高原低氧特别敏感，一旦进入高原后极易发生高原病。如能在进入高原前，将这些易感者挑选出来，则对提高整个群体的习服是十分有益的。易感人群的筛选具有重要的实用价值，对此国内外学者进行了大量的研究，取得一定进展，但迄今为止，尚无简便易行、准确可靠的预测方法和模型。

（三）机体状况

如年龄、体重、身高、体质等均有影响。一般年老体弱、患有心、肺等慢性疾病者更易发生习服不良或反应时间延长等情况。

（四）在高原的居留时间

对高原的习服能力也主要取决于在高原上的居留时间，一般在高原停留时间越长，习服就越完全。通常在进入高原 2 ~ 3 周后，高原反应症状基本消失，安静状态下呼吸、脉搏、血压值也较初入高原时明显下降；进入高原 2 ~ 3 个月后，高原反应症状消失，安静状态下呼吸、脉搏接近或略高于平原值，血压趋于稳定，红细胞、血红蛋白增加到一定数量后已趋于稳定，一般活动后无明显不适等。因此也有很多学者根据在高原居留的时间的长短结合高原习服的指标，对高原习服的程度进行了划分，一般分为了初步习服、基本习服和完全习服等，但目前对于这种评价体系，国内外并未形成定论，还有待进一步商榷和探讨。

（五）气候

高原地区地势高、面积广、空气稀薄，气候的特点是气压、气温较低。寒冷会使外周血管收缩，机体耗氧量增加，可诱发或加重高原病，降低机体的习服能力。注意防寒保暖能增强机体对高原的习服能力。

（六）精神心理因素

初入高原者，由于对高原环境特点不了解，加上自然条件的直接影响而产生紧张、恐惧等情绪常可促进高原病的发生。故进入高原前，要进行有针对性的健康教育，使人们正确认识高原，消除紧张、恐惧情绪将有助于提高机体对高原的习服能力。

（七）劳动强度

平原人在高原的劳动能力均有不同程度的下降，劳动强度过大常可诱发高原病的发生。因此，进入高原后的适应性锻炼应循序渐进，持之以恒，注意劳逸结合，在高原上的劳动量及劳动时间应适当控制，并应延长睡眠时间。

（八）营养状况

高原低氧环境影响人体正常的新陈代谢，胃、肠、肝、胆等消化系统功能相较平原地区减弱（因为人体正常新陈代谢是在有氧条件下进行的），而且在高原地区机体耗氧量加大，所以要注意加强营养，应以高糖、高蛋白、低脂肪饮食为主，适当补充多种维生素，以提高对高原的习服能力。

（九）其他环境因素的影响

植被茂密的地方有利于习服。植被较少的环境由于缺氧机体产生自由基增多，加速衰老，不利于习服。

了解上述影响高原习服的因素不仅有助于正确评价高原习服的水平，同时对提高进驻高原人群的整体习服水平具有积极的指导意义。

三、促进高原习服的措施

实践证明，人体对高原环境具有强大的习服适应能力，在一定限度内通过采取适当的措施和手段可以加快习服过程，促进高原习服。

（一）进入高原前需注意以下事项

1. 调整心态 消除对高原不必要的恐惧心理，避免精神过度紧张，使机体得到充分休息。

2. 患有呼吸系统疾病 呼吸道感染者应争取在进入高原前治愈。

3. 妇女月经周期不宜进入高原 妇女不宜在月经前期进入高原，这是由于在妇女月经前期，醛固酮和抗利尿激素的分泌增加，可间接地引起水钠滞留，以致容易发生习服不良。

4. 注意体育锻炼 在进入高原前进行适当的适应性锻炼 低氧环境的适应性锻炼是预防急性高原病、促进缺氧习服适应的有效可靠的措施，这是国内外所公认的，如深呼吸、体育运动、气功等。研究表明，进入高原前后坚持做深呼吸运动及呼吸操锻炼等也能加速对高原的习服，因深慢呼吸能增加肺通气量，增多氧的吸入量。

5. 阶梯性习服 进入高原的速度宜慢不宜快，为了加快高原习服过程的建立，最好先在较低的高原上居留一定时期，使机体对较低海拔有一定的习服后，再上达中等高度地区并停留一段时间，最后到达预定高度。阶梯习服的原则已被广大的高原医学工作者所接受，并广泛应用于登山运动员的训练和实际的登山活动中。

6. 服用预防性药物习服 实践证明，凡在实验和应用中能提高机体缺氧耐力、减少或减轻急性高原病发生的药物，均有利于促进高原习服。因此，可服用相应药物，保持机体最佳机能状态，如维生素、耐缺氧性药物等。

（二）进入高原后注意以下几个方面

1. 注意休息和调整心态 避免体力负荷过重、过度疲劳、剧烈活动和情绪兴奋。

2. 不要感冒 预防上呼吸道感染，注意保暖。

3. 保持合理的膳食结构 ①热量：高原、高寒地区一定要注意饮食应保持高热量，因为人体在高原地区所消耗的能量比内地平原地区多 3% ~ 5%，并且停留时间越久所消耗热量越多；②三大物质供给比例：缺氧条件下的有氧代谢以糖为主，这是机体在缺氧条件下节约用氧进行产能的一种有效的代偿适应方式，因此高原应以高糖、高蛋白、低脂肪饮食为主；③维生素：其消耗量在缺氧条件下是平时的 2 ~ 5 倍。应多食新鲜蔬菜和水果，在缺乏新鲜蔬菜的地区，每日需补充一定量的多种维生素；④切忌吃得过饱，最好保持"七分饱"状态；⑤饮食一定要注意保持清洁、健康，少吃最好不吃冷食物；⑥适量饮水：由于高原空气湿度低，人体容易脱水，加上血红蛋白增高，导致血液黏稠度增加，极易形成血栓，引发心脑血管意外。因此，要不断少量喝水。

4. 减少烟、酒量 因香烟产生的一氧化碳与血红蛋白的亲和力是氧气的 250 ~ 300 倍，大量抽烟会明显加重高原反应。酒除对肝细胞有损伤外，还会增加体内耗氧量，使热量散发，并引起神经兴奋，在高原上尤其危险。酒在高原上最大的危险是容易引起胃黏膜充血、糜烂而引起大出血，尤其和解热镇痛剂合用时。因此，高原上饮酒需要严控，如果能较好地适应高原环境，可以少饮一点低度的青稞酒或红葡萄酒，但绝不能贪酒，特别严禁酗酒。

5. 睡眠注意睡姿 睡眠以高枕侧卧为佳，设法保持充分的睡眠。

6. 避免马上洗澡 进入高原后尽量避免马上洗澡，因洗澡不仅会消耗体力，增加耗氧量，而且容易增加感冒概率。

7. 有明显不适，建议立即吸氧或就诊 如有头晕、头痛和恶心等急性高原反应症状应及时吸氧，必要时就诊。

第三节 高原适应

一、高原适应对机体的影响

高原环境对机体的影响是多方位的，各系统从组织解剖到生理、生化功能都发生了一系列适应高原低压、低氧环境的改变。其中对神经、呼吸、循环等系统影响较大，主要表现在以下几方面：

（一）神经系统

低氧给全身器官、组织带来一系列的影响，尤以中枢神经系统对缺氧耐受性最差，即使是日常很轻微的低氧刺激，都可能引起不同程度的脑细胞、神经元的损伤，造成脑功能的不可逆障碍。高原低氧引起的脑损伤是高原环境导致死亡或诱发高原多器官功能障碍的主要原因。血脑屏障是维持中枢神经系统内环境稳定的重要结构，高原低氧、低气压、寒冷等综合因素加重了能量负荷、细胞缺氧和颅脑血脑屏障损伤。此外，低氧对中枢神经系统其他方面也有影响，据观察，长期低氧对于人记忆、嗅觉、味觉、视力和听神经均有不同程度的影响，而且低氧对神经系统的影响以及内在机理非常复杂，对此还需要进一步的研究证实。

（二）呼吸系统

高原世居者与移居者相比，胸廓宽大，胸径指数增大，胸廓呈"圆状胸"，肺容量及肺表面积也增大。肺容量和肺弥散量的增大是人体对高原低氧环境最佳适应的初始机制，它将会摄取更多的氧，保证机体在低氧环境下有效的生存和工作。关于高原世居人呼吸调节及低氧通气反应仍存在不同的看法。一般来讲，高原上适宜的肺通气量对维持足够的肺泡氧分压和组织摄氧量是非常必要的。然而，Severinhause 和 Lahiri 等早在20世纪60年代发现，南美印第安人和喜马拉雅山夏尔巴人的静息通气和运动通气都明显低于平原人，认为长期生活在高原的居民其周围化学感受器对低氧通气反应是钝化的。通气反应的钝化在某种意义上来讲（如运动状态下）是有益的，它可减轻运动引起的呼吸困难，从而运动显得轻松、有效。但近来，有些学者对高原人通气"钝化"提出疑问，认为一些高原人对低氧呼吸调节与平原人相似，是他们已取得自然适应性的一种表现。但通气反应的钝化可能也与居住的海拔高度有关，亦即与受低氧刺激的程度有关。关于高原人肺弥散能力的变化，已有资料证实，高原久居和世居者的肺弥散能力明显增加。DeGraff 报道世居高原人弥散能力比平原居民高20% ～ 30%。

另外，有研究比较了藏族和南北美高原世居者的肺总量、肺活量和胸围，在校正了身高和体表面积之后，藏族人肺总量与安第斯人及北美高原居民相同，胸围也在安第斯人和北美居民的胸围范围之内，显著高于高原汉族居民。高原世居者肺体积扩大可以增加气体弥散面积，从而缩小肺泡 – 动脉血氧分压差。在室内静息呼吸时，藏族人比汉族人呼吸频率快，每分通气量大；但是他们的动脉氧分压和潮气末二氧化碳分压并无不同，说明他们的肺泡通气水平相似。低氧可以增加世居藏族每分通气量和潮气末二氧化碳分压，而对于移居汉族则没有此作用。

（三）循环系统

1. 肺循环　已知在高原，发生肺动脉高压和肺血管壁增厚的直接原因是缺氧，对其机制也已进行了较广泛的研究。有研究报道，世代生活在高原的人或动物，尽管他们生活在较严重的低压、低氧环境，但他们的肺动脉压并不增高、肺血管壁不增厚，仍保持在平原人的水平。科学家认为，这些变化是他们在长期的自然选择过程中已获得了对高原环境最佳适应的表现并认为此种适应具有遗传特性。但高原人体或土生动物能保持较低的肺动脉压和肺血管壁不增厚的机制，尚未见深入的研究报道。但也有一些世居高原的人发生肺动脉高压的报道，并认为其直接原因是肺泡缺氧引起的血管收缩，但它的发生机理目前尚未完全清楚。

世居藏族肺动脉压力和阻力显著低于移居汉族和其他高原世居者，接近最大运动量或是吸入低氧混合气体仅轻度增加藏族肺动脉压或肺阻力。由此可知，通过自然选择淘汰这种低氧性肺血管收缩反应是适应高原的一种表现。世居藏族肺动脉压力及低氧收缩反应低，也可能是由于藏族肺小动脉平滑肌缺如。而安第斯山区的印加印第安人已在高原生活了1万～1.5万年，但对自然选择来说还不够长，因而仍出现轻度肺动脉树终末部分的肌化和肺动脉高压。

2. 体循环　慢性低氧环境对心功能的影响不同于急性低氧。一般认为，慢性缺氧可抑制中枢及外周化学感受器，降低交感神经张力，改变心肌传导系统功能等。故高原久居及世居居民的心率相对缓慢，心输出量接近或略低于平原，动脉血压特别是收缩压明显降低，但舒张压仅轻度下降或基本不变，因此，久居和世居者的基础血压偏低。流行病学调查发现，青海高原高血压病的患病率明显低于全国平均水平，尤其是世居藏族及蒙古族的高血压患病率显著低于汉族，与南美洲安第斯山的高原人相一致。另外在组织形态学上有人观察到，高原人肺小动脉肌层增厚而升主动脉中层厚度较平原人为薄，说明高原人体循环不仅在功能上，而且也在形态学上发生了适应性改变。青海省人民医院对每年急性心肌梗死的住院和死亡人数与平原地区规模相似的医院进行比较，结果发现高原地区急性心肌梗死发病率低，死亡率也较低。有死尸资料分析表明，高原人主动脉和冠状动脉粥样硬化的发生率低，发生时间较晚，病变程度也较轻。Hultgren 提出在高原人群中因心输出量和血压较低，动—静脉氧差较大，故冠心病及心肌梗死的发病率低于平原居民。

3. 血液循环　已知移居高原或出生在高原的平原人血红蛋白浓度，一般都高于平原人，这对氧运输起重要作用。然而，具有完全适应的高原世居居民或土生动物，在低氧环境下似乎并不以增加血红蛋白（hemoglobin，Hb）来提高携氧量和组织摄氧量，而以改变血红蛋白氧亲和力来适应环境。另外，血红蛋白的改变也可受遗传、种族、地理环境等因素的影响。在探讨种族及遗传差异方面近年也相继有很多报道，虽不同研究者所采用的方法及海拔高度有所不同，但从这些结果中可以看出，土生动物的血红蛋白、红细胞压积等几乎与平原相似，通过增加血红蛋白氧亲和力，提高运氧能力并加速向组织释氧，使组织能够获得足够的氧，通过这些代偿作用使组织可利用氧达到或接近正常水平。这被认为是机体对低氧环境最佳适应的重要机制之一。但对此看法目前仍有争议。

低氧可使骨髓造血增强及氧合血红蛋白解离曲线右移，从而增加氧的运输和 Hb 释放氧，具有代偿意义，但是红细胞持续增多又会出现高原红细胞增多症（high altitude polycythemia，HPAC）。以前认为，移居者和南北美高原世居者可以患高原红细胞增多症，而藏族人不会。近来发现，世居高原藏族人也有红细胞增多症，并随海拔高度增高患病率有明显增高。目前的报道显示，高原红细胞增多症随着海拔高度升高和居住高原时间的延长，患病例数逐渐增多，在同一海拔高度移居人群的发病率明显高于世居人群，男性发病率明显高于女性。关于发病因素认为与居住海拔高度及居住时间、种族、性别、环境因素、职业及吸烟等因素有关。由于世居藏族和移居汉族的全血容量、血浆容量和红细胞体积均相似，和其他高原居民水平的大致相同，藏族高原世居者血红蛋白浓度较低可能是由于单个红细胞所含血红蛋白浓度较低所致。世居藏族人的这种较低的血红蛋白浓度，可能是由于他们呼吸功能较强，缺氧程度较低，低氧红细胞生成敏感性迟钝。引起移居高原平原人红细胞增多的机制主要是由于低氧血流经肾近球小体时，能刺激近球细胞，使生成并释放促红细胞生成素，后者促使干细胞分化为原红细胞和红细胞释放入血液。世居高原藏族人的这种低血红蛋白浓度有其遗传基础，可能是自然选择的结果。尽管在高原环境下适度的血红蛋白浓度增加可能被认为是对低氧的有益适应，但过多的红细胞增多会导致血液黏度高，从而损害组织的血液流动和氧气供应，甚至导致高原红细胞增多症。高原红细胞增多症是高原上常见的一种慢性高原病。随着分子生物学技术的革新与发展，人们还是从分子层面对一些疾病的产生以及发展进行探索。近几年内很多研究证实了藏族体内的很多基因相对于其他民族存在着明显的差异，基因对红细胞增多症的干预研究逐渐增多，目前文献报道的与红细胞增多症的发生发展具有很强关联性的基因主要包括 CYP17A1、CYP2E1、ANP32D、EPAS1、PTEN、PIK3CD、COL4A3、AR 和 KDM5B 等，当然红细胞增多症的发生发展不仅仅与这几种基因有关，还有很多的未知等待探索，基因的效应与 HAPC 的关联性强弱还很模糊。

（四）其他

此外，高原环境对消化、内分泌等系统也有影响。试验证明，同急性缺氧相比，慢性缺氧对消化功能的影响更明显。胃肠黏膜缺氧引起的病理生理改变，影响其消化、吸收、运动的正常功能。高原上唾液、胃液分泌量减少，而且随海拔升高其抑制程度有更加明显的趋势。

人在适应高原的过程中，内分泌系统起着极其重要的作用，但其耐受也有一定的限度，一旦缺氧超出了人体的生理耐受阈值，内分泌系统的正常调节机能将遭到破坏而发生内分泌功能的紊乱。但高原与内分泌系统关系方面的研究较少，了解和掌握这方面的有关知识，对全面认识高原环境对机体的影响十分必要。

二、高原适应不全

高原适应不全（maladaptation to high altitude），有人称之为"高原衰退症"或"慢性高原反应""持续性高原反应"和"高原世居者的脱适应"等，此术语到目前为止仍然概念模糊且容易混淆，没有一个统一的称谓。

"衰退"一般认为是减退，趋向衰落、衰弱，如身体、精神、意志等趋向衰弱，而"慢性高原反应""持续性高原反应"也完全不是"急性高原反应"时间上的延续，高原世居者的脱适应又容易与高原脱适应相混淆，这些术语所包含的含义和内容具有一定的局限性，而"高原适应不全"所涵盖的内容较全，总之，以上也较贴近此型的意义，因此，这里沿用了"高原适应不全"一词。

根据国内外对藏族和其他世居高原人群的研究来看，高原世居者在高原上经过世代选择，证明了世居者较移居者具有较好的适应性，世居高原时间更长的人群比短期世居者具有较好的适应性。但在不同的高原世居或长期移居者当中仍有一定比例的人出现了对高原环境的适应不全，这种适应不全在不同人群中表现形式各异，有些人只是出现某种功能和代谢的失衡，如睡眠紊乱、记忆力减退、性功能减退、月经失调等，而一些人却出现肺循环异常、心功能不全、血压异常、红细胞容量和血红蛋白容量异常等相关的临床症状，从而发生高原性红细胞增多症、高原性心脏病和高原性肺动脉高压等高原慢性疾病，而且还呈现出生活的海拔越高其发病率越高的倾向。综上所述，世居者或长期的移居者在高原低氧环境中，机体通过长时期不间断的选择和调节过程，仍然不能很好地适应高原环境，而出现一系列功能失调或病理形态上的改变称之为"高原适应不全"。

世居或长期移居高原人群在高原低氧适应的生理特征和遗传分子水平上具有差异。机体对慢性缺氧的适应机制及生理性变化和所依赖的遗传学基础非常复杂。目前关于高原世居者和长期移居群体由于适应不全而引发的各种功能失调和高原病的发病机理及高原环境中各种致病因素尚未完全阐明，开展此方面的研究对丰富高原医学内涵具有重要的意义。

三、藏族高原适应的分子机制研究

青藏高原大约在3万年前就有人类生活并暴露于低氧环境中，青藏高原世居居民主要就是藏族，由于历史上青藏高原地理环境的封闭性和藏族婚俗的对外隔离性，使这一群体形成显著的遗传学隔离。随着高原居住时间的延长，对高原的适应也大大增加了，这为研究高原遗传适应提供了最好的条件。藏族在高原上经过漫长的进化和演变，发生了基因流动、基因漂移和自然选择的操作，在遗传基因上已经发生了很大的改变来适应低氧环境。现有大量的研究表明，世居高原藏族人较其他高原世居和移居人群能更好地适应高原低氧环境，获得了最佳高原适应性。在高原低氧适应的背后，存在遗传学因素的作用，人体对高原低氧环境的适应涉及众多复杂的因素，受基因和环境因素的相互影响。早在 2007 年，Beall 就提出运用现代分子生物学技术与基因组学技术分析高原世居民族的基因组结构，以便从分子水平上探索高原适应的遗传学机制。

目前认为，携带有突变基因的疾病易感人群在受到不利的环境因素的作用时，导致疾病的发生。反之，携带有保护性基因的人群即使在不利的环境中仍能保持健康状况。因此，应对众多的低氧适应相关基因进行更深入的研究和对比，找出这些候选基因中有利于人群适应高原的多态性，发现与这类性状或疾病有关的遗传易感性基因，以及这些基因与环境因素的相互作用，已经成为医学领域的研究重点。

随着全基因组关联研究（genome wide association study，GWAS）与外显子测序等研究方法和技术的进步，以及与之相匹配的全新统计策略的应用，对藏族高原适应相关基因的研究取得突破性进展，为进一步深入揭示藏族高原适应的遗传机制奠定了基础，为选择"候选"基因提供了丰富的资料。2010 年国内外的科学家们成功筛选出一些与高原适应相关的候选基因。汪建课题组通过对 50 例世居藏族的外显子（包含 92% 的人类基因）进行测序，发现内皮 PAS1 蛋白（endothelial PAS domain protein 1，EPAS1）基因 46441523 位点等位基因 G 在世居藏族中的频率为远远高于汉族，且发现这个位点的基因型与血红蛋白含量密切相关，提示 EPAS1 基因与高原适应相关。EPAS1 基因是低氧诱导因子（hypoxia inducible factor，HIF）家族中的重要基因。犹他大学 Tatum S. Simonson 与青海大学格日力教授合作通过 GWAS 的方法研究了 30 例世居的 SNP，发现由世居藏族的 1 号染色体上的九同源体 1 基因（egl nine homolog 1，EGLN1）的 229793717A/T、229667980T/C 和 229665156T/C 位点构成的单倍型以及由位于 22 号染色体上的过氧化物酶体增殖物激活型受体基因（peroxisome proliferator-activated receptor A，PPARA）的 44827140A/G、44832376C/A、44842095T/C 位点构成的单倍型与世居藏族的血红蛋白含量较低密切相关，由此认为正是这种原因导致藏族人具有特别的高原适应性。同时曾长青课题组通过与英国、爱尔兰和美国的研究人员研究合作，发现了藏族人群能够适应高海拔地区低氧环境，并且免于罹患高原疾病的一个重要遗传机制——EPAS1 基因的多态性。为了揭示导致藏族人低血红蛋白浓度的遗传变异，科学家们在海拔 3200 m 以上的三个不同地区共收集了 200 多份藏族世居样品，通过对他们的基因组数据进行分析，并与人类基因组国际单体型图（haplotype map the human genome，HapMap）中居住在低海拔地区的汉族人群基因组数据进行比较，位于 2 号染色体上"EPAS1 基因"（也称 HIF-2）的选择信号最为强烈，特别是该基因的多态性与藏族人群的低血红蛋白浓度密切相关。发现 EPAS1 的 ra4953354 位点的频率在世居藏族中与汉族中存在显著的差别，青藏高原世居人群的血红蛋白浓度明显低于生活在同样高度的安第斯人群，而与低海拔人群的血红蛋白水平接近，这表明藏族人群对于高海拔的适应机制与祖先同样来自亚洲的安第斯人群有所不同。正是这一特殊的遗传现象，吸引了众多研究团队的研究和关注。

以上这些实验结果均指向缺氧诱导因子通路，HIF-1 和 HIF-2 是 HIF 家族中生物学作用最突出的分子，它们受到缺氧诱导。其中低氧诱导因子 1（hypoxia inducible factor-1，HIF-1）是机体对低氧反应的一个极其重要的中介物质，它可能作为活性氧的受体去感受环境中的低氧程度，继而对一系列的低氧反应基因进行转录调节，包括红细胞生成增多；携氧能力增强；促进血管再生和重建能力提高；糖酵解能力增强、细胞内的三磷腺苷（adenosine triphosphate，ATP）生成增多，满足机体的能量需要等。提示它在细胞代谢和氧供给方面发挥重要的作用。研究显示，HIF-1 mRNA 的表达高海拔的藏族低于对照的低海拔组等。但也有一些调查显示藏族和移居的汉族中 HIF-1 和它的靶基因血管内皮生长因子（vascular endothelial growth factor，VEGF）、诱导型一氧化氮合成酶（inducible nitric oxide synthase，iNOS）的表达在高原适应中并没有起到关键的作用。刘坤祥等对 HIF-1α 基因外显子 12 的 C1772T、G1790A 的等位基因频率及组合基因型分布特征进行了检测，结果显示，C1772 T 位点的 3 种基因型频率在藏族组和平原汉族对照组间比较未发现显著性差异；而在 G1790A 位点藏族 GG 基因型频率显著低于汉族，而 GA 基因型频率显著高于汉族，表明 G1790A 的 GA 基因型可能与藏族人群适应高原低氧有关。

除此之外，还有很多关于藏族高原适应的相关候选基因的研究，研究者提出了各自的见解，这些见解从基因组学方面丰富了对藏族高原适应的认识。

长期高海拔生活会使机体产生过多的活性氧，引起脂质过氧化。Gelfi 等调查发现，生活在海拔 3500 ~ 4500 m 处和 1300 m 处的藏族人肌肉谷胱甘肽硫转移酶（Glutathione S-Transferase，GST）P121 的含量分别比对照组尼泊尔人（1300 m 居住）高出了 80% 和 50%，在蛋白表达增高同时，GSTP1-1 的 mRNA 高出 80%，这种增高的现象可能具有遗传特点。另外闫惠琴等的研究发现，GSTT1 缺失基因型频率在藏族登山队员和平原汉族人群中有显著性差异；GSTP1-105 变异基因型频率差异非常显著，其等位基因 A 和 G 在两组人群中有显著性差异。而 GSTM1 缺失基因型在两组中无显著性差异，提示 GSTT1 和 GSTP 基因型可能与高原低氧反应敏感性有关。

研究证实一氧化氮（nitric oxide，NO）可以调节肺血管舒张状态，改善肺局部通气 / 血流比值，防止血小板凝集，促使气道平滑肌舒张。有人比较了平原汉族在海拔 1440 m 和移居到海拔 5380 m 10 天和居住 6 个月时血浆中 NO 含量的变化，发现汉族人急进到高海拔地区时 NO 含量显著下降，随居住时间的延长 NO 含量稍有回升，但仍低于平原正常水平。高原藏族呼出的 N2N 及其体内 NO 相关化合物（硝酸盐、亚硝酸盐等）的浓度比平原人分别高了 2 倍和 10 倍。Rupert 等对内皮型一氧化氮（endothelial nitric oxide，eNOS）基因中的 7 个 TagSNPs 基因分型研究发现，Glu298Asp（rs1799983，G/T 颠换）多态与急性高原病易感性显著相关（$P = 0.004$），等位基因 T 在急性高原病人群中频率较高。Glu298Asp 位点与高原肺水肿也显著相关，T 等位基因是高原病的易感基因。此外，eNOS 基因的 27bp 基因的串联重复多态与高原肺水肿显著相关，高原肺水肿患者变异数为 4 的 27bp 串联重复的频率为 23.2%，显著高于对照组（6.9%）。

Beall 对藏族人群血氧饱和度（oxygen saturation，SaO_2）的基因进行了研究，发现拥有低 SaO_2 等位基因的纯合体 SaO_2 的平均值是 83.6%，而带有高 SaO_2 等位基因的纯合体和杂合体 SaO_2 的平均值分别是 88.3% 和 88.6%，证实了带有高 SaO_2 等位基因的人对低氧环境有着更好地适应。

肌红蛋白（muscle hemoglobin，Mb）是存在于肌肉中携氧和储氧的蛋白质。Moore 等对藏族 Mb 等位基因进行了大量的分析研究，获得了 146 位藏族人的 Mb 等位基因外显子 2 的序列，研究结果发现 Mb79A 等位基因频率在藏族人身上比生活在海平面的人高，这个研究验证了这个假设：在喜马拉雅山的藏族人 Mb 的等位基因有利于他们对低氧环境的适应。在研究中同时也发现了 79A-G 和 109T-C 这两个多态性现象，这两种现象不是新出现的，以前对别的人种的研究就已经发现，在藏族人中 Mb 基因外显子 2 上没有显示出新颖的多态性或低氧适应有关的新基因序列。他们也对 Mb 基因型和血红蛋白浓度之间的联系进行了研究，发现 Mb 特定的等位基因与血红蛋白浓度之间无联系。

线粒体存在于细胞质内，参与人体许多代谢过程，人类线粒体是细胞核外唯一存在遗传物质的细胞器。Torroni 等在拉萨地区海拔 3000 ~ 4500 m 的范围内对 54 名世居藏族人进行线粒体 DNA（mitochondrial DNA，mtDNA）序列的测定，其中 38 例是藏族人独有的单倍体，42 例存在 62 个 mtDNA 基因突变，23 个基因变异仅在藏族人中出现。

在低氧诱导下葡萄糖转运体 1（glucose transporter1，GLUT-1）的数量与活性会升高。对汉族人与藏族登山运动员 GLUT-1 基因 G+22999T、A22841T 位点 SNP 检测结果表明，藏族登山运动员在 +22999 位点 T 等位基因频率和 GT/TT 基因型频率显著高于平原汉族人；22841 位点各基因型构成和等位基因分布在两组无统计学差异。GLUT-1 基因 G+22999T 单核苷酸多态性可能与藏族人对高原低氧的良好适应性有关。

这些成果的获得为有效破译高原病发病机制提供了科学依据，不仅在于其为治疗高原反应，以及其他与低氧血症有关的疾病提供了重要基础理论依据，更在于其将为保护各民族遗传资源、建立各民族基因数据库方面发挥重要作用。目前高原低氧适应的分子遗传学研究着眼于高原低氧的生理学和病理生理学过程，得到的数据还不能完全准确的解释高原适应的根本机制，应对众多的低氧适应相关基因进行更深入的研究和对比，找出这些候选基因中有利于藏族人群适应高原的多态性，并详细阐明这些基因的具体功能和作用。相信随着研究技术的进一步发展和应用，利用青藏高原这一天然实验室的有利条件，人们必将找出更多更显著的低氧适应基因，进一步揭示高原低氧适应的遗传背景，为经济和社会发展提供强有力的理论和实践指导。

第四节　高原脱适应

高原脱适应（de-adaptation to high altitude），有人称之为"醉氧症"或低原反应，是近年来高原医学研究的一个新课题，对此目前还没有一个规范而标准的定义。但一般认为，高原脱适应是指高原世居者或已习服高原环境的移居者在下到平原后，逐渐消除对高原低氧环境所获得的适应性而重新适应平原环境的变化过程。脱适应证是人体脱离高原低氧进入平原常氧环境后的一种适应性反应。长期以来，人们认为从高原低氧环境到平原常氧环境后，空气中的氧分压增加、体内氧饱和度提高，机体的缺氧状态得到改善，会对机体产生有益的影响，而对机体造成的不良影响却没有引起人们足够的关注和警觉。近年的研究发现，有很多高原移居者或世居者到平原后会出现乏力、嗜睡、头昏等一些非特异性表现甚至出现一系列生理、病理改变。而且目前对此反应症状的影响因素说法不一。有人报道，其发病率与高原居住地海拔、居住年限、年龄等正相关，但也有报道与居住地、居住年限没有显著关系。高原脱适应反应可以涉及机体的每一个系统，由于机体各个系统对血氧含量变化的耐受程度不一样，因而其影响程度也不一样。

现阶段对高原脱适应的研究还处于初期阶段，由于缺乏对高原脱适应的认识和研究，对其发生机制及规律尚不清楚，缺乏对高原脱适应的明确诊断标准和防范措施，也未见到相关分子、基因表达方面的研究报道。随着交通的日益便捷，高原与平原人群之间的联系逐渐加强，人类面临高原脱适应的问题将日益凸显，要全面阐释这些机理尚需更加深入地研究，这不仅对提高西藏人民健康事业，而且对促进高原和平原人员往来以及对生命科学意义重大。

（巴桑卓玛　欧珠罗布）

主要参考文献

[1] 高钰琪．高原军事医学．重庆：重庆出版社，2004．

[2] 崔建华．高原医学基础与临床．北京：人民军医出版社，2012．

[3] 西藏自治区人民医院编．实用高原医学．西藏：西藏人民出版社，1984．

[4] 李同方．高原疾病与防治．北京：人民军医出版社，1991．

[5] 李天麟．高原与健康．北京：北京科学技术出版社，2001．

[6] 李文华．高原分子医学．上海：复旦大学出版社，2011．

[7] Zhang JF，Dennell R．The last of Asia conquered by Homo sapiens [J]．Science，2018．362，Isue 6418：992-993．

[8] Tatum S．Simonson，et al．Genetic Evidence for High-Altitude Adaptation in Tibet．Science，2010，72（329）．

[9] Cynthia M．Beall，et al．Natural selection on EPAS1（HIF2α）associated with low hemoglobin concentration in Tibetan highlanders．PNAS．2010．

[10] Xin Yi，* Yu Liang，et al．Sequencing of 50 Human Exomes Reveals Adaptation to High Altitude．Science，2010，72（329）．

[11] Gelfi C，Depalma S，Ripamonti M，et al.New aspects of altitude adaptation in tibetans：a proteomic approach．FASEB J，2004，18（3）：612-614．

[12] Moore LG，Nienneyer S，Zamudio S．Human adaptation to high altitude：regional and life—cycle perspectives．Am J Phys Anthropol，1998，27：25-64．

[13] Y.Droma，M.CHBaoka，M.Ota，K.Kubo．Adaptation to high altitude in Sherpas：association with the insertion/deletion polymorphism in the Angiotensin-converting enzyme gene，Wilderness Environ Med，2008，19：22-9．

[14] G.Morpurgo P.Arese A.Bosia GP，et al．Sherpas living permanently at high altitutde：a new pattern of adaptation．Proc Natl Acad Sci U S A，1976．73：747-51．

[15] R.B．Santolaya，S.Lahiri，R.T．Alfaro，and R.B．Schoene，"Respiratory adaptation in the highest inhabitants and highest Sherpa alpinists，"Respir Physiol，1989．77：253-62．

[16] Aldenderfer，M.S．Moving Up in the World：Archaeologists seek to understand how and when people came to occupy the Andean and Tibetan plateaus．*American Scientist*，2003，91：542-549．

[17] Alkorta-Aranburu，G.，Beall，C.M.，Witonsky，D.B．*et al*．The genetic architecture of adaptations to high altitude in Ethiopia．*PLoS Genet*，2012，8：e1003110．

[18] Wu，T.Y.，Liu，F.Y.，Ouzhou，L．*et al*．A genetic adaptive pattern-low hemoglobin concentration in the Himalayan highlanders．*Zhongguo Ying Yong Sheng Li Xue Za Zhi*，2013，29：481-93．

[19] Gupta，M.L.，Rao，K.S.，Anand，I.S．*et al*．Lack of smooth muscle in the small pulmonary arteries of the native Ladakhi．Is the Himalayan highlander adapted？*Am Rev Respir Dis*，1992，145：1201-4．

第五章 高原低氧环境与药物代谢

高原环境具有低氧、低气压、寒冷、辐射强等基本特点，其中低氧是影响人类生命活动的主要因素。高原不仅影响着生活在海拔 2500 m 以上的一亿四千万居民，而且也对到高原旅游、经商和从事体育工作的人们形成一定的影响。高原低氧对机体的血液系统、循环系统、神经系统、内分泌系统和物质代谢等有显著影响，导致机体脏器功能、代谢和结构发生改变，形成高原特有疾病——高原病，如急性缺氧引起高原反应、高原肺水肿和脑水肿，慢性缺氧引起红细胞增多症和心血管疾病。高原低氧对机体功能和代谢的影响在各个水平和层次上均有表现，其影响的程度和结果，除了与海拔高度有关外，还取决于进入高原的速度、停留的时间以及机体的功能代谢状态。缓慢进入低海拔高原时，主要以代偿性反应为主，而快速进入较高海拔高原时，主要引起组织、细胞代谢障碍和系统功能紊乱。

高原低氧研究主要集中在高原病防治、高原营养和高原适应等方面，20 世纪 80 年代以来高原低氧对药物体内代谢的影响引起广泛关注，低氧条件下机体产生一系列生理性变化，部分为病理性变化，这些变化影响药物在体内的吸收、分布、代谢和排泄，导致药物代谢动力学特征发生改变。近年来高原活动明显增多，在高原急、慢性缺氧环境中，如何对急进高原和久居高原人群合理用药逐渐成为研究热点。由于受到海拔高度、缺氧程度、留居高原时间长短、习服程度、种族差别等因素的影响，药物在体内的动力学过程显得更为复杂。因此，高原地区用药不同于平原地区，为维持疗效和预防毒性，药物的给药剂量可能需要重新调整。

药物在体内的代谢主要受到年龄、性别、物种、种族、疾病、饮食、环境等生理、病理、遗传和环境因素的影响，其中环境因素特别是高原低压低氧环境的影响近年来取得一定的进展。在高原低氧环境中要做到正确合理用药，必须掌握高原低氧对药物体内过程的影响及其相关的作用机制。

第一节 药物的体内过程

药物的体内过程指药物在机体内的吸收、分布、代谢和排泄过程（图 5-1）。在现代药理学研究中，常把吸收和分布称为处置，而将代谢和排泄称为消除。

一、吸收

药物由给药部位进入体内血液循环的过程称为吸收（absorption）。药物只有经吸收后才能发挥全身作用。药物吸收的快与慢、多与少、易与难受药物本身理化性质、给药途径、药物浓度、吸收面积和局部血流等因素的影响。不同给药途径有不同的药物吸收过程和特点。

（一）口服

口服是最常用的给药途径，给药方便且大多数药物能充分吸收。口服给药时，药物的吸

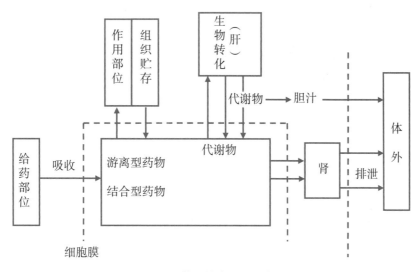

图 5-1　药物体内过程示意图

收要经历经过胃肠道吸收部位进入肝－门静脉系统的吸收过程。很多因素可影响胃肠道对药物的吸收，如是否空腹、胃肠蠕动度、胃肠道的 pH、药物颗粒大小等。一般来说，脂溶性、小分子、水溶性、非解离型有机酸等药物口服吸收较快而多，碱性药物（如生物碱）则因在胃酸中解离而难以吸收。

一般药物进入血液后，由门静脉进入肝，经肝内药物代谢酶作用，使血药浓度降低，药理作用减弱，这种现象称为首过消除（first pass elimination）。首过消除高时，机体可利用的有效药物量少。要达到治疗浓度，必须增加用药剂量，但剂量加大，代谢产物会明显增多，可能出现代谢产物的毒性反应。因此，对于首过消除高的药物，采用大剂量口服时，应先了解其代谢产物的毒性作用和消除过程。

（二）注射给药

注射给药药物吸收快、血药浓度升高迅速、进入体内的药量准确，但存在组织损伤、疼痛、潜在并发症、不良反应出现迅速和处理相对困难等缺点。常用的注射给药主要有静脉、肌肉和皮下注射，其他还包括腹腔注射、关节内、结膜下腔和硬膜外注射。当静脉给药时，由于药物直接进入血液循环，所以无吸收过程。通过肌内注射、皮下注射、腹腔注射等途径给药时，药物需经历在给药部位扩散、进入周围毛细血管或淋巴管，再进入血液循环的吸收过程。注射给药方式与药物血药浓度的关系见图 5-2。

（三）舌下给药

舌下给药能被舌下小血管吸收，可避免药物口服后被肝迅速代谢，如硝酸甘油舌下给药可不经肠壁和肝的首过效应而迅速直接进入体循环，能有效缓解心绞痛。因常常发生吸收不全及不规则现象，多数药物不能使用此途径。

（四）直肠给药

直肠给药是指通过肛门将药物送入肠管，通过直肠黏膜的迅速吸收进入大循环的给药方法。许多口服给药的药物可以以栓剂形式直肠给药。当患者恶心、丧失吞咽能力、限制饮食和外科手术后等不能口服时可用栓剂直肠给药。

（五）局部用药

局部用药的目的是在皮肤、眼、鼻、咽喉和阴道等部位产生局部作用。有时为了使某些

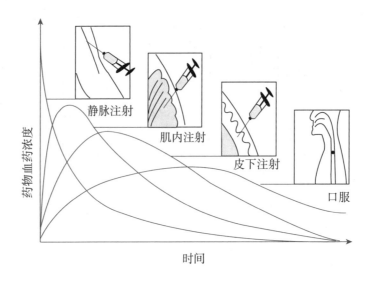

图 5-2　注射给药方式与药物血药浓度的关系

药物血药浓度维持较长时间，也可采用经皮肤途径给药。

二、分布

药物被吸收进入血液循环内，便可能分布到机体的各个部位和组织。药物吸收并进入循环的药物从血液向组织、细胞间液和细胞内的转运过程称为分布（distribution）。药物在体内的分布受很多因素影响，包括药物的理化性质、器官和组织的血流量、药物的 pKa、体液pH、血浆蛋白结合率、药物转运载体的数量和功能状态和膜通透性等。

（一）血浆蛋白结合率

药物进入循环后，首先与血浆蛋白结合成为结合型药物，未被结合的药物则称为游离型药物。一般以血浆蛋白结合率来表示药物与血浆蛋白结合的程度，即血中与蛋白结合的药物占总药量的百分数。药物与血浆蛋白的结合是可逆的，结合型药物暂时失去药理活性。通常酸性药物与白蛋白结合，碱性药物与 α_1- 糖蛋白结合。这种结合大多是可逆的，只有极少数是共价结合（如烷化剂）。

（二）器官血流量

机体各组织器官的血流量是不均一的。药物由血液向组织器官的分布速度主要决定于组织器官的血流量和膜的通透性，如肝、肾、脑、肺等血流丰富的器官药物分布较快。

药物在体内的分布状况主要有两种类型：一种是药物吸收后立即遍布到机体各有关部位，立刻完成分布，这时整个机体可看做是一个各部位药物转运均处于动态平衡的"均一"体，这种药物称为"单室模型"药物；另一类是药物在吸收后，很快进入机体血流丰富的肝、肾等组织即刻达到平衡，但较难进入另一些部位，主要是脂肪、肌肉、骨髓等血流不充盈的组织，需要一段时间后才能完成向这些部位的分布。将血流瞬间分布的组织称为"中央室"，分布慢的组织称为"外周室"，这种药物称为"双室模型"药物。

（三）组织细胞结合

药物与某些组织细胞成分具有特殊的亲和力，这些组织中的药物浓度高于血浆游离药物浓度，使药物的分布具有一定的选择性，如氯喹在肝分布浓度高，钙沉积于骨骼，碘主要集中在甲状腺。药物与某些组织亲和力强而结合成为药物的作用部位具有选择性的重要原因。

（四）体液的 pH

在生理情况下细胞内液 pH（≈ 7.0）略低于细胞外液（≈ 7.4），所以一般弱碱性药物在细胞内浓度较高，而弱酸性药物则在细胞外液中浓度较高。根据这一原理，弱酸性药物苯巴比妥中毒时，用碳酸氢钠碱化血液及尿液不仅可使脑细胞中的药物迅速向血浆转移，还可减少药物在肾小管中的重吸收，加速其排泄，使患者迅速脱离危险。

（五）细胞膜屏障

药物在血液和器官组织之间转运时，可能会受到某些阻碍，称为屏障现象（barrierphenomenon）。影响药物分布的主要有血脑屏障和胎盘屏障两种屏障。

1. 血脑屏障（blood-brain barrier）　指血管壁与神经胶质细胞形成的血浆与脑细胞外液间，以及由脉络膜丛形成的血浆与脑脊液间的屏障，它对药物的通过具有重要的屏障作用。由于脑内的毛细血管内皮细胞间连接紧密，间隙较小，加之基底膜外还有一层内脂质的星状细胞包围，许多分子大、极性高的药物不能透过血脑屏障进入脑组织，而形成一种保护脑组织的生理屏障。抗菌药磺胺嘧啶（SD）的血浆蛋白结合率低于磺胺噻唑（ST），较易通过血脑屏障，故可治疗细菌性脑脊髓膜炎，而后者则无效。

2. 胎盘屏障（placental barrier）　指胎盘绒毛与子宫血窦间的屏障，它能将母体与胎儿的血液分开。但对药物而言，胎盘屏障的通透性与一般毛细血管没有明显的区别，所以大多数药物都能穿过胎盘屏障进入胎儿体内，只是程度和快慢不同。故在妊娠期间，应特别注意某些药物进入胎儿循环的毒性作用和妊娠早期的致畸作用。

三、代谢

（一）药物代谢的作用

药物在体内代谢酶的作用下化学结构发生改变的过程称为药物代谢（drug metabolism）。代谢的意义在于能把外源性的物质包括药物和毒物，进行化学处理失活，并使其排出体外。

药物在体内代谢后其生物活性的变化有：①由药理活性的药物变成无药理活性的代谢产物，称灭活（inactivation）；②由无活性药物变成活性代谢物，称为活化（activation）；③由活性药物变成仍具有活性的代谢物，如非那西丁变成对乙酰氨基酚；④由无毒性或毒性小的药物变成毒性代谢物，如异烟肼转化成对肝具有较大毒性的代谢物乙酰肼。

（二）药物代谢的部位

药物代谢主要在肝中进行，但少数情况下也发生于其他器官，如肠、肾、肺、脾、肌肉、皮肤或血液。体内药物代谢有一部分可以不经酶促而自动发生，但绝大多数药物是通过特异性细胞酶催化的。在亚细胞水平，这些酶可能位于内质网、线粒体、胞质、溶酶体、核膜和质膜上。

（三）药物代谢的反应类型

药物的代谢反应分为氧化（oxidation）、还原（reduction）、水解（hydrolysis）和结合（conjugation）四种类型，氧化、还原和水解为Ⅰ相反应，结合反应为Ⅱ相反应。

Ⅰ相反应通过引入或脱去功能集团—OH，—COOH，—NH$_2$，—SH 使原形药物生成极性增高的代谢产物。这些产物多数失去药理活性，但也可以产生活性或毒性代谢产物。大多数Ⅰ相反应产物并不能被迅速排泄，而是进入Ⅱ相反应。Ⅱ相反应是药物或其代谢产物的极性基团与体内水溶性较大的内源性分子如葡萄糖醛酸、硫酸、醋酸或某些氨基酸等结合，药物结合反应后一般极性增强，水溶性增加，药理活性减弱或消失。药物是否经生物转化、经一种或几种途径进行转化，不尽相同。在许多情形下，Ⅰ相反应是Ⅱ相反应的必要前提，有些药物可以同时通过几种反应类型进行代谢。

（四）药物代谢酶

药物代谢主要在肝中进行，肝细胞富含药物Ⅰ相代谢和Ⅱ相代谢所需的各种酶，其中以肝微粒体酶最为重要。肝微粒体酶又称肝药酶，该系统中主要的酶为细胞色素P450（cytochrome P450，CYP），参与生物体内源性和外源性物质的生物转化。P450酶是由多种类型的P450酶所组成的一个大家族，根据氨基酸的排序的雷同性，P450酶可以分为不同几个大类，每个大类又可以细分成几个小类。在人体中重要的P450酶有CYP1A2、CYP2A6、CYP2C8、CYP2C9、CYP2C19、CYP2D6、CYP2E1、CYP3A4和CYP3A5，其中CYP1A2、CYP2A6、CYP2C、CYP2D6、CYP2E1和CYP3A4的含量分别为12%、4%、17%、1%、6%和29%，代谢的药物分别为11%、3%、17%、14%、6%和34%。P450酶催化底物具有一定的特异性，不同的CYP能催化同一底物，而同一底物可被不同的CYP代谢。P450酶存在明显的种属差异，导致药物在动物和人体内的代谢途径和代谢产物可能不同，如人体CYP1A2约占P450的13%，而在大鼠体内仅占2%，CYP3A4是人体重要代谢酶，但大鼠体内无此酶。了解主要的P450酶及代谢的常见药物，对阐明药物在生物转化环节发生的相互作用及指导临床合理用药具有重要的意义（表5-1）。

表5-1   主要的细胞色素P450酶及代谢的常见药物

酶	代谢药物
CYP1A2	咖啡因、非那西丁、对乙酰氨基酚、茶碱、安替比林、维拉帕米、氯氮平
CYP2A6	香豆素、烟碱、甲氧氟烷
CYP2C9	布洛芬、苯妥英、甲苯磺丁脲、华法林、格列吡嗪、吡罗昔康
CYP2C19	奥美拉唑、兰索拉唑、吲哚美辛、地西泮、普洛萘尔、萘普生、环磷酰胺
CYP2D6	右美沙芬、可待因、丙咪嗪、氟西汀、氟哌啶醇、奋乃静、司巴丁、去甲替林、硫利达嗪、美西律
CYP2E1	乙醇、氟烷、氯唑沙宗、咖啡因、对乙酰氨基酚、茶碱
CYP3A4	睾酮、黄体酮、孕二烯酮、炔雌醇、氢化可的松、红霉素、克林霉素、氨苯砜、环孢素、利托那韦、可待因、地西泮、硝苯地平

多态性（polymorphisms）是P450酶的一个重要特征，即同一种属的不同个体间某一P450酶的量存在较大的差异，是导致药物反应的个体差异的一个重要原因。量高的个体代谢速度就快，称为快代谢型（extensive metabolizer），量低的个体代谢速度就慢，称为慢代谢型（poor metabolizer）。人体内许多P450酶表现出多态性，其中以CYP2D6和CYP2C19的多态性最为典型。另外，P450酶的量和活性会受到药物（或其他外源物）的影响，可能会影响药物本身的代谢，并引起代谢性药物相互作用，故P450酶具有可诱导和可抑制性。

（五）酶的诱导和抑制

某些化学物质能提高肝微粒体药物代谢酶的活性，从而提高药物代谢速率，称为酶的诱导（enzyme induction）。具有酶诱导作用的药物称为酶诱导剂（enzyme inducing agent）。某些化学物质能抑制肝微粒体药物代谢酶的活性，从而减慢药物代谢速率，称为酶的抑制

（enzyme inhibition）。具有酶抑制作用的药物称为酶抑制剂（enzyme inhibitory agent）。

四、排泄

进入机体的药物以及在体内形成的代谢产物排除到体外的过程称为排泄（excretion）。肾是药物排泄的主要途径，也有经胆汁由粪便排泄的，或由呼吸排泄、皮肤腺体排泄和乳汁排泄。

（一）肾排泄

肾是药物主要的排泄器官，其机制包括肾小球滤过、肾小管分泌和肾小管重吸收。肾小球毛细血管内血压高，管壁上膜孔较大，除与血浆蛋白结合的药物外，游离型药物及其代谢产物均可以膜孔扩散方式经肾小球滤过进入肾小管腔。滤过速度受肾小球滤过率及药物血浆蛋白结合程度的影响，如药物与血浆蛋白结合，则不能滤过，因此药物血浆蛋白结合率会在很大程度上影响到以肾排泄为主的药物的排泄速率。肾小管的分泌过程是指药物由血管一侧通过上皮细胞侧底膜摄入细胞，再从细胞内通过刷状缘膜向管腔一侧流出。近曲小管能以主动方式将药物自血浆分泌入肾小管内。除了特异性转运机制分泌葡萄糖、氨基酸外，肾小管细胞具有两种非特异性转运机制分别分泌弱酸性药物和弱碱性药物。另外，肾小管腔内药物可因水的重吸收而被浓缩，通过滤液的浓缩，原尿中的药物浓度高于血浆，因此药物通过简单扩散的方式由肾小管腔向血浆转运。此过程符合被动转运的特点，非解离型、极性低、脂溶性高的药物易被重吸收，自尿中排出量少且速度较慢，反之则排泄迅速。

（二）胆汁排泄

胆汁排泄是肾外排泄的主要过程，药物在肝代谢成极性高的水溶性代谢物后，经肝排入胆汁，然后由胆汁流入十二指肠随粪便排出体外。从胆汁排泄进入肠腔后，有些药物又被重吸收，经肝重新进入体循环，这种小肠、肝、胆汁间的循环称为肝肠循环（hepatoenteral circulation）。肝肠循环可延迟药物排泄，使其作用时间延长。

（三）其他途径的排泄

除肾和胆汁排泄外，药物还可经乳汁、唾液、汗液、泪液和皮肤等途径排泄。

第二节　高原低氧环境对药物代谢的影响

一、高原低氧影响药物体内过程的主要因素

平原机体进入高原地区后，由于高原低气压、低氧、低温和低湿度等特殊自然条件引起机体生理指标、药物血浆蛋白结合率、药物代谢酶活性和表达以及血液调节因子等的变化，这些变化与药物在体内的吸收、分布、代谢和排泄的改变存在一定的关系。

（一）生理指标

在高原低氧条件下，为适应外界环境，机体通过一系列代偿机制调节，部分血管收缩，部分血管扩张充血，出现全身血液的重新分布，以保证重要器官的血液供应，其中当血氧分压下降时，刺激肾球旁细胞分泌更多的肾素，肾血管张力增加，引起肾血流量下降，从而导致药物在肾的排泄降低。低氧也可使肝血流量降低，从而阻止药物向肝的传递，结果导致药物代谢减慢。

进入高原地区后，机体的主要生理指标红细胞压积（HCT）、红细胞计数（RBC）、血

红蛋白（HGB）、总蛋白（TPR）、白蛋白（ALB）、直接胆红素（DBIL）、谷丙转氨酶（GPT）、谷草转氨酶（GOT）、尿氮素（BUN）和血糖（GLU）部分发生显著变化，表现为红细胞压积（HCT）增高、红细胞数（RBC）增多、血红蛋白（HGB）增加，使得急进高原人体和移居、世居高原人体的血液流变学与平原人体有显著差异，具有"浓、黏、聚、凝"的特点，这种较高水平的黏度，使血液中药物通过肝、肾组织的微血管减少，单位时间和单位体积内流经肝、肾组织的药物量下降，从而导致药物在体内的消除减慢。

（二）药物与红细胞、蛋白结合率

机体进入高原后血浆中的总蛋白、白蛋白、甲状腺结合球蛋白和铜蓝蛋白的浓度升高。研究发现，与平原机体比较，急进高原和久居高原机体磺胺甲噁唑和泼尼松龙的血浆蛋白结合率均显著升高，但也有研究发现进入高原后哌替啶和呋塞米的血浆蛋白结合率反而下降。高原低氧环境引起的机体生理学的变化是极其复杂的，这方面的研究还有待进一步去探索。

部分药物进入体内后，除与蛋白发生结合外，还与红细胞发生结合。机体进入高原后药物与红细胞的结合率也会发生一定的变化，如平原、急进高原、久居高原和世居高原健康机体磺胺甲噁唑的红细胞结合率分别为 6.04%、6.90%、9.24% 和 7.39%，与平原组比较，健康机体急进高原后磺胺甲噁唑与红细胞的结合率无显著性变化，但久居高原和世居高原机体分别显著升高 53.0% 和 22.4%。

血浆蛋白和红细胞结合率的升高或降低，使游离型药物的浓度降低或升高，结合型药物的浓度升高或降低，从而导致药物的体内消除减慢或加快。

（三）药物代谢酶

1. CYP450 酶　CYP450 酶系是一个由庞大基因家族编码调控的氧化酶系统，其主要亚型酶有 CYP1A2、CYP2A6、CYP2B6、CYP2C8、CYP2C9、CYP2C19、CYP2D6、CYP2E1、CYP3A4、CYP3A5 等。90% 以上药物由 CYP1A2，CYP2C9，CYP2C19，CYP2D6，CYP2E1 及 CYP3A4 代谢，其中 CYP3A4 是人体中最重要的药物代谢酶，代谢 50% 以上的药物。

茶碱是最早用于研究低氧影响药物代谢的药物之一，体内主要由 P450 同工酶 CYP1A 代谢，低氧影响药物代谢酶的研究始于 P450 酶系。家兔在急性缺氧 8 h 后，CYP450 酶的含量降低而活性没有变化，但 24 h 后含量和活性均降低，提示低氧对 CYP450 酶活性的影响与机体缺氧时间有关，较短时间内机体存在代偿性反应，CYP450 酶活性变化不明显。以低压氧舱模拟高原低氧环境，急性缺氧 48 h 后家兔 P450 酶的活性和表达发生明显变化，CYP1A1 活性显著降低、CYP1A1 和 CYP1A2 蛋白表达降低约 20%，而 CYP3A6 蛋白表达升高 50%。相同实验条件下的研究也显示，急性缺氧显著降低 CYP1A1 和 CYP1A2 蛋白和基因表达，而 CYP3A6 和 CYP3A11 的蛋白和基因表达显著提高。另外研究还发现，在低氧条件下，大鼠和家兔体内 P450 同工酶 CYP2B4、CYP2B6、CYP2C5、CYP2C9、CYP2C16 和 CYP2C19 活性和表达均显著降低。

高原实际环境研究发现，高原急、慢性缺氧导致 CYP1A2 的活性、蛋白和 mRNA 表达均显著降低，其中 2800 m 海拔急、慢性缺氧 CYP1A2 的活性分别降低 62.3% 和 60.8%，蛋白表达分别降低 60.4% 和 62.0%，mRNA 表达分别降低 51.1% 和 32.9%。4300 m 海拔急、慢性缺氧 CYP1A2 的活性分别降低 60.8% 和 53.8%，蛋白表达分别降低 65.8% 和 64.8%，mRNA 表达分别降低 37.2% 和 30.7%。CYP2D6 的研究显示，2800 m 海拔和 4300 m 海拔慢性缺氧使 CYP2D6 的活性和表达均显著升高，但两个海拔急性缺氧对 CYP2D6 的活性和表达无影响。在 CYP2E1 和 CYP3A4 的研究中也发现了同样的现象，急性缺氧无影响，但两个海拔慢性缺氧使 CYP2E1、CYP3A4 的活性和表达均显著降低，其中中度海拔 CYP2E1 活性、蛋白和 mRNA 表达分别降低 60.2%、33.9% 和 56.0%，高海拔分别降低 44.2%、35.5% 和 52.0%；中度海拔 CYP3A4 活性、蛋白和 mRNA 表达分别降低 43.2%、39.7% 和 31.1%，高海拔分别降低 50.1%、27.5% 和 31.7%。高原急慢性缺氧不影响 CYP2C9 和 CYP2C19 的蛋白表达，4300 m 海拔急性缺氧仅使 CYP2C19 的活性升高 117.6%。

以上研究结果显示，低氧对动物体内 CYP450 酶活性和表达的影响有一定的争议，除 CYP2C9 和 CYP2C19 外，较为一致的结果是 CYP1A1、CYP1A2、CYP2E1 和 CYP3A4 的活性和表达降低，CYP3A6 和 CYP2D6 的活性和表达升高，见表 5-2。

同一种酶在人体和动物存在一定差异，平原志愿者急进 4559 m 高原后，CYP2D6 和 CYP3A4 活性均有所降低，回到平原地区后两种酶的活性升高，在此实验条件下，CYP1A2 和 CYP2C19 活性无变化。

2．其他药物代谢酶　高原低氧影响药物代谢酶的研究主要集中在 P450 酶系，近年来陆续才有少量其他代谢酶的报道。大鼠从低海拔地区急进 2800 m 和 4600 m 高原后，N- 乙酰基转移酶Ⅱ（N-acetyltransferase 2，NAT2）活性分别显著降低了 23.1% 和 28.6%，mRNA 表达分别降低 55.8% 和 19.5%。低压舱模拟 7620 m 高原研究发现，大鼠急性缺氧 6 h 和 24 h 后，谷胱甘肽巯基转移酶（GSTs）活性分别显著降低 15% 和 23%。人体试验同样存在一定差异，低氧条件下葡萄糖醛酸转移酶（UGTs）的活性没有降低。

高原环境导致代谢酶活性和表达的改变与部分酶底物药物代谢变化特征一致，如低氧使 CYP1A2、CYP2B6、CYP2C9、CYP2C19 和 NAT2 活性和表达降低，其底物茶碱、苯妥英钠、布洛芬和磺胺甲噁唑在高原环境中的代谢减慢，提示在高原低氧环境中这些药物的给药方案应重新制定。

（四）调节因子

低氧对 P450 的影响与急性炎症反应引起 P450 酶活性的变化相似，唯一例外的是炎症反应使 CYP3A 向下调节，而低氧使其向上调节。在炎症家兔体内发现白介素 6（IL-6）是 P450 酶活性降低的血清调节剂，白介素 1β（IL-1β）、肿瘤坏死因子（TNF）、干扰素 γ（IFN-γ）也有较弱的类似作用。低氧促进细胞因子 IL、TNF、IFN、促红细胞生成素（EPO）、低氧诱导因子 1（HIF-1）的释放，激活酪氨酸蛋白激酶（PTK）、蛋白激酶 C（PKC）、丝裂原活化蛋白激酶（MAPK）信号转导途径，使 HIF-1 和激活子蛋白 -1（AP-1）激活和核易位，进而调节 P450 酶的活性和表达。

体外实验证实，对照家兔肝细胞与急性缺氧家兔的血清孵育 24 h 后，CYP1A1、1A2 活性和表达下调，而 CYP3A6 活性和表达上调，孵育体系中分别加入 IFN-γ、IL-1β 等调节因子的抗体时，CYP1A1、1A2 的下调和 CYP3A6 的上调受到抑制，提示 IL-1β、IL-2β、IFN-γ 是 CYP1A1、1A2 下调的调节因子，而 CYP3A6 上调主要与 EPO 有关，另外也发现低氧能激活 HIF-1 与 CYP3A6 核苷酸探针的结合而对其活性进行调节。

低氧调节多种基因的表达以改善血液运输和细胞代谢，这些影响部分是通过 HIF-1 转录激活剂来调节的。HIF-1 由 α、β 亚单位组成，其中 HIF-1β 是芳香羟受体核易位子（ARNT），不受低氧影响，但能与芳香羟受体（AhR）形成二聚体易位至核内，结合并激活相应的靶基因。低氧条件下 CYP1A1、1A2 的向下调节与 HIF-1α 有关。HIF-1α 在有氧细胞中的表达水平甚低，甚至检测不到，但在缺氧状态下，HIF-1α 水平迅速升高，并优先与 HIF-1β 形成二聚体，使得 HIF-1β/AhR 二聚体减少。在机体内 Ahr 被组成性激活，CYP1A1/1A2 被组成性

表5-2　低氧条件下药物代谢酶活性和表达的变化

种属	药物代谢酶	模型；方法	影响
家兔	CYP450	在 12% 的 FiO_2 下急性暴露 8h 或 12h；连二亚硫酸盐，一氧化碳差光谱法	低氧下 8h 后，大部分 CYP450 酶活性降低，低氧下 12h，所有 CYP450 酶活性降低
家兔	CYP1A1	在 10% 的 FiO_2 下急性暴露 24h；蛋白印迹法	CYP1A1 蛋白表达降低 20%
家兔	CYP1A2		CYP1A2 蛋白表达降低 20%
家兔	CYP3A6		CYP3A6 蛋白表达增加 70%
家兔	CYP1A1	在 8% 的 FiO_2 下急性暴露 48h；蛋白印迹法	CYP1A1 蛋白表达降低 37%
家兔	CYP1A2		CYP1A2 蛋白表达降低 40%
家兔	CYP2B4		CYP2B4 蛋白表达降低 55%
家兔	CYP2C5		CYP2C5 蛋白表达降低 75%
家兔	CYP2C16		CYP2C16 蛋白表达降低 82%
家兔	CYP3A6		CYP3A6 蛋白表达增加 71%
大鼠	CYP1A2	从 400m 低海拔到 2800m 中海拔急性暴露 1 天（AMH）；从 400m 低海拔到 2800m 中海拔慢性暴露 30 天（CMH）；从 400m 低海拔到 4300m 高海拔急性暴露 1 天（AHH）；从 400m 低海拔到 4300m 高海拔慢性暴露 30 天（CHH）；高效液相色谱法；酶联免疫吸附法；实时荧光定量 PCR	AMH，CMH，AHH 和 CHH 组 CYP1A2 的活性分别降低了 62.3%，60.8%，60.8% 和 53.8%；AMH，CMH，AHH 和 CHH 组 CYP1A2 蛋白表达分别降低了 60.4%，62.0%，65.8% 和 64.8%；AMH，CMH，AHH 和 CHH 组 CYP1A2 mRNA 表达分别降低了 51.1%，32.9%，37.2% 和 30.7%
大鼠	CYP2D1		CMH 和 CHH 组 CYP2D1 活性升高了 86.2% 和 176.1%；CMH 和 CHH 组 CYP2D1 蛋白表达升高了 20.3% 和 23.5%；CHH 组 CYP2D1 mRNA 表达升高了 34.7%
大鼠	CYP2C11		低氧对 CYP2C11 的活性，蛋白和 mRNA 表达没有影响
大鼠	CYP2C22		AHH 组 CYP2C22 活性增加了 117.6%
大鼠	CYP2E1		CMH 和 CHH 组 CYP2E1 活性减少了 60.2% 和 44.2%；CMH 和 CHH 组 CYP2E1 蛋白表达减少了 33.9% 和 35.5%；CMH 和 CHH 组 CYP2E1 mRNA 表达减少了 56.0% 和 52.0%
大鼠	CYP3A1		CMH 和 CHH 组 CYP3A1 活性降低了 43.2% 和 50.1%；CMH 和 CHH 组 CYP3A1 蛋白表达降低了 39.7% 和 27.5%；CMH 和 CHH 组 CYP3A1 mRNA 表达降低了 31.1% 和 31.7%
大鼠	NAT2		AMH 和 AHH 组 NAT2 活性降低了 23.1% 和 28.6%；AMH 和 AHH 组 NAT2 蛋白表达降低了 55.8% 和 19.5%
大鼠	NAT2	从 400m 低海拔到 4600m 高海拔暴露 7 天；高效液相色谱法	NAT2 活性降低了 38.7%
大鼠	GST	在模拟低氧环境 7620m 下急性暴露 6h 和 24h；荧光法	GST 活性分别降低了 15% 和 23%
大鼠	UGT		急性低氧对 UGT 活性没有影响
人	CYP1A2	4559m 以上地区急性低氧暴露 7 天；高效液相色谱法	低氧对 CYP1A2 活性没有影响
人	CYP2C19		低氧对 CYP2C19 活性没有影响
人	CYP2D6		CYP2D6 有略微减少
人	CYP3A4		CYP3A4 有略微减少

表达，通过低氧激活 HIF-1 使 HIF-1β/AhR 异源二聚体的形成减少，并降低 CYP1A 的表达。

哺乳动物 ARD1 可以使 HIF-1α 乙酰化，从而促进 HIF-1α 的降解，但低氧条件下，ARD1 被抑制，有利于 HIF-1α 的稳定。人类 ARD1 蛋白的水平在低氧条件下不会被降低，也不会使 HIF-1α 乙酰化。以上研究结果能否解释低氧条件下人体和动物体内药物代谢的差异还有待进一步证实。

另外，CYP1A 表达的下调除与 IL-1β 有关，还与 NO 增多有关。此外，低氧对 CYP450 的调节也与 P- 糖蛋白、激活蛋白 -1 的激活有关。血清中细胞因子对低氧条件下药物代谢酶的调节机制，如图 5-3 所示：

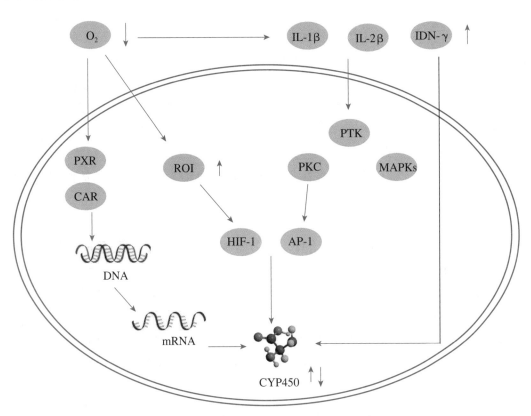

图 5-3　低氧条件下细胞因子和核受体的药物代谢调控机制

二、高原低氧对药物动力学特征的影响

高原低氧影响药物的代谢动力学特征，通过相关研究可以有效掌握药物在体内治疗间隔和效果的变化。不同药物的代谢途径和代谢机制存在差异，但是由于药物的体内生物转化是一个耗氧的过程，在缺氧条件下，肝的代谢能力受到限制，多数药物生物转化率降低，清除率受到影响。慢性阻塞性肺疾病、肺水肿、肺性心脏病和心功能衰竭病人中茶碱的清除率（CL）降低 30% ~ 60%，这些疾病都与急性缺氧有关，所以推测茶碱 CL 的降低归因于低氧，这一观点随后得到证实。急性缺氧家兔和家犬体内的研究也表明茶碱和地尔硫草的 CL 降低。近年来相关研究逐渐增多，大鼠急进 4010 m 高原后，普萘洛尔的药 – 时曲线下面积（AUC）、平均驻留时间（MRT）、半衰期（$t_{1/2}$）、峰浓度（C_{max}）均显著增大，CL、表观分布容积（Vd）均显著降低。大鼠急进 4300 m 高原后，阿莫西林的 AUC、MRT、C_{max} 均显著增大，CL 显著降低。通过模拟急性缺氧条件，在相当于 4572 m 海拔高度处，发现阿司匹林、庆大霉素、苯巴比妥和

乙酰唑胺在家兔体内的 MRT 和 $t_{1/2}$ 均增大，（消除速率常数　elimination rate constant, Ke）均降低；在相当于 7620 m 海拔高度处，布洛芬在大鼠体内的 MRT 和 $t_{1/2}$ 分别显著增大 42% 和 51%。

人体与动物体内药物代谢酶的活性和水平存在一定差异，药物的代谢途径及代谢产物也不完全相同，导致高原低氧环境中药物的人体代谢水平出现不同结果，有些药物清除率降低，有些药物增加，甚至个别药物在急、慢性缺氧试验中出现了双向结果。平原志愿者急进4500 m 高原后，茶碱和维拉帕米的 CL 等参数未改变，提示急性缺氧对两种药物的体内代谢无影响。磺胺甲噁唑在急进和久居 3800 m 高原健康志愿者体内的吸收和代谢发生明显变化，主要表现为 CL 降低、$t_{1/2}$ 延长。平原志愿者急进 3600 m 高原和在此高原地区生活 6 个月后，呋塞米和泼尼松龙的药物动力学特征发生改变，高原急、慢性缺氧均使呋塞米 C_{max} 降低，急性缺氧条件下呋塞米 AUC、Vd 和 CL 均减少，而慢性缺氧条件下呋塞米的 AUC、Vd 和 CL 反而增大，其原因是否与高原低氧影响肾功能和改变体液 pH 有关还需进一步去探讨。高原急、慢性缺氧分别使泼尼松龙的 AUC 增大 12.8% 和 13.5%，C_{max} 增大 16.9% 和 14.1%，而 Vd 降低 20.4% 和 15.6%，CL 降低 25.2% 和 15.6%。人体试验提示，除了年龄、性别、饮食、个人体质等外，缺氧时间与缺氧程度也是影响高原低氧环境下药物在人体内代谢的重要因素。

根据以上研究，除个别药物外，在高原低氧特殊环境中大部分药物的体内代谢减慢，表现为 MRT、$t_{1/2}$、AUC 升高，Ke、CL 降低。

（一）氨茶碱

氨茶碱为茶碱与乙二胺复盐，是治疗支气管哮喘的重要药物，其药理作用主要来自茶碱，对呼吸道平滑肌有直接松弛作用，其作用机理与抑制磷酸二酯酶使细胞内 cAMP 含量提高及内源性肾上腺素与去甲肾上腺素的释放有关，此外，茶碱是嘌呤受体阻滞剂，能对抗腺嘌呤等对呼吸道的收缩作用。

氨茶碱口服、直肠或胃肠道外给药均能迅速被吸收。在体内氨茶碱释放出茶碱，后者的蛋白结合率为 60%。Vd 约为 0.5 L/kg。$t_{1/2}$ 为 3 ~ 9 小时。空腹状态下口服本品，血药浓度2 小时后达峰值。本品的大部分以代谢产物形式通过肾排出，10% 以原形排出。

氨茶碱被广泛应用于各类型高原疾病的治疗和预防，尤其对治疗急性高原反应、高原适应不全症、高原肺水肿等高原疾病药效肯定、疗效显著，常被列为治疗高原疾病的首选药物之一。氨茶碱治疗指数较窄，副作用大，临床用药剂量多偏于保守。移居高原健康人体静脉注射氨茶碱后，$t_{1/2}$ 延长，Vd 值和 CL 值显示最大的趋势，说明高原低氧环境的影响使人体血液流变学及动力学发生改变，导致肝、肾代谢和排泄氨茶碱的能力下降。高原病患者和健康受试者口服氨茶碱后，K 值和 $t_{1/2}$ 值加快和缩短，Vd 值明显增大，CL 值增加，且各参数病人与健康人间有明显个体差异，可能与高原环境和种族遗传有关。移居高原 5 年以上的患者比移居高原 5 年以下的除 Vd 值和 CL 值显著增高外，其他参数均无显著差异。

（二）乙酰唑胺

乙酰唑胺为碳酸酐酶抑制剂，有利尿作用，主要用于青光眼、心脏性水肿、脑水肿和消化道溃疡。乙酰唑胺是美国 FDA 批准的唯一用于预防急性高原反应的药物，国外学者普遍认为它是预防高原病的首选药。乙酰唑胺口服容易吸收，与蛋白结合率高，口服 2 ~ 4 小时血药浓度达峰值，$t_{1/2}$ 为 2.4 ~ 5.8 小时，在 24 小时内给药量的 90% ~ 100% 以原形由肾排泄。

预防性服用乙酰唑胺可提高动脉氧浓度及改善动脉血的氧合作用，防止进一步损伤肺部气体交换，增加肺通气量，提高血氧饱和度和睡眠质量，在防治急性高原反应方面有一定作用。另外，由于利尿作用，能阻止体液潴留，减少夜间 ADH 分泌，降低脑脊液的产生，从而有降低脑压的作用。平原健康志愿者急进高原（4360 m）后，K 值和 CL 值显著增大，久居高原 10 个月后，CL 值进一步增大。Vd 值急进高原健康志愿者比平原健康志愿者降低 17%，久居高原健康志愿者比急进高原健康志愿者显著升高 37%。MRT 值急进高原健康志愿者比平原和久居高原健康志愿者均显著降低。高原低氧使乙酰唑胺的体内代谢加快，在高原服用乙酰唑胺需对给药剂量做一定调整。乙酰唑胺在平原、急进高原和久居高原健康志愿者体内的药物动力学参数比较见表 5-3。

表5-3　乙酰唑胺在平原、急进高原和久居高原健康志愿者体内的药物动力学参数比较

参数	全血			血浆		
	平原	急进高原	久居高原	平原	急进高原	久居高原
K（h^{-1}）	0.06 ± 0.02	0.07 ± 0.02	0.08 ± 0.06	0.12 ± 0.02	$0.16 \pm 0.03^*$	0.13 ± 0.02
$t_{1/2}$（h）	12.0 ± 3.0	10.2 ± 2.2	8.8 ± 5.9	6.0 ± 0.9	$4.4 \pm 0.8^*$	$5.3 \pm 0.9^+$
Vd（L/kg）	0.30 ± 0.12	0.24 ± 0.03	0.26 ± 0.08	0.39 ± 0.06	$0.32 \pm 0.08^*$	$0.44 \pm 0.05^{*+}$
CL[L/（h·kg）]	0.29 ± 0.13	0.27 ± 0.07	0.31 ± 0.16	0.74 ± 0.09	$0.82 \pm 0.15^*$	$0.96 \pm 0.18^{*+}$
AUC[μg/（h·mL）]	270.9 ± 107.0	264.2 ± 57.3	263.1 ± 147.3	94.1 ± 12.4	$85.7 \pm 10.2^*$	$70.9 \pm 12.5^{*+}$
MRT（h）	19.6 ± 4.4	16.5 ± 3.2	18.5 ± 8.1	9.8 ± 1.1	$7.7 \pm 1.3^*$	$9.1 \pm 1.4^+$

$^*P < 0.05$，与平原比较；$^+P < 0.05$，与急进高原组比较

（三）泼尼松龙

泼尼松龙为肾上腺皮质激素类药物，主要用于过敏性与自身免疫性炎症性疾病；结缔组织病，如风湿病、类风湿性关节炎、红斑狼疮、严重支气管哮喘、肾病综合征、血小板减少性紫癜、颗粒细胞减少症、急性淋巴性白血病、各种肾上腺皮质功能不足症、剥脱性皮炎、天疱疮、神经性皮炎、湿疹等。

泼尼松龙极易由消化道吸收，其本身以活性形式存在，无须经肝转化即发挥其生物效应。口服后约 1 ~ 2 小时血药浓度达峰值，$t_{1/2}$ 为 2 ~ 3 小时。肌注时，本品磷酸钠盐极易吸收，而其醋酸酯混悬液则吸收缓慢。泼尼松龙大部分与血浆蛋白结合，游离的和结合型代谢物自尿中排出，部分以原形排出，小部分可经乳汁排出。

急进高原后服用泼尼松龙有利于降低急性高原病的发病率及其严重程度。缺氧引起的脑水肿是造成急性高原病的主要病因，而皮质激素能有效降低脑毛细血管通透性，减轻脑间质水肿。泼尼松龙、地塞米松等可广泛用于各种类型的高原病，尤其对高原脑水肿有显著效果。高原急、慢性缺氧条件下泼尼松龙在志愿者体内的药代动力学特征发生一定变化，平原志愿者急进 3600 m 的高原地区和在此高原地区生活 6 个月后，泼尼松龙的药代动力学特征均发生显著变化，表现在全血 C_{max} 分别增大 16.9% 和 14.1%，AUC 分别增大 12.8% 和 13.5%，而 Vd 分别降低 20.4% 和 15.6%，CL 均降低 13.6%，提示高原急、慢性环境中，泼尼松龙在人体的吸收增多，代谢减慢，但与平原比较无显著性差异。

（四）呋塞米

呋塞米是强效利尿药，作用迅速、强大，主要通过抑制肾小管髓袢厚壁段对 NaCl 的主动重吸收，使管腔液 Na^+、Cl^- 浓度升高，而髓质间液 Na^+、Cl^- 浓度降低，使渗透压梯度差降低，肾小管浓缩功能下降，从而导致水、Na^+、Cl^- 排泄增多。由于 Na^+ 重吸收减少，远端小管 Na^+ 浓度升高，促进 Na^+-K^+ 和 Na^+-H^+ 交换增加，K^+ 和 H^+ 排出增多。呋塞米多用于其他利尿药无效的严重病例，临床上主要用于治疗心脏性水肿、肾性水肿、肝硬化腹水、机能障碍或血管障碍所引起的周围性水肿，并可促使上部尿道结石的排出。

呋塞米口服吸收率为 60% ~ 70%，进食能减慢吸收，但不影响吸收率及其疗效。终末期肾病患者的口服吸收率降至 43% ~ 46%。呋塞米主要分布于细胞外液，分布容积平均为体重的 11.4%，血浆蛋白结合率为 91% ~ 97%，几乎均与白蛋白结合。本药能通过胎盘屏障，并可泌入乳汁中。口服和静脉用药后作用开始时间分别为 30 ~ 60 分钟和 5 分钟，达峰时间为 1 ~ 2 小时和 0.33 ~ 1 小时。作用持续时间分别为 6 ~ 8 小时和 2 小时。半衰期存在较大的个体差异，正常人为 30 ~ 60 分钟，肝肾功能同时严重受损者延长至 11 ~ 20 小时。本药 88% 以原形经肾排泄，12% 经肝代谢由胆汁排泄，肾功能受损者经肝代谢增多。本药不被透析清除。

呋塞米是一种能有效预防急性高原病的药，但它利尿作用强，易引起血液浓缩和血栓形成，故仅用于急性高原肺水肿和脑水肿的急救。机体急进 3600 m 高原后，呋塞米的药物动力学参数 Ke、Vd、MRT 和 AUC 值降低，而 $t_{1/2}$ 值升高，在高原生活一定时间后，Vd、MRT 和 AUC 值有所升高。高原急性缺氧使呋塞米的体内代谢减慢，在高原服用呋塞米应与平原地区有所区别。呋塞米在平原、急进高原和久居高原健康志愿者体内的药物动力学参数比较见表 5-4。

表5-4　呋塞米在平原、急进高原和久居高原健康志愿者体内的药物动力学参数比较

参数	全血			血浆		
	平原	急进高原	久居高原	平原	急进高原	久居高原
K（h^{-1}）	0.76±0.24	0.70±0.20	0.61±0.17	0.82±0.26	0.71±0.27	0.57±0.16
$t_{1/2}$（h）	0.97±0.22	1.07±0.29	1.24±0.45	0.90±0.20	1.13±0.47	1.32±0.52
Vd（L/kg）	10.44±3.70	9.28±1.87	10.50±5.18	5.05±1.89	4.60±1.01	5.18±2.27
CL［L/（h·kg）］	0.39±0.09	0.41±0.08	0.42±0.30	0.18±0.04	0.20±0.05	0.19±0.11
AUC［μg/（h·mL）］	5.22±1.26	4.96±0.99	5.56±2.35	10.18±2.39	9.23±1.91	11.22±4.52
$Cmax$（μg·mL^{-1}）	2.29±0.91	1.89±0.72	1.89±0.92	3.93±1.39	3.54±1.35	3.70±1.82
t_{max}（h）	1.54±0.66	1.38±0.57	1.58±0.79	1.58±0.64	1.38±0.57	1.58±0.79
MRT（h）	9.47±4.12	8.61±4.16	12.97±12.00	10.65±4.44	9.62±4.08	13.89±10.37

（五）磺胺甲噁唑

磺胺甲噁唑为中效磺胺类抗菌药，又名新诺明，在常用磺胺药中居第一位。抗菌作用机制主要是竞争性地与二氢叶酸合成酶结合，阻碍了二氢叶酸合成，从而影响核酸的生成，产

生抑制细菌生长繁殖作用。近年来，由于耐药菌株的不断出现，加之其不良反应较多，磺胺类药物的应用逐渐被抗生素及喹诺酮类取代，但因其疗效确切、价格低廉、服用方便、性质稳定，在临床仍保留着一席之地。

磺胺甲噁唑具广谱抗菌作用，抗菌力强，对非产酶金葡菌、化脓性链球菌、肺炎链球菌、大肠埃希菌、克雷伯菌属、沙门菌属、志贺菌属等肠杆菌科的部分菌株、淋球菌、脑膜炎球菌、流感嗜血杆菌具有抗菌作用，此外在体外对沙眼衣原体、星形奴卡菌、恶性疟原虫和鼠弓形虫也有抗微生物活性。适用于尿路感染、呼吸道感染、皮肤化脓性感染、扁桃体炎等。与增效剂甲氧苄啶（TMP）联合应用时，其抗菌作用有明显增强，临床应用范围也扩大，可用于急性支气管炎、肺部感染、尿路感染、伤寒、布氏杆菌病、菌痢等。

磺胺甲噁唑口服吸收好，可吸收给药量的 90% 以上，给药后 2 ~ 4 h 血药浓度达峰值，半衰期 10 ~ 12 h，蛋白结合率为 60% ~ 80%，体内主要被 N- 乙酰基转移酶 2（NAT2）代谢为 N^4- 乙酰磺胺甲噁唑后排出体外，其余以葡萄糖醛酸结合物形式经肾排泄。部分磺胺类药物体内的氮乙酰化代谢存在明显的遗传多态性，但磺胺甲噁唑在体内表现为单态乙酰化代谢。

表5-5　磺胺甲噁唑在平原、急进高原和久居高原健康志愿者体内的药物动力学参数比较

参数	平原	急进高原	久居高原
K（h^{-1}）	0.076 ± 0.010	$0.067 \pm 0.006^{**}$	$0.063 \pm 0.009^{**}$
$t_{1/2}$（h）	9.30 ± 1.11	$10.37 \pm 0.88^{**}$	$11.15 \pm 1.53^{**+}$
Vd（L/kg）	13.27 ± 1.73	12.35 ± 1.82	$14.65 \pm 3.43^{++}$
CL［L/（h·kg）］	1.01 ± 0.22	$0.83 \pm 0.13^{**}$	0.92 ± 0.22
AUC μg/（h·mL）	1202.5 ± 238.3	$1416.3 \pm 202.6^{**}$	1298.5 ± 256.0
$Cmax$（μg/mL）	94.42 ± 15.26	91.7 ± 15.3	98.72 ± 15.69
t_{max}（h）	1.4 ± 0.3	1.7 ± 1.1	1.6 ± 1.1
MRT（h）	12.06 ± 0.94	$13.15 \pm 0.67^{**}$	$13.00 \pm 1.01^{**}$

$^{**}P < 0.01$，与平原比较；$^{+}P < 0.05$，$^{++}P < 0.01$，与急进高原组比较

在高原低氧环境中磺胺甲噁唑的药物动力学特征发生显著变化，与平原比较，急进高原和久居高原的健康男性志愿者口服磺胺甲噁唑后的药物动力学参数 Ke 分别显著降低 11.8%和 17.1%，$t_{1/2}$ 分别显著延长 11.5% 和 19.9%，MRT 分别显著延长 9.0% 和 7.8%。急进高原志愿者的 CL 比平原组显著降低 17.8%，AUC_{0-48} 显著增高 17.8%，高原久居组无显著变化（表 5-5 和图 5-4）。高原低氧使磺胺甲噁唑在急进和久居高原的机体内的代谢均显著减慢，提示在高原服用磺胺甲噁唑需对给药剂量做一定调整。磺胺甲噁唑在平原、急进高原和久居高原健康志愿者体内的药物动力学参数比较见表 5-5。

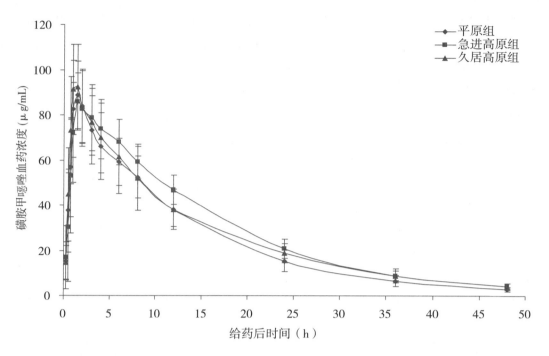

图 5-4　磺胺甲噁唑在平原、急进高原和久居高原健康志愿者体内的平均血药浓度–时间曲线图

（六）碳酸锂

碳酸锂可改善精神分裂症的情感障碍，有明显抑制躁狂症的作用，作用机制是抑制神经末梢 Ca^{2+} 依赖性的去甲肾上腺素和多巴胺释放，促进神经细胞对突触间隙中去甲肾上腺素的再摄取，增加其转化和灭活，从而使去甲肾上腺素浓度降低。小剂量碳酸锂对子宫肌瘤合并月经过多和急性菌痢有一定治疗作用。

碳酸锂口服吸收快而完全，生物利用度为 100%，单次服药后经 0.5 小时血药浓度达峰值，$t_{1/2}$ 为 12 ～ 24 小时。锂离子主要与红细胞结合，不与血浆和组织蛋白结合，随体液分布于全身，各组织浓度不一，甲状腺、肾浓度最高，脑脊液浓度约为血浓度的一半。碳酸锂在体内不降解，无代谢产物，绝大部分经肾排出。

高原低氧环境中碳酸锂的药物动力学特征发生显著改变，平原志愿者急进高原地区和在高原地区生活 6 个月后，碳酸锂的药代动力学参数 $t_{1/2}$ 分别延长 64.1% 和 111.4%，Vd 分别增大 18.9% 和 35.8%。高原低氧使碳酸锂在急进和久居高原的机体内的代谢均显著减慢，提示在高原服用碳酸锂需对给药剂量做一定调整。碳酸锂在平原、急进高原和久居高原健康志愿者体内的药物动力学参数比较见表 5-6。

表5-6　碳酸锂在平原、急进高原和久居高原健康志愿者体内的药物动力学参数比较

参数	全血			血浆		
	平原	急进高原	久居高原	平原	急进高原	久居高原
K（h⁻¹）	0.042±0.009	0.03±0.005	0.034±0.005	0.073±0.015	0.048±0.02	0.03±0.01
$t_{1/2}$（h）	17.35±4.48	23.77±4.06	20.62±2.99	9.86±2.21	16.24±5.64	20.84±3.05
Vd（L/kg）	0.75±0.10	0.87±0.12	0.89±0.08	0.54±0.03	0.64±0.09	0.73±0.13
CL［L/（h·kg）］	0.52±0.11	0.43±0.09	0.51±0.10	0.66±0.15	0.50±0.16	0.41±0.09
t_{max}（h）	0.93±0.24	0.91±0.35	1.56±0.77	1.12±0.44	1.51±0.74	1.92±1.23
MRT（h）	19.70±5.22	28.95±5.39	24.35±5.16	10.84±2.68	19.44±7.3	25.97±5.11

氨茶碱、乙酰唑胺、泼尼松龙、呋塞米等药物是高原病常用药物，近年来对其他药物在低氧环境下的药动学特征研究也逐渐增多，见表5-7：

表5-7 低氧环境下药物的药代动力学特征

种属	药物 给药途径	模型方法	作用
家兔	茶碱 静脉注射	急性暴露在高二氧化碳，低氧气浓度的空气中 570 min；高效液相色谱法	对照组 CL：(1.52 ± 0.05) ml/$(min\cdot kg)$，高碳酸血症：CL (1.13 ± 0.13) ml/$(min\cdot kg)$；低氧血症 CL：(1.09 ± 0.09) ml/$(min\cdot kg)$，低氧血症合并高碳酸血症 CL：(1.02 ± 0.02) ml/$(min\cdot kg)$
狗	地尔硫草 静脉注射	急慢性暴露在 8% FiO2 1 h 或 120 h；高效液相色谱法	急性低氧不会改变地尔硫草的分布，慢性低氧使地尔硫草的 CL 从 (64 ± 3) ml/$(min\cdot kg)$ 减少到 (51 ± 5) ml/$(min\cdot kg)$，并且 Vd 从 (11.4 ± 1.2) L 降到 (9.1 ± 0.3) L
大鼠	普萘洛尔 口服	从低海拔 50 m 到高海拔 4010 m 急性缺氧处理；液质联用	急性暴露在高原环境后，AUC 从 (11.17 ± 1.38) μg·h/L 增加到 (60.61 ± 6.31) μg·h/L，$t_{1/2}$ 从 (0.67 ± 0.11) h 增加到 (1.09 ± 1.53) h，MRT 从 (0.92 ± 0.10) h 增加到 (1.44 ± 0.24) h，CL/F 从 (141.49 ± 17.30) L/$(h\cdot kg)$ 降低到 (27.06 ± 3.69) L/$(h\cdot kg)$，Vd 从 (131.44 ± 11.05) L 降低到 (40.82 ± 4.00) L，$Cmax$ 从 (10.61 ± 0.93) μg/L 增加到 (48.06 ± 11.91) μg/L
大鼠	美托洛尔 口服	从低海拔 50 m 到高海拔 4010 m 急性缺氧处理；液质联用	急性暴露在高原环境后，AUC 从 (6.94 ± 0.79) μg·h/ml 减少到 (5.87 ± 1.01) μg·h/ml，$t_{1/2}$ 从 (1.25 ± 0.33) h 增加到 (2.97 ± 1.53) h，MRT 从 (2.14 ± 0.11) h 增加到 (3.16 ± 0.32) h，CL/F 从 (0.56 ± 0.06) L/$(h\cdot kg)$ 增加到 (1.75 ± 0.28) L/$(h\cdot kg)$，Vd 从 (1.00 ± 0.29) L 减少到 (0.67 ± 0.11) L，$Cmax$ 从 (2.49 ± 0.26) μg/ml 减少到 (1.60 ± 0.31) μg/ml
大鼠	阿莫西林 口服	从低海拔 50 m 到高海拔 4010 m 急性缺氧处理；液质联用	急性暴露在高原环境后 AUC 从 (11.62 ± 1.07) μg·h/m 增加到 (47.878 ± 9.42) μg·h/m，$t_{1/2}$ 从 (1.12 ± 0.12) h 增加到 (1.31 ± 0.23) h，MRT 从 (1.51 ± 0.12) h 增加到 (2.54 ± 0.44) h，CL/F 从 (1.02 ± 0.09) L/$(h\cdot kg)$ 减少到 (0.26 ± 0.05) L/$(h\cdot kg)$，Vd 从 (1.64 ± 0.20) L 减少到 (0.47 ± 0.08) L
家兔	庆大霉素 腹腔注射	暴露在压力 42.9 mm Hg 的低氧低压环境下 5 h，同等条件海拔 4572 m 暴露 7 天；高效液相色谱法	$t_{1/2}$ 从 (1.80 ± 0.12) h 减少到 (1.11 ± 0.65) h，Ke 从 (0.909 ± 0.051) 减少到 (0.389 ± 0.041)，Vd 从 (163.9 ± 13.9) ml/kg 增加到 (241.4 ± 12.4) ml/kg，CL 从 (93.3 ± 10.9) ml/$(kg\cdot h)$ 减少到 (83.9 ± 6.2) ml/$(kg\cdot h)$
家兔	乙酰赖氨酸 腹腔注射	暴露在压力 42.9 mm Hg 的低氧低压环境下 5 h，同等条件海拔 4572 m 暴露 7 天；高效液相色谱法	$t_{1/2}$ 从 (5.69 ± 1.02) h 增加到 (7.63 ± 0.84) h，Ke 从 (0.144 ± 0.032) 减少到 (0.095 ± 0.01)，Vd 从 (1071.1 ± 125.1) ml/kg 减少到 (806.1 ± 122.1) ml/kg，CL 从 (155.2 ± 39.4) ml/$(kg\cdot h)$ 减少到 (72.3 ± 7.0) ml/$(kg\cdot h)$
家兔	乙酰唑胺 腹腔注射	暴露在压力 42.9 mm Hg 的低氧低压环境下 5 h，同等条件海拔 4572 m 暴露 7 天；高效液相色谱法	$t_{1/2}$ 升高了 28%，Ke 从 (0.720 ± 0.188) 降低了 (0.527 ± 0.028)，Vd 升高，CL 升高
家兔	戊巴比妥 腹腔注射	暴露在压力 42.9 mm Hg 的低氧低压环境下 5 h，同等条件海拔 4572 m 暴露 7 天；高效液相色谱法	$t_{1/2}$ 由 (7.28 ± 3.33) h 升高到 (8.01 ± 2.40) h，Vd 由 (950.1 ± 178.5) ml/kg 降低到 (760.8 ± 238.4) ml/kg，CL 由 (96.7 ± 27.2) ml/$(kg\cdot h)$ 降低到 (66.6 ± 10.9) ml/$(kg\cdot h)$

续表

种属	药物 给药途径	模型方法	作用
大鼠	布洛芬 口服	在低压氧舱模拟海拔 7620 m，暴露 6 h 和 24 h；高效液相色谱法	$t_{1/2}$ 和 MRT 分别升高了 42% 和 51%
兔子	苯妥英 静脉注射	暴露在 48 mmHg 低氧条件下；高效液相色谱法	CL 由 （4.20±0.55）ml/（kg·min）降低到（2.65±0.44）ml/（kg·min），AUC 由（2575±319）μg·min/ml 升高到 4316±740 μg·min/ml
人	茶碱 静脉注射	急性暴露在 12% 的氧浓度（相当于 4500 m 海拔高度）；液质联用	急性低氧不会影响茶碱的药动学特征
人	维拉帕米 静脉注射	急性暴露在 12% 的氧浓度（相当于 4500 m 海拔高度）；液质联用	急性低氧不会影响维拉帕米的药动学特征
人	磺胺甲噁唑 口服	从低海拔 400 m 到高海拔 3800 m 急慢性暴露 16 h 和 1 年；高效液相色谱法	急性高海拔低氧：$t_{1/2}$ 由（9.30±1.11）h 增至（10.37±0.88）h，MRT 由（12.06±0.94）h 增至（13.15±0.67）h，CL/F 由（1.01±0.22）L/（kg·h）降低到（0.83±0.13）L/（kg·h），AUC 由（1202.5±238.3）μg·h/ml 增至（1416.3±202.6）μg·h/ml 慢性高海拔低氧：$t_{1/2}$ 由（9.30±1.11）h 增至（11.15±1.53）h，MRT 由（12.06±0.94）h 增至（13.00±1.01）h，CL/F 由（1.01±0.22）L/（kg·h）降至（0.92±0.22）L/（kg·h），AUC 由（1202.5±238.3）μg·h/ml 增至（1298.5±256.0）μg·h/ml
人	呋塞米 口服	从海平面到高海拔 3600 m 急慢性暴露 15 h 和 6 个月；高效液相色谱法	急性高海拔低氧：Cmax 由（3.93±1.39）μmol/L 降至（3.54±1.35）μmol/L，$t_{1/2}$ 由（0.90±0.20）h 增至（1.13±0.47）h，CL/F 由（0.18±0.04）L/（kg·h）增至（0.20±0.05）L/（kg·h），MRT 由（10.65±4.44）h 降至（9.62±4.08）h，AUC 由（10.18±2.39）μmol·h/l 降至（9.23±1.91）μmol·h/l，Vd 由（5.05±1.89）L/kg 降至（4.60±1.01）L/kg 慢性高海拔低氧：Cmax 由（3.93±1.39）μmol/l 降至（3.70±1.82）μmol/L，$t_{1/2}$ 由（0.90±0.20）h 增至（1.32±0.52）h，CL/F 由（0.18±0.04）L/（kg·h）增至（0.19±0.11）L/（kg·h），MRT 由（10.65±4.44）h 增至（13.89±10.37）h，AUC 由（10.18±2.39）μmol·h/l 增至（11.22±4.52）μmol·h/l，Vd 由（5.05±1.89）L/kg 增至（5.18±2.27）L/kg
人	泼尼松 口服	从海平面到高海拔 3600 m 急慢性暴露 15 h 和 6 个月；高效液相色谱法	急性高海拔低氧：AUC 由（3.12±0.55）μg·h/ml 增至（3.52±0.32）μg·h/ml；Cmax 由（0.71±0.11）μg/ml 增至（0.83±0.09）μg/ml，CL/F 由（440.84±82.88）ml/（kg·min）降至 381.21±35.08 ml/（kg·min），Vd 由（1.24±0.27）L/kg 降至（1.03±0.07）L/kg 慢性高海拔低氧：AUC 由（3.12±0.55）μg·h/ml 增至（3.54±0.45）μg·h/ml，Cmax 由（0.71±0.11）μg/ml 增至（0.81±0.06）μg/ml，CL/F 由（440.84±82.88）ml/（kg·min）降至（381.42±43.94）ml/（kg·min），Vd 由（1.24±0.27）L/kg 降至（0.99±0.13）L/kg

续表

种属	药物 给药途径	模型方法	作用
人	碳酸锂 口服	从低海拔 600 m 到高海拔 4360 m 急慢性暴露 15 h 和 10 个月；原子吸收分光光度法	急性高海拔低氧：$t_{1/2}$ 由（9.86±2.21）h 增至（16.24±5.64）h，MRT 由（10.84±2.68）h 增至（19.44±7.30）h，Vd 由（0.539±0.033）L/kg 增至（0.641±0.092）L/kg，CL/F 由（0.659±0.154）ml/（kg·min）降至（0.499±0.160）ml/（kg·min） 慢性高海拔低氧：$t_{1/2}$ 由（9.86±2.21）h 增至（20.84±3.05）h，MRT 由（10.84±2.68）h 增至（25.97±5.11）h，Vd 由（0.539±0.033）L/kg 增至（0.732±0.130）L/kg，CL/F 由（0.659±0.154）ml/（kg·min）降至（0.413±0.088）ml/（kg·min）
人	哌替啶 肌肉注射	从海平面到高海拔 4360 m 急慢性暴露 7 天和 10 个月；气相色谱法	急性高海拔低氧：$t_{1/2}$ 由（3.95±0.62）h 增至（5.09±1.08）h，MRT 由（6.03±0.92）h 增至（7.75±1.64）h，CL/F 由（16.19±3.74）ml/（kg·min）降至（13.05±1.74）ml/（kg·min） 慢性高海拔低氧：$t_{1/2}$ 由（3.95±0.62）h 增至（4.80±0.93）h，MRT 由（6.03±0.92）h 增至（7.48±1.29）h，CL/F 由（16.19±3.74）ml/（kg·min）降至 12.10±2.28 ml/（kg·min）
人	利多卡因 口服	生活在海拔 400 m 的汉族志愿者和生活在高海拔 2200 ～ 4500 m 的当地汉族和藏族志愿者 高效液相色谱法	当地汉族：$t_{1/2}$ 由（1.88±0.32）h 增至（2.44±0.52）h，Vd 由（3.82±1.01）L/kg 增至（4.49±0.90）L/kg，AUC 由（6.75±1.23）μg·h/m 增至（7.08±1.32）μg·h/m，CL/F 由（1.40±0.29）L/（kg·h）降至（1.30±0.27）L/（kg·h） 当地藏族：$t_{1/2}$ 由（1.88±0.32）h 增至（2.44±0.69）h，Vd 由（3.82±1.01）L/kg 增至（4.31±1.48）L/kg，AUC 由（6.75±1.23）μg·h/ml 降至（7.43±1.86）μg·h/ml，CL/F 由（1.40±0.29）L/（kg·h）降至（1.24±0.34）L/（kg·h）

三、高原世居藏族和汉族的药物动力学比较

藏族是青藏高原人口最多的少数民族，其适应高原低氧环境的能力优于其他人群。藏族与高原其他哺乳动物有共同的生物学特性，如较少发生慢性高原病、肺血管壁较薄、低血红蛋白和高血流量等。在高原低氧特殊环境下，藏族和汉族机体生理性变化和身体状况存在一定的差异，并且两个民族的遗传因素和生活饮食习惯有所不同，高原不同民族对药物的代谢存在一定的差异。

磺胺甲噁唑和利多卡因在高原世居藏族和汉族体内的药物动力学研究发现，仅个别药物动力学参数在两个民族之间存在一定差异，大多数参数无显著性变化，但与平原人群相比，高原世居藏族和汉族的主要药物动力学参数发生显著改变。

（一）磺胺甲噁唑

高原世居汉族和高原世居藏族磺胺甲噁唑的药物动力学参数与平原汉族组比较有显著性差异，$t_{1/2}$ 分别显著升高 18.2% 和 12.3%，CL 显著降低 19.8% 和 11.9%，MRT 显著升高 13.2% 和 10.7%。高原世居汉族的 AUC_{0-t} 和 $AUC_{0-\infty}$ 明显大于平原汉族组，高原世居藏族组无显著性差异。所有参数仅发现高原世居藏族组的 $AUC_{0-\infty}$ 明显小于高原世居汉族组（表 5-8 和图 5-5）。与平原汉族组比较，高原世居汉族和高原世居藏族磺胺甲噁唑的体内代谢均明显减慢，藏族的 $AUC_{0-\infty}$ 显著小于高汉族组，提示在高原低氧环境中，药物在两个民族的体内过程存在一定的差异。

表5-8　磺胺甲噁唑在平原汉族、高原世居汉族和藏族健康志愿者体内的药物动力学参数比较

参数	平原汉族	高原世居汉族	高原世居藏族
$t_{1/2}$（h）	9.30±1.11	10.99±1.23**	10.44±1.05**
Vd（L/kg）	13.27±1.73	12.81±2.15	13.28±1.20
CL［(L/(h·kg)]］	1.01±0.22	0.81±0.12**	0.89±0.08*
AUC_{0-t} μg/（h·mL）	1202.5±238.3	1434.7±193.9**	1302.8±103.0
$AUC_{0-\infty}$ μg/（h·mL）	1240.7±255.3	1511.5±211.9**	1363.9±116.5+
Cmax（μg/mL）	94.42±15.26	89.33±7.67	87.43±11.61
t_{max}（h）	1.4±0.3	2.0±1.1*	1.8±0.4
MRT（h）	12.06±0.94	13.65±0.67**	13.35±1.05**

*$P < 0.05$，**$P < 0.01$，与平原汉族比较；+$P < 0.05$，与高原世居汉族比较

（二）利多卡因

利多卡因是常用的局部麻醉药，利多卡因半衰期短、安全范围小，若剂量控制不当，会容易导致过敏性休克、室颤、窦性停搏甚至死亡等全身毒性反应。利多卡因在高原藏族和汉族健康志愿者体内的药物动力学特征无显著性差异，但与平原地区研究结果比较，高原藏族和汉族志愿者盐酸利多卡因的半衰期均显著延长 0.5 ～ 1 h，提示盐酸利多卡因在平原和高原地区的体内代谢存在一定的差异。

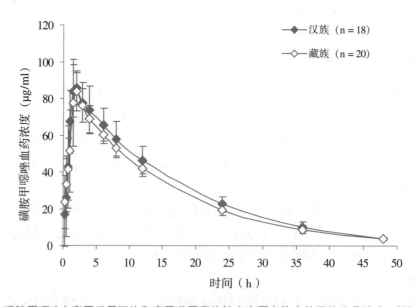

图5-5　磺胺甲噁唑在高原世居汉族和高原世居藏族健康志愿者体内的平均血药浓度-时间曲线图

（李向阳）

主要参考文献

[1] Heinicke K，Prommer N，Cajigal J，et al．Long-term exposure to intermittent hypoxia results in increased hemoglobin mass，reduced plasma volume，and elevated erythropoietin plasma levels in man [J]．Eur J Appl Physiol，2003，88（6）：535-543.

[2] Wolfgang A，Rischel MD，Claudio P，et al．Pharmacokinetics of acetazolamide in healthy volunteers after short-and long- term exposure to high altitude [J]．J Clin Pharm，1998，38（6）：533-539.

[3] Ritschel WA，Paulos C，Arancibia A，et al．Pharmacokinetics of meperidine in healthy volunteers after short-and long- term exposure to high altitude [J]．J Clin Pharm，1996，36（7）：610-616.

[4] Arancibia A，Nella Gai M，Paulos C，et al．Effects of high altitude exposure on the pharmacokinetics of furosemide in healthy volunteers [J]．Int J Clin Pharm Ther，2004，42（6）：314-320.

[5] 张娟玲，李向阳．高原低氧影响药物代谢的研究进展 [J]．药学学报，2015，50（9）：138-140.

[6] Li XY，Gao F，Li ZQ，et al．Comparison of the Pharmacokinetics of Sulfamethoxazole in Male Chinese Volunteers at Low Altitude and Acute Exposure to High Altitude Versus Subjects Living Chronically at High Altitude：An Open-Labeled，Controlled，Prospective Study [J]．Clin Ther，2009，31（11）：2744-2754.

[7] Li XY，Liu YN，Wang XJ，et al．Comparison of the pharmacokinetics of sulfamethoxazole in native Han and Tibetan male Chinese volunteers living at high altitude [J]．Eur J Drug Metab Pharmacokinet，2012，37（4）：263-269.

[8] 李向阳，刘永年，李永平，等．磺胺甲噁唑在平原汉族、高原世居汉族和藏族健康人体的药物代谢动力学研究 [J]．药学学报，2011，46（9）：1117-1122.

[9] 王学军，李向阳，刘唐春，等．盐酸利多卡因在高原藏族和汉族健康志愿者体内的药物动力学研究 [J]．华西药学杂志，2011，26（5）：404-406.

[10] 李向阳，刘永年，袁明，等．高原低氧对药物代谢酶 CYP2C9 和 2C19 活性及蛋白表达的影响 [J]．药学学报，2012，47（2）：188-193.

[11] Frandette C，Bleau AM，Pichette V，et al．Hypoxia-induced down-regulation of CYP1A1/1A2 and up-regulation of CYP3A6 involves serum mediators [J]．Br J Pharmacol，2002，137（6）：881-891.

[12] Fradette C，Batonqa J，Teng S，et al．Animal models of acute moderate hypoxia are associated with a down-regulation of CYP1A1，1A2，2B4，2C5，2C16 and up-regulation of CYP3A6 and p-glycoprotein in liver [J]．Drug Metab Dispos，2007，35（5）：765-771.

[13] Fradette C，Du SP．Effect of hypoxia on cytochrome P450 activity and expression [J]．Curr Drug Metab，2004，5（3）：257-271.

[14] Jurgens G，Christensen HR，Brosen K，et al．Acute hypoxia and cytochrome P450-mediated hepatic drug metabolism in humans [J]．Clin Pharmacol Ther，2002，71（4）：214-220.

[15] Morgan ET，Li-Masters T，Cheng PY．Mechanisms of cytochrome P450 regulation by inflammatory mediators [J]．Toxicology，2002，181-182；207-210.

[16] Zhou XJ，NianYQ，Qiao YJ，et al．Hypoxia plays a key role in the pharmacokinetic changes of drugs at high altitude．current drug metabolism，2018，19；960-969.

[17] Zhang JL，Zhu JB，Yao XC，et al．Pharmacokinetics of Lidocaine Hydrochloride Metabolized by CYP3A4 in Chinese Han Volunteers Living at Low Altitude and in Native Han and Tibetan Chinese

Volunteers Living at High Altitude. Pharmacology，2016，97：107-113

［18］ Li XY，Wang XJ，Li YP，et al. The activity，protein and mRNA expression of CYP2E1 and CYP 3A1 in rats after exposure to acute and chronic high-altitude hypoxia. High Alt Med Biol，2014，15：491-496.

［19］ Li XY，Wang XJ，Li YP，et al. Effect of exposure to acute and chronic high altitude hypoxia on the activity and expression of CYP1A2，CYP2D6，CYP2C9，CYP2C19 AND NAT2 in rats. Pharmacology，2014，93：76-83.

第六章　急性高原病

急性高原病（acute mountain sickness，AMS）一般指由平原进入高原或由高原进入更高海拔地区时，人体在数小时至数天内对低气压低氧不适应，引起代偿功能失调后，所表现出的一类高原疾病。目前关于急性高原病的命名和分型，国内外基本趋于统一。根据临床症状和病情，国际上将急性高原病分为轻、中和重型。我国按不同表现可将其分为急性轻型高原病（acute mild altitude disease，AMAD）、高原肺水肿（high altitude pulmonary edema，HAPE）和高原脑水肿（high altitude cerebral edema，HACE）。

第一节　急性轻型高原病

急性轻型高原病也称为急性高原反应是由平原人快速进入海拔 2500 m 以上高原或由高原进入更高海拔地区时，对高原低氧产生一系列临床症候群。一般在数小时至数天内发病；病程较短，重症者可持续 1 ～ 2 周。临床表现以头痛、头晕、心悸、胸闷、气短、乏力、食欲降低为特征，出现这些症状是机体对低氧刺激的生理反应，一般无特殊重要体征，常见有心率加快、呼吸深快、血压轻度异常、颜面或（和）四肢轻度水肿，经过在高原短期习服，或经过对症治疗，症状及体征显著减轻或消失。

我国有关急性高原病的记载先于西方。远在公元前 139 年，汉武帝派张骞出使西域，随行一百多人，徒步翻越帕米尔高原，回来时仅剩下张骞和堂邑父两人。公元前 32 年，汉成帝时代，大将军武库令杜钦出使克什米尔和阿富汗等地，翻越几座高山时描述了自己及同伴出现的症状，即要穿过大头痛山（西藏高原）时，人们觉得全身发热、脸色苍白、剧烈头痛、头晕及呕吐，沿途充满了危险。在史籍《汉书·西域传》里也有记载，公元 100 年前去印度取经的使者经过西藏高原时，就提到在穿越大头痛山和小头痛山时，人们会头痛、头晕及呕吐，这些症状同急性高原病的表现极为相似，史册注明它出现在登山中，足见当时人们已认识了急性高原病。

一、流行病学

（一）发病率

关于急性高原病患病率报道差异较大，这可能是由于观察对象进入高原的海拔高度不同、季节不同、观察对象的年龄、种族等差异之故。进入高原海拔高度越高，急性高原反应的发病率越高，临床症状也越严重；冬季进入高原，其发病率明显高于夏季，这可能是由于冬季高原的严寒气候是患者易患高原病的原因之一；此外还有其他诱发因素，如进入高原前过度疲劳、患有上呼吸道感染等因素均会使急性高原反应发病率明显增加。通常平原人快速进入海拔 3000 m 以上高原时，50% ～ 75% 的人会出现急性高原反应，但经 3 ～ 19 天的习服后症状逐渐消失。据国内报告，急性高原反应在海拔 2688 ～ 2888 m 发病率为 6.1%，3050 ～ 3798 m 为 39.9%，4050 ～ 5180 m 为 92.9%。西藏军区总医院对快速进驻四个不同海拔高度的

2291 名青年急性高原病发病情况进行了调查。结果，急性高原反应在海拔 3000 m 地区，发病率是 56.47%；海拔 3658 m 地区，发病率为 63.74%；海拔 3900 m 高原，发病率为 87.63%；而海拔 4520 m 高原，发病率高达 91.11%（表 6-1）。张西洲等（1993）对快速进驻喀喇昆仑山海拔 5010 m、5200 m 和 5380 m 的 134 例男性青年进行了急性高原病发病情况调查，结果表明海拔 5010 m、5200 m 和 5 380 m 第 2 天急性高原反应的发生率依次为 73.1%、85.2% 和 100.0%。进驻海拔 5000 m 以上地区第 1 ～ 3 天急性高原病患病率最高，症状也较严重。

表6-1　快速进入不同海拔地区急性高原反应发病率（%）

进驻海拔	急性高原病			
	轻	中	重	总发病率
3000 m	37.89	13.27	5.31	56.47
3658 m	39.00	20.01	4.73	63.74
3900 m	51.72	24.30	11.61	87.63
4520 m	28.89	32.22	30.00	91.11

　　Monigman 等在瑞士海拔 3040 m、3680 m、4500 m 进行调查，其发病率分别为 13%、34% 和 54%。多数作者认为，本病的发生老年人低于青年人，女性低于男性；急性高原反应的发生率与男性的体重指数呈正相关（$P < 0.05$），与女性的体重指数无关，说明肥胖男性易感性高。根据本病的临床症状和病情，国际高原病专业会议将其分为轻、中和重型急性高原病。轻型（Ⅰ度）：虽有症状但能正常活动，可以继续登山；中型（Ⅱ度）：有严重症状，活动能力下降，不能继续登山，需要卧床休息；重型（Ⅲ度）：病情进行性发展，并出现意识模糊等严重症状，需要急救并护送平原或低海拔处。

　　（二）发病因素

　　除了高原低氧是急性高原反应发病的根本原因外，过度的体力劳动、精神情绪过度紧张、寒冷、上呼吸道感染、饮酒、过饱、水盐摄入不当，以及劳动与休息制度的破坏等是急性高原病发病的诱发因素。进驻高原海拔高度越高，速度越快，则发病率也随之上升，病情也越重。西藏军区总医院曾观察了 2291 例新兵急性高原反应的发病诱因，其急性高原反应的患病率随着海拔的高度不同严重程度（发病类型）亦不同。此外，急性高原反应患者病情随着海拔高度的下降，恢复速度也愈快。上呼吸道感染、感冒发热会影响氧的摄取；代谢率加快、体力活动增强、氧耗增加会加重机体缺氧状态；气候恶劣，如严寒使机体产热增加，也会增加氧耗，加重缺氧。另外，神经衰弱、既往的重要器官疾病、外伤出血以及先天性对缺氧敏感等都会促进和加重急性高原病的发生。

　　二、发病机制

　　早在 1877 年，Paul 等通过低压舱模拟高原环境，证明了高原环境下的缺氧是引起高原病的根本原因，但是随后许多学者注意到急性高原病发生于人体到达高原后 6 ～ 96 小时。此外，吸氧不能完全缓解急性高原病的症状，患者常常需要脱离低氧环境 2 ～ 3 天后才能恢复，这表明急性高原病不是缺氧直接引起的，而是低氧的超时反应。高原病发生和发展的病理生理学机制仍不清楚。目前的研究认为，与以下几个因素有关。

　　（一）低氧是急性高原病发生的直接原因

　　急性高原病患者多以头痛、发绀、心慌、气促等症状较为明显，提示急性高原病患者存在低氧血症。临床观察急性高原病患者的 PaO_2 及 SaO_2 明显降低于正常对照组，说明急性高原病患者确实存在低氧血症。高原健康人在高原低氧环境下肺容积相应扩大，通气流速加快和弥散功能增强，摄氧量明显提高，从而缓解了低氧环境对人体的不利影响，而急性高原病者肺功能表现为残气量显著增加，通气和流速降低，弥散功能减弱，摄氧减少从而造成低氧血症（图6-1）。

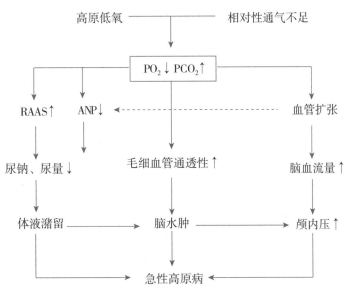

图6-1　急性高原反应发病机制示意图

（二）相对性肺泡通气不足

肺通气是氧运输过程的第一步。高原缺氧可刺激颈动脉体的外周化学感受器，使肺通气量增加，肺泡氧分压升高，动脉血氧饱和度增加，从而使机体摄取较多的氧。然而，急性高原病患者，低氧刺激后，肺通气量增加并不明显，出现相对性肺泡通气不足（hypoventilation）。Hackett认为肺泡相对通气不足可能由于原发性呼吸驱动减弱（低氧通气反应）或继发性通气抑制（dentilatory depression）。Moore等对8名曾出现急性高原反应症状者（易感者）和4名无症状者进行低氧通气反应（HVR）的对照研究，发现前者的HVR明显低于后者。当模拟4800 m高原时，与对照组相比，易感者的肺通气量降低，呼气末 PCO_2 增高，动脉血氧饱和度下降，并出现急性高原反应的症状，提示在平原通气反应低的人，进入高原后易发生急性高原反应。因此，低氧通气反应高低，被认为是预测急性高原反应的良好指标之一。Hackett等观察了42例登至4300 m的人群，发现凡是体重增加，$PaCO_2$ 降低明显者，出现急性高原反应症状最重；而体重减少并 $PaCO_2$ 降低不显著者，症状较轻。吕氏等将两组被试者暴露于低压舱内，其中一组的吸入气中加入 CO_2，以保持其 $PaCO_2$ 于对照水平。而另一组吸入普通空气，尽管两组的低氧是相同的，但加 CO_2 组的急性高原反应症状有所减轻，证实了患者血 $PaCO_2$ 下降、呼吸性碱中毒，可能是急性高原病发病的因素之一。$PaCO_2$ 降低与急性高原病发病的关系可能为：① $PaCO_2$ 降低，使脑血管扩张，脑血流增加，而诱发脑水肿和颅内压升高；② $PaCO_2$ 降低，促使周围血管扩张，后者将降低中心静脉压并导致心钠素（ANP）降低，进而引起抗利尿作用，发生液体潴留；③ $PaCO_2$ 降低，呼吸运动中枢抑制，造成睡眠时的周期性呼吸及呼吸暂停，最终发生睡眠时低氧血症，进一步加重了急性高原反应患者的缺氧程度。

（三）体液潴留和体液重分配

1. **高原缺氧环境下水、电解质代谢障碍**　Singh 等于 1969 年首次发现进入高原的青年，凡是出现少尿者，较易发生急性高原反应，反之，尿量增多者，极少患病。因此，他认为机体暴露缺氧环境有液体潴留及液体转移的变化，随后许多研究者都观察到类似的现象。但也有人有相反的报道，即机体急性缺氧时发生利尿现象，处于脱水状态，特别是英国学者 Pugh 观察到一组登山队员，在登山过程中由于呼吸通气加速，加之气候干燥，机体内水分大量丢失，而发生体能下降及脱水现象，这些运动员在及时补足水量后，运动成绩大大地提高了。最近研究证实，机体暴露于缺氧时，发生利尿还是抗利尿主要取决于暴露时间的长短和缺氧的严重程度。人体暴露于模拟海拔 5000 m 的前 8 小时利尿现象，而 12 小时后，特别是急性缺氧反应较重者发生明显的抗利尿。人体快速进入 4700 m 高原后，收集夜间 10 小时尿量，发现急性高原反应越重，尿量越少。高原旅游者进入高原后，患急性高原病者，其体重较平原时明显增加，而未患病者体重较平原时轻。因此，机体暴露于高原环境后既可发生液体潴留，也可发生脱水，一般高原适应良好者有脱水现象，而高原适应不良者，则发生液体潴留。无论是脱水，还是液体潴留，其机体内部通过某些调节机制，均使液体分布发生了改变。

2. **高原环境下，水、电解质代谢障碍的调节**

（1）抗利尿激素（antidiuretic hormone，ADH）：在缺氧的情况下引起的水、电解质代谢障碍的作用：Singh 等报道暴露于高原时，机体发生少尿及液体潴留是由于抗利尿激素分泌过多的结果。但是，ADH 是否在高原缺氧引起的少尿中起决定作用目前还存在着争议。Hackett 发现高原肺水肿患者 ADH 分泌增加，但在几例良性急性高山病患者中，ADH 分泌未见升高。Harber 等也观察了几例患有急性高山病的登山者，其中还包括一例脑水肿患者，血中 ADH 水平均未升高，因此，目前认为，高原缺氧时 ADH 分泌增加可能不是引起急性高原反应的原因。

（2）肾素 – 血管紧张素 – 醛固酮系统（rrenin angiotensin aldosterone system，RAAS）：在缺氧引起的水、电解质代谢障碍的作用：研究发现，机体在休息状态下，暴露于缺氧环境时血浆醛固酮浓度（plasma aldosterone concentration，PAC）及尿醛固酮排泄降低，但关于血浆肾素活性（plasma renin activity，PRA）结果不一，大多数学者倾向于升高，即机体暴露于缺氧环境时，PRA 升高，而 PAC 下降，RAAS 失调。为了探讨 RAAS 失调的原因，有人测定了血管紧张素转化酶（angiotensin converting enzyme，ACE）血中含量，发现此时患者血中 ACE 下降，ACE 下降使血管紧张素 Ⅱ 产生减少，结果醛固酮降低，低氧环境中 ACE 下降对急性高山病可能有保护作用，以保证 PRA 很高时，Ang Ⅱ 和 PAC 不至于过度上升，防止机体出现过度的液体潴留。

（3）心钠素（atrial natriuretic peptide，ANP）：在缺氧引起的水电解质代谢紊乱导致血浆 ANP 含量发生变化。Baertschi 等首次用缺氧液体灌流大鼠和兔的离体心脏，发现 ANP 释放增多。当大鼠暴露于慢性缺氧状态下共 21 天，其血浆 ANP 含量明显升高。随后有人观察了家兔在模拟 5000 m 高原时血浆心钠素含量的变化，发现在缺氧后 2 小时血浆 ANP 明显升高。为进一步探讨 ANP 在急性高山病发生中的作用，崔建华等（2001）对从海拔 1400 m 进驻海拔 3700 m 和 5380 m 高原第 7 天及半年的青年进行血浆 ANP 检测，并与平原青年作对照，结果表明，进驻海拔 3700 m 和 5380 m 第 7 天和进驻海拔 5380 m 半年，ANP 较平原均增高，海拔 3700 m 居住半年时与平原比较，ANP 增高非常显著；海拔 5380 m 较 3700 m 增高显著。进驻海拔 3700 m 和 5380 m 半年时，ANP 较第 7 天降低非常显著，但仍高于平原对照组。Milledye 等观察了 22 例受试者快速从海拔 1300 m 到 4300 m 高原后，24 小时尿量及钠排泄量明显下降，血浆醛固酮及 ANP 含量明显升高，急性高山病症状越重者尿钠排泄量越少，血浆醛固酮含量越高，ANP 含量越低，这提示钠水潴留在急性高原反应发生中起着重要作用，而血浆醛固酮及 ANP 等激素参与了高原缺氧引起的水、电解质紊乱。

（四）颅内压增高

由于临床上发现急性高原反应患者不同程度地存在着头痛、头晕、心悸、恶心、呕吐、尿少、全身水肿等症状，这些症状与颅内压升高有关。由此可推知，急性高原反应有脑水肿。为了验证以上设想，牟信兵等采用自身对比实验，观察高原地区 12 例急性高原反应治疗前及恢复后的脑脊液、血液的酸碱及其气体成分变化，急性高原反应、高原肺水肿发病时，脑脊液压力分别为（20.30±4.26）kPa、（24.46±6.71）kPa，恢复后分别降至（14.79±1.81）kPa、（15.48±2.72）kPa，而脑脊液常规及生化治疗前后无明显改变，但脑脊液氧分压及氧饱和度发病时明显下降，提示急性高原反应及高原肺水肿患者均有脑水肿存在，只是程度上后者较严重。Mastsuzawa 等对 10 名健康人模拟低氧 8 小时后，作了脑部核磁共振（MRI）检查，结果显示凡有严重急性高原反应症状者，大脑白质出现水肿。Hackett 等观察了 9 例高原脑水肿的脑部 MRI，其中有 7 例大脑白质，特别是胼胝体水肿，而灰质未发现异常。目前认为，中、重型急性高原病患者多半有脑间质水肿，但轻型者是否也发生脑水肿尚不明确。其脑间质水肿的机制尚有争议。按传统的理论，缺氧直接抑制 Na^+-K^+-ATP 酶，使钠泵失活，钠离子在细胞内积累，进而发生脑水肿。但近来有人发现，在高原由于脑血流量增加，脑组织的氧传递维持正常，故缺氧甚至严重缺氧并不影响离子通道。Hackett 认为，高原脑水肿是由于脑血流动力学发生改变，或血－脑屏障的氧感受器通道失调引起的血管性或间质性脑水肿。其原因为低氧性脑血管扩张，脑血流量增加，毛细血管压异常升高。从而导致血管通透性增高，血液中的水分从血管移入间质，出现水肿。动物模型发现，清醒的绵羊吸入低氧混合气体 96 小时。脑毛细血管压从 20 mmHg 升高至 50 mmHg，血－脑屏障的渗透性显著增加，脑组织水分增加，干湿度比值明显降低。可考虑既有血管壁的机械性损伤，又有生物化学因素所致。如低氧性脑血管扩张，脑血流量及压力增高，致使血管膨胀。管壁切应力性损伤，造成毛细血管通透性增加。急性缺氧使血中某些代谢产物，如缓激肽、组胺、花生酸等增加，并导致脑血管扩张，通透性增加。

（五）肺气体交换障碍

早期或轻度 AMS 的肺功能无明显改变。但中、重型者肺功能可出现异常，包括肺活量降低、残气量和闭合气量增加，肺部阻抗减弱。Kronenberg 等报道，正常人从海平面快速到达 3800 m 地区 72 小时，静态肺顺应性下降 20%。肺泡－动脉氧分压差（A-aDO_2）增加。Selland 等对高原肺水肿易感者在低压舱内模拟 4400 m 时，肺活量降低，残气量增加，最大呼气中段流量显著降低。格日力等在海拔 4700 m 发现，AMS 肺弥散量明显降低，并且与其症状计分值呈负相关。肺功能的异常与缺氧引起的肺间质性水肿（interstitial edema）或亚临床肺水肿（subclinical edema）有关。如缺氧引起的肺血管收缩，肺小动脉阻力增加，以及低氧的应激反应等，促使肺毛细血管和肺泡上皮细胞通透性增高，血管内液体向间质溢入，出现肺间质水肿，其结果既缩小弥散面积，减少肺弥散量，又使肺内水分增多而降低肺弹性，压迫周围小支气管，致小气道阻塞。初入高原的人，常常抱怨失眠和头痛之苦，失眠伴有愈来愈多的觉醒和周期性呼吸或呼吸暂停，夜间烦躁不安，疲惫困倦，但又很难入睡，睡眠质量明显减低。Sutton 等观察到人进入海拔 5360 m 高原环境睡眠时血氧饱和度明显低于清醒时。实验发现，受试者在高原上清醒时，均存在显著的低氧血症和呼吸性碱中毒，9 例受试者都存在严重的睡眠异常，有较重的发作性睡眠低氧血症（同清醒时相比），并伴有周期性呼吸或呼吸暂停。张海明等（1990）报道了 5 例健康男性急速进入海拔 4660 m 后，夜间睡眠时的呼吸状态和血氧饱和度的变化，结果表明：①急进高海拔的健康人总睡眠时间、有效睡眠指数和Ⅲ、Ⅳ期深睡眠均较中度高原减少；②其中 3 例受试者出现了周期性呼吸，1 例出现中枢性睡眠呼吸暂停；③同海拔高度夜间睡眠时与清醒时 SaO_2 相比明显下降，说明存在睡眠低氧血症。

总之，AMS 的发生和发展过程中，缺氧只是一个启动因素，并不是 AMS 症状的直接原因。因为当暴露于高原环境时，数分钟外周血中的 PaO_2 即降低，但 AMS 的症状最少要延迟到数小时后才出现。由此可以推论，缺氧引起了某些发病过程，这些过程的发展需要 6 ~ 12 小时才能依次引起各种症状。近年来，大多数学者认为体液潴留、脑水肿及颅内压升高、睡眠时低氧血症及心功能不全等因素在急性高原反应发生中起重要作用。

三、临床表现

（一）临床症状

AMS 症状可轻可重，与机体对缺氧的耐受性有关。脑组织对缺氧较为敏感，脑的重量是体重的 2% ~ 3%，但脑组织耗氧量占机体总耗量的 20% ~ 23%。在高原的低氧环境下，脑组织有不同程度的缺氧，大脑皮质的调节功能减弱。胡鸿勤等应用神经行为核心功能成套测验方法，对在海拔 2260 ~ 5000 m 不同高度的劳作人员进行检测的结果显示，随着海拔高度升高，在受试者的情绪状况评定中，精力充沛得分明显降低，而紧张、焦虑、忧郁、愤怒、疲劳和困惑等得分明显上升。反应时间随海拔升高而明显延长，听觉记忆和视觉记忆随海拔增高而下降，在手工操作敏捷度的检测中发现习惯用的手的灵敏度有所下降，心理活动的稳定度随海拔升高而明显降低。严重时出现脑微血管扩张甚至颅内压升高，临床上常表现为头痛剧烈、头晕、记忆力减退等。头痛、头晕是最初常见症状，多呈持续性。部分患者头痛、头晕剧烈，常伴有记忆力减退、判断能力下降，视力障碍和失眠等。由于在缺氧早期，胃肠道血流减少，消化液分泌减少，胃肠排空时间延长，患者常有恶心、食欲缺乏、呕吐等胃肠道症状。因消化功能紊乱，部分患者伴腹泻和体重减轻等。AMS 临床症状依据其发生频率，依次为头痛、头晕、气促、心慌、恶心、食欲减退、呕吐等症状，西藏军区总医院观察了林芝（3000 m）、拉萨（3658 m）和日喀则（3900 m）3 个不同海拔高度的 2291 例青年急性高原反应的主要症状和发生频率见表 6-2。

表6-2 3个不同海拔地区急性高原反应主要症状发生频率（%）

海拔高度	头痛	口干	恶心	头晕	气促	心慌	胸闷	呕吐	乏力	鼻出血	失眠
3000m	83.36	90.91	60.78	94.03	45.75	32.30	47.38	42.38	52.80	27.31	44.92
3658m	66.61	70.08	34.29	77.23	57.36	41.12	50.98	17.91	47.65	43.09	37.02
3900m	85.89	82.21	50.92	84.66	15.36	12.26	18.40	44.78	40.08	58.28	29.45

从表 6-2 可以看出 3 个不同海拔高度急性高原反应的主要症状和发生频率大致相同，均以头痛、头晕、口干等症状最为明显，林芝和日喀则地区其恶心、呕吐症状发生频率较拉萨地区为高，分析原因可能与受试者到达拉萨后，需继续乘汽车有关（即晕车症状），随着海

拔高度的升高，患者的鼻出血发生率也随之增高。西藏自治区人民医院蒋建平等对458例初来拉萨地区的平原人患急性高原反应的情况进行了调查，有136例发生了AMS，其症状发生频率依次为：头痛、头晕、食欲减退、呕吐等（表6-3）。

表6-3　急性高原反应症状发生率

发病情况	头痛	头晕	食欲减退	呕吐	心悸	胸闷	气促	咳嗽	咳痰	鼻出血
例数（n）	123	122	96	34	115	76	117	87	42	64
发生率（%）	90.4	89.7	70.6	25.0	84.6	55.9	86.0	64.0	30.9	47.1

除了表6-3中所列症状外，尚有头疼、飘浮感、口干、腹痛、腹泻、耳鸣、失眠等症状。

（二）临床体征

AMS一般无特殊重要体征，常见的体征是心率加快、呼吸深快、血压轻度异常，颜面或（和）四肢轻度水肿、发绀等。患者自觉心慌、胸闷，心率多在100次/分左右，心音增强，肺动脉瓣第二音亢进或闻及收缩期杂音，口唇、面部发绀。

四、实验室检查

（一）心电图改变

对AMS的心电图改变资料报道不多，西藏军区总医院曾于1997年跟踪观察了196例青年从平原乘飞机进入高原地区（3658 m）的心电活动，到高原后有48例出现急性高原反应。

1．心率　患者的心率显著快于进高原前；

2．P波　各组未见异型P波。Ptf-V1 < 0.03 mm；

3．心电轴、QRS振幅、各导联R+S值　患者同进高原前各项指标相比无统计学意义；

4．T波及T/R比值　进高原后T波低平发生在重组中3例，轻组9例，中组5例，主要发生在Ⅱ、Ⅲ、aVF导联上，经统计患者同进高原前比较，变化明显。T/R比值亦发生了显著变化，（$P < 0.001$），主要在Ⅱ、Ⅳ、aVF导联上；

5．S-T段　患者中有4例S-T段下移 ≥ 0.05 mV，其轻组无S-T变化，表明病情越重，改变越明显。

6．心律　有些患者出现窦性心律不齐、不完全右束支传导阻滞等。

（二）血气改变

AMS治疗前后的血气变化见表6-4。结果显示，治疗前较治疗后患者动脉血氧分压（PaO_2）动脉血氧饱和度（SaO_2）发病时明显降低。

表6-4　急性高原反应患者治疗前后血气检查结果（$\bar{x} \pm s$）

血气分析	急性高原病		
	治疗前	治疗后	P值
pH	7.45 ± 0.04	7.40 ± 0.02	> 0.05
PaO_2（mmHg）	45.67 ± 2.40	53.02 ± 2.93	< 0.01
SaO_2（%）	82.70 ± 2.67	87.48 ± 2.11	< 0.05
$PaCO_2$（mmHg）	26.00 ± 4.30	26.46 ± 2.00	> 0.05

（三）肺功能

20 例 AMS 患者与同海拔高度健康人 20 例作为对照进行了肺功能测定，观察结果见表 6-5。

表6-5　急性高原反应患者肺功能的变化（$\bar{x} \pm s$）

指标	对照组	急性高原病组
肺活量（VC）	90.71 ± 9.40	83.90 ± 10.10
功能残气量（FRC）	118.40 ± 35.70	206.00 ± 60.90**
残气容积（RV）	235.70 ± 78.40	518.30 ± 114.62**
肺总量（TLC）	178.30 ± 30.90	201.30 ± 19.32*
RV/TLC	168.20 ± 39.51	216.50 ± 27.50*
一秒钟用力呼气容积（FEV_1）	138.20 ± 12.16	83.71 ± 14.10**
最大呼气中段流量（MMEF）	135.30 ± 12.10	96.90 ± 20.12**
最大通气量（MBC）	164.60 ± 16.41	86.12 ± 25.10**
75% 肺活量时的最大通气流量（V_{75}）	153.30 ± 40.10	118.50 ± 19.90*
50% 肺活量时的最大通气流量（V_{50}）	138.11 ± 18.34	112.10 ± 20.20*
25% 肺活量时的最大通气流量（V_{25}）	132.60 ± 16.70	100.90 ± 24.30**

*$P < 0.05$，**$P < 0.01$

由表 6-5 可知，高原健康人在高原低氧环境下，肺容积相应扩大，通过流速加快和弥散功能增强，摄氧量明显提高，而 AMS 患者肺功能多数指标仍保持平原正常值水平，即对高原低压、低氧环境的刺激反应迟钝，残气容积扩大，主要表现为残气量显著增加，通气和流速降低。

五、诊断

（一）临床诊断

AMS 的临床诊断主要依据病史和临床表现综合诊断，其诊断标准为：进入高原或由高原进入更高海拔地区发生的一系列症状及体征，经过在高原短期适应或经过对症治疗，其症状及体征显著减轻或消失。AMS 的症状（按症状出现频率由高到低排列）依次为头晕、头痛、心慌、气促、食欲减退、倦怠、乏力、恶心、呕吐、腹胀、腹泻、胸闷痛、失眠、眼花、嗜睡、眩晕、鼻出血、手足发麻、抽搐等。体征常表现为心率加快、呼吸深快、血压轻度异常、颜面或（和）四肢水肿、口唇发绀等。

（二）症状评分（2018 年 Lake Louise 国际评分标准）

1991 年在加拿大召开的第七届班夫国际低氧讨论会制定了急性高原病的分型及诊断标准，经过 20 余年的应用，大家认为该标准需要修改，于是国际高原医学会分别 2016 年在意大利和 2017 年在加拿大低氧学术会议进行了讨论，制定了新的急性高原病临床症状计分法（AMS-score），并发表在 2018 年第一期国际高原医学与生物学杂志。AMS-score 是根据病人的临床表现对每一个症状进行自身打分（self-reported score）（表 6-6）。

表6-6　Lake Louis国际急性高原反应评分标准

头痛	胃肠道症状	疲乏或虚弱	头晕
0- 无头痛	0- 食欲良好	0- 无疲乏或虚弱	0- 无头晕目眩
1- 轻度头痛	1- 食欲较差或恶心	1- 轻度疲乏或虚弱	1- 轻度头晕 / 目眩

续表

头痛	胃肠道症状	疲乏或虚弱	头晕
2- 中度头痛	2- 中度恶心或呕吐	2- 中度疲乏和虚弱	2- 中度头晕 / 目眩
3- 严重头痛，有痛苦表情	3- 严重恶心、呕吐，有痛苦表情	3- 严重疲乏和虚弱，有痛苦表情	3- 重度头晕 / 目眩

新的 AMS 评分中删除睡眠呼吸紊乱，因为有学者发现，睡眠呼吸障碍与 AMS 的症状之间没有明显相关。另外，评价睡眠呼吸障碍的程度必须用专业设备，难以自我评价。新 AMS 自我评分法只应用于科学研究，不推荐临床应用或制定专业技术指南。AMS 计分包括头痛、恶性或呕吐、疲乏无力、头晕目眩等四个症状，计四分。症状计分值 > 3 分者可考虑为急性高原病，其中头痛是必须的。没有头痛症状，而只出现恶性呕吐、疲乏无力等症状者不能诊断 AMS，如果头痛计分可达三分，而没有其他症状者可以诊断 AMS。

六、治疗

若症状较轻，经休息和睡眠后，AMS 可逐渐减轻或消除。若症状较重，不能参加日常工作者，则需要进一步治疗。绝大多数 AMS 患者可继续留在高原，但要密切观察。进驻高原人员只要能够正确认识高原特殊环境对人体的影响，提前做好心理准备，消除对高原紧张和恐惧的心理，就可以在尽可能短的时间内取得对高原的习服。

（一）吸氧

如果条件允许，吸入氧气是有益的。宜采用持续性低流量给氧，氧气流量以 1 ~ 2 L/min 为宜；禁止间断性的给氧方式，这是因为间断性的吸氧常常使机体适应高原环境的时间延迟。吸氧可以缓解患者的恐惧高原的心理，使患者的情绪很快稳定下来；此外，吸氧可以改善及减轻急性高原反应患者的某些症状，如头痛、特别是夜间的头痛，改善患者的睡眠状况及纠正患者的呼吸暂停征。同时，可防止病情的进一步发展。

（二）乙酰唑胺

乙酰唑胺（acetazolamide）又称醋唑磺胺（diamox），是一种较强的碳酸酐酶抑制剂。在国外，特别在美国是公认的首选药，它的疗效主要与利尿和增加肺通气有关。英国高山病研究组观察到乙酰唑胺能缓和急性高山病的症状，以后他们又进一步加以证实。虽然在此期间及以后的几年中，曾有人提出过异议，但目前总的看法是肯定的，即乙酰唑胺能明显预防急性高山病发生，改善急性高原反应患者的眩晕、头痛、睡眠障碍等症状，能提高急性高原反应患者外周血的血氧含量。通常进入红细胞的 CO_2 在碳酸酐酶的作用下与水结合成碳酸，随后离解成氢离子和碳酸氢根。高原缺氧可刺激颈动脉体周围化学感受器，使通气过多，肺泡气 PCO_2 降低，并出现呼吸性碱中毒，动脉血 pH 上升，因而抑制呼吸中枢。乙酰唑胺能抑制碳酸酐酶，促使肾小管分泌氢离子减少，钠和重碳酸盐排泄增多，尿呈碱性，产生利尿；同时血液中氢离子浓度增高，pH 下降，而产生代谢性酸中毒。因此，乙酰唑胺引起的代谢性酸中毒将刺激周围化学感受器，使肺通气量增加，提高肺泡氧分压，保持血氧饱和度。另外。由于利尿作用，能阻止体液潴留，减少夜间 ADH 分泌，降低脑脊液的产生，从而有降低脑压的作用。有些人认为，乙酰唑胺主要是用于预防急性高原反应，如上山前 24 小时口服乙酰唑胺 125 ~ 250 mg。每日 2 次，或每 24 小时口服 500 mg。也有些作者主张上山后 2 ~ 3 天内连续服用。小儿剂量为 5 ~ 10 mg/（kg·d）口服。但是，在应用该药的同时应注意下列不良反应：困倦、面部及四肢麻木，久用可引起代谢性酸中毒和低血钾症，更严重的不良反应是粒细胞缺乏等过敏反应及肾结石。

（三）螺内酯

螺内酯（spironolactone）用于治疗急性高原病，其机理该药拮抗醛固酮，对醛固酮的保钠排钾等有作用。螺内酯也可以保存钾，不至于机体过多地排泄钾，多数学者认为钾丧失可能是引起急性高原反应症状的一个重要因素，Watetlow 等人曾观察到一组登山队员，服乳糖后血清钾较低，但并无体钾丧失较多的证据，但这些队员均有钠潴留的趋势，且急性高原反应症状更重、时间更长。因此，认为急速进入高原的人应保证钾摄取量，同时适当限制钠的摄取以免钠水潴留。一般上山前或到达高山后口服 20 mg，2 ~ 3 次 / 天。

（四）皮质激素

缺氧引起的脑神经功能紊乱是造成急性高原病的主要病因之一，而皮质激素（adrenocortical steroid）能有效地降低脑毛细血管通透性，减轻脑间质水肿。地塞米松（dexamethasone），可广泛用于各种类型的高原病，尤其对高原脑水肿有显效。Roach 等对 28 名青年人模拟 4570 m 后，采用 3 个不同剂量即 0.5 mg、1 mg 和 4 mg，发现服用 4 mg 组的疗效明显优于其他组，提示低浓度效果不佳。Hackett 认为，每 6 小时口服或肌内注射 4 mg 能有效防治高原脑水肿的发生；而 Ferrazinni 建议，初次口服 8 mg，然后每 6 小时 4 mg。地塞米松在 12 小时内疗效最明显，停药后症状即可复发，故对症状严重者应连续用药，直到症状消失，或送回低海拔处为止。另外，有人对严重急性高原反应者应用倍他米松，也获得很好的效果。

（五）中草药

按中医理论，把高原病可能视为"气"不足而造成的病症，如气虚、血虚、气滞、血瘀症等。根据这些理论，我国学者对中草药的抗缺氧的有效成分及疗效进行了大量的人体和动物实验，从而筛选出不少的用于预防和治疗高原病的药物，如复方党参、红景天、刺五加、异叶青兰、黄芪、茯苓、冬虫夏草等。

（六）对症治疗

1. 头痛、头晕　可服索米痛片、氨非苯，每次 0.5 ~ 1 g，2 ~ 3 次 / 日。也可服阿司匹林或复方阿司匹林，但该药可诱发消化道出血，特别是用量较大和用药时间较长时更应该注意。

2. 恶心、呕吐　可服甲氧氯普胺 5 ~ 10 mg，2 次 / 日，或肌注 10 mg；也可用氯丙嗪 25 mg，1 ~ 2 次 / 日，亦可作预防用。

3. 水肿　可服氨茶碱 0.1 ~ 0.2 g，3 次 / 日。水肿明显者可服呋塞米（速尿）20 mg，2 次 / 日。

4. 心慌、气促　可适量服用镇静剂，如氯氮 10 mg，2 ~ 3 次 / 日；甲丙氨酯 0.2 ~ 0.4 mg，2 ~ 3 次 / 日。心率过快时可用普拉洛尔 15 ~ 30 mg，3 次 / 日。

七、预防

急性高原病存在着个体差异。大多健康状况一致的人群进入高原后可表现出不同的状态。快速进入高原则易发生急性高原病，年长者、肥胖者更易发病。因此，对急性高原反应的预防应采取综合措施，其中包括急性高原反应易感者的排除、升高速度的控制、体力负荷强度的掌握、药物预防和适应性锻炼等。

（一）患有下列疾病的人员不应赴高原

1．现患有感冒、呼吸道感染者；

2．器质性心脏病、心律失常、高血压；

3．各种急慢性呼吸系统疾病；

4．患有癔症、癫痫、其他精神障碍患者；

5．消化道溃疡活动期、急慢性肝病，急慢性肾脏疾病者；

6．曾患过高原心脏病、高原肺水肿、高原脑水肿和高原红细胞增多症患者。

（二）进入高原之前的准备

1．可向有高原生活经历的人咨询注意事项，做到心中有数，避免无谓紧张。

2．进入高原之前，禁止烟酒，防止上呼吸道感染。避免过于劳累。适当服西洋参等，以增强机体的抗缺氧能力。

3．树立良好的心理素质和坚强的自信心，能够减弱高原反应带的身体不适。反之，忧心忡忡、思虑过度会加大脑组织的耗氧量，从而使身体不适加剧，使自愈时间延长。

4．如果你从未进过高原，在进入高原之前，要进行严格的体格检查。

（三）保持良好的心态

对初入高原者，应该事先了解有关高原的地理环境，气象条件及有关的高原病知识，消除对高原不必要的恐惧心理，避免精神过度紧张，使机体得到充分休息。许多调查已经证实，心理因素如承受力差、过度紧张等对高原病发生绝对起诱导作用。

（四）防寒保暖，进入高原前避免上呼吸道感染

高原严寒的气候条件也是初入高原者易患 AMS 的重要诱因之一。进入高原前及进入后，一定要防寒保暖，以免受寒而诱发急性高原反应；另外在进入高原前，如患有上呼吸道感染者，应争取在进入高原前治愈。

（五）进入高原后，前 2 天需避免剧烈活动及重体力活动

进入高原初期一般应休息 3 ～ 5 天，在海拔 4500 m 以上地区可适当延长休息时间，在此期间做些呼吸锻炼和适当的户外活动，可减轻急性高原反应症状。

（六）阶梯式习服

国外认为预防急性高原病的最好方法是阶梯性的逐渐适应。最近，国外有人提出在进入较高海拔的高原时，在 2500 m 高原每天上升 300 m，而在 4000 ～ 5000 m 高原，每天只上升 150 m 较为合适。在高原适应的头几天内，应限制体力消耗，适宜习服的最主要指标是保持良好的食欲及保持体重平稳。谢增柱等在低压舱观察到每天 4 ～ 5 小时进行阶梯适应复合运动锻炼，发现受试者不仅运动后心功能明显增强，而且可以防止高原有氧工作能力的降低。阶梯式适应的主要缺点是所需时间较长，不适合迅速的军事行动，并给后勤工作增加困难。

（七）药物预防作用

药物预防急性高原反应较简便易行。最常用的有乙酰唑胺、呋塞米、地塞米松、人参、刺五加、党参、异叶青兰及红景天等。

1．地塞米松 肾上腺皮质激素与机体缺氧耐力有很大关系，Giragossentz 等认为缺氧时机体对肾上腺皮质激素的需要量大大增加。研究证明，去肾上腺的动物缺氧耐力大大降低。Johnson 等观察了 8 例登山运动员，在登山以前的 48 小时和在山上的 48 小时中，每 6 小时服地塞米松 4 mg，能明显降低急性高原反应的症状。

2．乙酰唑胺　上高原前 24 小时口服乙酰唑胺每次 125 ～ 250 mg。2 次 / 日。

3．沙美特罗　沙美特罗 / 丙酸氟替卡松干粉剂（SM/FP），简称沙美特罗，商品名为舒利迭。进驻高原前喷入 SM/FP 吸入剂，将准纳器调整为 1 个剂量（沙美特罗 100 μg，丙酸氟替卡松 200 μg）。吸入 SM/FP 可舒张支气管，改善低氧血症，缓解缺氧症状。携带和使用方便，通过吸入后定量释放，可均匀弥散气道，临床不反应少，受试者耐受性好，是一种更好、更有效的药物抗低氧的方法。

第二节　高原肺水肿

高原肺水肿（high altitude pulmonary edema，HAPE）是少数初到或重返高原的人，由于急剧暴露于高原低氧环境，而肺动脉压突然升高，肺血容量增加，肺循环障碍，微循环内体液漏出至肺间质和肺泡引起的一种高原特发病。以发病急、病情进展迅速为特点，如能及时诊断与治疗，完全能够治愈。

HAPE 与一般急性心源性肺水肿相似（高原肺水肿是非心源性肺水肿），临床表现有：呼吸困难、咳嗽、咳大量白色或粉红色泡沫痰，听诊两肺布满湿啰音。医学界早期将其描述为肺炎或充血性心力衰竭，对其探讨多限于临床现象的描述，治疗上也没有确切的措施和方法，死亡率高达 20% ～ 30%。1962 年中印边境之战大量的高原肺水肿患者涌现，之后印度军方逐渐对急性高原病引起重视，先后于 1963—1965 年在西方医学期刊发表了不少关于高原肺水肿研究的文章，同时随着高山旅游、探险的发展，欧美国家也对高原肺水肿引起了重视。

据记载 1898 年法国医师 Jacottet 攀登 4800 m 的 Blanc 峰时，因罹患高原肺水肿而死亡。后由他的同事在现场做了尸体解剖，成为世界上首例高原肺水肿尸检资料。Hurtado 于 1937 年在秘鲁首次报告了一例居住高原 29 年的男性，去平原短期停留几天后重返高原时发生肺水肿。之后虽有大量的报道，但直到 20 世纪 60 年代对本病的认识尚未完全统一，常常把本病误诊为急性肺炎。1960 年 Houston 在新英格兰医学杂志上首次报告了高原肺水肿的发病情况。次年，Hultgren 等做了血流动力学的研究，并提出高原肺水肿是一种非心源性肺水肿。

一、流行病学

（一）发病率

国内外关于高原肺水肿发病率各家报道差异较大，一般为 0.5% ～ 1.0% 左右，国外成人最高发病率为 15.5%，最低为 0.03%，国内报道成人最高发病率为 9.9%，最低为 0.15%（表 6-7）。国外资料多认为儿童和少年发病率高于成人，如秘鲁安第斯山资料 2 ～ 12 岁发病率为 10%，13 ～ 20 岁为 17%，21 岁以上者为 3%。北美利第维尔资料 1 ～ 14 岁发病率为 0.9%，21 岁以上为 0.03%。国内由于来往青藏高原等地儿童人数少，故未见有儿童发病率的有关资料报道。

发病率各家统计相差之所以如此悬殊，可能与下列因素有关：进入高原的速度、劳动强度、抵达地的海拔高度及环境气候等。西藏军区总医院于 1990—1991 年，对空运进驻青藏高原 4 个不同海拔高度（3000 m、3658 m、3900 m 及 4500 m）的约万名新兵的高原肺水肿发病情况进行了调查，结果显示：海拔高度为 3000 m，高原肺水肿的发病率为 0；海拔高度 3658 m，高原肺水肿的发病率为 0.77%；海拔高度为 3900 m，发病率为 1.61%；海拔高度为 4520 m，发病率高达 6.66%。由上可知，高原肺水肿的发病率随着海拔高度的升高而明显增加（表 6-7，表 6-8）。

表6-7　世界各地所报道的高原肺水肿发病率

发病地区	海拔高度（m）	调查对象及人数	发病率（%）	资料来源
喜玛拉雅山区	3050～5490	印军	15.50	Singh（1965）
喜玛拉雅山区	3050～5490	印军	0.57	Menon（1965）
麦克利山	6195	587 例登山者	1.00	R.Wilson（1978）
肯尼亚山	5200	7500 例登山者	0.40	C.S Houston（1978）
喜玛拉雅山区	2800～5500	522 例登山者	1.50	Hackett（1976）
喜玛拉雅山区	4243	200 例登山者	4.50	Hackett（1979）
喀喇昆仑山	5800	1748 例青年	4.50	18 医院（1976）
青藏高原	3600～5200	4000 例青年	1.00	西藏军区总医院（1965）
青藏高原	4200～4800	5233 例战士	0.15	西藏军区总医院（1984）
青藏高原	5000	11 000 例民工	9.90	杨景义（1986）
喀喇昆仑山	3700	1500 例青年	0.50	第 18 医院（2000）
喀喇昆仑山	5200	1500 例青年	1.00	第 18 医院（2001）

表6-8　青藏高原4个不同海拔地区高原肺水肿发病率（%）

进驻地高度（m）	调查例数	高原肺水肿发病率（%）
3000	4000	0.00
3658	3500	0.77
3900	3000	1.61
4520	1000	6.66

（二）诱因

高原肺水肿的发病率取决于上山的速度、海拔高度以及到达高山后所从事体力活动的强度等因素。世界各地报告本病的发生率相差很大。一般来讲本病易发生于初入高原者，但高原久居者去平原地区短期居住后重返高原，或从一个高原转到另一更高海拔地区时也可发病。据统计，青年人的发病高于老年人，男性高于女性，高原世居者少见（图 6-2）。

1. 海拔高度　本病多发生在 3000～5000 m 地区，在此高度范围内原则上海拔愈高发病率愈高。发生高原肺水肿的最低海拔高度各地报告资料有所不同，例如在喜马拉雅山为 3350 m，在安第斯山为 3660 m，在北美落基山为 2509 m。在我国青藏高原发病率最低高度为 2757 m。一般认为，只要急速上到海拔 3000 m 以上的高山或高原，无论在任何地区都可患本病，只不过因时、地、人的各方面条件不同而有不同发病高度和不同发病率而已。Kobayash 等（1987）报告的 27 例高原肺水肿患者，发生在海拔 2680～3190 m。Gabry 等（2003）报道了位于法国阿尔卑斯山急救中心收治的 52 例高原肺水肿患者，发生在海拔 1400～2400 m，均为度假滑雪者，已排除因感染、心脏病、神经及中毒性疾病患者。解放军第四医院（青海西宁）报告，在海拔 2261 m 处收治本病 6 例，这很值得在这些地区工作的医务人员警惕。

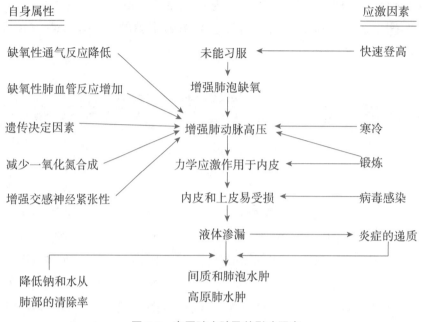

图 6-2   高原肺水肿及其影响因素

2．种族差异   有资料提出秘鲁高原世居印第安人与移居白种人发病率无明显差异。但有人认为尼泊尔境内夏尔巴人患本病者少于秘鲁印第安人，他们提出印第安人在安第斯山定居不过一万年左右，而夏尔巴人来自西藏高原，在高原上生活已数十万年，因而其适应高原的能力强于印第安人，青藏高原世居藏族患本病者可能比移居汉族少见。西藏军区总医院曾报道该院 10 年间，收治的 923 例高原肺水肿中，世居藏族仅占 1 例，西藏自治区人民医院收治的 100 例高原肺水肿中也只有 4 例是世居藏族，而拉萨市人民医院收治的 60 例高原肺水肿中无 1 例世居藏族。世居藏族发病确属少见。

3．初入或重返高原与患病的关系   无论初入或再入高原，本病多在进入高原 1 ～ 7 天内发病，但有短至 3 小时，长达 10 天以上者。也有个别久居高原人，因劳累等诱因而发病者。乘飞机进入高原多在 3 天内发病。秘鲁、美国等资料多认为高原肺水肿系长住高原人去平原停留 1 ～ 3 周后，重返高原而发病。青藏高原地区重返高原患病者多在去平原地区停留 3 ～ 6 个月后返回高原时发病，在平原地区逗留最短者 10 天。以往的资料显示初入高原患病例数多，但近年来由于重返高原人数日益增加，故重返高原发病数也日益增多。西藏军区总医院收治的高原肺水肿患者 778 例统计结果表明，再入性高原肺水肿者 478 例，占 61.5%，提示重返高原确是高原肺水肿的一个重要致病因素。

4．进入高原的方式   无论步行、乘车或乘飞机进入高原均可患高原肺水肿。近年来由于乘飞机进入西藏高原的人数大为增加，故乘机者患病人数显著增高。西藏军区总医院收治 171 名患者中乘飞机进藏患病者 140 例，其余则为乘汽车进入高原者。Hackett 报告的 12 例高原肺水肿中，11 例系乘飞机进入高原者，另 1 例为步行上山者，并提出缓慢步行进入喜马拉雅山者，急性高原反应患病少而且症状也较轻微，这与机体逐步获得适应能力有关。

5．职业、劳动强度及过度疲劳   进入高原不管担任何种工作任务均可患高原肺水肿，但以从事重体力劳动者发病率高。例如在青藏公路上驾驶员患高原肺水肿的发病率较高，占乘车进藏患病人员的 30%，这显然与他们沿途劳累有关。劳动强度大者患病，这符合多数人认为初到高原劳动强度愈大高原肺水肿发病率愈高的看法。快速进入高原而又未能习服的人，如进行剧烈体力活动或过度劳累，容易患高原肺水肿。因此，在高原地区进行体育活动如高原登山、高山滑雪、旅游均有患高原肺水肿的危险。此外，高原肺水肿常发生于小男孩，这是因为小男孩进入高原后与成人及小女孩不同，他们活泼喜动，不愿充分休息，成为发生高原肺水肿的重要诱因。

6．发病季节和气候变化　任何季节、任何月份均可患病，但一般来说冬、春季发病较多。国内早年的统计是以 11 月到第二年 3 月发病数多，因为这段时间是高原气候最恶劣、最寒冷的季节。但近年的资料显示 4 ~ 10 月发病数也不少，这主要是由于在这段时期内来往高原和参加高原各项活动的人数大为增多的缘故，如青藏铁路修建期间 4 ~ 5 月高原肺水肿和高原脑水肿的发病情况见图 6-3（彩图）。本病与寒冷确实关系密切，国内外均早有人提到寒冷是高原肺水肿发病的主要诱因。国外曾有学者报道有在高山冰湖游泳后，患高原肺水肿而死亡者；国内也有掉入冰水后，诱发本病的或在高原夜间看露天电影时有个别患高原肺水肿的例数。

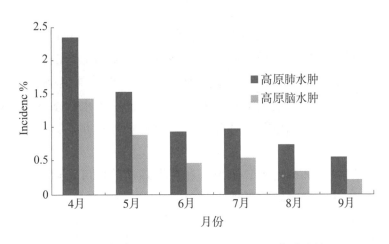

图 6-3　青藏铁路修建期间的 HAPE 和 HACE 发病情况

7．上呼吸道感染　上呼吸道感染可诱发高原肺水肿。西藏军区总医院在拉萨收治的 865 例高原肺水肿中，病前患上呼吸道感染者占 30%。南疆军区 239 例高原肺水肿中，上呼吸道感染作为诱因者占 29%。国外亦有类似的报道，如 Milldege 等曾认为呼吸道感染可能是本病的附加因素。分析上呼吸道感染诱发高原肺水肿的可能原因是：进入高原前后患上呼吸道感染，特别是伴发热时出现的症状如头痛、心慌、气促、鼻塞等常常使缺氧更加明显。

8．个体易感性和家族易感性　国外资料曾提及有 2 次以上重患本病者，最多为 4 次。西藏军区总医院曾收治的 923 例高原肺水肿患者当中，2 次以上重患者为 129 例，约占重返高原发病例数的 27%，其中有 2 例患高原肺水肿达 7 次之多。在临床上曾遇到先后患高原肺水肿 8 次。特别一提的是，有的患过高原肺水肿人员从内地休假返回高原后，即使采取卧床休息、吸氧、服药等各种措施，也未能避免高原肺水肿发生。国外曾报道有父子、兄弟、母女同患高原肺水肿者，我们也曾见到有兄妹和父女同患此病的，提示高原肺水肿有家族易感性和个体易感性。有人在动物实验中也发现患高原肺水肿有种族差异性和个体差异性的存在，分析易患者肺血管结构上有某些变化，因而具有先天性易感因素。

总之，一般认为寒冷、过度疲劳及剧烈运动、上呼吸道感染是高原肺水肿发病的主要诱因。这些因素主要是增加了机体的氧消耗，降低机体对高原缺氧的适应能力。但这些条件仅仅是相对的。如有报告强调寒冷及大雪后高原肺水肿发病增多，但也有夏季发病的报道；登山及从事繁重体力劳动容易发病，Menon 等报道的 101 例高原肺水肿患者当中，有 66 例发病前从事体力劳动。此外，像精神紧张、恐惧、酗酒、腹泻等其他因素都可作为诱因而导致高原肺水肿。在较低地区发生高原肺水肿常涉及潜在的易感因素，如先天性的右肺动脉缺失等。

（三）病死率

国外文献资料显示，高原肺水肿病死率高达 12.7%，也有人总结病死率为 5.7%。1979年，Dickinson 报道 39 例高原肺水肿合并高原脑水肿，其中 5 例死亡，病死率为 12.8%。国内高原肺水肿病死率为 9.4%。近年来由于诊治及时，医疗条件已大为改观，高原肺水肿病死率已大为下降。如西藏军区总医院在拉萨、黑河、安多等地区收治 923 例高原肺水肿中，病死率为 0.33%。青藏铁路格尔木至拉萨段施工 5 年间，十数万施工人员奋战在海拔3000 ～ 5000 m 的雪域高原，急性高原病死亡率为零，堪称是人类历史上的一个奇迹。由此可见，我国医务工作者在保障高原军民健康和支援高原建设方面做出了重大贡献，在治疗高原肺水肿方面也积累了丰富的实践经验。本病只要诊治及时准确，绝大多数病例均能在3 ～ 5 天内得到痊愈，但死亡病例仍时有发生。目前看来造成死亡的原因大约有以下几种情况：

（1）发病地区边远、偏僻，交通不便，医疗条件差，使病情延误。

（2）某些并发症如伴心衰、休克、广泛性肺栓塞、严重肺部感染、重症脑水肿或（和）脑出血等，未能及时发现而进行恰当治疗。有些病例本已在脱水状态下而又使用大量强利尿剂、致水、电解质严重失衡，加重肺循环障碍。高原肺水肿常并发肺栓塞，未能得到适当而及时抗凝治疗等。

（3）肺水肿合并肺栓塞和肺梗死，脑出血和并发脑疝等均可导致死亡，因此个别特重病例虽经各种有力抢救，甚至及时转往低地也难免于死。

二、病理学改变

高原肺水肿患者的尸检资料并不丰富，国外较早较全面报道高原肺水肿病理研究的是1964 年印度学者 Nayak 等。在此之前，美国及秘鲁仅各有 2 例尸检报告。Nayak 共报道了13 例高原肺水肿死者病检结果，发现所有死者的肺组织及气管、支气管黏膜均有明显充血、肺重量增加明显，镜检发现肺毛细血管明显充血扩张，从而使肺泡间隔增厚；12 例肺泡有不同程度的水肿，严重的则形成片状实变区，他们认为这种现象系由于"毛细后血管收缩"所致；同时他们也发现 12 例死者肺泡内有纤维素沉积；7 例有透明膜形成；6 例有肺泡毛细血管纤维素性血栓形成；2 例死者肺泡内出血严重，肺泡扩张伴肺泡隔多处破裂。虽然当时未能对这些现象做出解释，但他们的发现实际上却暗示了引起其后许多学者热烈关注的诸如水肿液的性质、血凝障碍和"心力衰竭"等有关高原肺水肿复杂病理生理过程的一系列现象。这里必须说明的是，Nayak 及其同事完全排除了 12 例高原肺水肿患者有左心衰及肺炎的存在。1969 年，印度学者 Singh 等报道了 2 例高原肺水肿合并高原脑水肿的尸检结果和1983 年 Dickinson 等报告了喜马拉雅山区的 7 例高原肺水肿尸检结果与 Nayak 等所报道的结果相似，并提出高渗透性炎症可能是形成高原肺水肿的重要因素。

（一）肺改变

1. 大体观察　肺普遍体积增大，重量增加，双肺重量达 1229 ～ 2370 g。表面湿润，肺膜紧张，色暗红，压之充实，切面有粉红色泡沫状液体流出，气管及支气管黏膜充血。

2. 胸部 X 线表现　多数两肺呈片状、云絮状阴影，亦可呈斑点状或结节状阴影。但浸润之程度可有不同，以肺门旁最明显，向外呈扇形伸展，右侧常较左侧为重，偶有仅见一侧肺野者（图6-4）。

3．CT异常征象　肺纹理增多，纤细网纹状影，支气管血管束增粗，磨玻璃样改变，小结节样影（直径＜1 cm），结节影（直径＞1 cm），结节趋向融合改变，大片实变，叶间胸膜隔断现象，代偿性气肿。还可见粗大网纹影＋部分实变＋磨玻璃样改变；网状改变＋代偿气肿（图6-5）。

4．光镜观察　对16例高原肺水肿尸检肺组织光镜观察发现，肺泡腔内普遍有大量水肿液及数量不等的纤维素、红细胞、单核细胞、淋巴细胞和中性粒细胞；肺泡隔增宽水肿，小血管扩张淤血；6例小血管壁增厚，7例见纤维蛋白透明血

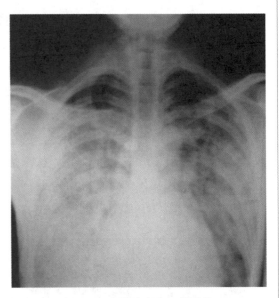

图6-4　高原肺水肿X线胸片

栓；8例有肺透明膜衬在肺泡、肺泡束或肺泡管内壁；10例肺泡有灶性或片状出血，严重4例；8例细支气管腔内、管壁及其周围有较多中性粒细胞、淋巴细胞浸润；5例肺局灶性不张（图6-6，彩图）。

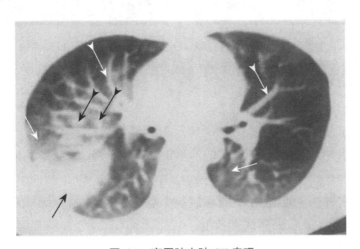

图6-5　高原肺水肿CT表现

早期右肺病变重于左肺，右肺下叶背段实变（黑箭头），右肺中叶中内带趋向融合的结节（燕尾状黑箭头），肺野呈磨玻璃样变（白箭头），两肺支气管血管束增粗边缘模糊（燕尾状白箭头）

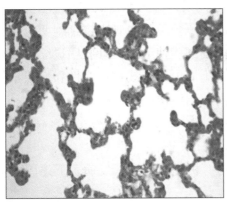
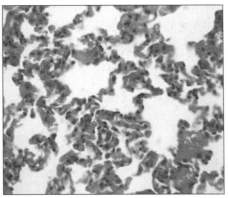

图6-6　肺泡水肿，有数量不等红细胞和中性粒细胞（×100）

肺内带   上部：取材为近纵隔部的肺组织，见肺间质内为嗜伊红无结构的水肿液期间可见红细胞，个别病例可见到少量炎细胞。部分肺泡充满水肿液。中部：为肺门结构，见气管血管束鞘结构疏松，有水肿液填充。下部：表现近似上部（图 6-7，彩图）。

肺中带   上部：取材为近胸膜面肺组织，个别病例可见到少量炎细胞。中部：为肺的3～4级血管分支和肺组织，肺泡腔内普遍充满大量水肿液及数量不等的纤维素、红细胞、单核细胞、淋巴细胞和中性粒细胞，肺泡隔增宽水肿，小血管扩张淤血，可见纤维蛋白透明血栓，有肺透明膜形成，灶性或片状出血。下部：表现近似上部。

肺外带   上中下3部取材均为近胸膜面肺组织，肺泡腔内见少量水肿液。小叶间隔及小叶中央细支气管及小叶中央动脉充血，束鞘内水肿（图 6-8，彩图）。

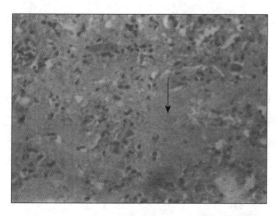

图 6-7 光镜下高原肺水肿肺内带大血管气管鞘周边肺组织，肺泡腔内充满嗜伊红无结构水肿液及红细胞，未见炎细胞（HE ×40）

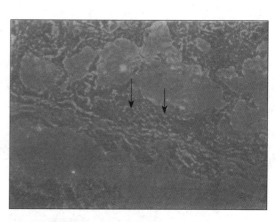

图 6-8 肺外带肺小叶间隔增厚，且其内有扩张的小血管及淋巴管和嗜伊红无结构水肿液（HE ×40）

（二）其他脏器的改变

1．脑 高原肺水肿尸检有不同程度的水肿、局灶性神经细胞呈缺血缺氧改变，实质点状或小片状出血。

2．心 高原肺水肿患者心脏有不同程度扩大，肌纤维肿胀、局灶性断裂，心肌有灶性坏死和瘢痕形成，符合高原心脏病病理改变。

3．肝 肝细胞肿胀，脂肪变性，小灶性细胞坏死。

关于高原肺水肿患者超微结构变化的研究报道极少。1996年，通过纤维支气管镜肺活检术，观察了4例高原肺水肿患者的肺组织的超微结构，支气管黏膜层内的纤毛柱状上皮细胞的部分纤毛排列紊乱、肿胀、断裂，细支气管间质内疏松水肿；肺泡腔内有大量水肿液、红细胞积聚、肺泡隔厚度较健康人明显增宽，肺泡隔内毛细血管内皮细胞明显肿胀，胞浆呈淡白色泡沫样改变，是胞内水肿征象，肿胀的内皮细胞使毛细血管腔明显缩小和内皮细胞连接间隙变宽；Ⅱ型上皮细胞微绒毛破坏、消失，胞质内部分线粒体变性和板层小体排空，细胞连接间隙增宽或破坏，气血屏障广泛变薄，内外侧结构局部缺损。

三、发病机制

高原肺水肿的发病机制尚未清楚，很难以单一机制来解释其发病。下述因素可能与本病的发病机制有关（图 6-9）。

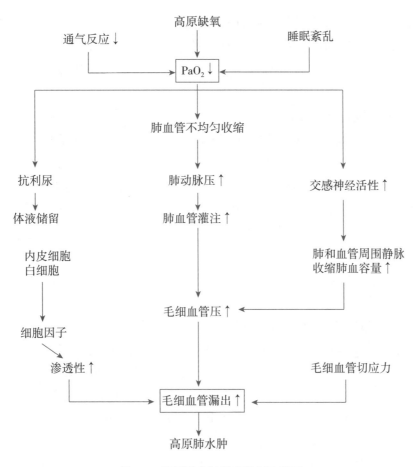

图 6-9 高原肺水肿发病机制示意图

（一）肺动脉压升高及血流动力学改变

1. 高原肺水肿患者的血流动力学变化主要表现为 ①肺动脉压异常升高；②肺毛细血管楔压正常（左心房压力正常）；③肺血管阻力增高。

2. 高原肺水肿患者血流动力学异常升高的机制 正常人血管内外液体交换遵循 Starling's 法则，即：

血管液体净滤过压 = 驱使血管内液体向组织间隙滤过的流体静压（滤过力）– 使组织间液回吸到血管内的有效胶体渗透压（牵引力）

滤过力 = 血管内血压（17 mmHg）– 组织间液的流体液压（–6.5 mmHg）= 23.5 mmHg

牵引力 = 血管内胶体渗透压（28 mmHg）– 组织间液的胶体渗透压（5 mmHg）= 23 mmHg

因此，微血管的液体净滤过压为 0.5 mmHg，由净滤过压所形成的过多组织间液，随即被毛细淋巴管运走而进入血液循环，所以在正常情况下，血管内外液体交换的动态平衡能维持组织间液的恒定性，不会发生水肿。高原肺水肿患者的肺动脉压力异常升高，导致肺泡毛细血管通透性增加，液体漏出而发生肺水肿，另外患者发病时肺毛细血管楔压正常，说明左心功能正常，即高原肺水肿是一种非心源性肺水肿。

3. 高原肺水肿患者肺内高灌注 高原肺水肿患者典型的 X 线征象是肺部散在性点片状或云雾阴影，这可能是由肺血管床非均匀阻塞而肺内血流呈不均匀分布所致。有人报道，先天性一侧肺动脉缺损的人对肺水肿更敏感，因为心室输出的全部血量进入一侧肺，进而该肺发生过多灌流。另外，高海拔肺水肿患者使用扩血管药后，肺动脉压特别是微循环压力和血流量明显降低。这些资料说明，肺内液体过多是高原肺水肿发生的一个重要因素。其原因：①急性缺氧引起交感神经兴奋，外周血管收缩，血流重新分布，使肺血流量明显增加；②缺氧使肺肌性小动脉不均匀收缩，而非肌性血管如毛细血管前细小动脉（precapillary arteriole）因受肺动脉高压的冲击而扩张，因而使该区血流增多，出现肺内高灌流（overperfusion）。

4．高原肺水肿肺动脉高压的机理

（1）肺血管内皮细胞具有复杂的代谢和功能：可以产生血管活性物质，其中舒血管物质有内皮舒张因子（NO）及前列环素（PGI2）；缩血管物质有内皮素（ET）及血栓素（TXA2）。已有文献报道，高原肺水肿发病时，肺血管内皮细胞功能障碍及损伤，内皮细胞释放 NO、PGI2 减少，同时 ET 及 TXA2 生成增加，上述两种因素综合作用造成患者肺动脉高压。缺氧也可通过影响肺组织对儿茶酚胺的合成储存和释放，作用于 α- 受体使肺动脉收缩。

（2）组胺及其受体的作用：有人注意到缺氧所引起的肺动脉高压，与肺内肥大细胞的数目增多及其颗粒化程度有关。肥大细胞含有组胺和 5- 羟色胺等血管活性物质，组胺通过作用于 H1 受体使肺动脉收缩。有学者发现有 6 种抗组胺药物可以抑制大鼠缺氧时的肺动脉增压反应，其中氯苯那敏效果最好，而苯海拉明和异丙嗪效果不恒定。

（3）钙离子：早在 1946 年，就有人提出过低氧直接作用于肺血管壁，引起肺血管收缩的看法，但真正重视这一问题应该是 20 世纪 70 年代中期。有资料表明，缺氧性肺血管收缩与血管平滑肌细胞的 Ca^{2+} 跨膜内流有关。缺氧可使肺血管平滑肌细胞膜对钙离子的通透性增强，从而导致平滑肌收缩。实验室及临床资料均表明钙离子拮抗剂（维拉帕米）及钙通道阻断剂（尼群地平、硝苯地平）均能显著降低高原肺水肿患者的肺动脉高压，并可预防高原肺水肿的发生。可见平滑肌钙离子通道的功能及钙离子浓度的改变，在缺氧性肺动脉高压发生中有重要意义。

（4）出凝血机制障碍及微血栓形成：高原肺水肿患者尸检中发现患者肺泡内纤维素渗出及透明膜形成，肺小血管内广泛存在着透明血栓。高原肺水肿患者发生血栓的原因，一方面是由于凝血及纤溶机制障碍，包括：①血管内皮受到损伤，内皮细胞则释放组织因子Ⅲ，启动外源性凝血系统；②血管内皮完整性受到破坏，内皮下胶原暴露，启动内源性凝血系统；③受损的内皮生成二磷酸腺苷（ADP）酶减少，使 ADP 灭活障碍，ADP 的存在，可诱发血小板聚集，同时可激活Ⅶ因子，促进凝血和血栓形成；④内皮细胞损伤时，具有抗血小板聚集作用的 PGI2 生成减少，而血小板黏附聚集增加，TXA2 产生增加，抗凝与促凝之间的平衡失调，导致凝血加强，血栓形成。也可能由于肺小动脉收缩，所供血区域毛细血管血流灌注不足，血液流动淤滞缓慢，致使血小板、红细胞集聚，血黏滞性增高而形成血栓。肺血管床血栓性阻塞在高原肺水肿发病过程中起如下作用：①有作者认为，高原肺水肿患者的肺动脉高压并非单纯由缺氧性肺小动脉收缩引起，还有血管阻塞的因素参与；②血栓引起肺血管床散在性阻塞，部分血流被阻断，结果肺的全部血流转移至未被栓塞部分的肺循环造成局部毛细血管血流量及压力突然升高，因而在该区域形成肺水肿。

（二）液体潴留及体液转运失调

高原肺水肿患者存在着液体潴留及体液转运失调等水、电解质代谢紊乱现象。钠水潴留使血管内液体增加，使血浆白蛋白稀释，血浆胶体渗透压降低，微血管净滤过压升高。高原肺水肿患者发病时水转运失调可能与下列因素有关：

（1）抗利尿激素分泌增加；

（2）肾素 – 血管紧张素 – 醛固酮（RAAS）活动亢进；

（3）心钠素分泌下降。

（三）炎症损伤造成的肺毛细血管通透性增高及肺毛细血管结构破坏

高原肺水肿作为一种动力性、漏出性肺水肿的假说，并不能完全解释高原肺水肿的某些临床特点，如：①在观察高原肺水肿血流动力学时注意到吸氧可以使肺动脉压力降低，但降低不到正常人水平，说明缺氧性肺动脉高压除了功能因素外，还有器质性因素；②对于一些病情较严重的患者，应用降低肺动脉压力的药物，效果不理想；③高原肺水肿发病时常常有体温升高、血 WBC 计数及中性粒细胞分类增加，但患者的呼吸道分泌物细菌培养未见有致病菌生长。患者尸检报道发现死者肺泡内有纤维素沉积、透明膜形成及有某些炎症性渗出成分。加之有人报道了对 ARDS 患者进行支气管肺泡灌洗术的安全性。1986 年 Schoene 等首次用纤维支气管镜采集高原肺水肿患者支气管肺泡灌洗液，发现灌洗液中含有大量的蛋白质、红细胞及炎性细胞，免疫球蛋白 IgG、IgA、IgM 及补体 C3、C4 也明显增高，提示高原肺水肿患者肺泡气血屏障有"漏孔"存在，高原肺水肿是一种高蛋白、高渗出性的肺水肿，这一学说使人们认识到肺毛细血管结构损伤严重，造成毛细血管通透性增高，在高原肺水肿发病过程中可能起着重大的作用。1991 年，美国学者 West 等在实验室通过增加动物肺动脉压，成功模拟出了这一病理生理过程，他们观察到当兔的肺毛细血管压上升至 5.3 kPa（39.75 mmHg）时，兔肺毛细血管超微结构显示毛细血管内皮层断裂，肺泡内皮层有时甚至所有的壁层均发生断裂，这种损伤引起一种高渗透型水肿，伴有高分子蛋白质及血细胞漏出于肺泡腔内，另外内皮层的基底膜常呈暴露状态，这一高反应表面吸引并激活血小板及嗜中性粒细胞。从而形成高原肺水肿尸检可见到的血管内小血栓形成，并在肺泡灌洗液中出现炎性表现，为此，West 认为高原肺水肿患者肺毛细血管结构严重损伤，首先是由于肺动脉高压的机械损伤，随后炎症反应介入其中，大量的炎症细胞，如嗜中性粒细胞、巨噬细胞聚集及其分泌的炎症介质参与了肺毛细血管的漏出，即炎症损伤亦是其发病的重要因素。提出高原肺水肿发病过程是一种"肺毛细血管应急衰竭"学说。利用纤维支气管镜肺活检术，观察高原肺水肿患者肺组织的超微结构变化，发现高原肺水肿患者肺毛细血管细胞连接间隙增宽，气血屏障内外侧结构局部缺损，直接从形态上揭示了这一学说的病理基础。德国学者 Bartch 等发现高原肺水肿患者外周血清及支气管肺泡灌洗液中白介素 -Ⅰ、白介素 -6、肿瘤坏死因子及 C 反应蛋白等炎性标志物均明显升高，进一步证明了炎症过程参与了高原肺水肿的发病过程。有人证实缺氧可使肺毛细血管内皮释放氧自由基及白三烯等物质，使肺毛细血管内皮细胞及肺泡上皮Ⅱ型细胞受损，肺泡气血屏障结构破坏。由上可知，高原肺水肿患者外周血中免疫球蛋白明显升高，患者肺泡灌洗液中大量的炎性细胞、免疫球蛋白的出现，以及补体系统的激活，均提示高原肺水肿的发病过程可能是一种急性炎症过程，大量的炎症细胞，如嗜中性粒细胞、巨噬细胞聚集及其分泌的炎症介质参与了肺泡毛细血管的漏出。

（四）遗传因素

HAPE 是由遗传因素和环境因素共同作用引发的一种多基因、复杂性疾病。从血浆差异蛋白质组学、全基因组学、全外显子组学、血浆 RNA 组学进行了全方位系统研究，发现众多基因多态性与 HAPE 发病风险相关，这些基因主要与转录调控和信号转导、免疫调节和炎症、脂质代谢、胞内能量代谢、葡萄糖转运、钾与钙离子转运、维持细胞连接、血管内皮功能、肺脏发育、炎症损伤等相关。

1. 人类白细胞组织相容性抗原（human leukocgte antigen，HLA）　日本学者 Hanaoka 等发现，高原肺水肿易感者与正常人相比，HLA 出现率明显增高。HLA 是细胞表面的多形性膜蛋白酶，可控制细胞表面抗原的产生，是很复杂的基因系统。它有很多亚型包括 A、

B、C、D、DR 和 DE。控制人类免疫反应的基因位点是在 DR 位点。高原肺水肿患者 HLA-DR6 和（或）HLA-DQ4 的两个亚型显著高于对照组（$P < 0.01$）。DR6 和（或）DQ4 阳性者与阴性者相比，前者呈现较高的低氧性肺血管收缩反应（肺动脉高压）和较低的 HVR，提示 HLA 与肺动脉高压之间可能有某些内在联系。以往有人发现，原发性肺动脉高压，胶原病和艾滋病等引起的肺动脉高压与 HLA 有关，特别是 DR6 的频率最高，这可能与免疫遗传有关。

2．高原肺水肿与家族关系　杨应忠等通过 Affymetrix SNP 5.0 芯片对一家族性高原肺水肿家系病例进行全基因组关联分析发现，HAPE 与 HIF-2a 单体型高度相关。对 EPAS1 基因进行的全基因测序研究与病例对照研究发现，HAPE 与 SNP［Chr2：46441523（hg18）］高度关联（图 6-10）。

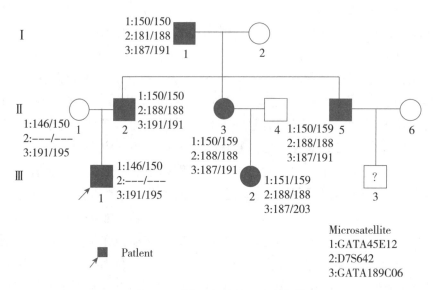

图 6-10　HAPE 家系相关基因的遗传学研究

（引自：Felpe et al. Genetic adaptation to extreme hypoxia：Study of high-altitude pulmonary edema in a three-generation Han chinese family. Blood cells Mol. Dis. 2009. 43:221-225）

此课题组针对前期收集的高原肺水肿家系选用 Human Exome Library 捕获平台，进行了全外显子组序列捕获及 Solexa 高通量测序，筛选到 26 个与该 HAPE 家族高度相关的基因，这些基因主要与转录调控和信号转导、免疫调节和炎症、脂质代谢、胞内能量代谢、葡萄糖转运、钾与钙离子转运、维持细胞连接、血管内皮功能、肺发育、炎症损伤等相关。

3．高原肺水肿患者低氧信号通路相关基因　李玉红等人在海拔 3700 m 地区采集 12 例临床明确诊断的高原肺水肿患者急性期、康复期以及健康对照者的外周血全血 RNA 进行逆转录。结果显示在低氧信号通路上的 22 个基因 mRNA 在 HAPE 病人中明显上调（大于 > 2 倍）。这些基因包括 HIF-1 相关转录因子、反应性基因有血管生成、凝血、DNA 损伤及修复、细胞凋亡调节、细胞增殖的调节、转录因子、转运蛋白、通道及受体等；其中最突出发现是 ODC1 和 MMP9 基因在肺水肿急性期明显高表达，而经过治疗后康复期表达明显下降。基因型和表型关联分析发现，ODC1 基因的 CT 值与肺动脉压力呈正相关，而 MMP9 基因的 CT 值与血白细胞数呈负相关。ODC1 基因主要是调节肺血管收缩和肺动脉压力变化，而 MMP9 基因主要调节急性炎症反应有关。低氧信号通路上的 ODC1 和 MMP9 基因可调节低氧性肺血管收缩反应及缺氧性肺组织炎性反应，因而参与了急性高原肺水肿发生的病理生理过程。

4．高原肺水肿患者血浆蛋白质组　杨应忠等应用双向凝胶电泳（2-DE）结合质谱的方法比较了 3 例 HAPE 患者在发病时与康复后血浆蛋白表达的差异蛋白质进行鉴定，发现 HAPE 急性期，载脂蛋白 A-I、血浆淀粉样蛋 P、纤维蛋白原、免疫球蛋白等表达上调，而恢复期，载脂蛋白 A-IV、抗凝血酶、抗体蛋白等表达上调，与健康照组间有显著性差异，提示这些蛋白与了 HAPE 的发生和转归。

总之，高原肺水肿是一种高蛋白、高渗出性肺水肿，其原因是由于缺氧，或者缺氧加上炎症介质使肺毛细血管床血管壁通透性增加，以及肺毛细血管结构严重破坏，再加上肺动脉高压等综合因素作用的结果。

四、临床表现

高原肺水肿与一般急性肺水肿相似，临床表现有：呼吸困难、发绀、咳嗽、咳大量白色或粉红色泡沫状痰，两肺布满湿性啰音。

（一）症状

高原肺水肿发病初期，多数患者有头痛、头晕、全身无力、食欲缺乏、精神萎靡、神志恍惚、少尿等表现，继之出现咳嗽、心慌、气促、胸闷等。高原肺水肿最具有特征性的临床表现是咳出粉红色泡沫痰或白色泡沫痰，痰量少至几口，多至大量从口鼻涌出。重症患者可有烦躁不安、神志模糊以至昏迷，有些患者可有恶心、呕吐、腹痛、腹泻、发热等症状。1200 例高原肺水肿患者当中，其临床症状出现频率依次为：咳嗽（100%）、泡沫痰（90.17%）、头晕头痛（89.83%）、胸闷（70.66%）、发热发冷（61.16%）、气促（57.0%）、心慌（50.42%）、恶心（26.00%）。

（二）体征

高原肺水肿患者，体温 37 ~ 39 ℃，脉搏 81 ~ 121 次 / 分，呼吸 20 ~ 40 次 / 分，血压多在正常范围内。

高原肺水肿突出的表现是肺部湿啰音，重者双肺布满湿性啰音，伴以痰鸣音，心音常被遮盖，轻者双肺或一侧肺底可闻及细湿啰音。患者唇、耳垂、指趾及颜面出现不同程度的发绀，肺动脉瓣区第二音亢进或分裂，部分患者心尖区、肺动脉瓣听诊区有 I ~ Ⅲ级吹风样收缩期杂音，极少数重症患者有颈静脉怒张、肝大及双下肢水肿等表现。高原肺水肿的体征出现频率依次是：发绀（66.58%）、双侧肺部湿啰音（60.16%）、右肺肺部湿啰音（10.75%）、左肺肺部湿啰音（9.16%）、心尖部 Ⅱ级杂音（4.00%）、颜面、双下肢水肿（3.33%）、肝大（2.92%）、颈静脉怒张（2.33%）。

五、实验室检查

（一）血常规检查

白细胞大多正常或轻度增高，约 40% 患者白细胞在 10 000/mm³ 以上，细胞分类中性粒细胞正常或轻度增高。如白细胞持续升高和中性粒细胞增高，说明合并感染。

（二）肺影像学

1．多数高原肺水肿患者两肺有片状、絮状模糊阴影，亦可呈斑点状或结节状阴影；

2．分布区域以肺门旁最为明显，向外呈扇形伸展，肺尖及肺底则可不受累，分布形状如"蝙蝠翼"或"蝶形"；

3．高原肺水肿早期可只有肺纹理增粗表现，重症病例常伴有胸腔积液；

4．肺动脉圆锥常凸出，心影可向两侧扩大，恢复后示心脏比例缩小而复原。

（三）心电图变化

高原肺水肿患者的心电图常有以下改变：患者常出现窦性心动过速，心电轴右偏，右束支传导阻滞，肺性 P 波，或 P 波高尖，T 波倒置及 S-T 段下降等改变。牟信兵报告的 184 例高原肺水肿患者的心电图检查结果，其中 88 例（占 47.8%）表现为正常心电图，22 例（占 12.0%）呈不完全性右束支传导阻滞，13 例（占 7.0%）呈右心室高电压，9 例（占 4.9%）出现右心室肥厚，14 例（占 7.6%）呈左心室高电压，2 例（占 1.1%）示左心室扩大。另外，也有部分病例有肺性 P 波、心肌缺血及各类期前收缩表现，偶尔可见室性心动过速。

高原肺水肿的心电图改变是多种多样的，但出现这些变化，其本质是由于患者肺动脉压过高及心肌直接受到缺氧损害的结果，肺动脉高压引起右心室急剧扩张，心电图示心电轴右偏、肺性 P 波及 P 波高尖等改变。此外，肺动脉高压引起的右心室急剧扩张使心排血量骤减，冠状动脉供血减少，使心肌出现缺血缺氧改变，再加上低氧血症直接对心肌的损害，使心电图表现出 T 波改变及 S-T 段下降。同时，临床上亦经常可以看到，随着高原肺水肿的临床好转及治愈，患者出现的心电图改变也随之恢复，这就进一步证实了高原肺水肿患者的心电图改变是由于肺动脉高压及心肌缺血的结果。

六、诊断

据 1995 年中华医学会第 3 次全国高原医学学术讨论会推荐，高原肺水肿的诊断标准为：

1．近期抵达高原（一般指在海拔 2500 m 以上），出现静息时呼吸困难、胸部压塞感、咳嗽、咳白色或粉红色泡沫状痰，患者感全身乏力或活动能力减低；

2．一侧或双侧肺野出现湿性啰音或喘鸣，中央性发绀，呼吸过速，心动过速；

3．胸部 X 线照片可见以肺门为中心向单侧或两侧肺野呈点片状或云絮状浸润阴影，常呈弥漫性，不规则性分布，亦可融合成大片状阴影。心影多正常，但亦可见肺动脉高压及右心增大征象；

4．经临床及心电图等检查排除心肌梗死、心力衰竭等其他心肺疾患，并排除肺炎；

5．经卧床休息、吸氧等治疗或低转，症状迅速好转，X 线征象可于短期内消失。

七、治疗

（一）严格卧床休息

可降低氧耗而减轻缺氧。一旦发现患者，应立即令其绝对卧床休息。静卧可使病情迅速好转，相反若出现早期症状后仍继续登高或活动，则使病情迅速恶化。秘鲁 Marticorena 等（1979）观察了 16 例在海拔 3658 m 就地治疗的高原肺水肿患者，仅用持续静卧法全部治愈，认为这是在缺乏氧气治疗时，或为创造条件低转之前的一项有效措施。

（二）吸氧

这是治疗的关键，必须早期给氧。吸氧一般采用持续高流量吸氧（4～8 L/min）；对确实缺氧严重者可给予高流量持续吸氧（10 L/min），但高流量吸氧时间不宜过长，一般不超过 24 小时，以免发生氧中毒。绝对不能断然停氧，因有时停氧后可出现"反跳"，病情较用前更重。如有条件采用间歇正压呼吸或持续正压呼吸法纠正缺氧则效果较好。高压氧舱治疗高原肺水肿更为理想。

（三）一氧化氮（Nitric oxide，NO）

吸入低浓度 NO 能选择性迅速降低肺动脉高压，而在常氧下吸入 NO 并不影响肺动脉压。吸入 NO 治疗低氧性肺动脉高压，不同的作者在不同的实验中所用的剂量不一样。整体动物实验中 NO 的剂量大致在 5～80 PPm 之间，且不同 NO 浓度的降低肺部血压效果相似，不存在剂量效应人体的实验 NO 的剂量多是在 10～40 PPm 之间进行观察的。采用左旋精氨酸（L-arginine）20 g 加入 5% 葡萄糖 500 ml 一次性 4 小时静脉滴注，以提高机体内源性 NO 含量，减轻低氧损伤，降低肺动脉压。

（四）氨茶碱（Aminophylline）

氨茶碱 0.25 g 稀释于 10%～50% 葡萄糖 20 ml，10～15 分钟内匀速地注入静脉，4～6 小时后可酌情重复使用，对一般病例每日使用 2 次。特重的高原肺水肿患者一次可用氨茶碱 0.5 g。氨茶碱为茶碱与乙二胺的复盐，有和 β- 受体激动药物相似的药理作用，也有松弛支气管平滑肌、兴奋心脏和中枢兴奋作用等。这些药理作用可能与其抑制磷酸二酯酶有关，从而使 cAMP 破坏减少，提高细胞内 cAMP 浓度。氨茶碱还能增强异丙肾上腺素或羟甲叔丁肾上腺素抑制肥大细胞释入组胺的作用。同时氨茶碱可以增进 β- 受体激动药的疗效，尤其是对 β- 受体激动药不敏感的患者，增进疗效（正协同作用）更显著。由于以上的药理作用，氨茶碱静推治疗高原肺水肿，主要利用其不但能降低患者肺动脉压，也能降低腔静脉压，减少右心回血量，氨茶碱也可以强心利尿，松弛平滑肌作用以减轻体循环阻力，改善心功能。在临床应用中，必须注意氨茶碱的副作用，氨茶碱静脉注射太快可引起严重不良反应，包括头痛、头晕、心悸、恶心、呕吐、心律失常或血压骤降。另外，还可引起中枢兴奋烦躁不安，甚至发生惊厥。在临床实践中也曾遇到过数例反应严重的病例，其表现主要为在常量静注后，高原肺水肿患者的症状加重，口鼻涌出大量泡沫痰，或剧烈呕吐、寒战、抽搐等。

（五）地塞米松

地塞米松（dexamethasone）注射液 10 mg 稀释于 10%～50% 葡萄糖 20 ml，10 分钟内匀速地注入静脉，一般病例每日 2 次，疗程不超过 3 天。如患者有癫痫、消化性溃疡、高血压、糖尿病等病症应慎用或禁用地塞米松。

（六）利尿剂

1. 呋塞米（frusemide）临床上多采用给呋塞米 20 mg，加入 10%～50% 葡萄糖 10 ml 后静脉推注，1 次 / 日。

2. 乙酰唑胺（acetazolamide）用法为乙酰唑胺口服，每次 250 mg，3 次 / 日。但在使用乙酰唑胺治疗高原肺水肿必须注意以下两点：①由于高原肺水肿发病急，病情重，而口服乙酰唑胺往往起效慢，时间长，因此口服乙酰唑胺在治疗高原肺水肿时仅仅只能作为一种辅助治疗药物；②在应用乙酰唑胺时应注意下列不良反应：困倦、面部及四肢麻木，久用可引起代谢性酸中毒和低血钾症，更严重的不良反应是粒细胞缺乏等。

（七）降低肺动脉高压的药物

在应用扩血管药治疗高原肺水肿研究中，研究者曾使用过酚妥拉明、硝普钠、肼屎嗪、硝苯地平等药物，所有作者均报道扩血管药可使高原肺水肿的增高的肺动脉压降至正常，同时也观察到患者临床症状、体征也有明显改善，对高原肺水肿的治疗有较满意的疗效。由于扩血管药除了可降低肺动脉压力外，也常常影响机体的体循环状态，使血压下降，因此对于高原肺水肿患者同时伴有脱水或血压下降的患者使用扩血管药要慎重。在以上扩血管药中，用于治疗高原肺水肿，多数学者推荐硝苯地平，这是由于硝苯地平降低肺动脉压缓慢而平稳，同其他扩血管药相比，硝苯地平对体循环影响更小一些。

硝苯地平使肺动脉压力降低的机理主要是阻滞了钙离子的慢通道，并抑制交感神经末梢释放儿茶酚胺，从而使肺动脉压降低，降低肺动脉压使右心功能改善，表现为右心房压的回降和心输出量的增加，达到治疗高原肺水肿的作用。具体用法为：硝苯地平片，口服 10 ～ 20 mg，2 次 / 日；或硝苯地平 10 ～ 20 mg 舌下含服。

（八）吗啡

吗啡（morphine）适用于严重烦躁不安，极度过度通气者。而小儿、老年、呼吸衰竭者忌用。每次 10 ～ 20 mg 皮下或肌注，并应与阿托品配伍使用。

（九）阿托品或山莨菪碱

这两种药可使中心静脉压下降，心排出量减少，肺血容量减低。阿托品（atropine）一般 3 ～ 5 mg 肌注，山莨菪碱（anisodamine）10 ～ 20 mg 肌注，亦可静注或静滴，第 15 ～ 30 分钟重复使用 1 次。

（十）强心剂

当并发心力衰竭时应用。应选快速洋地黄制剂毛花苷 C 0.4 mg 或毒毛花苷 0.25 mg 加入高渗糖内静注。

（十一）抗生素

酌情应用以防治并发呼吸道感染。

（十二）转至低海拔地区

急性高原肺水肿基本治疗原则是就地救治，特别是交通不便，路途遥远地区更应该就地治疗。如经过治疗，仍出现下列症状者可以考虑转低海拔地区。

1．血压：7 天内连续 3 天，每天两次血压测定，收缩压高于 160 mmHg 或舒张压高 100 mmHg。

2．心电图提示心电轴右偏大于 110°；心脏超声提示肺动脉高压，右心室增大或室壁增厚；心电图 ST-T 改变提示心肌缺血，3 天内复检未能恢复正常。

3．呼吸系统：静息时呼吸困难，伴有咳嗽，咳泡沫样痰，肺部湿性啰音。血氧饱和度＜ 70%。胸部 X 线征象显示肺部片状或云絮状浸润性阴影。

八、预防

（一）加强低氧耐受性训练，避免急速进入高原地区

急进高原的上升速度很重要，尤其对登山者而言，开始时每天上升 300 m 高度，以后每两天再增加 300 m 高度是较为安全的。但即使如此仍有发生高原肺水肿的可能，尤其高原人在重返平原后再返高原时更应注意。

（二）了解高原的相关知识

进入高原前充分了解高原的气候特点、环境地理等知识，了解有关高原病的知识也有一定的帮助，正确对待高原缺氧引起的高原病，消除对高原环境的恐惧心理，保持心情舒畅、精神饱满，以免因恐惧使交感神经过度兴奋，而诱发高原肺水肿的发生。

（三）健康检查

进入高原之前，必须作严格的健康检查，患有严重的器质性心血管病或肺部发病者不宜进入高原。

（四）注意高原气候变化

改善居住、物质、保健条件，防止受寒，这是因为高原气候寒冷，昼夜温差大，故应配备足够的防寒衣物，避免受寒感冒，如进高原前已发生上呼吸道感染，应积极治疗，最好待病愈后才进入高原。进入高原后，应遵循高原人的"早吃好，午吃饱，晚吃少"的原则进食，夜间保持呼吸道畅通的睡眠原则等，均可减少高原肺水肿的发病率。

（五）注意休息

初到高原1周内，要注意休息，逐步增加活动量，减少和避免剧烈运动，避免过度疲劳，这是因为过度疲劳、休息睡眠不足及剧烈活动等因素，均可降低人体抵抗力，降低对缺氧的耐受性，增加组织氧耗，或使肺血容量增加，从而促使肺水肿发生。待机体逐渐适应高原缺氧环境后，方才开始正常活动。

（六）易感者应积极预防

患过高原肺水肿的人容易再次发病。因此，对于这些易感者，进入高原时更应注意，进入高原前可适当服用预防药，进入高原后，应给予低流量持续吸氧，必要时按高原肺水肿治疗预案进行治疗，只有这样才能避免发生高原肺水肿。

（七）早期诊断，及时治疗

若进入高原后，机体有症状出现，应早期诊断、及时治疗，采取治中有防、治轻防重、防治结合的原则，使发病率减少到最低限度。玉树地震灾害重建期间建立了以"早预防、早诊断、早静养、早治疗"为主的医疗保障措施，降低了高原肺水肿、高原脑水肿等重型高原病的发病率并提高了治愈率。

（八）药物预防

1. 地塞米松　口服，进入高原前一天开始服用，每次5 mg，3次/日，进入高原后继续用2天。

2. 乙酰唑胺　口服，进入高原前一天开始服用，每次250 mg，3次/日。

3. 硝苯地平　口服，进入高原前一天开始服用，每次10～20 mg，2次/日，或舌下含化每次10 mg。

九、预后

高原肺水肿发病急，起病突然，若不及时救治，常可危及生命。若治疗及时合理，一般1～2小时可见效；体温和血常规一般3～5天恢复正常；咳嗽、咳白色或粉红色泡沫痰在2～3天消失，X线胸片改变多在15小时内消失，一般患者在1周内临床治愈。病愈后不留任何后遗症，亦不影响继续留居高原工作。

第三节　高原脑水肿

高原脑水肿（high altitude cerebral edema，HACE）由急性缺氧引起的中枢神经系统功能严重障碍。其特点为发病急，临床表现以严重头痛、呕吐、共济失调、进行性意识障碍为特征。病理改变主要有脑组织缺血或缺氧性损伤，脑循环障碍，因而发生脑水肿，颅内压增高。若治疗不当，常危及生命。

虽然国内外很早就有对高原病的一些症状的记载，但对高原脑水肿的认识和研究却较晚，国外在1913年Raunhill曾指出：急性高原病除了普通型（相当于我国的急性轻型高原病）之外，尚可分出心脏型和神经型，这两型病情严重，偶尔可以致死。其中神经型即为现称的高原脑水肿。我国对此病的认识和研究始于 1951 年康藏公路建设时期。1954 年报道了11 例高原脑水肿，1960 年我国正式确认该病属急性高原病中独立的一型，习称"高原昏迷"（high altitude coma，HACA）。

关于高原脑水肿命名，我国曾有高山昏迷、脑型高山病、高原颅内压增加综合征、高原缺氧综合征、急性高山病脑型、急性高山病昏迷型、高原脑病等，现在一般比较公认的病名是高原脑水肿，但仍有不少学者按习惯称为高原昏迷。根据大量的临床病例观察，认为命名为高原脑水肿较恰当，这样能确切地反映其病理生理基础，较全面地阐明其临床表现、病程及预后等临床特征，并对治疗有明确的指导意义。国外对高原脑水肿有称神经型急性高山病，脑型或大脑型高山病、高原脑水肿、脑型高原病、恶性高山病脑型、高原脑病等。1991年在加拿大召开的第七届班夫国际低氧讨论会上将其统一称呼为高原脑水肿，这与我国目前的称呼一致。

一、流行病学

（一）发病率

西藏军区调查了由青藏公路进藏人员，其高原脑水肿的发病率约为 0.5%；20 世纪 80 年代初，青海张彦博等在海拔 3800～4200 m 地区对 2 293 例的调查结果显示高原脑水肿的发生率为 0.8%。此外，中国医科院基础所在海拔 3300 m 地区调查了 472 例中发生昏厥者 3例，占 0.64%，解放军第 18 医院对急进海拔 3700 m 的部队官兵调查显示，高原脑水肿的发生率为 0.29%；90 年代初，对某部 1338 位于 1993 年 4～5 月进驻喀喇昆仑山海拔 5247 m 地区的国防施工人员，急性高原病的发生率为 86.0%，高原脑水肿的发生率为 2%。而在 1990年同一时期该部队 803 人进驻海拔 5010 m 地区施工，急性高原病的发病率为 58.0%，高原脑水肿为 0.4%。国外 Singh 等调查 1969 年在 1925 例急进高原海拔 3350～5500 m 之间的印度士兵中，其发生率为 1.2%。在珠穆朗玛峰峰地区，徒步到 4000 m 以上的人群中大约有50% 在 5 天或更长的时间里发生急性高原病，而直接乘飞机到 3860 m 的人群中则有 84% 受到影响，高原脑水肿的发病率约在 0.1%～4.0%。Hackett 在海拔 4300 m 调查了 287 例登山者，发现脑水肿患者 5 例（1.8%）。

综上所述，高原脑水肿的人群发生率约为 0.05%～2%，随着海拔的增高及劳动强度的增大，发生率增高。

（二）发病因素

高原缺氧无疑是发生高原脑水肿的根本原因，但其发生常因下列因素而诱发。

1. 感染　特别是上呼吸道及肺部感染，可增加机体耗氧量，加重缺氧而诱发高原脑水肿；呼吸道充血水肿，分泌物增加，影响通气功能。上呼吸道感染诱发高原脑水肿者占16.6%～40.8%。

2. 过度劳累、剧烈运动　上高原途中或进入高原后，因过度劳累，机体氧耗量增加，加重缺氧，这两者占高原脑水肿诱因的 17%～31.3%。

3. 晕车、能量供给不足　高原缺氧加之晕车呕吐、摄食量减少、能量供给不足、嗜睡等可诱发本病。据统计晕车为诱发因素者占 6.9%。

4. 情绪异常　精神过度紧张、恐惧、悲愤、急怒等使代谢增加，耗氧量增加，同时交感神经兴奋性增强，都易发生高原脑水肿。

5．气候恶劣、寒冷以及大量饮酒、发热等均可加重缺氧而诱发此病。

二、病理学改变

脑肉眼观脑膜与脑实质血管及静脉窦明显充血，脑回变平，脑沟变窄，潮湿感，质软，蛛网膜下腔有大量脑脊液聚积，有轻重不等的海马沟回疝和（或）小脑扁桃体疝。脑重 1260 ~ 1730 g，平均 1448 g。脑实质有散在点状及片状出血。光镜观察神经细胞肿胀，尼氏小体减少或消失，可见卫星及噬节现象。局部区域神经细胞和核呈三角形，核深染，核仁溶解或消失，小脑浦金野细胞和海马神经细胞减少。神经细胞及血管周围间隙增宽，白质胶质网结构疏松，脱髓鞘现象以血管周围最明显（图6-11，彩图）。

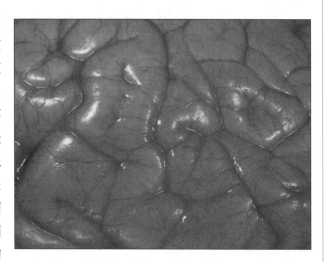

图 6-11　脑膜与脑实质血管及静脉窦明显充血

核磁共振（MRI）表现：西藏军区总医院收治的 36 例高原脑水肿患者在出现显著精神、神经症状前，有 22 例（61.1%）发现 MRI 异常改变，均为脑实质内 T1WI 低信号和 T2WI 高信号的斑点状或小片状改变，这些表现在水抑制 FLAIR 未见明确信号改变，弥散加权 LSDW 有 1 例可见散在高信号区。MRI 早期表现有 34 例患者在出现显著神经、精神症状后，因躁动、不配合等原因，无法在治疗前进行 MRI 检查；其余 2 例均存在 MRI 异常表现，均为脑实质内 T1WI 低信号和 T2WI 高信号的斑点状或小片状改变。治疗后复查，除 1 例患者左额叶髓质内存留小片状 T1WI 低信号和 T2WI 高信号、FLAIR 高信号改变外，其余患者脑实质改变均恢复正常（图6-12）。

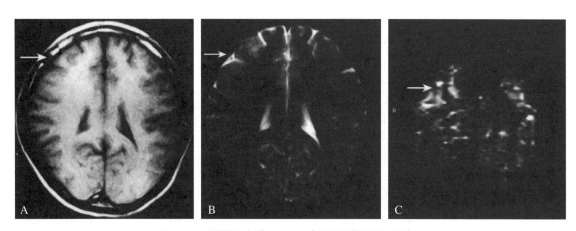

图 6-12　早期脑水肿 MRI 改变（右侧额叶脑水肿）
A：T1WI 低信号；B：T2WI 高信号；C：LSDW 表现为高信号

根据文献记载，死于高原脑水肿病人的尸检报告其共同特点是：大脑表面及脑底血管扩张，充血及水肿。脑表面，脑实质如灰质、白质、胼胝体和小脑灶性点状出血。显微镜下神经细胞肿胀，边缘不清，染色模糊，脑血管壁钙化等。Fultgren 总结了 11 例尸检资料，其

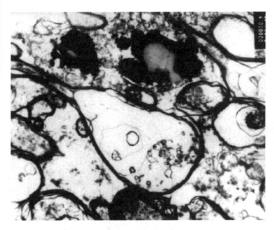

图 6-13　胶质细胞的胞浆内有空泡状改变及部分线粒体空泡化，核消失（×10 000）

中脑水肿 9 例（81.8%），脑出血 7 例（63.6%），脑静脉窦栓塞 3 例（27.3%），肺血管栓塞 6 例（54.5%），肺部感染 5 例（45.5%），支气管肺炎 8 例（72.7%），肺水肿 7 例（63.6%）。

高原脑水肿的光镜观察：主要改变有：①脑细胞肿胀；②脑组织水肿；③脑神经胶质网水肿；④胶质细胞变性；⑤脑血管的病变（主要见毛细血管扩张淤血，内皮细胞肿胀向腔内突起，小静脉血栓形成小动脉周围间隙有袖套状出血）。

电镜观察　髓鞘神经膜有增厚改变，神经胶质细胞变性，胞浆内有较多的初级溶酶体及板层状小体，胶质细胞的胞浆内有空泡状改变及部分线粒体空泡化，星形细胞和神经细胞的线粒体有囊性变并有部分呈空泡化，小脑浦肯野氏细胞的改变主要是变性水肿，核消失，胞浆内出现空泡及线粒体空泡化（图 6-13）。

三、发病机制

急性高原低氧通过何种机制发生高原昏迷，目前尚不十分明确，多数人认为，除全身体液运转失调外，脑水肿是高原昏迷发生的重要环节。其证据如下：①高原脑水肿患者发病时，脑脊液压力明显增高，而糖、氯化物、细胞计数正常；②高原脑水肿患者眼底发现有视盘、视网膜水肿；③高原脑水肿患者尸检中可见：脑回变宽而扁平，脑沟变窄浅，有不同程度的海马沟疝或小脑扁桃体疝。光镜下见脑细胞肿胀、脑组织水肿、脑神经胶质网水肿；④对高原脑水肿患者进行 CT 扫描时，发现患者大脑呈弥散性低密度区域，这表明有脑水肿存在。

高原脑水肿的发病机制目前还不完全清楚，可能与以下环节有关（图 6-14）。

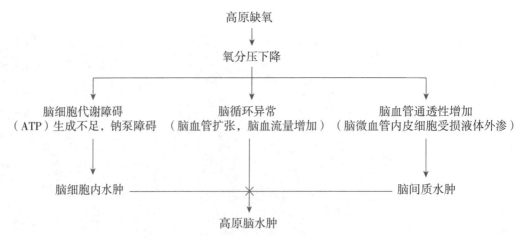

图 6-14　HACE 的发病机理示意图

（一）低氧对脑细胞的直接损害

高原低氧使脑细胞代谢发生障碍，特别是 ATP 的耗竭，"钠泵"不能正常运转，结果导致细胞内钠离子的积聚越来越多，氯离子进入膜内与钠离子相遇结合形成氯化物，细胞内的渗透压因盐分增加而大大提高，为保持细胞膜内外渗透压的平衡，水分便进入细胞内，产生细胞内水肿。Giacoma 等对缺氧 60 分钟的乳猪通过测定脑细胞膜 Na^+-K^+-ATP 酶活性和脂质过氧化水平研究了细胞膜结构和功能的改变，结果提示脑缺氧时有氧代谢降低，细胞膜结构、功能渐进性改变，而且膜的改变先于细胞内 ATP 水平的改变。Friedman 等发现培养的大鼠皮层神经元在缺氧 10 分钟后细胞内 Na^+ 含量增加，潜伏期约 2 分钟。高原脑水肿患者的大脑超微结构改变见神经胶质细胞变性；胞浆内有较多的初级溶酶体及板层状小体，胞浆内有空泡状改变及部分线粒体空泡化；星形细胞和神经细胞的线粒体有囊性变并有部分呈空泡化；小脑浦肯野细胞的改变主要是变性水肿，胞浆内出现空泡及线粒体空化。出现脑神经细胞内线粒体囊性变及空泡化的主要原因是缺氧损坏了细胞的生物代谢功能，三磷腺苷形成减少，进而影响到脑组织的细胞膜上的钠泵功能，导致局部循环障碍，产生代谢性酸中毒，使脑细胞及间质毛细血管发生病理性损害，引起昏迷甚至部分脑细胞变性坏死和脑软化。

（二）脑微循环流体静压升高液体外渗

1．低氧导致脑血管扩张和脑血流量增加　高二氧化碳分压导致脑血流量增加；进入高原的人不仅受到低氧的作用，而且还有高二氧化碳的作用。Mahn 等报道，进入高原数小时后高二氧化碳可能成为急性高原病的发病因素之一。低氧也可以促使脑血流增加，如果受试者有一个较明显的低氧通气反应，则低氧与低 CO_2 即可平衡。然而如果受试者的通气反应较弱，而 $PaCO_2$ 又接近海平面的正常水平，则脑血管将扩张并诱发脑水肿和颅内压升高。另一种可能的作用机理是高 $PaCO_2$ 和低 PaO_2 将促使周边血管扩张，后者将降低中心静脉压并导致心钠素的降低，因而引起抗利尿作用。

2．低氧分压导致脑血流量增加　进入高原后吸入气中氧分压降低，同时伴随着继发于通气适应的渐进性过度通气所致的低碳酸血症和呼吸性碱中毒。低碳酸可致脑血管收缩，但这种效应可被低氧所代偿而导致脑血管阻力下降和脑血流量增加，而呼吸性碱中毒可被脑脊液中 HCO_3^- 降低所补偿。低氧刺激了多种扩血管代谢产物的产生，其中最重要的是 K^+、H^+、前列腺素和腺苷。缺氧还引起神经元释放兴奋性氨基酸，促进整个大脑的代谢，进一步增加扩血管代谢产物的释放，但概括地说，这些代谢产物的综合活性仍不肯定，但大约一半的脑血管扩张与中重度缺氧密切相关。低氧对脑动脉的直接效应是对持续脑血管扩张起一定作用。在脑动脉平滑肌细胞中，低氧激活了细胞膜对 ATP 敏感的钾通道，导致平滑肌细胞膜超极化和钙通透性改变，另外，低氧可阻止无机磷的流动和减轻第二信使刺激细胞内钙的释放，从而导致细胞内 ATP、ADP 和 H^+ 浓度的低氧性变化，表现为细胞内钙浓度降低。低氧还可降低收缩蛋白对钙的敏感性。这些机制从多方面抑制脑血管的紧张性，导致脑血管扩张。

3．低氧可引起液体潴留使脑实质内液体增加　目前，已公认低氧时体液转运失常，电解质平衡障碍，水从细胞内流向细胞外，或细胞内外均有，同时伴有抗利尿和水潴留。故在急性高原病患者常见有面部、手或脚的周边水肿。Hackett 等曾报道，旅游者到达 4243 m 时，患急性高原病者体重增加，而无症状者体重减少，并认为前者是水潴留造成的。可见进入高原而未患急性高原病者应该有轻度的利尿，而高山病易感者则有抗利尿反应。对于高原低氧环境下、水潴留的调节环节研究，主要是以下几方面：

（1）抗利尿激素的作用：印度学者 Singh 等报道暴露高原时，机体出现的少尿及液体潴留是由于抗利尿激素分泌过多的结果。但其他学者的看法尚有分歧，如 Hackett 等在肺水肿及脑水肿的患者发现抗利尿激素分泌增加，而在急性轻型高原病患者中没有增加。也有学者认为，高原低氧时抗利尿激素分泌增加不是引起急性高原病的原因，而是重症高原病的结果。

（2）肾素 – 血管紧张素 - 醛固酮系统的作用：机体在高原环境下出现的水潴留是由于肾素 – 醛固酮系统活化所致。在高原没有体力活动的情况下，醛固酮的浓度在所有报道中都是降低的，但肾素的活性可能降低、不变或升高，而在高原伴有体力活动时，肾素的活性明显增高，比对照组增加 8 倍，比海平面体力活动时增加 2 ～ 3 倍。醛固酮的浓度与在海平面体力活动时的变化相似。因此在上高原时醛固酮对肾素的反应比较迟钝。这可能是由于血管紧张素转变酶活性因缺氧而降低所致，但高原病易感者的血管紧张素转变酶的活性可能对低氧的反应较弱，因而这些人的血管紧张素转变酶的活性不会降低太多，而血管加压素Ⅱ和醛固酮的水平将明显升高，结果导致水钠潴留，而促进急性高原病的发生。

（三）脑血流的改变

低氧直接使机体交感神经兴奋性增强，周围血管收缩，使大量血液从肝、脾和周边静脉移至肺、脑、心等器官，机体血液重新分配，而皮肤、内脏血流量减少，潴留的水分也蓄积在肺和脑部位。

高原脑水肿患者脑组织病理学改变表现在毛细血管扩张淤血，内皮细胞肿胀向腔内突起，小静脉血栓形成，小动脉周围间隙内有袖套状出血，较大的动脉管水肿疏松，这些病理改变是高原脑水肿患者微血管通透性增高的病理基础。

综上所述，高原脑水肿的发病环节多而复杂，其发病机理总结如下：高原低氧直接使脑细胞代谢发生障碍，能量不足，细胞膜钠泵功能障碍，导致细胞内钠离子堆积，继而水分聚集形成细胞内水肿；低氧使脑微血管内皮细胞受损，导致微血管通透性增高，液体渗出形成间质性脑水肿；低氧导致脑血管扩张和脑血流量增加，脑循环内流体静脉压升高，易于引起液体外渗；脑水肿形成后，脑水肿若进一步发展，使颅内压升高可压迫血管，脑血管受压以及血管内皮细胞肿胀均可影响脑血液循环，从而加重脑的缺氧，如此形成恶性循环。

四、临床表现

高原脑水肿的临床突出表现是意识丧失（昏迷），患者在发生昏迷前，常常有一些先兆症状和体征，随着病情的进一步加重和发展而进入昏迷。高原脑水肿起病急骤，临床过程可分为三期，现分别叙述如下：

（一）昏迷前期

患者在发生昏迷前数小时至 1 ～ 2 天内除有剧烈头痛、心慌、气促等严重高原反应症状外，主要为大脑皮质功能紊乱的表现，如表情淡漠、精神抑郁、记忆力减退、视觉模糊、神志朦胧、嗜睡等。部分患者表现为欣快、多语、注意力不集中、定向力和判断能力下降等。甚至有幻听和幻视、烦躁不安、大喊大叫、哭笑无常等精神症状。体征有发绀、脉速、呼吸加快、共济失调、走行不稳、抓空等。如未经及时处理，患者可在数小时内进入昏迷状态。也有因急性缺氧发生昏厥，清醒后又逐渐进入昏迷者。

一旦患者出现以下几点表现时，即为昏迷前先兆：①头痛加剧、呕吐频繁；②神经系统症状由兴奋转为抑制或呈强烈兴奋；③突发谵语，大小便失禁；④腱反射明显减弱，有病理反射出现。

（二）昏迷期

突出表现为意识丧失，对周围一切事物无反应，呼之不应、躁动、呕吐、谵语、大小便失禁、抽搐，甚至出现角弓反张等。瞳孔忽大忽小或不对称，对光反应迟钝，颈部稍有抵抗或强直，四肢肌张力增强，深浅反射消失。合并感染时体温升高。血压可轻度或中度升高，也有血压下降出现休克者。绝大多数为轻度昏迷，昏迷时间较短，意识丧失多在数小时至 48 小时以内恢复，昏迷 7 天以上者较少见，但也有昏迷时间长达 24 天以上的。昏迷的深度和时间与海拔高度呈正相关，在海拔 4000 m 以上地区昏迷时间越长、程度越深，则病情越重，预后也越差。

（三）恢复期

多数病例经治疗数日后清醒，清醒后主要表现为头痛、头昏、痴呆、沉默寡言、疲乏无力、嗜睡、记忆力减退等。恢复时间短者数天，长者数月。恢复后一般无后遗症（有人曾随访 12 例治愈后的高原脑水肿患者，返回平原 8 个月智力和记忆未能恢复到健康人的水平。个别患者 1 年后仍存在遗忘症）。

除上述神经系统的表现外，多数患者呼吸浅快，若伴有合并症或并发症时则更快。约 50% 的患者表现为心率增快，40% 患者心率可正常，少数患者心率减慢。血压多在正常范围内，部分患者血压增高，脉压增大，也有少数患者血压下降，甚至发生休克。心尖区或心前区、肺动脉瓣听诊区可闻及 Ⅱ～Ⅲ 级吹风样收缩期杂音，肺动脉瓣区第二音亢进或分裂。若患者合并高原肺水肿、急性左心衰或肺部感染等疾病时，则出现相应的症状和体征。

五、实验室检查

（一）血液常规检查

大多数患者白细胞及嗜中性粒细胞数增高，随着脑水肿的好转而很快恢复正常，如合并细菌感染时则白细胞数及嗜中性粒细胞增高明显；血红蛋白、红细胞数及压积绝大多数正常，如有明显的脱水表现或合并高原红细胞增多症时则增高。

（二）尿常规检查

若肾未受损，则尿液检查一般均正常，少部分患者可见少量蛋白；若肾发生点状出血或肾小球血管发生缺氧性损害，则可出现蛋白尿，镜下可见血尿和少许管型。

（三）脑脊液检查

高原脑水肿患者脑脊液压力常轻度到中度增高；脑脊液蛋白可轻度增高，而糖、氯化物及细胞数均正常。

（四）眼底检查

高原脑水肿患者常见视网膜水肿及视盘水肿，中心静脉淤滞，部分患者可见视网膜出血，出血多为点片状或火焰状。

（五）头颅 CT 检查

高原脑水肿患者，头颅 CT 扫描可发现大脑呈弥漫性密度减低，脑室脑池变小，脑沟消失，提示有脑水肿存在。

（六）脑电图检查

患者脑电图检查均呈异常表现，其主要表现为枕区 a 波的急剧减少或消失，以 d 波为主的慢波占优势，并呈弥漫性异常分布。昏迷患者不同时期的脑电图，其意识障碍的轻重及转归均能在脑电活动上反映出来，即 a 波的数值与意识障碍的程度一般成反比，而与 d 波的数值呈正比，当脑组织缺氧加重（颈静脉血氧饱和度 ≤ 30%）时，a 波的波幅平坦，即脑电活动消失。

六、诊断

（一）时间、高度

近期抵高原后，一般在海拔 3000 m 以上发病。

（二）神经精神症状体征

表现明显，有剧烈头痛、呕吐、表情淡漠、精神忧郁或欣快多语、烦躁不安、步态蹒跚、共济失调（Romberg 征阳性）表现。随之神志恍惚，意识蒙眬、嗜睡、昏睡以致昏迷，也可直接发生昏迷。可出现肢体功能障碍、脑膜刺激征及（或）锥体束征阳性。

（三）眼底检查

可出现视盘水肿及 / 或视网膜出血、渗出。

（四）脑脊液

脑脊液压力增高，细胞数及蛋白质含量无变化。

（五）排除急性脑血管病、急性药物或一氧化碳中毒、癫痫、脑膜炎、脑炎

（六）经吸氧、脱水剂、糖皮质激素等治疗及转入低海拔地区症状缓解

七、治疗

治疗原则：在及时组织就地抢救的同时，有条件应及早把患者转送到低海拔地区或平原。在病情未稳定的情况下，严禁长途运送患者。

（一）昏迷前期的治疗

1．绝对静卧休息，头偏向一侧，保持呼吸道通畅。

2．严密观察呼吸、脉搏、体温、血压及意识状态的变化。

3．给予氧气吸入，以低流量吸入为主。有条件的地方可以采用高压氧治疗。

4．给予脱水治疗。用呋塞米 20 ～ 40 mg 肌注，1 ～ 2 次 / 日。

5．兴奋、烦躁的患者可给氯丙嗪 50 mg，口服或肌注一次。

（二）昏迷期的治疗

1．保持气道通畅，保证足够的氧气吸入　应立即检查口腔、喉部和气管有无梗阻，并用吸引器吸出分泌物，防止窒息。

（1）鼻导管或面罩给氧：中流量持续吸氧，以 2 ～ 4 L/min 为宜，重症患者在给予持续中流量吸氧的基础上，可以间断地将氧流量增加至 4 ～ 6 L/min。对呼吸衰竭和呼吸道分泌物过多者应早行气管插管或切开和呼吸机或呼吸气囊正压给氧。

（2）高压氧疗法：高压氧的压力一般应保持在 1 ～ 3 个绝对大气压之间，每日 1 ～ 2 次，每次 1 ～ 2 小时，5 ～ 15 次为一个疗程。使用高压氧疗法必须注意氧气浓度及氧舱压力的调节，用纯氧压力过大时，反而会引起中枢神经系统的损害，如在两个大气压下吸入纯氧 3 ～ 6 小时，即可使患者出现恶心、呕吐、躁动、惊厥甚至昏迷加深等。因此，使用高压氧治疗高原脑水肿患者无需使用过高压力，一个大气压已足够。使用高压氧舱治疗，最好在血气监测下调节压力，使舱内压力能维持在健康人的血氧水平即可。出舱时，减压速度不宜过快，以防反跳而加重，使治疗失败。

高压氧疗法的禁忌证有：如果患者有严重的上呼吸道感染、急性副鼻窦炎、中耳炎、青光眼、高血压、严重肺气肿、气胸、有出血倾向者及妊娠妇女等均不宜行高压氧治疗。

2．脱水利尿，降低颅内压　脱水疗法是消除脑水肿、降低颅内压、改善脑血循环和促

使血液中氧向脑细胞弥散的有力措施。临床上常用甘露醇，其可增加血液渗透压，使脑间质水分转移到血循环中，消除脑水肿，又可使肾血管扩张，增加肾血流量，抑制垂体后叶抗利尿激素的分泌，具有利尿作用。

（1）地塞米松：地塞米松治疗高原脑水肿用得越早越好，剂量要大，具体用法为：首次地塞米松用量10 mg，静脉滴注，以后每次10 mg，1次6小时。次日改用地塞米松4 mg，静脉滴注，1次4小时。共用8～10天。

（2）20%甘露醇：20%甘露醇的用法为：成人一般用20%甘露醇250 ml，15～30分钟内快速加压静推完毕，每日2～4次，必要时每4小时重复使用，中间可加用50%葡萄糖溶液50～100 ml，静脉注射。儿童平均剂量为1.5 g/kg。

（3）呋塞米：用法为：呋塞米20～40 mg，静脉推注，2～3次/日。

3．补液

（1）高原脑水肿患者，补液应慎重，尤其对于高原脑水肿合并有肺水肿、心衰者，更应严格控制液体的入量和补液速度。有不少资料显示，单纯的高原脑水肿患者常常因补液过多过快，而使病情加重，甚至诱发急性肺水肿和心衰发生；

（2）补液量的确定：在治疗高原脑水肿时，要求在开始脱水的1～2天内，出入量处于适当的负平衡状态，而第3～4天起应尽可能维持于平衡状态。补液量的粗略计算公式为：每日总入量＝前一日尿量＋500 ml。总量不宜超过3000 ml；

（3）补液种类：补液时，一般选择10%或5%的葡萄糖液，必要时可用5%的糖盐水，绝对慎用生理盐水，以免加重脑水肿；

（4）注意输入速度，对能进食者，原则上不宜补液，除非脱水明显或合并有高原红细胞增多症血液浓缩时。

4．促进脑细胞代谢及改善脑循环的药物

（1）能量合剂：用法为：辅酶A 50U，ATP 20 mg，氯化钾1.0 g，维生素C 1.0 g，维生素B$_6$ 50 mg，胰岛素10 U，以上药物加入10%葡萄糖液250～500 ml，静脉缓慢滴入；

（2）肌苷及细胞色素C：肌苷200～600 mg，加入10%葡萄糖液250～500 ml，静脉滴入；细胞色素C 15～30 mg，加10%葡萄糖液500 ml静脉滴入；

（3）乙胺硫脲：对于重症病例，昏迷时间较久者，乙胺硫脲不但有苏醒作用，而且能促进脑细胞代谢，恢复脑功能。用法：乙胺硫脲1.0 g，1次/天，加入10%葡萄糖250 ml，以40滴/分的速度滴入。使用过程中，如出现发热、皮疹等副作用，应立即停药。

5．纠正水、电解质紊乱及酸碱平衡　对于高原脑水肿而昏迷的患者，由于无法进食及应用脱水利尿药，一般均存在着低钾及酸中毒，因此应常规补钾及纠正代谢性酸中毒，具体用法为：10%氯化钾1.5 g加入5%葡萄糖500 ml静脉点滴，每日可给予3～5 g，静脉点滴时，每小时不超过1 g氯化钾；5%碳酸氢钠250 ml静脉滴注。

6．预防和控制感染　高原脑水肿患者昏迷时间较长者，极易发生肺部和泌尿系统的继发性感染，故可选用抗生素加以预防，造成肺部感染的病原菌，以肺炎链球菌为最常见，预防首选青霉素类药物。此外，定时给患者翻身拍背，使痰易咳出，也是预防肺炎的极好措施。

7．低温疗法　低温疗法是降低机体耗氧量的有效措施，它对于减少脑血流量、降低脑组织耗氧量、促进受损细胞功能恢复、消除脑水肿是十分有利的。低温疗法仅适用于重症高原脑水肿病例，特别是高原脑水肿合并感染伴发热者。轻症高原脑水肿患者，经一般的给氧、脱水、利尿及应用糖皮质激素治疗后可很快好转或痊愈无需用降温疗法。在一般情况下，体温每降低 1℃，脑组织的耗氧量及脑血流量可降低 6.7%，颅内压平均下降 5.5%，若体温降至 32℃时，脑组织的代谢率可降低 50% 左右，颅内压下降约 27%。

降温方法有两种：即体表冰袋降温和应用冬眠药物降温。

（1）体表冰袋降温：对于高原脑水肿患者多选用体表冰袋降温，具体做法为：在患者颈部、腋下、腰部、腹股沟、腘窝等处放置冰、水各半的冰袋，头部可置于冰槽内或加冰帽。降温不理想时，可加用冰敷料湿敷全身或加用冰水灌肠，但体温不能低于 30℃，以免发生室颤。降温时间一般在 24 小时以上，应持续至病情稳定，患者大脑皮层机能恢复（其标准为患者听觉恢复时为止）。复温时应由下至上逐渐去除冰袋，每 24 小时体温上升 1 ～ 2℃为宜。

（2）冬眠药物：对于高原脑水肿患者应用冬眠药物降温要特别慎重，因为冬眠药物有抑制呼吸中枢的作用，对于高原脑水肿患者不能常规应用。

8．胃肠外营养　胃肠外营养也简称为人工胃肠，是指从静脉供应患者所需要的"全部"营养要素。包括丰富的热量、必需氨基酸和非必需氨基酸、维生素、电解质及微量营养元素，使患者在不进食的状况下仍然可以维持良好的营养状况（表 6-9）。

表6-9　胃肠外营养配方（经外周静脉）

7% 复合氨基酸	1 000 ml
20% 脂肪乳剂（或 10% 脂肪乳剂 750 ml）	400 ml
10% 葡萄糖	1 500 ～ 2 000 ml
复合微量元素	10 ml
胃肠外用维生素 + 电解质	40 ml

（三）恢复期的治疗

患者经过抢救，脱离昏迷进入恢复期后，仍要严密观察其生命体征和意识的变化，防止病情再度恶化，重新进入昏迷期。同时要积极预防和治疗并发症。氧气可改为 2 ～ 4 L/min 间断吸入，根据病情输入能量合剂、维生素 C；中枢抑制明显者可适当应用中枢兴奋药，保持体液和电解质平衡；能进食者，给予多次、少量流质饮食，保证营养供应。

八、预防

消除恐惧心理，避免精神过度紧张，入高原前避免受寒、感冒，到达高原后减少不必要的体力活动，注意休息，适当服用预防药物。进入高原执行任务的部队应有高原习服过程，加强进入高原前和在进入高原途中以及进入高原后的适应性锻炼。具体措施如下：

1．在进入高原前应作全面的健康检查，对患有严重的心肺疾患，影响肺功能和血液系统疾病者均不宜进入高原。如正患上呼吸道感染或肺部感染，以及其他原因引起的急性发热，待治愈后再进入高原为宜。

2．进入高原前 2 ～ 3 周内，应加强耐氧训练，如进行长跑、爬山、打球等体育锻炼。

3．进入高原前 1 ～ 2 天，应注意休息，避免劳累，禁烟酒，避免受凉感冒。

4．乘车进入高原者，最好是进行阶梯式进入，有以下几种方案：

（1）印度学者为印度军人制订的方案，效果较好。即：第 1 周停留在 2400 m，第 2 周到达 3350 m，最后 1 周到达 4270 m，保证充分适应后绝大多数人可到达海拔 5500 m 高度。

（2）在海拔 2500 ~ 3000 m 高度停留 2 ~ 3 天后继续登高，在海拔 3000 m 以上地区，登高高度每天上升 600 m。

5．在进入高原途中，应注意保暖、防寒，高原环境昼夜温差大，夜间极为寒冷，避免受凉、感冒，充分休息，防止疲劳。若出现急性高原反应或上呼吸道感染等，应积极治疗，待症状消失后经过一段时间再继续登高为宜。

6．进入高原后，不宜进行中等强度以上的体力劳动及剧烈运动，以免增加机体的耗氧量。体温过低与高原反应有协同作用，足够穿衣非常必要。

7．加强卫生宣传教育，使进入高原的人增加对该病的防治知识，消除紧张、恐惧的心理。

8．对初入高原者，特别是大批人员同时进入者，医务人员应加强巡视，尤其要加大早晨及夜间的巡视次数，及时报告，切实做到早发现、早诊治。

9．药物预防

（1）地塞米松：口服，每次 4 mg，2 次 / 日，从登高前 1 天开始服用，进入高原后再继续服用 3 天。该药副作用少，比乙酰唑胺更能振奋精神。

（2）乙酰唑胺：口服，每次 250 mg，1 次 /8 小时。该药为碳酸酐酶抑制剂，能增强肾 HCO_3^- 的排泌，形成轻度代谢性酸中毒，使通气加强，促进机体适应过程，同时还能抑制脑脊液的产生。能改善睡眠和促进利尿，所以能降低急性高原病的发生和程度，尤其能预防进入高原后出现的失眠及头痛症状。

九、预后

高原脑水肿患者经积极救治，绝大多数能获痊愈，不留后遗症。个别病例因延误治疗或脑组织损害严重或昏迷时间过长，可遗留有不同程度的视物模糊、健忘、记忆力减退、瘫痪、声音嘶哑、失语等。高原脑水肿患者昏迷时间愈长，并发症愈多，则预后愈差。

高原昏迷患者住院死亡率与治疗点的海拔高度有很大关系。有报道认为在 3580 m 地区，死亡率为 5% ~ 16.7%，在海拔 4500 m 地区，其病死率高达 33%，而在 4500 m 以上地区发病未能转到医院治疗者死亡率更高。高原脑水肿死亡原因与下列因素有关：①患者病情严重，昏迷时间太长，脑组织缺氧产生的不可逆性损害较重；②重症病例，合并严重的肺水肿、严重感染、脑出血、呼吸衰竭、心衰以及多器官功能的衰竭；③发病地区海拔太高（4500 m 以上）、医疗条件差、后送困难；④合并严重感染、肺水肿、心力衰竭、肾衰竭等。

（崔建华　格日力）

主要参考文献

[1] West JB. High-Altitude Medicine，Am J Respir Crit Care Med，2012，186（12）：1229-1237.

[2] 牟信兵，叶刚林，汤红亚，等．L- 精氨酸治疗高原肺水肿患者的临床疗效及对血流动力学变化的影响．中国急救医学，2003，23（12）：827-828.

[3] 崔建华，张西洲，周新梅，等．高原低氧与 C 型利钠肽的关系探讨．西北国防医学杂志，2001，22（1）：27-28.

[4] 张西洲，杨海军，哈振德，等．6 种药物对部队进入海拔 5200 米急性高原反应预防效果的对比观察．西北

国防医学杂志，2003，24（5）：341-343.

［5］李素芝，谭健，刘斌，等．高原脑水肿的早期影像学表现探讨．西南国防医药，2010，20（5）：527-529.

［6］杨应忠，王亚平，马兰，等．中国汉族高原肺水肿易感基因的全基因组关联研究遗传，2013，35（10）：1-9.

［7］Yang YZ，Wang YP，Qi YJ，et al．Endothelial PAS Domain Protein 1 Chr2：46441523（hg18）Polymorphism Is Associated With Susceptibility to High Altitude Pulmonary Edema in Han Chinese，Wilderness Environ Med．2013，24（4）：315-20.

［8］Yuhong L，Tana W，Zhengzhong B，et al．Transcriptomic profiling reveals gene expression kinetics in patients with hypoxia and high atiuide pulmonary edema．Gene．2018．651：200-205.

第七章 慢性高原病

第一节 慢性高原病

一、定义

慢性高原病（chronic mountain sickness，CMS）是指长期居住在海拔 2500 m 以上的居民，对高原环境丧失习服（loss acclimatization）所致的独特临床综合征。对 CMS 的认识虽有半个多世纪，但概念含混不清、标准不一，直到 2004 年第六届国际高原医学大会上，才确立了 CMS 的定义，统一了其命名和分型，制订了新的诊断标准。新分型将原来的高原红细胞增多症（Monge's 病）、高原血压异常、高原心脏病、高原衰退症等组合为慢性高原病和高原性肺动脉高压两个类型。其中发生 CMS 的主要原因是高原低压性低氧。其病程缓慢，逐渐发展为红细胞增多、肺动脉高压、低氧血症等特征。临床以疲乏无力、头痛头晕、睡眠差、神经精神功能紊乱为主要表现。当脱离低氧环境，返回低海拔地区后，症状逐渐消失。1925 年 Monge 在秘鲁首次报告了一位 38 岁男性患者在 4300 m 高原居住一年后，出现神经精神异常、睡眠障碍、手脚麻木、显著发绀、血红蛋白 21 g/dl、红细胞 886 万 /mm³；当返回平原后症状消失，但再次去高原时症状又重现并且加重。限于当时的认识，误认为这是秘鲁发现的第一例 Vaquez 病（即真性红细胞增多症）。1928 年他又报告了 24 名类似表现的安第斯山世居者，并描述为 La enfermedad de Andes。而后，另一位秘鲁学者 Hurtado 发表了题为《Chronic mountain sickness》的论文，首次通过临床实验证实慢性高原病的发生机制，是由于外周化学感受器对低氧的敏感性减退和呼吸中枢对 CO_2 的敏感性减低所致。这一发现为进一步探讨慢性高原病的防治提供了理论基础。为了纪念 Monge 对高原医学所做出的卓越贡献，1942 年国际上将慢性高原病习称为 Monge 病（Monge's disease）。

二、发病率

慢性高原病常发生于长期生活在高海拔地区的居民，如南美洲秘鲁、玻利维亚、智利，北美洲科罗拉多和我国青藏高原。有学者曾提出 Monge's 病多发生于南美安第斯高原世居者，而在喜马拉雅山藏族中很少罹患此病。但我国学者经流行病学及临床观察，现已证实本病在青藏高原藏族中仍有发生。青藏高原是世界上海拔最高、面积最大、居住人口最多的高原，也是慢性高原病发生率最高的地区。慢性高原病的发病率与海拔高度、性别及种族有密切联系。一般来讲，本病多发于移居高原者，但世居者也可发生。海拔高度是本病的基本要素，一般易发生在海拔 2500 m 以上地区，并且随海拔高度的升高，患病率呈直线上升（图7-1）。对青海省海拔 3200 m、4500 m 和 5300 m 地区移居者进行流行病学调查，其慢性高原病患病率分别为 4.5%、20% 和 69.5%；西藏地区海拔 3000 m、4045 m 和 4880 m 的患病率分别为 1.7%、31.5% 和 70%。其中男性的发病率明显高于女性。男性患病率较高的原因是由于：①男性睡眠质量比女性差，易发生夜间低氧血症；②女性因月经期失血而缺铁，能防止红细胞过度增生；③男性吸烟人数多于女性，现有资料证实，吸烟是促使红细胞增多的一个不可忽略的因素；④性激素的差异也起一定的作用。年龄与CMS的关系目前尚存在争议，Valarde 报道了72例CMS患者，平均年龄为62岁，并且随年龄的增高患病率逐渐增加，但我国学者认为本病与年龄无关。现有资料证实，吸烟是促使红细胞增多的一个不可忽略的因素。调查发现吸烟与高红症的关系，发现吸烟者罹患慢性高原病的患病率比非吸烟者高达3倍，而且海拔越高，吸烟量越大，越易发病。在高原长期大量吸烟将会阻碍氧的传递，减少组织摄氧量，加重低氧血症，从而导致高红症的发生。高原地区肥胖、夜间睡眠呼吸紊乱等也易诱发红细胞增生过度。世居藏族的患病率约低于移居者的10倍。因此，如何积极有效地防治慢性高原病，对发展青藏高原经济和国防建设具有重要的战略意义。

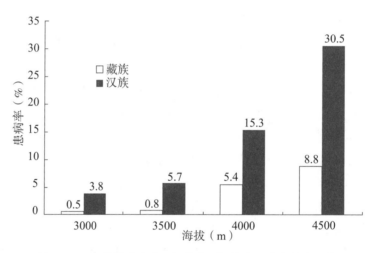

图 7-1　不同海拔高度藏、汉族人群慢性高原病患病率比较

三、发病机制

慢性高原病是以红细胞增多、肺动脉高压和低氧血症等为特征，高原缺氧是罹患本症的主要原因，它通过何种途径和机制引起红细胞增多，血氧分压降低，学者们提出了不少的理论和假设，其中较集中的看法是：

（一）呼吸驱动减弱

呼吸驱动受外周化学感受器和中枢化学感受器的调节。外周化学感受器位于颈动脉体，当血氧分压降至60 mmHg以下时，可刺激外周化学感受器，反射性地加强呼吸运动，使肺通气增加。中枢化学感受器位于延髓第四脑室，当体液CO_2浓度升高及脑脊液pH降低（氢离子浓度升高）时，可刺激中枢化学感受器，使呼吸运动增强，肺泡通气量增加。高原世居者和久居者，对低氧通气反应（hypoxic ventilatory response，HVR）降低，认为是人体对高原环境最佳适应（习服）的表现。通气反应的钝化与居住高原时间的长短有关。有人发现，当平原人生活在高原25～30年后，他们的低氧通气反应近似于高原世居者。然而，也有少数平原人到达高原生活几个月至几年之后低氧通气反应就呈现钝化。因此，低氧通气反应的高低有显著的个体差异，与遗传因素有关。HVR指受试者肺泡与动脉血氧分压逐渐减低时的肺通气变化，是评价外周化学感受器对低氧反应的主要指标。当人体吸入低氧混合气体，或进入高海拔地区之后，由于吸入气中PO_2下降可引起肺通气量明显增加。如吸入10%氧时，通气量可增加 50%，吸入 5% 氧可使通气量增加 3 倍，使肺泡气 PO_2 升高，血液中 PO_2 也随之升高。由于肺通气量增加，呼出较多的 CO_2，而同时 CO_2 的产生并未增多，故 PCO_2 降低。另外，胸廓呼吸运动的增强使胸内负压增大，可促进静脉回流，增加心输出量和肺血流量，有利于氧的摄取和运输。因此，HVR 的高低直接反映了颈动脉体对低氧通气反应的敏感性及肺通气适应的程度（图 7-2）。

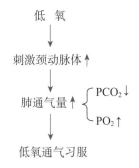

图 7-2　暴露急性缺氧环境中肺通气习服过程

　　颈动脉体（carotid body）是一个细小的卵圆形或不规则形的粉红色组织，位于颈总动脉分叉处后方（图 7-3），借结缔组织连于动脉壁上，大小不一，平均直径约 3.5 mm，平均体积为（6×4×2）mm 左右，它是全身血液供应最丰富的器官，每百克组织，每分钟约 2400 ml。颈动脉体主要有 I 型细胞（spherical glomus）和 II 型（elongated sustentacular）细胞组成。电镜观察表明，在慢性低张性缺氧的早期，颈动脉体增大，其中 I 型细胞增多，因 I 型细胞中嗜铬体含儿茶酚胺类神经介质，其增多可能具代偿意义。但在缺氧晚期，在增大的颈动脉体中嗜铬体的中心（core）缩小、晕轮（halo）加宽，有时整个嗜铬体为空泡所取代（图 7-4，彩图），这可能是颈动脉化学感受器敏感性降低的原因。慢性缺氧使低氧通气反应减弱，这也是一种慢性适应性反应，因为肺通气每增加 1 L，呼吸肌耗氧量就增加 0.5 ml，可加剧机体氧的供求矛盾，故长期呼吸运动增强显然是对机体不利的。世居高原者最大肺通气量显著低于移居者，可能是由于外周化学感受器对缺氧的敏感性降低。

　　评价低氧通气反应通常用重复呼吸法和短暂呼吸法，其中重复呼吸法最为常用。受试

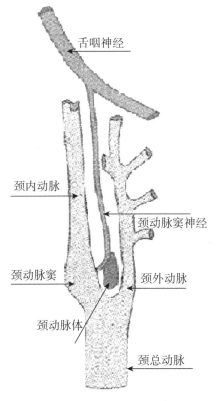

图 7-3　颈动脉体解剖示意图

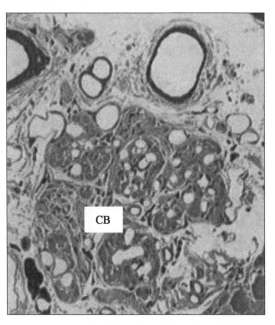

图 7-4　颈动脉体 I 型细胞（CB）示意图

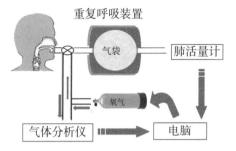

图 7-5　测试低氧通气反应的重复呼吸装置原图

者使用特制的重复呼吸装置（图 7-5）进行重复呼吸，使血氧饱和度（SaO₂）逐渐降低，肺通气量（VE）增加，两者呈直线相关。当 PaO₂ < 60 mmHg 时，出现显著的通气反应，VE 明显增加，SaO₂ 每下降 1%，VE 增加 1L。整个重复呼吸过程约需 10 分钟，分析受试者 VE 与 SaO₂ 之间的比值（VE/SaO₂），比值越高，表示通气反应增强，反者则通气反应减弱。通气反应随年龄的增加而下降。长期生活在低氧环境下易造成通气反应减弱。低氧通气反应增高的个体，其肺泡通气量相对较高，肺泡气氧分压也升高，从而促使人体对高原环境的快速习服；低氧通气反应钝化者，肺泡氧分压较低，易出现低氧血症和高碳酸血症，及红细胞增多症等慢性高原病的发生。

研究发现，慢性高原病患者的静息肺通气量为健康人的 70% ~ 80%，潮气量为 60% ~ 75%，并有轻度小气道阻塞，血气分析示 pH 降低，PaCO₂ 增高，提示慢性高原病患者有肺泡通气不足的表现。在肺功能基本正常的情况下，造成肺泡低通气的原因可能与呼吸驱动减弱有关，即周围 / 中枢化学感受器对低氧反应减弱。海拔 3685 m 发现，慢性高原病患者和正常对照组低氧通气反应的斜率分别为（17±8）mmHg/（L·min）和（114±22）mmHg/（L·min）（P < 0.05），提示慢性高原病患者肺通气不足可能与低氧通气反应钝化有关。

然而，Kryger（3100 m）对慢性高原病患者和高原世居者的低氧通气反应进行了对比研究，发现两组间低氧通气反应并无明显差异，但患者组潮气量降低，死腔量和潮气量比值增高。更有趣的是，当吸入纯氧（100%）时，患者的肺通气量增加，潮气末 PCO₂ 降低，而正常人无明显改变。故低氧通气反应的钝化并非导致慢性高原病的唯一原因，可能存在别的因素，因而引出了低氧对呼吸中枢的抑制即低氧通气抑制（hypoxic ventilatory depression）的假设。目前的研究表明，呼吸驱动减弱（无论周围性或中枢性）是导致患者显著低氧血症和相对性高碳酸血症的主要原因，但他们之间的因果关系尚不清楚。

总之，发生本症并非单一的因素，除了呼吸驱动的因素外，大量吸烟、慢性呼吸道感染、夜间睡眠呼吸紊乱及肥胖低通气综合征等均可促使动脉血氧饱和度降低。

（二）促红细胞生成素的作用

促红细胞生成素（erythropoietin，EPO）是一种糖蛋白激素，分子量大约为 39 kD。它主要作用于红系定向祖细胞膜上的促红细胞生成素受体，促进这些定向祖细胞加速增殖分化，加快红细胞成熟，防止细胞凋亡（apoptosis）。胎儿和新生儿期 EPO 由肝细胞分泌，而成年期主要由肾小管间质纤维细胞分泌，但肝仍保留产生 EPO 的能力。另外，从小白鼠的大脑、肺和胸腺组织中也发现有少量的 EPO。关于 EPO 的调节，已公认的因素是组织缺氧，但也可能有其他因素。近代分子生物学的研究表明，EPO 的表达与低氧诱导因子（hypoxia-Inducible Factor，HIF）有关（图 7-6）。当细胞培养于 1% 的低氧时，HIF-1 的 RNA 水平明显升高，而 HIF-1 的增高，可促使 EPO 的基因转录，加速 EPO 的分泌和红细胞的形成。Klause 测定了 9 名登山人员的血清 EPO，海平面平均为 6 单位，进入海拔 4350 m，42 小时升高到 58 单位，而 88 小时后下降到 31 单位，但仍高于平原值，说明肾对 EPO 有反馈调节（Feet—back regulation）作用（图 7-7）。然而，肾如何调控 EPO，以及 EPO 如何调节红细胞的生成，仍有争议。

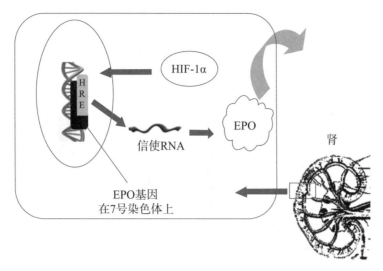

图 7-6　促红细胞生成素的基因表达与低氧诱导因子有关

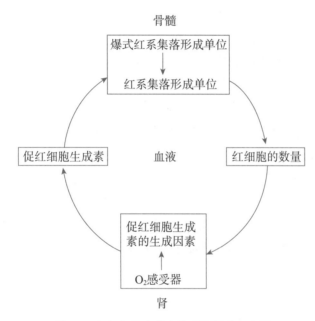

图 7-7　促红细胞生成素的反馈调节示意图

一般而言，当肾氧感受器受到低氧刺激后，肾小管间质纤维细胞分泌 EPO，并刺激骨髓的原始细胞，促使核红细胞的分裂，加速红细胞的成熟，因而血液中红细胞数增多。其一方面增加血红蛋白的携氧能力、提高氧传递，改善组织缺氧；另一方面当血细胞比容超过 60% 时，血液黏滞度显著增加，血流缓慢，血液在微循环淤滞，甚至发生血栓，使氧的传递受阻，加重了组织缺氧。研究发现，在缺氧环境下，EPO 的过度分泌可能是高红细胞增多症的重要原因。但也有些研究者发现，高红细胞增多症患者的 EPO 并不显著高于正常人。秘鲁学者比较了海拔 4300 m 地区的世居高原正常人、高原红细胞增多症及平原正常人的血清 EPO 水平，发现高原组的 EPO 水平显著高于平原组，而高原正常人和高原红细胞增多症之间无显著差异。在青海玛多（4300 m）地区也发现，慢性高原病（红细胞增多）患者血清 EPO 浓度与世居高原和久居高原正常人无明显差异，但急进高原的健康人 EPO 浓度明显高于当地正常人和高原红细胞增多症病人（图 7-8）。因此，EPO 虽是红细胞生成速率的主要调节因素，但很难用 EPO 的改变来解释高红症的全部形成机制。

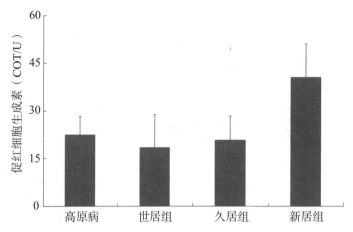

图7-8 高原世居健康人、久居健康人、新居健康人和慢性高原病患者血 清促红细胞生成素（EPO）变化比较

（三）血红蛋白-氧亲和力降低

血液运输的氧大约97%与Hb结合，存在于红细胞内。氧与Hb的结合和解离是可逆反应，即Hb+O_2 → HbO_2。在氧合或氧离过程中，由于Hb的构象不同可形成S形曲线，即氧离曲线。氧离曲线有重要的生理意义，它受pH、PCO_2、温度和2,3-二磷酸甘油酸（2,3-DPG）的影响，其中2,3-DPG尤为重要。2,3-DPG是红细胞糖酵解支路中的一种不能透出红细胞的有机酸。血液中2,3-DPG浓度增高能降低红细胞内pH，而pH下降可通过Bohr效应，降低血红蛋白与氧的亲和力，使氧离曲线右移，释放氧增多。人体急进高原后2,3-DPG浓度明显升高，这是机体对低氧习服的代偿表现。然而，2,3-DPG的变化与高红症之间的关系也并不十分清楚。Eaton发现高红症病人的2,3-DPG浓度比同海拔高度的正常人高23%；青海果洛地区发现，慢性高原病患者的红细胞2,3-DPG浓度均显著高于当地健康人，并与PaO_2呈负相关（图7-9），与P50呈正相关。在高原，2,3-DPG浓度升高虽提高了氧传递，使组织摄氧增多，但它的异常升高可造成肺部游离血红蛋白量减少，血氧亲和力显著降低，

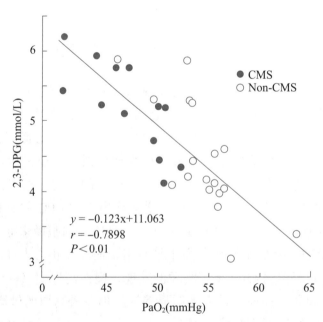

图7-9 慢性高原病（CMS）和正常人（Non-CMS）的红细胞2,3DPG与动脉氧分压的相关分析，两者间有显著负相关

使血液从肺泡摄氧过程发生困难，由于肺摄氧受到一定的障碍，血液中 O_2 分压也随之下降，从而又促使 2,3-DPG 的合成增加，致 SaO_2 进一步降低，形成了恶性循环，最终发展为更严重的红细胞增多。因此，过高的 2,3-DPG 浓度是人体对高原适应不良的表现之一。

（四）吸烟、肥胖、睡眠呼吸紊乱

高原低氧环境中吸烟更易造成红细胞增多。据流行病学调查，对海拔 3000 m 地区 450 名吸烟者（20 支/天）和 260 名非吸烟者的动脉血气、肺功能和血红蛋白浓度进行测定，发现吸烟者的血氧饱和度明显低于非吸烟者（$P < 0.05$）、而血红蛋白浓度显著高于非吸烟者（$P < 0.01$），肺通气功能，特别是小气道功能明显降低。另一项研究发现，高原地区吸烟者罹患红细胞增多症占 16.1%，而非吸烟者只占 6.5%，吸烟者罹患慢性高原病的发病率比非吸烟者高达 3 倍，而且海拔越高，吸烟量越大，越易发病。由于吸烟不完全燃烧产生一氧化碳（CO）进入血液，与血红蛋白结合使之降低氧亲和力；同时也可导致血管内皮细胞损伤，内皮细胞肿胀，血管狭窄，影响血液循环。因此，吸烟会减少组织摄氧量，加重低氧血症，从而导致高原红细胞增多症的发生。

高原地区，肥胖、夜间睡眠呼吸紊乱等也易诱发红细胞过度增生。研究发现，高原地区特别是海拔 3000 m 以上，人体体重指数与血红蛋白浓度呈正比，而与 SaO_2 呈反比，体重越高的人，越易发生高原红细胞增多。凡是超重或肥胖者常常出现睡眠呼吸紊乱，表现为频发周期性呼吸，低通气、阻塞性或中枢性呼吸暂停，而慢性高原病患者发生睡眠呼吸紊乱一般为中枢性呼吸暂停（图 7-10，彩图）。由于睡眠期间呼吸发生异常，睡眠期间的血氧饱和度就随之下降，出现脑缺氧，睡眠结构改变，表现为有效睡眠指数及睡眠质量下降。有人观察到，高原红细胞增多症患者出现周期性呼吸、中枢性呼吸暂停以及夜间睡眠低氧血症，睡眠期间的 SaO_2 为 75% ～ 84%，最低可降低到 29.8%。当这些患者离开高原到达平原环境之后，因低氧因素的改善，周期性呼吸及睡眠呼吸暂停消失，睡眠期间平均 SaO_2 上升到 92.3%，血液学包括血红蛋白浓度、红细胞压积等显著改善，脑细胞供氧增加，睡眠结构及质量改善，提示高原低氧环境中出现睡眠呼吸紊乱，易致红细胞增多，甚至发生和发展为慢性高原病。高原地区睡眠呼吸紊乱的危害比平原地区大，呼吸暂停时除了 SaO_2 下降之外，还会出现心率突然降低，心输出量剧减，甚至可发生心脏骤停；由于长期夜间间歇性低氧，交感神经兴奋性增加，体循环血管特别是微小动脉血管阻力增加，导致体循环血压增高，久而久之

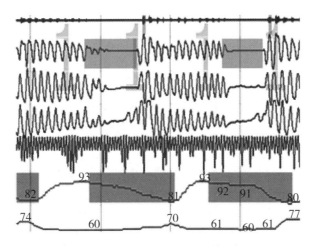

图 7-10　慢性高原病患者睡眠监测图

患者 35 岁，男性，居住在 3700 m，Hb26 g/L，Hct 74%。睡眠呼吸检测显示夜间低氧血症，中枢性呼吸暂停

发展为高血压病。因此，对居住在高海拔地区的人群，应加大睡眠医学方面的科普力度，各医疗单位大力开展睡眠呼吸监测，及早诊断和治疗睡眠呼吸紊乱，保障高原地区居民的健康。

（五）遗传易感因素

根据流行病学调查，慢性高原病的发生有显著的种族差异及个体易感性。世居高原藏族人群与其他民族比较，他们的静息通气量增加、低氧性肺血管收缩反应钝化、血红蛋白浓度低、慢性高原病发病率低等病理生理学特征。生理学的特征可能存在一些基因的多态性有联系。通过全基因组测序安第斯人群中 SENP1 和 ANP32D 基因与 CMS 易感性有关。青藏高原藏族人群中 EPAS1 基因和 EGLN1 基因的多态性与血红蛋白浓度呈很强的负相关，即基因每表达 1 个拷贝血红蛋白浓度平均降低 1.0 g/dL。EGLN1（PHD2）是调节机体低氧反应的关键基因之一，它通过直接调控 HIF 羟化酶反应来调节低氧反应。该基因在藏族人群中出现高频率的错义突变（missense mutation），表现在 EGLN1 的两个编码替换区的 D4E 和 C127S 发生突变。进一步研究，当人骨髓红系祖细胞（BFU-E）暴露低氧环境之后，未错义突变者的 BUF 细胞显著增生，而突变者没有发生细胞增生，提示 PHD2-D4E 和 C127S 的突变可能阻止了藏族人在高原低氧环境下血红蛋白浓度过度升高，降低了高原红细胞增多症发生的可能性。然而，CMS 患者群体由于 EGLN1 基因的错义突变，使他们不能够适应高原低氧环境而表现出过高的血红蛋白浓度。

另外，VEGF（vascular endothelial growth factor，VEGF）浓度在 CMS 患者血清中明显升高，VEGF 基因的多态性和 CMS 患者的红细胞增生、SaO_2 降低有关。CMS 患者的红细胞数被发现和 VEGF 的 SNP 位点 rs1570360 的多态性显著相关，VEGF 转录调控区的 7 个 SNP 位点在 CMS 患者中具有显著不同的基因型，并且这些位点和 SaO_2 有明显的相关性。

总之，慢性高原病发生和发展的病理生理学变化较为复杂，呼吸驱动减弱，特别是颈动脉体外周化学感受器对低氧通气反应钝化，夜间睡眠呼吸紊乱等，导致患者显著低氧血症是发生本病的主要因素（图 7-11）。但通气驱动减弱与红细胞增多之间的因果关系尚不清楚，是否像高原肺水肿患者一样，通气驱动的减弱发生在高红症之前，即是否与遗传有关，是值得深入探讨的新课题。

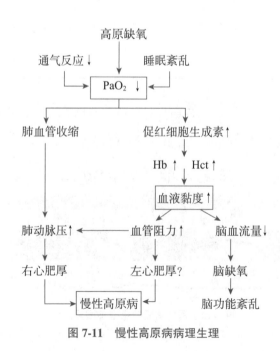

图 7-11　慢性高原病病理生理

四、病理

慢性高原病是全身多系统性疾病，但直接死于本征的病例极少见。Arias-Stellar 报告 3 例尸检，皱恂达报告 12 例。高红症的病理损害十分广泛，常导致多系统、多器官改变，其中心脑肺及消化道的受累最多见，损害的程度也最严重。

1．心脏的改变表现为体积增大，重量增加，血管明显扩张，内腔充满大量的血块，光镜下心肌有不同程度的肌溶性、凝固性、出血性和梗死性坏死，肌细胞为颗粒性坏死、脂肪变性及空泡变性，心肌间内毛细血管内皮细胞增生肿胀。

2．肺的表现为肺散在性出血，肺毛细血管高度扩张淤血，肺泡壁增厚，弹力纤维增多、增粗，肺泡腔扩大或间质性水肿，间质小血管弹力纤维明显增多，肺动脉平滑肌增生，中层毛细血管增生及出血，肺小动脉内皮细胞增生肿胀，肌性动脉中层增厚。

3．脑的表现为脑实质表面沟曲变浅，脑底及软脑膜的血管扩张充血或血管破裂，并有脑内点状或片状出血，脑细胞肿胀，间质水肿，神经细胞发生坏死，出现局限性或广泛性软化。

4．胃肠道　慢性高原病患者胃镜直视下见胃黏膜红色，黏膜水肿，点状或片状出血。胃镜病理改变表现在胃黏膜斑状出血或充血，呈水肿样变。

五、临床表现

（一）症状

本病多呈慢性经过，无明确的发病时间，一般发生在移居高原 1 年以上，或原有急性高原病迁延不愈所致。慢性高原病是由于血液黏滞度增高，血流缓慢所致的全身各脏器缺氧性损伤，因各脏器受损程度的不同，其临床症状轻重不一，变化十分复杂。最常见的症状有头痛、头晕、气短、乏力、记忆力减退、失眠。临床症状的轻重与血液学变化引起的组织缺氧程度有关。当脱离低氧环境返回平原后，随着血红蛋白和血细胞比容的逐渐恢复，症状也逐渐消失，但再返高原时又可复发。根据国内外报道的慢性高原病患者主要症状和体征有：头痛、气短、乏力、精神萎靡、心悸、睡眠障碍、耳鸣、食欲差、发绀、结膜毛细血管充血扩张、肌肉 / 关节痛、杵状指（趾）、手指脚趾麻木、感觉异常，以及女性月经不调、男性阳痿、性欲减退等。

（二）体征

发绀是本症的主要征象，约 95% 以上患者有不同程度的发绀，表现为口唇、面颊部、耳廓边缘，指（趾）甲床等部位呈青紫色，面部毛细血管扩张呈紫红色条纹，形成了本症特有的面容，即"高原多血面容"。眼结膜高度充血，舌质紫色，舌苔厚而干裂，舌咽黏膜呈黑或青紫色，多数患者有杵状指（图 7-12，彩图）及指甲凹陷，部分患者有颜面和下肢水肿，肝脾大，心律一般规则，少数人心动过缓，或伴窦性心律不齐，大约 20% 的病例心尖区及肺动脉瓣区可闻及Ⅰ～Ⅱ级杂音，肺动脉第Ⅱ音亢进或分裂，血压可高可低，脉压缩小。

六、实验室检查

（一）血象

本病最重要的特征是血液中血红蛋白浓度和红细胞数异常升高。秘鲁（海拔 3850 m）报道的 72 例慢性高原病患者的平均血红蛋白为 23.5 g/dl，血细胞比容为 71%。青海报道平

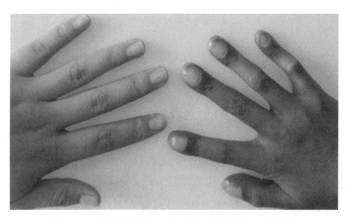

图 7-12 慢性高原病患者手指末端发绀、杵状指

均血红蛋白为 22.6 g/dl，红细胞计数为 $6.5 \times 10^6/mm^3$，血细胞比容为 76.7%，红细胞呈圆形、外形光滑、血色素饱满，呈大细胞高色素外观。白细胞总数及分类均在正常范围，血小板计数与同海拔高度健康人相同。

（二）骨髓

一般为红细胞系增生旺盛或轻度增生或正常骨髓象，粒系及巨系无明显变化。青海报道海拔 3780 m 地区红细胞增多症患者的骨髓象表现为红系，占有核细胞的 33.3%。红系各期细胞增生活跃，部分红细胞成簇出现，形成红细胞群，以中、晚幼红细胞居多，各期细胞大小不一，部分细胞核浆发育不平衡，呈巨幼样变，内质网、溶酶体少见，线粒体数量不增多，部分嵴排列紊乱、空泡变性、嵴模糊或消失。粒细胞及巨核细胞系无明显变化。电子显微镜下观察到粒系各期细胞核膜完整，胞浆内有较多颗粒，线粒体丰富，部分线粒体有空泡，嵴模糊甚至消失，部分细胞核浆发育不平衡总之，高原红细胞增多症骨髓象改变是红系增生旺盛、幼红细胞比值增高、红系分裂象增多、粒系减少。

（三）胃镜检查

由于血液黏滞度增高，血流缓慢既直接影响胃黏膜微循环，又因血液高凝状态而致毛细血管内血栓形成，胃黏膜严重缺血缺氧，最终易致黏膜糜烂、出血和坏死；食管静脉显露、曲张、食管下段或贲门黏膜充血、糜烂；胃黏膜呈弥漫性增生结节及脐状病灶；十二指肠溃疡形成或伴有憩室。对 21 例高红症患者胃镜观察发现，其主要表现为慢性糜烂性胃炎、慢性浅表性胃炎和胃窦部线形溃疡等，显微镜下约 90% 可见胃黏膜出血或出血斑，呈水肿样变，约 81% 有黏膜糜烂坏死，少数人在组织学上有轻度肠上皮化生和增生性改变（图 7-13，彩图）。

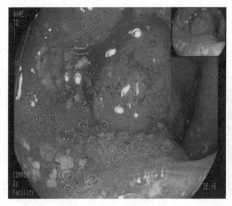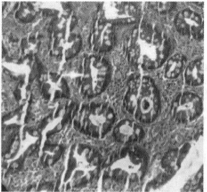

图 7-13 慢性高原病患者胃镜及胃黏膜组织病理学改变

（四）心电图和 X 线检查

单纯高原红细胞增多症一般不引起心电图改变或轻度改变，如 QRS 低电压、不完全性右束支传导阻滞或局限性右室内传导阻滞等（图 7-14）。X 线表现为肺纹理增多增粗、有的呈网状改变、未合并心脏及血压异常者心影可正常，若发生肺动脉高压和高原心脏病则出现右心室增大，肺动脉段凸出和右下肺动脉管径增大。

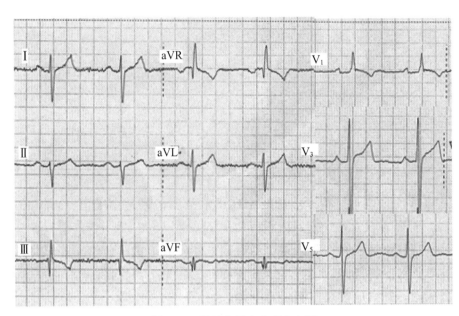

图 7-14　慢性高原病患者心电图

（五）血气和肺功能检查

血气分析表现为显著的低氧血症和相对性高碳酸血症。与同海拔高度正常人相比，慢性高原病患者 pH 和 PaO_2 降低，$PaCO_2$ 和 $A-aDO_2$ 增高（表 7-1）。

表7-1　海拔4300 m慢性高原病和正常人血气分析比较（$\bar{x} \pm s$）

	慢性高原病	正常对照组
pH	7.337 ± 0.008	7.442 ± 0.003
$PaCO_2$（mmHg）	26.5 ± 0.6	24.4 ± 0.3
PaO_2（mmHg）	47.3 ± 4.8	51.1 ± 0.7
$A-aDO_2$（mmHg）	6.5 ± 1.8	3.8 ± 0.4
P_{50}（mmHg）	28.5 ± 0.5	25.5 ± 0.5

$P_{50}=SaO_2$ 等于 50% 时的 PO_2

高原地区由于空气稀薄、气体密度和气道阻力低等使肺功能各项指标比平原人群增高，如肺总量和肺静息通气量增加，功能残气量虽有增加，但由于肺总量增加，残气量仍在正常范围（表 7-2）。

表7-2　慢性高原病组和正常对照组肺功能比较（$\bar{x} \pm s$）

	慢性高原病	正常对照组
MV（L/min）	11.5 ± 1.8	12.2 ± 2.4
VC（L）	3.65 ± 0.6	3.84 ± 0.3
FVC（L）	4.3 ± 1.5	4.5 ± 0.7
FEV1（%）	84.27 ± 7.8	88.3 ± 6.8
PEF（L/s）	8.72 ± 1.8	8.94 ± 1.9
FEF_{50}（L/s）	3.11 ± 0.8	4.01 ± 1.0
CV/VC%	28.5 ± 0.5	25.5 ± 0.5
TLC（L）	5.31 ± 0.5	5.37 ± 0.9
FRC（L）	3.74 ± 0.8	3.99 ± 1.0
RV/TLC	50.16 ± 6.2	52.30 ± 6.3
DLco	29.09 ± 5.21	32.08 ± 5.21

慢性高原病患者的肺通气和弥散功能均在正常范围，只是小气道（small airway）功能出现轻度异常，表现为用力呼气中段流量（FEF 25% ～ 75%）、闭合气量（CV/VC%）等降低。由于吸烟、空气干燥、寒冷等因素刺激气道，使呼吸道黏膜防御功能下降，易发生上呼吸道感染；另外，过度换气肺通气量增加，使肺泡膨胀，出现代偿性肺气肿，最终导致肺组织弹性回缩力减退，肺顺应性及气道阻力下降。

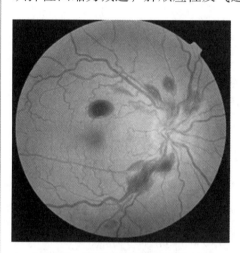

图 7-15　慢性高原病患者眼底改变

（六）眼部检查

由于血液黏度高，血流缓慢导致视网膜、视神经、睫状肌等组织供氧不足，在检眼镜可看到视网膜动静脉发绀、扩张、弯曲；视盘充血、水肿；眼结膜及球结膜高度充血，扩张及弯曲（图 7-15，彩图）。

七、诊断与鉴别诊断

（一）诊断

对 CMS 的认识虽有半个多世纪，但概念模糊不清、标准不一，影响着对 CMS 的深入研究。在 2004 年青海西宁召开的第六届国际高原医学大会上，统一了 CMS 的命名和分型，制订了新的诊断标准，并被国际高原医学会命名为"青海标准"，这是我国医学界为数不多的以我国学者为主拟订并得以通过的国际公认标准。"青海标准"主要以患者的十个主要症状、体征作为慢性高原病记分系统，症状包括头痛、头晕、记忆力减退、疲乏、气促或心悸、睡眠障碍、耳鸣、食欲减退、唇面及指发绀、结膜及咽部毛细血管扩张充血。症状、体征严重度评定：如无上述每一个症状体征则各记分为 0，在被检者作出阳性回答时，每一症状体征按程度分别以 1、2、3 分表示轻、中、重度（表 7-3）。

表7-3 CMS青海标准症状记分判断标准

症状	记分	程度	症状	记分	程度
气喘	0	无气喘	失眠	0	睡眠正常
	1	气度气喘		1	不能正常入眠
	2	中度气喘		2	睡眠不足，常觉醒
	3	重度气喘		3	无法入眠
发绀	0	无发绀	血管扩张	0	无血管扩张
	1	轻度发绀		1	轻度血管扩张
	2	中度发绀		2	中度血管扩张
	3	重度发绀		3	重度血管扩张
感觉异常	0	无感觉异常	头痛	0	无头痛
	1	轻度感觉异常		1	轻度头痛
	2	中度感觉异常		2	中度头痛
	3	重度感觉异常		3	重度头痛
耳鸣	0	无耳鸣	血红蛋白	男性：0	$Hb < 21 \ g/dl$
	1	轻度耳鸣		3	$Hb \geq 21 \ g/dl$
	2	中度耳鸣		女性：0	$Hb < 19 \ g/dl$
	3	重度耳鸣		3	$Hb \geq 19 \ g/dl$

将以上记分相加做出 CMS 的诊断及其严重度判定：无 CMS 总记分 = 0～5；轻度 CMS 总记分 = 6～10；中度 CMS 总记分 = 11～14；重度 CMS 总记分 = 15 或更高，特别是严重头痛，过度红细胞增多（Hb > 25g/dl）及显著低氧血症（$SaO_2 < 70\%$），其总记分达 15 时为重症。

应用 CMS 青海标准时，应注意以下几点：①第六届国际高原医学大会制定的高原定义是 2500 m 以上。因此，诊断 CMS 时，该患者长期居住的海拔高度应大于或等于 2500 m；②青海标准的记分系统包括症状和血液学（血红蛋白）指标。在临床工作中发现，有些人的血红蛋白量很高，但无任何临床症状，生活质量也无任何影响，这些人不能视为 CMS；③平原人或较低海拔高度人群移居 2500 m 以上高原之后，至少在该地区居住半年以上，并符合青海标准者方可诊断为 CMS。

（二）鉴别诊断

本病以红细胞增多、低氧血症、肺动脉高压为特征，因此需与以下疾病相鉴别：

1. 继发性红细胞增多症 主要有慢性支气管炎、肺气肿、先天性发绀型心脏病、胸廓畸形等引起的低氧性红细胞增多症。但这些疾病具有典型的症状和体征，如肺气肿等慢性气道阻塞性疾病有慢性咳嗽、咳痰史，肺功能检查肺通气功能、气道阻力、肺弥散量显著异常，表现为 FVC、FEV1% 及 FEF50% 显著下降，RV 和 RV% 增加，DLCO 降低；先天性发绀型心脏病可闻及心脏杂音。故这些疾病均具有特殊的临床及实验室检查特点，与 CMS 不难鉴别。

2. 真性红细胞增多症 本病多发生于 58 岁以上人群，无原发病及病因可查，移居平原不能恢复，血氧饱和度正常，无多血面容，骨髓改变为造血系增生，脾大。由于 CMS 的根本原因是组织缺氧引起的红细胞增生过度，因此，最有效的治疗方法是脱离低氧环境。

八、并发症

（一）慢性高原病合并血栓形成或血栓栓塞性疾病

经临床观察及病理学证实，高原低氧环境下，特别是在特高海拔、极高海拔地区居住者，以及较为严重的红细胞增多症者易导致血栓形成，并发展为血栓栓塞性疾病。血栓形成系指在活体心脏或血管腔内，血液发生凝固或血液中的某些有形成分互相集聚，形成固体质块的过程，在这个过程中所形成的固体质块称为血栓（thrombus）。栓塞（embolism）是指心脏和血管内栓子（如血栓、菌栓、脂肪栓等）脱落，随血流运行至相应的动脉血管并将其管腔阻塞，使之供应区域的组织由于缺血缺氧而发生坏死的过程。缺氧环境下血栓的形成一般多见于肺小动脉（small arteries）、细小动脉（arterioles）、毛细血管（capillaries）、深静脉、冠状动脉以及肠系膜动脉等。常见的血管栓塞有脑栓塞、肺栓塞、脾栓塞、肾动脉栓塞、肠系膜动脉栓塞等。

1. 血管血栓栓塞（cerebrovascular thrombosis）　脑血栓形成是指在颅内外供应脑部的动脉血管壁发生病理性改变的基础上，在血流缓慢、血液成分改变或血黏度增加等情况下形成血栓，严重时致使血管闭塞。脑栓塞是指血液中的各种栓子随血流进入脑动脉而阻塞血管，引起该动脉供血区脑组织缺血性坏死，出现局灶性神经功能受损。慢性高原病并发脑血管栓塞的病例报告甚少。Hackett 曾报道两名美国登山运动员，在喜马拉雅地区登山期间发生了脑栓塞，其中一例到达海拔 5800 m 时发生肺水肿，并用直升机转移到低海拔地区进行治疗，经治疗肺水肿完全恢复，但患者出现右侧偏瘫，渐渐失语，共济失调，脑 CT 扫描显示大脑左半球大片脑梗死。另一例为 42 岁美国男性，攀登珠峰 8000 m 高度时，右侧上下肢出现麻木、轻度瘫痪，眩晕，全身无力、疲乏，继之出现失语，共济失调，之后迅速返回低海拔地区进行治疗，发现其血细胞比容为 70%，血液黏稠度大，脑 CT 显示多发性脑梗死。西藏报道 11 例高原红细胞增多症患者尸体解剖结果，发现其中 3 例有脑血栓，6 例有点状和片状脑出血。青海大学附属医院影像科对 15 例慢性高原病患者行脑 CT 扫描，发现有 4 例出现大脑前动脉和（或）豆纹动脉血栓栓塞。

慢性高原病患者脑血栓形成是由于血液黏度增加，凝血功能改变，微循环血流障碍所造成。临床表现与栓塞的部位有关，如大脑中动脉主干闭塞时引起病灶对侧肢体偏瘫、偏身感觉障碍和偏盲；优势半球主干栓塞可有失语、失写、失读，大脑中动脉深穿支或豆纹动脉栓塞可引起病灶对侧肢体偏瘫，一般无感觉障碍或同向偏盲，优势半球受损，可有失语。

2. 肺栓塞（pulmonary thromboembolism）　所有血栓栓塞性疾病中，肺栓塞较为常见，栓子一般来源于下肢静脉、盆腔静脉的血栓脱落，随血流进入肺动脉及其较大分支堵塞血管。1954 年 Houston 报道了一位 24 岁登山者，在海拔 7450 m 高度逗留 5 天后出现下肢水肿并伴有血栓形成，随后的两天又发生了胸部剧痛、咳嗽、咳血性痰，患者返回低海拔地区后实验室检查示红细胞压积 76%，肺 CT 扫描示左肺血栓栓塞。高原缺氧引起肺栓塞，常伴有高原肺水肿、高原脑水肿、高原红细胞增多症等疾病。高原肺栓塞的临床症状与平原地区的肺栓塞基本相同，不同病例的临床表现差异比较大，症状和体征的严重性取决于栓子的大小、数量、栓塞的部位以及心肺功能状态等（详见第八章）。

3. 静脉血栓形成（venous thrombosis）　据文献报道，平原地区下肢静脉特别是足底静脉的血栓形成约为 50%，但在高原地区无确切的流行病学资料。临床病例观察高原低氧环境下静脉血栓形成并不少见。高原红细胞增多症患者，有不少人伴有下肢静脉曲张，血栓形成致使下肢肌肉萎缩，沿下肢静脉走行的皮肤坏死、溃疡形成（图 7-16，彩图）。静脉血栓形成多发生在下肢静脉和股静脉。西藏军区总医院对 125 例血栓性静脉炎病例分析显示，下肢静脉血栓占 72.8%，下肢深静脉血栓占 55.2%。临床上小静脉血栓不引起明显症状，也不会造成功能上的障碍，较小血栓形成之后，由于血液内血栓溶解，血栓消失，即使血栓不被完全溶解，也不会造成生命危险。但深静脉内的较大血栓，如果栓子脱落则顺血流到达肺动脉造成肺栓塞，严重危及生命，但这种情况甚少。文献记载，静脉血栓常合并静脉炎，因而患者会出现发热、心率增快、食欲减退、关节红肿疼痛，沿静脉走行皮肤红肿、压痛等。

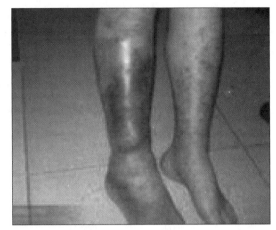

图 7-16 慢性高原病患者下肢静脉曲张、血栓形成、溃疡形成

4．血栓形成的可能因素（potential factors for thrombosis）

（1）血液成分及血流动力学改变：低氧促使机体血液成分显著改变，表现为红细胞数量增多，血红蛋白浓度增高，血细胞比容（Hct）升高，从而血液黏度增加。一般来讲，Hct 低于 45% 时，Hct 与血液黏度呈线性关系，当 Hct > 60% 时，全血黏度就会陡然上升，血流明显缓慢，Hct > 80% 时微循环血流呈停滞状态。长期低氧血症，常伴有高碳酸血症、酸中毒，使红细胞内黏度增高，红细胞凝集力增强，刚度增大，变形减少，进而又增加了血液黏度。由于血液黏滞度增加，血流缓慢，组织灌注特别是微循环灌流受阻。全血黏滞度是组织灌注的重要因素，它受血浆黏度、红细胞数量以及红细胞变形性和聚集性等因素的影响，其中红细胞数量是决定血液黏滞度的主要因素。血液黏滞度的变化是涉及血液流变学的重要因素，血液流变学是研究血液循环的血液流动性与变形规律的学科，对运送氧气起重要作用。一般而言，血流量与压差成正比，与血流阻力呈反比，若血管阻力不变，氧运输量可以随 Hct/Hb（全血黏度）的比值而变化，即 Hct < 30% 时运氧能力下降，Hct > 65% 时，Hb 明显升高，虽携氧能力增加，但血流量减少，其运输氧量仍下降。

（2）血液高凝状态：高原居民，特别是慢性高原病患者的血液流变学表现为"浓、黏、聚、凝"特点。血液的凝固是多种因子参与的复杂生理过程，它包括复杂的酶促反应和分子聚合，通过凝血过程的激活使溶胶状血液变成凝胶状。血栓的形成，是受血小板的质和量、白细胞的黏附、促凝活性、凝血因子的改变、抗凝及纤溶活力的减低等综合因素所制约。以往的研究显示，慢性高原病患者的纤维蛋白原、凝血因子 V、Ⅷ、血小板因子 3，血小板黏附性以及血栓素 A2 等均增高，说明慢性高原病患者的血液呈高凝状态。青海省人民医院血液科对高原居民与平原居民的凝血机制进行比较研究，发现高原居民特别是慢性高原病患者的凝血系统有内源及外源性凝血机制障碍，表现为复钙时间及白陶土部分凝血活酶时间延长，纤溶酶原降低。西藏地区研究资料显示，快速进入海拔 3000 m 以上的高原地区后，凝血酶原时间、凝血酶时间、活化的部分凝血活酶时间均明显延长，纤维蛋白原、纤溶酶原和纤溶酶原抑制物显著降低，表明在高原缺氧状态下凝血系统激活，红细胞增生，由于红细胞增生，血液黏滞度增加，内源和外源性凝血途径的激活促使血液处于高凝状态，同时血管内皮细胞受损，最终导致血栓形成。

（3）血管内皮细胞受损：血管内皮细胞为覆盖于血管内膜表面的一层单核细胞，可通过合成和分泌 NO、PGI2、ET-1 等血管活性物质，调节血管紧张性、抗血栓形成、抑制平滑肌细胞增殖及血管壁炎症反应等。由于血管内皮细胞直接与循环血液接触，因此很容易受到血小板聚集、释放的血管活性物质的影响，而导致血管内皮损伤，同时由于血液成分改变、血流速度缓慢和停滞等因素也可致血栓形成。以往的研究证实，慢性高原病患者与正常人比较，血浆 ET-1 含量升高，而 NO 显著降低，提示慢性高原病患者由于严重的低氧血症使血管内皮细胞分泌的缩舒血管因子的功能失衡，表现为缩血管功能上调，舒血管功能下调，缺氧引起的 NO 含量的下降，将促使血小板聚集，血小板、红细胞、单核细胞等黏附于内皮细胞，导致血管内皮细胞损伤。

5．预防与治疗　短期去特高海拔旅游、登山、探险者以及红细胞增多症者由于血液成分的改变，血流缓慢，血栓形成，并发血栓栓塞性疾病，如肺栓塞、脑栓塞、肠系膜栓塞、静脉栓塞等在临床上常可遇到。因此，对这类疾病的预防极为重要。然而，预防的重点在于及早诊断和治疗原发疾病。治疗的原则包括以下几点：

（1）抗凝剂：根据栓塞部位的不同，酌情应用抗凝剂，对脑血管栓塞的患者，不宜应用抗凝剂，因为易造成脑血管出血。抗凝剂包括：低分子肝素 0.5～1.0 mg/kg，静脉注射；阿司匹林 100 mg，口服，1～2 次/天；双香豆素 100 mg，口服、3 次/天；藻酸双酯钠 50～100 mg 静注，或口服 50 mg，3 次/天。

（2）中藏药：复方丹参注射液 20 ml，静脉注入，或口服 2 片/次，3 次/天；珊瑚胶囊口服 3 粒/次，3 次/天。银杏叶胶囊口服 3 粒/次，3 次/天。

（3）手术治疗：根据血栓栓塞部位的不同，采用不同的方法进行手术治疗。如静脉栓塞的患者，可实施下腔静脉结扎术、下腔静脉折叠术等；对肠系膜栓塞者，根据肠管坏死部位不同，将肠管连同肠系膜切除。

（4）血液稀释疗法：血红蛋白浓度 > 25 g/dl，血细胞比容 > 75% 的患者，可采用放血治疗法，每次放血 400 ml，并输入低分子右旋糖酐 500～600 ml，每一季度放血一次。

（二）慢性高原病合并脑水肿

高原脑水肿是人体快速暴露高原低氧环境引起的急性重型高原病。其发病急，临床表现以严重头痛、呕吐、共济失调等中枢神经系统功能紊乱症状为主，若治疗不及时，可危及生命。然而，慢性缺氧导致慢性脑功能损害未引起人们足够的关注，慢性高原红细胞增多症是否也可导致脑水肿，尚未见报道。2011—2013 年间青海大学附属医院收集了 30 例慢性高原病患者，其中 9 例诊断为慢性高原病合并脑水肿。

1．临床资料　9 例脑水肿病人均为长期生活在海拔 3200～4000 m 地区的久居人群。这些患者由于严重头痛、眩晕、恶心、呕吐、意识障碍症状进行性加重而来青海大学附属医院（海拔 2260 m）就诊。慢性高原病诊断采用 2004 年第六届国际高原医学大会确立的国际标准即"青海标准"。

表7-4　慢性高原病合并脑水肿与无脑水肿之间临床资料比较

	CMS-CE（$n=9$）	CMS-nonCE（$n=21$）	Pvaiue
年龄	42.6±8.1	43.6±6.8	0.3916
体重指数（kg/cm²）	24.3±1.3	24.1±1.2	0.7660
血红蛋白（g/dl）	25.5±0.7	23.1±1.4	< 0.0001

续表

	CMS-CE（n = 9）	CMS-nonCE（n = 21）	Pvaiue
血细胞比容（%）	74.1±3.5	66.5±5.1	0.0105
心率（次/分）	80.7±4.2	77.2±8.3	0.1346
SaO₂（%）	80.1±4.2	88.6±4.5	0.0030
CMS scorc	15.6±3.6	10.3±3.2	0.0170
颅内压（mmHg）	21.1±1.4	–	
CT-SSS（HU）	58.3±2.7	56.4±5.3	0.1840
CT-BMCA（HU）	50.7±3.3	48.4±3.4	0.3820

数据用均数 ± 标准差表示；CMS score：慢性高原病评分；CE：脑水肿；SSS：superior sagittal sinus；BMCA：两侧大脑中动脉

2. 影像学及实验室检查

（1）多层螺旋 CT 平扫：用 16 层螺旋 CT 行全颅平扫，并在 CT 平扫图像上测量双侧大脑中动脉和上矢状窦兴趣区（ROIs）的 CT 值（HU）。慢性高原病患者脑 CT 显示，脑组织弥漫性水肿，脑沟裂变浅，脑室较小，脑血管密度明显增高（图 7-17），特别是两侧大脑中动脉及上矢状窦脑血流密度增高。患者组和正常组的大脑中动脉血管 CT 值分别为（50.3±5.1）HU 和（38.8±3.3）HU（$P < 0.01$），CT 值与 Hb 水平呈显著正相关，说明 Hb 浓度越高，脑血管密度越高。

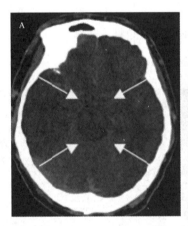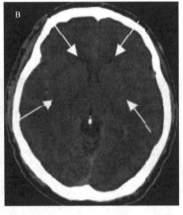

图 7-17　慢性高原病合并脑水肿

46 岁 CMS 男性患者，Hb 24.1 g/dl，脑 CT 示脑弥漫性水肿，脑沟裂变浅，脑室较小，脑血管密度高，特别是两侧大脑中动脉及上矢状窦脑血流密度增高

（2）CT 灌注成像（CT perfusion imaging）：CT 灌注成像是最近发展起来的一种脑功能成像技术，是在常规 CT 增强扫描的基础上，结合快速扫描技术和先进的计算机图像处理技术而建立起来的一种成像方法。CT 灌注之后，将专用软件进行计算出：时间 - 密度曲线（TDC）、脑血流速度（CBF）、脑血容量（CBV）、造影剂平均通过时间（MTT）以及造影剂达到高峰值时间（TTP）等指标。结果表明：慢性高原病脑水肿组的灰质脑血流量显著低于正常对照组（$P < 0.001$），但脑血容量无显著差异，灰质脑血流量与 Hb 水平呈负相关。图 7-18A 和 B 显示，正常人和慢性高原病患者的 TDC 曲线，正常人上矢状窦的峰值（TTP）为 22 秒（蓝线），大脑中动脉峰值 18 秒（红线），而慢性高原病患者的上矢状窦的峰值（TTP）为 50 秒（蓝线）、大脑中动脉峰值 35 秒（红线），说明慢性高原病患者，由于

红细胞增多，血液黏度增高，血流缓慢而致 TTP 显著延长（图 7-18，彩图）。

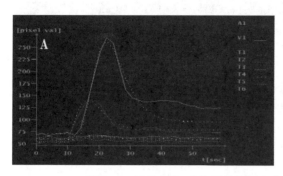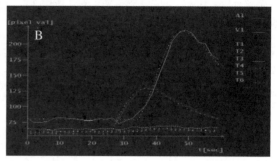

图 7-18   正常人（A）和慢性高原病患者（B）时间 – 密度曲线（TDC）比较

正常人上矢状窦的峰值（TTP）为 22 秒（蓝线），大脑中动脉峰值 18 秒（红线），而慢性高原病患者的上矢状窦的峰值（TTP）为 50 秒（蓝线），大脑中动脉峰值 35 秒（红线），慢性高原病脑血流速度比正常明显变缓慢

引自：Bao，et al．Cerebral Edema in Chronic Mountain Sickness：a New Finding．Sci Rep．2017；7：43224．

（3）磁共振成像（magnetic resonance imaging，MRI）：慢性高原病脑水肿患者的脑 MRI 显示，双侧小脑、枕叶、基底节区和双侧半卵圆中心等区域在 T2WI 和 FLAIR 像显示为对称性高信号影，T1WI 显示为低信号影，说明大脑和小脑均发生水肿，患者经吸氧、利尿、降颅内压等对症治疗 30 多天后，临床症状、体征显著改善，脑 MRI 异常信号均消失（图 7-19）。

由于 MRI 分辨率高，定位精确，因此 MRI 诊断脑水肿大小和位置十分清楚，对于治疗前后，病变部位呈现怎样的效果也做了一一比较，通过 MRI 评估诊断水平及治疗效果是其他方法无法替代的。通过本研究，提醒临床工作者，对慢性高原病患者出现中枢神经系统功能异常的表现，需引起高度重视。对居住在海拔 2500 m 以上高原的人群，若出现红细胞增

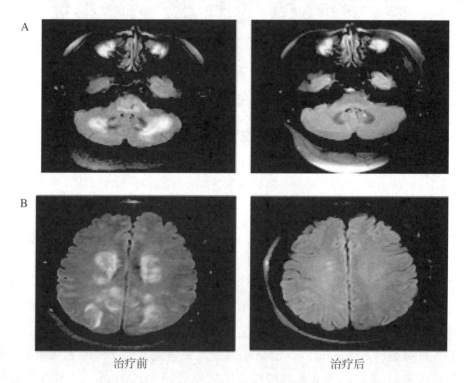

治疗前   治疗后

图 7-19   慢性高原病脑水肿患者治疗前（左）、治疗后（右）的头颅 MRI 比较

A．双侧小脑半球对称性水肿呈高信号（左），治疗后双侧小脑半球高信号消失（右）；B．双侧顶叶半卵圆中心高信号水肿影（左），治疗后双侧顶叶半卵圆中心异常信号消失（右）

引自：Bao，et al．Cerebral Edema in Chronic Mountain Sickness：a New Finding．Sci Rep．2017；7：43224．

多，低氧血症、并伴有中枢神经系统症状，应及时做脑 CT、MRI 等影像学检查，尽早采取有效的治疗，以防发生严重的并发症。

3．脑水肿形成的因素及机制　目前对慢性高原病患者并发脑水肿的认识不足，关注不够，对其发病因素及机制的认识仍处于起步阶段。

（1）血液成分及脑血流动力学改变：慢性高原病以红细胞增多、肺动脉高压、低氧血症等为特征，临床以疲乏无力，头痛头晕，睡眠差，神经精神功能紊乱为主要表现。头颅 CT 灌注成像显示，慢性高原病组与正常对照组相比，脑血流平均通过时间（MTT）明显延长，血流达到高峰值时间（TTP）明显延迟。说明慢性高原病患者脑血液流速缓慢。脑血流缓慢主要是由于红细胞数量增多、血红蛋白浓度增高、红细胞压积升高致使血液黏度增加所致，由于血液黏稠度增加，血液流速缓慢，组织灌注特别是微循环灌流受阻，最终致脑组织缺血缺氧。因此，慢性高原病患者长期低氧血症，甚至伴有高碳酸血症、酸中毒等均可使脑血流动力学及脑细胞功能障碍。

（2）脑代谢及脑细胞离子通道改变：研究证实，正常人脑每分钟每百克脑组织脑血流量在 60 ～ 80 ml，而慢性高原病患者的血液流变学，以"浓、黏、聚、凝"为特点，脑 CT 灌注显示，慢性高原病患者的脑血流量，特别是脑灰质脑血流量 [30.4±4.8 ml/（100 ml·min）]显著低于正常对照组 [42.5±3.9 ml/（100 ml·min）]，脑血流量与血红蛋白浓度呈负相关（r = −0.605，$P < 0.01$），提示血红蛋白浓度越高，血流速度越缓慢，可加剧脑灌注不足及脑缺氧，同时代谢产物的局部积聚可破坏血脑屏障引起血管通透性增加，最终导致血管源性脑水肿。慢性缺氧也可影响脑细胞能量代谢，使神经细胞膜上的 Na^+-K^+ ATP 酶活性下降，Na^+ 在细胞内无法排出，导致水在细胞内潴留而发生细胞毒性脑水肿。另外，细胞因子分泌、HIF 合成所致的信号通路改变及其他一些渗透性介质等也参与脑水肿的发生。

（3）血管通透性（vascular permeability）：研究表明，当组织缺氧和（或）缺血时，受伤部位有很多新的血管生长（vascular growth），又称为血管新生。其中研究较多的是 VEGF，它是由巨噬细胞分泌，能促使血管内皮细胞有丝分裂，增加血管通透性，故又称之为血管渗透因子（vascular permeability factor）。大鼠暴露于 6% ～ 9% 的低氧气体 3 小时之后，脑组织 VEGF-mRNA 开始增加，12 小时达高峰，说明缺氧可促使脑组织中 VEGF 增高。因此，缺氧引起的 VEGF 对脑毛细血管基底膜的溶解，从而破坏血管内皮细胞，使细胞间隙扩大，从而使血管通透性增高，致使高原脑水肿的发生。总之，慢性高原病合并脑功能异常的发病机制可能与低氧血症、氧化应激、脑代谢改变、血液成分改变、脑血管病变、血流动力学改变以及神经调节功能改变等有关。

4．治疗　本病多发生在特高海拔地区，这些地区交通及医疗条件较差，因此，如何早期诊断就地进行抢救非常重要。如有条件，对病情严重者应及早转送至低海拔地区为妥。治疗原则包括以下几方面：

（1）病人必须绝对卧床休息，以降低氧耗；

（2）高浓度高流量吸氧（4 ～ 6 L/min），有条件者可使用高压氧袋（hyperbaric bag）或高压氧舱治疗；

（3）药物治疗包括口服乙酰唑胺 250 mg，3 次 / 天；地塞米松 20 ～ 40 mg 静滴；降低颅内压，改善脑循环，可静滴 20% 甘露醇 250 ml，2 次 / 天；呋塞米 20 mg 稀释于 25% 葡萄糖液 20 ml 中静注，但特别要注意利尿过度引起的各种并发症；

（4）降温能减少脑血流量，降低脑代谢率，促进受伤细胞功能恢复，可使用体表冰袋，冰帽或冰水灌肠等法；

（5）根据病情发展的具体情况给予对症治疗。

（三）慢性高原病合并高血压

1．定义   平原人快速进入海拔 2500 m 高原之后，40% ~ 50% 的人血压升高，特别是舒张压较大幅度的增高。随着对高原环境的习服，血压可调整至正常水平，或略高于进入高原之前的水平，这是人体对高原低氧环境的生理性习服反应，是机体自我调节的措施，不需要服用任何抗高血压的药物。长期居住在高原地区的人，特别是红细胞增多症患者血压增高（主要是舒张压），不存在其他致高血压的因素，返回平原或较低海拔地区之后，随血红蛋白浓度的下降而血压逐渐恢复正常，称为高原性高血压。青海医学院资料显示，大约 65% 的高原红细胞增多症患者舒张压升高，而收缩压均在正常范围，舒张压的高低与红细胞压积呈正相关（图 7-20），即血球压积增高与舒张压的升高有密切关系。其发病率目前无确切统计数据。

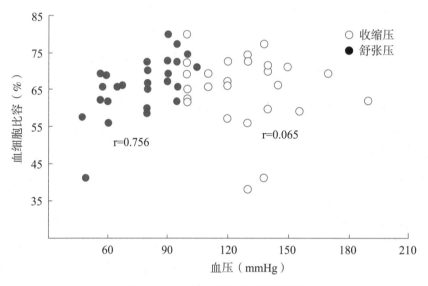

图 7-20   血压与血细胞比容的关系

舒张压与血细胞比容呈显著正相关（r=0.755），而与收缩压无显著相关（r=0.056）

2．发病机制   缺氧引起血压升高与儿茶酚胺类血管活性物质释放增多有关，缺氧使交感神经系统兴奋性增强，心排血量增加，周围小血管收缩，同时也可引起肾血管收缩，肾血流量降低，肾素 - 血管紧张素 - 醛固酮系统活性增强。慢性高原病患者，由于血红蛋白增多，血液黏度增加，动脉血氧饱和度下降，组织器官缺氧。因此，慢性高原病引起的高血压，除了低氧性交感神经活性增高、肾素血管紧张素系统功能亢进之外，由于血容量及血液黏度增加，可导致全身细小动脉收缩、阻力增加、血管痉挛而最终血压升高。在生理状态下，血细胞比容与舒张压有着重要的正相关，血细胞比容增加导致血液黏度增加的同时，常伴有血容量增加，如果机体得不到充分代偿，则总外周血管阻力增高。

3．临床表现   高原性高血压主要临床表现与一般心脑血管疾病的症状和体征相似。一般症状为头痛、头晕、心悸、胸闷、气短、乏力、耳鸣、口干、易怒、多梦、失眠等，可伴有面部及肢体麻木，消化道症状如恶心、呕吐、食欲减退也较常见，舒张压一般高于 95 mmHg，收缩压 130 ~ 140 mmHg 之间，但患者一旦转至低海拔地区，不需特殊处理，血压可于数日或一两个月内逐渐降至正常，重返高原后血压又升高。

4．治疗　一般来讲，对高原高血压不需要治疗，如出现较严重的症状，可根据所出现的症状进行对症处理，对长期积极治疗效果不明显或合并严重脏器损害者，需及时转送到低海拔地区进行治疗。

九、治疗与预防

（一）治疗

多年来，对慢性高原病的药物治疗或其他治疗方面虽进行了大量的探索，并取得了不少的进展，但真正临床应用很有效或被国内外学者公认的方法尚未见报道。依据其发病机制，较为有效的治疗是转至低海拔或平原地区，对继续留在高原地区的轻症患者，休息和低流量吸氧是重要的治疗措施，但重型患者若出现右心衰竭，应劝其尽快脱离低氧环境。据报道，患者转至低海拔地区 3 ~ 4 个月后临床症状可明显改善，血红蛋白、血细胞比容、血液黏度等恢复至正常值，心电图右室肥厚减轻，肺动脉压下降，循环血容量减少，患者在平原恢复后如再返回高原时症状又可重现，并且可能会加重。

1．改善缺氧

（1）间歇吸氧：可使用鼻导管或面罩低流量吸氧，一般 1 ~ 2 L/min 为宜，每次 2 小时，每日 2 次。吸氧对轻型患者可明显减轻症状，但对重型患者因机体的氧运输能力严重受损，单纯吸氧并不能改善症状、吸氧的同时需给予药物治疗。

（2）高压氧舱（或高压氧袋）：用高压氧舱治疗高红症的临床资料不多见，一般来讲，高压氧舱（袋）增加动脉血氧含量，提高血氧饱和度，改善临床症状，降低红细胞数。有人认为，患者虽在高压氧舱内症状明显改善，但出舱后数小时或次日症状又复发，血流动力学指标无改善。故对高红症患者高压氧舱的疗效无论近期或远期，需进一步观察。

2．放血疗法　对重型慢性高原病患者进行换血治疗后，血流动力学和血氧分压明显改善，运动耐力提高。若血红蛋白 > 25 g/dl，血细胞比容 > 70%，并且有血管栓塞或脑缺血先兆者可考虑放血治疗，一般每次静脉放血 300 ~ 400 ml，每季度一次，放血后应输入生理盐水，右旋糖酐或血浆。本疗法仅在短期内改善症状，并对预防各种继发病有效，故只用于重型患者。

3．抗凝和抗栓　严重病人因红细胞增生过度，血液呈高凝状态，因而易导致血栓形成或血管内凝血。故酌情抗凝治疗：双香豆素 100 mg，3 次 / 天口服；藻酸双酯钠 50 ~ 100 mg 静注或 50 mg 口服，3 次 / 天；肝素 0.5 ~ 1.0 mg/kg，稀释于葡萄糖盐水中静滴。

4．中药　中医中药治疗各类慢性高原病是我国特有的优势，用中医治疗高原红细胞增多症，也取得了良好的效果。根据中医辨证，本症以血淤气滞为主症，治疗以活血化淤，尤以行气活络为主。西藏人民医院常用：

多血 0 号方：丹参、丹皮、川芎、三七、郁金、红花、陈皮、枳实。

多血 Ⅰ 号方：黄拍、石膏、茯苓、泽泻、栀子、苡仁、白毛根。

多血 Ⅱ 号方：黄芩、知母、麦冬、龙骨、五味子、生地、桑寄生。

青海省中医院应用狭叶红景天治疗高原红细胞增多症获得良好的效果，狭叶红景天 600 mg 口服；2 次 / 天，15 天为一个疗程；丹参注射液 20 ~ 30 ml 加入 5% 葡萄糖注射液或生理盐水 250 ml 中静脉滴注，1 次 / 天；刺五加注射液 40 ~ 60 ml 加入 5% 葡萄糖注射液或 250 ml 生理盐水中静脉滴注，1 次 / 天。

5．其他治疗

（1）己烯雌酚：本药在国外应用较多，它可抑制 EPO，降低血红蛋白，对高原红细胞增多症有一定的疗效，但长期大剂量应用可导致乳房增大，性功能减退，骨关节疼痛等副作用。常用剂量为 2 mg/d，口服或肌肉注射。

（2）休息：减轻劳动强度，避免剧烈体力活动，保证休息时间，特别是保证夜间睡眠时间，改善睡眠环境，提高睡眠质量。

（3）调整饮食：多食水果和新鲜蔬菜，补充各类维生素，禁止吸烟和饮酒。

6．转至低海拔处或平原　对血液学三项指标较高，并有合并症的重症患者或每次重返高原时病情逐渐加重者，应尽早脱离低氧环境，转至平原或较低海拔地区。

（二）预防

目前，在世界范围内对慢性高原病的预警、预测及预防缺乏具体措施，无特效的药物预防。根据长期的临床工作经验，提出以建议：

1．体格检查　对拟进入高原的个体及人群应进行体格检查，包括心电图、肺功能，特别是应做低氧通气反应、肺弥散功能检查，有条件可做运动实验，监测最大运动状态下的血氧饱和度变化。

2．保持良好的生活习惯　到达高原经习服建立之后，可适当体育锻炼，增强抗缺氧、抗病能力。合理休息，保证睡眠，尽量少喝酒，严禁吸烟。积极预防感冒、上呼吸道感染以及其他心肺疾病。

第二节　高原性心脏病

一、定义

高原心脏病（high altitude heart disease，HAHD）以慢性低压低氧引起肺动脉高压为基本特征，并伴有右心室肥厚或右心功能不全，它是慢性高原病的另一种类型，可分为小儿和成人高原心脏病两种。1955 年吴德城等报道我国首例小儿高原心脏病，1966 年吴天一报道了成人高原心脏病。在国外，有些学者把它称之为"高原肺动脉高压症"或"高原肺高血压"，被认为是人体对高原低氧的一种病理生理学反应，不承认它是一种独立疾病；另有些人将其归为慢性肺心病的一个变异型。2004 年第六届国际高原医学大会，对本病的命名和定义取得了统一。本病易发生于海拔 2500 m 以上的高原，由于高原缺氧，肺小动脉持续收缩，从而引起肺小动脉肌层肥厚、管壁增厚、管腔狭窄、阻力增加，从而使肺动脉压持续升高，因而在国际上被命名为"高原性肺动脉高压"（high altitude pulmonary hypertension，HAPH），但在国内一直习惯沿用高原心脏病（high altitude heart disease）的说法。本病多数为慢性发病，个别初进高原者特别是儿童会急性或亚急性发病，国外称为亚急性高原病（sub acute mountain sickness）。急性或亚急性患病者，以显著肺动脉高压引起的右心室扩大和充血性右心衰竭为特征；而慢性患病者表现为以右心室后负荷过重所致的右室肥厚为主的多脏器损害。

二、发病率

高原心脏病多发生于平原移居高原或由高海拔到更高海拔处的居民，其发病率随海拔的逐渐升高而增高。流行病学调查结果显示，移居者的患病率显著高于世居者，儿童患病率高于成人（表7-5）占同时期儿科心脏病住院总人数的42.6%，且绝大多数患病儿在2岁以内发病，占88.5%；男女之比为2：1。

表7-5 不同海拔高度藏汉族之间高原心脏病发病率的比较

	汉族		藏族	
	儿童（%）	成人（%）	儿童（%）	成人（%）
< 3000 m	0.47	0.07	0.20	0.00
3000 ~ 4000 m	1.47	0.71	0.39	0.24
4000 ~ 5000 m	3.64	1.72	1.72	0.46

三、发病机制

高原性心脏病主要以慢性缺氧引起的右心功能受损为表现，左心室是否亦受累或受累程度如何尚不清楚。低压低氧是发生高原心脏病的根本，而低氧性肺动脉高压和肺小动脉壁的增厚是其发病机制的中心环节或基本特征。

（一）肺动脉高压

经流行病学和临床病例研究发现，久居和世居人群的肺动脉压明显高于平原地区人群。Paneloza 等比较了平原出生和高原出生人群从婴儿到成年期间的肺血流动力学及肺血管形态学的变化，发现出生在高原（4500 m）和平原地区婴儿的肺动脉压无显著差异，之后随年龄的增加，高原儿童的肺动脉压仍维持较高水平，而平原人则明显下降。血管形态学的变化近似与血流动力学，即高原人肺细小动脉明显肌化，而平原人则变薄。Hultgren 在秘鲁（4206 m）报告 Monge's 病平均肺动脉压为 44.47 mmHg，杨之在青海报告（3950 m）肺动脉平均压为 36.7 mmHg。长期持久的低氧性肺血管收缩和肺动脉高压使右心后负荷逐渐加重，并发生右心室代偿性肥厚，当病情继续发展，心脏储备力进一步减退，同时缺氧可损伤心肌细胞，使心肌收缩力减弱，心输出量降低，最终导致右心衰竭。关于低氧性肺血管收缩的机制，虽进行了许多卓有成效的研究，但确切的机制尚未清楚。目前较公认的看法是：

1. 血管活性物质的作用 肺对血管活性物质的控制和调节具有独特的作用。肺血管内皮细胞是分泌和合成血管活性物质的重要场所，可合成并释放具有舒缩血管作用的两类物质，从而对血管张力有重要调控作用。

（1）前列腺素（prostacyclin，PG）：PG 广泛存在于哺乳动物的各类组织和体液中，其肺组织中含量最高，其生理功能十分复杂，可参与多种组织器官的生理生化过程，但它的作用是有选择性的。PG 及其前体、中间产物和代谢物对肺血管有很强的舒缩效应，其中 PGI_2 和 TXA_2 在血液中维持平衡对肺循环的调节起重要作用。PGI_2 是由血管内皮细胞和平滑肌细胞合成，具有舒张肺血管、降低血管阻力、抑制平滑肌细胞增殖等作用，而 TXA_2 由血小板合成，其作用与 PGI_2 正好相反。缺氧使血液中 6- 酮 -PGF1a（PGI_2 的氧化物）的含量降低，而 TXB_2（TXA_2 的降解产物）增高。高原健康人血浆 6- 酮 -PGFIa 含量增高，TXB_2 含量减少，T/P 比值增大，提示高原缺氧可能损伤肺血管内皮细胞，使 PGI_2 的合成减少，而 TXA_2 的释放增多。

（2）一氧化氮（nitric oxide，NO）：NO 是一种新发现的细胞间信息交换载体，即细胞信使分子，其广泛参与机体多种生理功能的调节。NO 生物活性作用的研究始于对血管内皮细胞释放的内源性舒张因子（DERF）的研究，因此，有人曾认为 NO 就是 DERF，但也有人认为不能将 NO 与 DERF 等同，因为 DERF 可能包括了非 NO 物质。当鼠暴露在海拔 3780 m 30 天后，血清 NOS、NO 含量明显升高，平均肺动脉压显著增高，血清 NO 含量升高程度与平均肺动脉压的增高呈正相关。高原肺水肿患者的 eNOS 基因位点出现变异，如高原肺水肿患者与正常组人比较，前者的 Glu298Asp 和 eNOS4b 等两个位点有明显的突变，提示由于高原肺水肿患者 eNOS 基因位点的变异，导致肺血管内 NO 合成释放减少，从而促进了低氧性肺动脉高压的形成。

（3）血管内皮素 -1（endothelin-1，ET-1）：ET-1 是一种广泛分布于各类组织细胞的活性多肽，由 21 个氨基酸残基组成，人体有三种 ET，即 ET-1，ET-2 和 ET-3，其中 ET-1 是公认最强的肺血管收缩剂。缺氧无论急性或慢性均可刺激内皮细胞合成并释 ET，从而使肺血管强烈收缩。正常人从海平面快速到达海拔 4559 m 高原时，血浆 ET-1 浓度比平原增加两倍，并且 ET-1 的增加与 PaO_2 呈负相关（r = –0.45，$P < 0.01$），而与肺动脉压呈正相关（r = 0.52，$P < 0.02$）。当大鼠暴露于 10% 的 O_2 40 分钟时，血浆 ET-1 浓度达到高峰，而暴露 5% 的 O_2 10 分钟内就到峰值。低氧可抑制 NO 等舒血管活性物的代谢下调，增强 ET-1 等缩血管活性物的上调，从而既导致了低氧性肺血管收缩，最终导致肺动脉高压的发生（图 7-21）。因此，在高原低氧环境中，肺血管内皮 NO 和 ET-1 的协调匹配是发生低氧性肺动高压的重要因素。

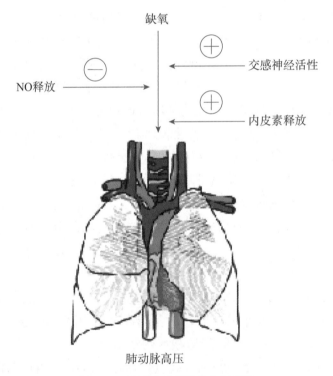

图 7-21　肺动脉高压的发生示意图
缺氧可抑制一氧化氮（–），刺激交感神经和内皮素活性（+），增强低氧性肺血管收缩反应，导致肺动脉高压的形成

（4）血浆心钠素：缺氧除了 ET-1 增加外，血浆心钠素（atrial natriuretic peptide，ANP）和精氨酸血管加压素（arginine vasopressin，AVP）含量也同时明显增高，提示这些多肽类物质虽各有不同的生理作用。有人认为，AVP 可刺激血管内皮细胞分泌 ET-1，血浆中 ET-1 的增加可促使肺血管收缩，肺动脉高压和右心房的牵扯，从而使 ANP 分泌和释放，因此

ET-1 是促使 ANP 释放的因子之一。高原居民，特别是高原心脏病患者 ANP 的含量显著升高。ANP 可扩张血管，减少静脉回流，阻止肺动脉高压的发生。在慢性缺氧下，ET-1 可促使肺小动脉平滑肌增殖肥厚，从而进一步升高肺动脉压。另外，高原肺水肿和高原心脏病人的血管紧张素转化酶（angiotensin converting enzyme，ACE）的含量比高原正常人高 3 ~ 4 倍，说明急、慢性缺氧可促使肺血管内皮细胞合成 ACE，并加速血管紧张素 I 转化为血管紧张素 II 并降解舒血管物质从而使肺血管收缩。

2. 细胞膜离子通道作用　20 世纪 70 年代膜片钳技术的问世及近年来单细胞分离技术的成熟，使人们对细胞膜上离子通道电活动的研究成为可能。已知肺动脉平滑肌细胞上主要包含三类离子通道，它们分别为钾通道、钙通道和氯通道。这几类通道在低氧性肺血管收缩中各自发挥不同的作用，控制肺动脉平滑肌细胞的舒缩反应。

（1）K^+ 通道与肺动脉高压：与低氧性肺血管收缩相关的钾通道主要有：电压门控钾通道（K_V）、高电导钙敏感钾通道（BK_{Ca}）、ATP 敏感的钾通道（K_{ATP}）以及内向整流钾通道（K_{IR}）等。低氧通过肺动脉平滑肌细胞上氧感受系统的作用，抑制 K_V 的单通道电流及通道开放概率，并通过基因调控使 K_V 的氧敏感性 α 亚单位表达下调，最终导致 K^+ 外流减少，使细胞膜去极。低氧作用于 K_V 通道，使膜去极化继而介导 Ca^{2+} 内流，引起肺血管收缩，当细胞去极化或细胞内 Ca^{2+} 浓度升高时激活 BK_{Ca}，促进 K^+ 外流，导致细胞的超极化使血管扩张，从而调节肌张力使其维持在一定的水平。

（2）Ca^{2+} 通道与肺动脉高压：与低氧性肺血管收缩相关的钙通道有：L 型钙通道（L-VDC）、受体激活性钙通道（ROC）以及钙储库激活性钙通道（SOC）。在低氧性肺血管收缩反应中，Ca^{2+} 的升高主要是 L-VDC 激活后 Ca^{2+} 内流的结果。ROC 与 SOC 均位于细胞膜上，低氧时细胞内发生一系列信号传导，最后通过下游信号蛋白使 ROC 激活，Ca^{2+} 内流；而 SOC 可直接感受到急性低氧时细胞内钙库的 Ca^{2+} 损耗而激活引起胞外 Ca^{2+} 内流。钙释放通道分布于肌质网和内质网膜上，是钙储库内 Ca^{2+} 释放入胞浆的途径，现已知的钙释放通道有两种：Ryanodine 受体（Ry-R）钙释放通道和三磷酸肌醇受体（IP_3-R）钙释放通道，急性低氧可直接激活肌质网膜上的 IP_3-R 和 Ry-R 引起钙储库内 Ca^{2+} 释放。通过上述途径使 Ca^{2+} 升高促发兴奋收缩耦联机制，使平滑肌细胞收缩，肺动脉压升高。

（3）氯离子通道：在肺动脉平滑肌细胞膜上存在的氯通道有：钙激活性氯通道（Cl_{Ca}）、容量激活性氯通道（Cl_{VR}）和配体门控性氯通道（ligand-gated Cl channels）。低氧可使 Ca^{2+} 升高，激活 Cl_{Ca}，Cl^- 外流，使肺动脉平滑肌细胞维持于去极化状态，进一步促进 Ca^{2+} 内流。

由此可见，低氧性肺血管收缩过程中肺动脉平滑肌细胞上的离子通道起着核心作用，钾通道、钙通道、氯通道通过一系列复杂的分子、电生理机制，最终导致 Ca^{2+} 升高，触发兴奋 - 收缩耦联机制，使肺动脉平滑肌细胞收缩（图 7-22），在这一过程中，K_V 的作用最为关键，钙通道的作用最直接，BK_{Ca} 则在一定程度上调节肌张力。膜电位的大小决定了细胞的收缩程度，因此，K_V 及 VDC 作为决定细胞收缩反应的始动因素，发挥了非常关键的作用。

（二）肺血管结构重建

动物实验及临床资料证实，长期严重缺氧使肺血管出现形态学改变，其主要表现为肺小动脉中层肥厚及无平滑肌的细小动脉（直径 < 100 um）肌性化。低氧性血管收缩是导致肺小动脉肌化的初始机制，肌层增厚可进一步促进肺小动脉的阻力增加，收缩力增强，使肺动脉压力更为增高。移居高原的大鼠肺小动脉壁厚度占血管外径的 27.2%，而土生高原鼠兔仅占 9.2%，血管壁的增厚与肺动脉平均压呈正相关。肺血管的重建亦常发生于原发性肺动脉

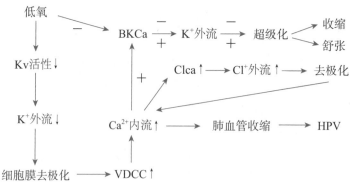

图 7-22　低氧影响例子通道的模式图

高压，慢性肺疾病等，但形态学的改变在某些方面不同于单纯缺氧所致的高原心脏病，如肺血管壁的增厚主要以内膜增殖和外膜纤维化为主（图 7-23，彩图）。

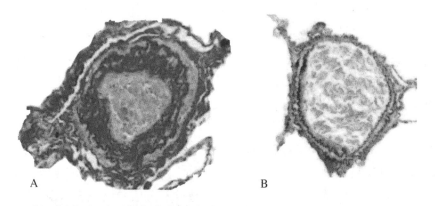

图 7-23　肺气肿患者（A）及早期肺癌（B）肺组织病理切（Elastica-van Gieson 染色，X25）

肺气肿病人肺小动脉壁的增厚除了中层平滑肌之外，主要以内膜增殖和外膜纤维化为主。对照组肺小动脉壁内外弹力层之间夹着一层非常薄的平滑肌，使血管壁非常薄

缺氧可直接损伤内皮细胞，减少内源性血管扩张剂的合成，并释放某些生长因子促使血管平滑肌细胞增殖肥厚。这些因子包括 ET-1、ACE、血小板衍生因子（platelet derived growth factor，PDGF）、胰岛素样生长因子（insulin-like growth factors IGF）等。

1．血管内皮生长因子（vascular endothelin growth factor，VEGF）　VEGF 可由肺泡巨噬细胞、血管平滑肌细胞和内皮细胞合成，其活性依赖于 HIF-1，慢性缺氧使 HIF-1 的合成增加，进而促使 VEGF 的基因转录，加速 VEGF 的合成并释放。用免疫组织化学染色，肺心病患者肺小动脉平滑肌细胞 VEGF 出现阳性，而且血管壁越厚，免疫反应就越强。Tuder 和 Christon 分别发现，在慢性低氧性肺动脉高压动物模型中，VEGF-Flk 受体 mRNA 明显增高，肺小动脉中层平滑肌细胞的 VEGF 呈强阳性，提示 VEGF 可参与缺氧性肺血管重建过程。

2．转化生长因子 -β1（transforming growth factor-β1，TGF-β1）　TGF-β1 是一种多功能的生长因子，其分子量 25KD 的二聚体，存在于血小板、肺等多种组织中，对肺血管平滑肌、血管内膜及肺间质等有较强的增殖及纤维化作用。用 TGF-β1 抗体免疫学检测发现，移居高原大鼠肺小动脉和细支气管周围的单核细胞、巨噬细胞和嗜中性粒细胞上呈强阳性，而在高原鼠兔未发现此种反应；另外，原发性肺动脉高压和肺心病病人的肺血管平滑肌细胞也出现阳性。

3．肥大细胞类胰蛋白酶（Mast cell tryptase）Tryptase 和 Chymase（胃促胰酶）是目前大家熟悉的肥大细胞分泌的多肽生长因子。Tryptase 分子量为 110～140 kD，是一种大分子复合物。应用单克隆抗体进行免疫组化染色，发现移居高原大鼠肺小动脉周围肥大细胞 Tryptase 出现强阳性，而高原鼠兔未见任何阳性反应。研究还发现，实施肺减容手术（lung-volume reduction surgery）的慢性肺气肿和肺心病患者肺血管、小支气管周围和肺间质中肥大细胞的密度增加，Tryptase 的免疫反应亦呈阳性，肺小动脉周围肥大细胞的密度与血管壁的厚度呈正相关，说明肥大细胞对血管重建起重要作用。

四、病理学改变

高原心脏病患者尸检病理报道极少，国外文献只报道 5 例，其病理学的主要特点是心脏体积增大，重量增加，右心房、右心室扩张肥厚，右心室重量占全心 67%（正常为 30%），肺小动脉中层增厚，部分病人血管内膜纤维化，中小肺动脉广泛阻塞性血栓形成（图 7-24，彩图）。国内西藏学者报告了 20 例成人和 57 例小儿高原心脏病尸检结果，发现心脏的改变与国外报告相同。光镜下可见心肌特别是右室乳头肌和右心室壁有严重肌纤维变性、坏死、钙盐沉积及瘢痕形成。电镜下见肌原纤维溶解、破坏、线粒体肿胀空化，有的可见致密颗粒，内质网扩张和糖原颗粒减少等。肺血管的改变，表现在肺小动脉中层肥厚及无平滑肌的细小动脉（直径 < 100 mm）肌性化。血管壁增厚除了中层平滑肌细胞增殖，血管内膜和外层纤维组织亦出现增生，有的小动脉内皮细胞肿胀、突向管腔致使血管腔变窄甚至阻塞。

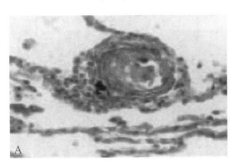
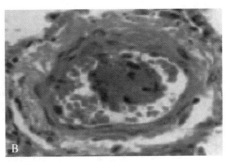

图 7-24　与正常肺小动脉（A）相比，高原心脏病患者肺小动脉中层增厚，部分病人血管内膜纤维化（B）

五、临床表现

（一）症状

小儿与成人高原心脏病的临床表现有所不同。小儿发病较早，病程进展快，早期症状为烦躁不安、夜啼不眠、食欲缺乏、咳嗽、口唇发绀、多汗、继而出现精神萎靡、呼吸急促、心率加快、发绀加重、水肿、尿少、消化道功能紊乱，若有呼吸道感染，则体温升高，咳嗽剧增，最终发展为右心衰竭。成人发病缓慢，症状逐渐加重，早期仅有慢性高原反应及轻度肺动脉高压的表现，如头痛、疲乏无力、睡眠紊乱、食欲缺乏等，随着病情的进一步发展，出现心悸、胸闷、呼吸困难、颈静脉充盈、肝大、下肢水肿等右心功能不全的表现。

（二）体征

小儿发育一般较差，呼吸急促、鼻翼扇动、口唇发绀明显、心率增快、心界扩大，多数患儿于心前区或三尖瓣区可闻及 Ⅱ～Ⅲ 级收缩期吹风样杂音，肺动脉第二音亢进或分裂，肺部可有干湿性啰音，与肺部感染有关。当出现右心衰竭时，肝大、下肢水肿、颈静脉怒张、肝颈静脉反流征阳性，肺部感染严重者常合并有肺水肿。成人中常有代偿性肺气肿体征，部分病人有杵状指，口唇、甲床发绀，血压多为正常，心界轻度扩大，心率加快，少数病人心动过缓，心尖部闻及 II 级吹风样收缩期杂音，个别患者出现舒张期隆隆样杂音，肺动脉第二音亢进、分裂，右心功能不全者可有肝大压痛，下肢水肿。

六、实验室检查

（一）心电图

以右心室肥厚为主要表现，电轴右偏，极度顺钟向转位，肺型 P 波或尖峰形 P 波，完全或不全性右束支传导阻滞，右室肥厚伴有心肌劳损等，仅少数病人 P-R 及 Q-T 间隙延长及双室肥厚（图 7-25）。

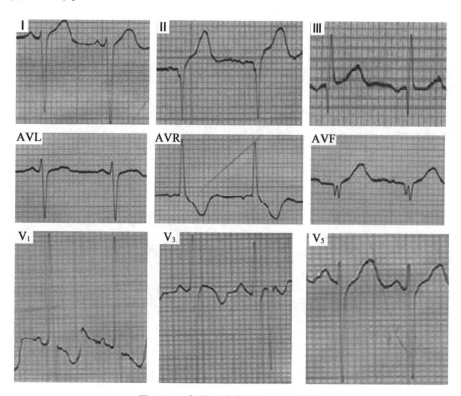

图 7-25　高原心脏病患者心电图变化

（二）肺功能

临床上易将高原心脏病与肺源性心脏病混淆，前者是由慢性缺氧引起的肺血管损伤性疾病，而后者是支气管及其周围组织的慢性炎症所致的气道阻塞性疾病，故肺功能检查对两者的鉴别具有重要价值。高原心脏病患者仅呈现轻度小气道功能障碍，主要表现为用力呼气中段流量（FEF25% ～ 75%）降低和闭合气量（CV/VC%）的各项指标增高。

（三）超声心动图

超声心动图特别是多普勒超声心动图是最理想的无创伤性定量化诊断肺动脉高压的方法。超声心动图主要表现为右室流出道扩张、右室内径增大、右室流出道增宽、左房内径无明显变化、右室流出道与左房内径比值增大、右室前壁厚度也增加（图 7-26）。

（四）X 线征象

多数患者肺血管密度增多和肺淤血可同时存在，有的病例肺门影扩大，肺纹理增加。心脏改变为肺动脉段凸出，圆锥膨隆，有的甚至呈动脉瘤样凸起；右心房和（或）右心室增大，心脏呈二尖瓣型，右下肺动脉外径增宽（图 7-27），个别患者也可出现左右心室都增大的情况。高原肺动脉高压 X 线诊断标准：右下肺动脉干横径 > 17 mm，右肺下动脉干横径与气管横内径比值 > 1.10。

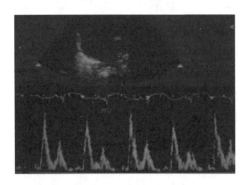

图 7-26　高原心脏病超声心动图

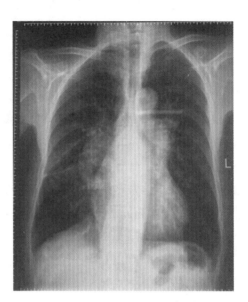

图 7-27　高原心脏病患者 X 线片
右心房和右心室增大，肺动脉段凸出，圆锥膨隆，右下肺动脉外径增宽

七、诊断与鉴别诊断

（一）诊断

1．居住海拔高度　一般在海拔 2500 m 以上的移居者易发病，个别对缺氧易感的世居者亦可罹患。根据国际高原医学大会制订的高原定义，诊断高原心脏病，其所在地海拔高度为 2500 m 以上。

2．临床症状和体征　高原心脏病患者主要以肺动脉高压，右心室肥厚及右心衰竭的表现。其症状和体征为心悸、疲乏无力、咳嗽、呼吸困难、发绀、肺动脉第二音亢进或分裂，重症者出现肝大、下肢水肿、少尿等。

3．实验室检查　X 线、心电图及超声心动图等检查呈显著肺动脉高压和右心室肥厚征象，右心导管或彩色多普勒超声心动图检查示，肺动脉平均压 > 30 mmHg，收缩压 > 50 mmHg。

4．排除其他心血管疾病特别是肺心病。

5．转至平原或低海拔处病情缓解，肺动脉压下降，心功能恢复正常。

（二）鉴别诊断

1．先天性心脏病　高原地区先天性心脏病，特别是动脉导管未闭的患病率很高，其易与小儿高原心脏病混淆，但动脉导管未闭的收缩期杂音粗糙而传导，X 线检查多有肺门舞蹈征。

2．肺源性心脏病　肺心病和高原心脏病在某些方面极为相似，在鉴别上有一定困难。但前者有慢性咳嗽史，肺通气功能显著异常，而后者的肺功能基本正常。

3．原发性肺动脉高压　本病少见，病情呈进行性加重，脱离高原环境病情也不缓解。

八、治疗

（一）一般治疗

高原心脏病的发生除了低氧因素外，劳累、寒冷及呼吸道感染常为诱发因素。故在高原应注意劳逸结合，保证睡眠时间及睡眠质量，并进行适当的体育锻炼。心功能不全者应注意卧床休息。调整饮食，多食水果和新鲜蔬菜，禁过量饮酒和吸烟。消除思想顾虑，积极配合医务人员的治疗。

（二）吸氧疗法

吸氧是纠正缺氧，提高血氧饱和度，改善心功能的重要手段。依病情采用间断或持续低流量（1 L/min）吸氧，一般不必应用高浓度给氧，有条件也可用高压氧舱治疗。

（三）西药治疗

1. 强心利尿 有心力衰竭者宜选用强心剂，常用毒毛旋花甙 K 0.125 ~ 0.25 mg 静脉注射，小儿 0.007 ~ 0.01 mg/kg，1 次 / 天；毛花苷 C 0.2 ~ 0.4 mg 静注，1 ~ 2 次 / 天；地高辛（digoxin）0.2 ~ 0.4 mg 口服，2 ~ 3 次 / 天。常用利尿剂包括：双氢克尿噻 25 mg 口服，3 次 / 天；呋塞米 40 ~ 60 mg 静脉注射；依他尼酸钠 25 ~ 50 mg 静脉注射。

2. 降低肺动脉压 急性或慢性高原缺氧引起肺小动脉的强烈收缩是发生高原心脏病的关键。因此，对治疗高原心脏病最有效的方法是解除低氧性肺血管收缩反应。目前，在临床上用于降低肺动脉高压的药物很多，但其疗效并不令人满意。临床上较常用的降低肺动脉高压的药物有：

（1）硝苯地平（nifedipine）：硝苯地平是扩张冠状动脉和外周血管的钙离子拮抗剂，它的主要药理作用是能直接阻断肺小动脉平滑肌细胞钙内流，显著减轻肺血管收缩，降低血管阻力，改善微循环。据文献报道，舌下含服硝苯地平 10 ~ 20 mg 可降低肺血管阻力 20% ~ 30%。

（2）酚妥拉明（regitine）：酚妥拉明是 α- 受体阻滞剂，可扩张体循环小动脉和大静脉。因此，不但可以扩张肺小动脉、减轻肺血管阻力，还能增加周围静脉血流量，减轻右心前、后负荷，增加心肌收缩力，可有效降低高原肺水肿患者的肺动脉高压。用法为 5 ~ 10 mg 酚妥拉明稀释于 20 ~ 40 ml 50% 葡萄糖液缓慢静注。

（3）西地那非（sildenafil）：西地那非治疗肺动脉高压的药理作用是通过选择性抑制 5 型磷酸二酯酶抑制剂（PDE-5），增加细胞内 cGMP 浓度使平滑肌细胞松弛，抑制 PASMC 的增殖。在国外应用西地那非治疗高原肺动脉高压已有大量报道，而国内尚未见报道。研究发现平原地区服用西地那非对肺循环和运动耐力无任何改变，而在海拔 5400 m 地区服用 50 mg 西地那非能显著降低肺动脉压，增加心输出量和提高运动耐量。Hsu 等研究发现口服 100 mg 西地那非可提高模拟高原（吸入 12.8% 低氧混合气体）受试者低氧条件下的运动耐力、每搏心输出量、心输出量等，但对慢性肺动脉高压治疗疗效的评价未见报道。它的主要副作用包括头痛、腹泻和消化不良。一般口服剂量为 25 ~ 75 mg。

（4）一氧化氮：NO 治疗肺动脉高压的研究工作近来颇受重视。吸入小剂量 NO 后通过激活 PASMC 鸟苷酸环化酶，催化 GTP 生成 cGMP，cGMP 进一步产生松弛平滑肌的作用。牟新兵等发现吸入 NO 5 分钟后，高原肺水肿患者的肺循环阻力、肺动脉平均压明显下降，血氧分压明显升高，而心率、体循环动脉压、心输出量等指标无明显变化，当患者在停止吸入 NO 改吸室内空气 10 分钟后，肺动脉压反跳到吸入 NO 前的最高值，提示吸入 NO 对高原肺水肿患者肺动脉高压有选择性降低作用，对体循环压无明显影响。一般吸入剂量为20～40 ppm。

（5）波生坦（Bosentan）：Bosentan是一种活性的非肽类内皮素1（ET-1）受体拮抗剂。Modesti等在海拔4559 m地区研究发现口服62.5 mg Bosentan可显著降低肺动脉收缩压，提高动脉血氧饱和度，改善急性高原病临床症状。

（6）抗生素：在高原因低氧、寒冷、干燥等特殊环境，患者极易并发呼吸道感染，因此积极有效地预防和控制呼吸道感染显得十分重要，可酌情选用广谱或一般抗生素。

（四）中藏药治疗

青藏高原具有丰富的高原特色药用植物、动物和矿物，因而对研究高原病的防治有着得天独厚的天然药物资源优势。按中医理论，把高原病可能视为"气"不足而造成的病症，如气虚、血虚、气滞、血瘀症等。根据这些理论，我国学者对中草药的抗缺氧的有效成分及疗效进行了大量的人体和动物实验，从而筛选出不少的用于预防和治疗高原病的药物，如复方党参、红景天、刺五加、异叶青兰、黄芪、茯苓、冬虫夏草、索罗玛宝、十五味珍珠丸、二十五味沉香丸、三味檀香散、复方党参片等。这些药虽能不同程度的提高人体对缺氧的耐力，但至今尚无一种被国际公认或已广泛用于治疗高原病的药物。

（五）脱离高原环境

对于高原肺动脉高压患者转至平原治疗的标准，尚无统一的意见。一般来讲，凡心脏明显扩大，有明显肺动脉高压（肺动脉平均压＞30 mmHg）和心功能严重不全者应考虑转至平原或较低海拔处治疗。

总之，高原肺动脉高压的早期诊断、早期治疗和早期预防是该疾病防治工作的重点和热点。高原肺动脉高压的发生除了低氧个体差异外，劳累、寒冷及呼吸道感染常为诱发因素。故在高原应注意劳逸结合，保证睡眠时间及睡眠质量，适当的体育锻炼，心功能不全者应注意卧床休息。消除思想顾虑，积极配合医务人员的治疗。对严重病理性HAPH也要药物治疗，如钙拮抗剂（Nifedipine）、磷酸二酯酶抑制剂（sildenafil）、前列环素类似物（Ventavis）、吸入型NO、内皮素受体拮抗剂（Bosentan），以及中藏药制剂等。对心脏明显扩大，有显著肺动脉高压和心功能严重不全者应考虑转至平原或较低海拔处治疗。

（格日力）

主要参考文献

[1] Beall CM，Cavalleri GL，Deng L，et al. Natural selection on EPAS1（HIF2alpha）associated with low hemoglobin concentration in Tibetan highlanders. Proc Natl Acad Sci USA，2010，107（25）：11459-11464.

[2] Yi X，Liang Y，Huerta-Sanchez E，et al. Sequencing of 50 human exomes reveals adaptation to high altitude. Science，2010，329（5987）：75-78.

[3] Ge RL，Simonson TS，Cooksey RC，et al. Metabolic insight into mechanisms of high-altitude adaptation in Tibetans. Mol Genet Metab. 2012，106（2）：244-247.

[4] Ge RL，Mo VY，Januzzi JL，et al. B-type natriuretic peptide，vascular endothelial growth factor，endothelin-1，and nitric oxide synthase in chronic mountain sickness. Am J Physiol Heart Circ Physiol. 2011，300（4）：H1427-1433.

［5］ Lorenzo VF, Yang Y, Simonson TS, et al. Genetic adaptation to extreme hypoxia：study of high-altitude pulmonary edema in a three-generation Han Chinese family. Blood Cells Mol Dis, 2009, 43（3）：221-225.

［6］ 格日力. 我国高原医学的研究现状与展望. 中华医学杂志，2011，90（30）：2089-2091.

［7］ Ri-Li G, Chase PJ, Witkowski S, et al. Obesity：associations with acute mountain sickness. Ann Intern Med，2003，139（4）：253-257.

［8］ Ge RL, Shai HR, Takeoka M, et al. Atrial natriuretic peptide and red cell 2, 3-diphosphoglycerate in patients with chronic mountain sickness. Wilderness Environ Med，2001，12（1）：2-7.

［9］ Leon-Velarde F, Maggiorini M, Reeves JT, et al. Consensus statement on chronic and subacute high altitude diseases. High Alt Med Biol，2005，6（2）：147-157.

［10］ Penaloza D, Arias-Stella J. The heart and pulmonary circulation at high altitudes：healthy highlanders and chronic mountain sickness. Circulation，2007，115（9）：1132-1146.

［11］ Ge RL, Helun G. Current concept of chronic mountain sickness：pulmonary hypertension-related high-altitude heart disease. Wilderness Environ Med，2001，12（3）：190-194.

［12］ Guan W, Ga Q, Li R, et al. Sleep disturbances in long-term immigrants with chronic mountain sickness：A comparison with healthy immigrants at high altitude［J］. Respir Physiol Neurobiol，2014，13：4-10.

［13］ 胥瑾，格日力. 慢性高原病遗传易感基因的研究进展. 中华医学杂志，2015，95（34）2812-2815.

第八章 高原相关呼吸系统疾病

高原环境最主要的变化是随海拔的升高大气压成非线性的降低。吸入气氧分压、肺泡氧分压及动脉血氧分压均降低。气体密度和温度也降低，海拔每升高 150 m，气温下降 1℃。伴随着低温，绝对湿度相对于海平面也降低。这会增加呼吸道水分的丢失，特别是在运动时通气量增加的情况下。随海拔的升高，气体的质量也发生变化，如尘螨是导致哮喘的一种重要的过敏原，它随海拔的升高而减少。但空气质量的其他方面，随海拔升高可能变得不佳，如在高原运输货物的大型柴油卡车、数量增多，且释放的气体也明显增多；高原很多地区以木头或牦牛粪为燃料，也导致空气质量变差；高原强紫外线使得光化学产物和雾气增多；高原有许多山谷频繁的温度变化使得污染物增多。呼吸系统是对外开放的系统，高原环境的这些变化均会对呼吸系统造成影响，所以高原呼吸系统疾病具有与平原不同的特点。

第一节 慢性阻塞性肺疾病

一、定义

慢性阻塞性肺疾病（简称慢阻肺）是一种持续性的呼吸道症状和气流受限为特征的疾病，可以预防和治疗。气流受限呈进行性发展，与肺部对香烟烟雾等有害气体或有害颗粒的异常炎症反应有关。慢阻肺主要累及肺，但也可引起全身（或称肺外）的不良效应。

慢阻肺、慢性支气管炎和肺气肿密切相关，慢性支气管炎是指支气管壁的慢性、非特异性的炎症。如患者每年咳嗽、咳痰达 3 个月以上，连续 2 年或更长，并可除外其他已知原因的慢性咳嗽，可诊断为慢性支气管炎。肺气肿则指肺部终末细支气管远端气腔出现异常持久的扩张，并伴有肺泡壁和细支气管的破坏。当慢性支气管炎和肺气肿的患者肺功能检查出现气流受限并且不能完全可逆时，则诊断慢阻肺。

二、流行病学

慢阻肺是呼吸系统中的常见病和多发病，患者数多，死亡率高，社会经济负担重。慢阻肺目前居全球死亡原因的第 4 位，世界银行 / 世界卫生组织公布，至 2020 年慢阻肺将位居世界疾病经济负担的第 5 位。1992 年在我国北部和中部地区，对 102 230 名农村成人进行了调查，慢阻肺的患病率为 3%，王辰等进行的中国肺部健康研究在 Lancet 上发表最新研究成果：我国 20 岁以上人群中慢性阻塞性肺疾病患病率为 8.6%，40 岁以上人群中慢阻肺的患病率为 13.7%，依此估算我国有近 1 亿慢阻肺患者。

目前关于高原地区慢阻肺的流行病学的研究十分有限。有研究显示高原地区由于低氧、寒冷、干燥等特殊环境，高原居民慢阻肺发病率高于平原，长期居住于高原的慢阻肺患者慢性肺源性心脏病的发病率及死亡率均增加，海拔每增加 95 m 死亡率增加 1/105。但亦有与此相反的意见。哥伦比亚的一项 5539 人的研究显示，未发现慢阻肺的发病率与海拔有关；2005 年在拉丁美洲 5 个城市的流行病学研究发现，海拔 2240 m 的墨西哥城慢阻肺的发病率低于海拔 1000 m 以下的 5 个城市，患者的死亡率未因海拔增加而增高。2006 年对青海省不同海拔地区的 24 196 人进行调查，慢阻肺患病率为 0.66%，40 岁以上的人群患病率为 1.52%，远远低于平原。因为高原慢阻肺研究较少，流行病学情况有待于进一步研究。

三、病因

确切的病因不清楚，可能与下列因素有关。

（一）吸烟

目前认为吸烟是导致慢阻肺的最重要的环境因素。吸烟者慢性支气管炎的患病率比不吸烟者高 2 ~ 8 倍。烟草中所含的各种化学物质如焦油、尼古丁和氢氰酸等，可损伤气道上皮细胞和纤毛运动，促使支气管黏液腺肥大，杯状细胞增生，黏液分泌增多，气道净化能力下降。氧自由基产生增多，诱导中性粒细胞释放蛋白酶，破坏弹力纤维，诱发肺气肿形成。

（二）吸入职业粉尘和化学物质

越来越多的流行病学研究结果表明，某些职业粉尘暴露可以参与慢阻肺的发病，如烟雾、变应原、工业废气及室内空气污染等。近年的研究发现，生物燃料燃烧在农村慢阻肺发病因素中具有重要地位。燃烧生物燃料使慢阻肺的患病危险性增加，可能与吸烟具有协同作用。

（三）空气污染

流行病学的研究显示，长期生活在室外空气污染严重的地区可能是慢阻肺发病的重要因素之一。大气中的有害气体如二氧化硫、二氧化氮、氯气等可损伤气道黏膜上皮，使纤毛清除功能下降，黏液分泌增加，为细菌感染创造条件。

（四）呼吸道感染

对于慢阻肺患者，呼吸道感染是导致疾病急性加重的一个重要因素，可以加剧病情进展。但是，感染是否是导致慢阻肺发病的直接原因目前尚不明确。

（五）社会经济地位

更多证据表明，贫困始终与气流阻塞有关，较低的社会经济地位与慢阻肺的患病风险增加有关，社会经济地位与慢阻肺的发病之间具有负相关关系，社会经济地位低的人群发生慢阻肺的概率较大。原因尚不十分清楚，可能与室内、外空气污染、居室拥挤、营养差等原因有关。

（六）遗传易感性

慢阻肺患者中近 41.8% 并不吸烟；国外文献报道，吸烟者中大约 10% ~ 20% 的人发展为慢阻肺。某些遗传因素可增加慢阻肺发病的危险性。目前，α1- 抗胰蛋白酶基因是目前唯一可以确定的与慢阻肺发病密切相关的基因，其等位基因有 M、S、Z 三型，其中 Z 型纯合子为慢阻肺易感者。

（七）获得性免疫缺陷综合征（human immunodeficiency virus，HIV）

近期 Meta 研究显示 HIV 患者较 HIV 阴性的人罹患慢阻肺的风险增加（11 项研究，OR=1.14（95%CI 1.05，1.25）。

（八）年龄和性别

年龄是慢阻肺的危险因素，目前尚不清楚健康老化是否会导致慢阻肺，或者年龄是否反映了一生中累计暴露危险因素的综合，气道和肺实质老化与一些慢阻肺有关的结构变化相似。以往多数研究认为男性慢阻肺的发病率和死亡率高于女性，但近年来的研究显示，男、女性慢阻肺的流行病学相似，还有研究认为，女性对于香烟的刺激更敏感。

（九）肺的生长和发育

在怀孕、出生、童年和青少年时期接触危险因素的过程会影响肺的生长，任何影响肺的生长的因素都增加了慢阻肺发生的风险。

四、发病机制

慢阻肺的发病机制尚未完全明了。目前普遍认为慢阻肺以气道、肺实质和肺血管的慢性炎症为特征，在肺的不同部位有肺泡巨噬细胞、T 淋巴细胞（尤其是 CD8+）和中性粒细胞增加，部分患者有嗜酸性粒细胞增多。激活的炎症细胞释放多种介质，包括白三烯 B4、白细胞介素、肿瘤坏死因子 α 和其他介质。这些介质能破坏肺的结构和（或）促进中性粒细胞炎症反应。除炎症外，肺部的蛋白酶和抗蛋白酶失衡、氧化与抗氧化失衡以及自主神经系统功能紊乱（如胆碱能神经受体分布异常）等也在慢阻肺发病中起重要作用。

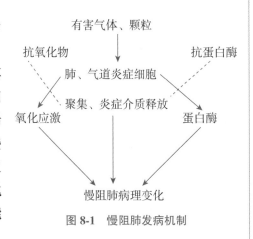

图 8-1　慢阻肺发病机制

吸入有害颗粒或气体可导致肺部炎症；吸烟能诱导炎症并直接损害肺；慢阻肺的各种危险因素都可产生类似的炎症过程，从而导致慢阻肺的发生（图 8-1）。

五、高原对慢阻肺的影响

（一）长期居住高原对慢阻肺的影响

目前关于长期居住于高原的慢阻肺患者的生存状况的研究资料十分有限。由于高原环境寒冷、干燥、冬季长等特点，高原居民罹患慢性支气管炎的机会高于平原，并且由于高原空气稀薄，血氧分压低于平原人，所以与平原相比肺功能分级相同的慢阻肺患者的动脉血氧分压（arterial partial pressure of oxygen，PaO_2）更低，慢阻肺患者更易出现较严重的低氧血症和呼吸衰竭。慢性肺部疾病再加上高原低氧，与平原相比，高原肺心病患者的发绀、红细胞增加更为严重，肺动脉高压及右心扩大出现早，疗效较差。有研究显示，海拔每升高 95 m，慢阻肺的死亡率增加 $1/10^5$，与海平面相比，这些患者死亡年龄较轻且得病后存活的时间短于海平面。据青海的资料，高原地区老年人死亡原因分析表明，肺心病仅次于脑血管病，是老年人死亡的第二原因。但也有与此意见相反的研究，墨西哥的一项研究显示，慢阻肺的死亡率未随海拔升高而增加。尽管长期居住高原环境对慢阻肺的影响结论尚未统一，但对于慢阻肺患者来说，海拔是一个潜在的问题，慢阻肺患者应该避免长期居住高原。

（二）急进高原和慢阻肺

患有慢阻肺的患者是否能到高原短期旅行和工作，目前研究资料不很充分，主要从以下几方面进行考虑：

1. 气体交换　慢阻肺患者由平原进入高原，PaO_2 下降，在运动的状态下，PaO_2 将进一步降低，美国胸科协会的指南提出 PaO_2 高于 50 mmHg 是决定能否到高原的阈值，美国航空医疗协会将这个标准定在 55 mmHg，并且确认在海平面 PaO_2 为 73 mmHg 的慢阻肺患者飞行到 2348 m 是安全的，在到达海拔 2348 m 时 33% 的患者和到达 3048 m 时 66% 的患者 PaO_2 < 50 mmHg。由于 PaO_2 的下降，慢阻肺患者可能出现相应的临床表现，如心律失常、呼吸困难、头痛、头晕，但这些症状与低氧的水平又不完全相关。最常出现的就是呼吸困难和轻度疲劳。

2．气流受限　除了影响动脉血的氧合外，海拔也会改变气流受限的程度。高海拔对于气流受限的影响，除了低氧的影响外，低气温也是一个影响因素。但对于气流受限的影响目前尚不统一。有学者将第一秒用力呼气容积占用力肺活量百分比（forced expiratory volume in one second per forced vital capacity，FEV_1/FVC）为 51% 的慢阻肺患者带到海拔 5488 m 的低压舱，发现肺活量（vital capacity，VC）从 2.97 L 降到 2.72 L，FEV_1/FVC 从 51% 增加到 57%，同时发现最大通气量（maximal ventilation volume，MVV）从 60 L/min 增加到 73 L/min，最大呼气流速从 1.45 L/s 增加至 1.55 L/s；也有研究显示将 FEV_1 为 31% 的患者在模拟 2348 m 处，他们的 VC、FEV_1、MVV 等均无明显变化；还有研究认为低氧会加重慢阻肺患者的支气管收缩。但这些研究都只是模拟了低压低氧，都没有很好的模拟高海拔的低气温。有学者将慢阻肺患者暴露于 −17℃，发现 FEV_1 平均下降（9.4±1.4）%。而慢阻肺患者在 −20℃ 做自行车运动试验后，FEV_1 与训练前相比下降了 4% ～ 8%，但也有研究显示平均 FEV_1 为 1 L 的患者在 −13℃ 时训练，最大呼气流速增加。

3．肺大泡　对于有严重肺大泡的慢阻肺患者来说最重要的问题是在高原低气压下肺大泡是否会扩大或导致气胸。现有的文献显示这个顾虑是不必要的。研究显示 9 例非慢阻肺但有肺大泡或肺囊肿的患者在低压舱中，快速将压力降至 13 110 m，只有 1 个人的肺大泡和囊肿扩大，但没有出现气胸；6 个患有肺大泡的慢阻肺患者以 304 m/min 的速度到达模拟海拔 5488 m，肺大泡没有扩大也未形成气胸。

4．慢阻肺和继发性肺动脉高压　严重的慢阻肺患者低氧导致肺动脉高压，这些患者在高原发生高原肺水肿和急性右心衰的风险增加。在高原，肺泡低氧导致低氧性肺血管收缩和肺动脉压进一步增加，这会增加肺水肿的形成和右心负荷增加。高原寒冷的气候也会导致肺血管阻力增加，到目前为止尚没有研究低压低氧对慢阻肺患者和肺动脉压的影响，但这些患者患低氧性肺血管收缩和急性右心衰的风险大于没有肺动脉高压的慢阻肺患者的结论是合理的。

5．呼吸功耗　进入高原，正常人通气量增加是很容易的，但是中到重度的慢阻肺患者能否在一段较长的时间里维持通气量的增加和耐受呼吸时高的氧耗，目前缺乏这方面的研究。但根据慢阻肺患者训练的相关文献可以得出一些结论。对 12 个平均 FEV_1 在 1.8 L 的慢阻肺患者进行训练，从他们最大氧耗量（maximal oxygen consumption，VO_2max）60% ～ 70% 水平开始训练直到他们所能耐受的最大限度，尽管训练持续的时间远远短于慢阻肺患者在高原停留的时间，但研究发现在这个过程中没有人出现膈肌收缩疲劳，而且 MVV 达到了（55.6±4.1）L/min，显著高于他们在静息状态下的每分通气量。这说明慢阻肺的患者在高原时可能能够维持足够的静息通气量。

六、临床表现

（一）症状

起病缓慢，病程长。

1．慢性咳嗽　晨间咳嗽明显，夜间有阵咳或排痰。

2．咳痰　咳嗽后通常咳少量黏液性痰，部分患者在清晨较多；合并感染时痰量增多，常有脓性痰，有时可咳血痰或咯血。

3．气短或呼吸困难　这是慢阻肺的标志性症状，早期仅于劳力时出现，后逐渐加重，以致日常活动甚至休息时也感气短。

4．喘息和胸闷　部分患者特别是重度患者有喘息和胸闷。

5．全身性症状　症状较重的患者可能会发生全身性症状，如体重下降、食欲减退、外周肌肉萎缩和功能障碍、精神抑郁和（或）焦虑等。

（二）体征

慢阻肺早期体征可不明显。随疾病进展，常有以下体征：

1．视诊　胸廓形态异常，包括胸部过度膨胀、前后径增大、剑突下胸骨下角（腹上角）增宽及腹部膨凸等；呼吸变浅，频率增快，辅助呼吸肌如斜角肌及胸锁乳突肌参加呼吸运动，重症可见胸腹矛盾运动；患者不时采用缩唇呼吸以增加呼出气量；呼吸困难加重时常采取前倾坐位；低氧血症者可出现黏膜及皮肤发绀，伴右心衰竭者可见下肢水肿、肝增大。

2．触诊　双侧语颤减弱。

3．叩诊　由于肺过度充气使心浊音界缩小，肺、肝界降低，肺叩诊可呈过度清音。

4．听诊　两肺呼吸音可减低，呼气相延长，平静呼吸时可闻干性啰音，两肺底或其他肺野可闻湿啰音；心音遥远，剑突部心音较清晰响亮。

七、辅助检查

（一）肺功能检查

肺功能检查是判断气流受限的客观指标，对慢阻肺的诊断、严重程度评价、疾病进展、预后及治疗反应等均有重要意义。不完全可逆的气流受限是慢阻肺诊断的必备条件。吸入支气管舒张剂后 $FEV_1/FVC\% < 70\%$ 者，可确定为不能完全可逆的气流受限，再根据 FEV_1 占预计值的百分比（$FEV_1\%$）对慢阻肺进行肺功能的程度分级（表 8-1）。

表8-1　慢性阻塞性肺疾病肺功能分级

分级	分级标准
GOLD1 级：轻度	$FEV_1 \geqslant 80\%$ 预计值，
GOLD 2 级：中度	$50\% \leqslant FEV_1 < 80\%$ 预计值，
GOLD 3 级：重度	$30\% \leqslant FEV_1 < 50\%$ 预计值，
GOLD 4 级：极重度	$FEV_1 < 30\%$ 预计值，

（二）胸部 X 线检查

慢阻肺早期 X 线胸片可无明显变化，以后出现肺纹理增多、紊乱等非特征性改变；主要 X 线征为肺气肿的表现如肺过度充气，肺容积增大，胸腔前后径增长，肋骨走向变平，肺野透亮度增高，横膈位置低平，心脏悬垂狭长，肺门血管纹理呈残根状，肺野外周血管纹理纤细稀少等，有时可见肺大泡形成。并发肺动脉高压和肺源性心脏病时，除右心增大的 X 线征象外，还可有肺动脉圆锥膨隆，肺门血管影扩大及右下肺动脉增宽等。

（三）胸部 CT 检查

高分辨率 CT（high resolution computer tomography，HRCT）对辨别小叶中心型或全小

叶型肺气肿及确定肺大泡的大小和数量，有很高的敏感性和特异性，对预计肺大泡切除或外科减容手术等的效果有一定价值。

（四）血气检查

当 $FEV_1 < 40\%$ 预计值时或具有呼吸衰竭或右心衰竭表现的慢阻肺患者均应做血气检查。血气异常首先表现为轻、中度低氧血症。随疾病进展，低氧血症逐渐加重，并出现高碳酸血症。高原慢阻肺患者动脉血氧分压显著低于海平面同等程度慢阻肺患者。

（五）其他实验室检查

低氧血症，即 $PaO_2 < 55$ mmHg 时，血红蛋白及红细胞可增高，红细胞压积 $> 55\%$ 可诊断为红细胞增多症。并发感染时痰涂片可检出致病菌。

八、严重程度分级及病情分期

（一）严重程度分级

以往慢性阻塞性肺疾病全球倡议（global initiative for chronic obstructive lung disease，GOLD）指南对慢阻肺患者病情进行分级主要依据肺功能、症状评分、急性加重风险及合并症进行综合评估，分为 A、B、C、D 四级，2017 年 GOLD 将分级标准调整为依据症状评分和急性加重风险进行分级。见表 8-2。

表8-2 慢阻肺病情综合评估

分级	特征	加重次数（每年）	mMRC	CAT
A	低危，症状较少	≤ 1	0 ~ 1	< 10
B	低危，症状较多	≤ 1	≥ 2	≥ 10
C	高危，症状较少	≥ 2	0 ~ 1	< 10
D	高危，症状较多	≥ 2	≥ 2	≥ 10

注：改良英国 MRC 呼吸困难指数（modified british medical research council，mMRC）；慢阻肺评估测试（慢阻肺 accessment test，CAT）

（二）分期

1. 稳定期　患者咳嗽、咳痰、气短等症状稳定或症状较轻。

2. 急性加重期　在疾病过程中，病情出现超越日常状况的持续恶化，并需改变慢阻肺的日常基础用药。通常指患者短期内咳嗽、咳痰、气短和（或）喘息加重，痰量增多，呈脓性或黏脓性，可伴发热等炎症明显加重的表现。

九、高原慢阻肺患者的治疗

（一）长期居住于高原慢阻肺患者治疗

1. 教育和劝导患者戒烟　因职业或环境因素所致者，应脱离污染环境；帮助患者掌握慢阻肺的基础知识，学会自我控制疾病的要点和方法；使患者知晓何时应往医院就诊。

2. 预防　预防呼吸道感染，加强体育锻炼，提高耐寒、耐低氧能力，每年接种流感疫苗。

3. 长期家庭氧疗（long time oxygen treatment，LTOT）　对慢阻肺慢性呼吸衰竭患者可提高生活质量和生存率，对血流动力学、运动能力、肺生理和精神状态均会产生有益的影响。LTOT 的指征：① $PaO_2 \leqslant 55$ mmHg 或动脉血氧饱和度（arterial oxygen saturation，

SaO_2）≤ 88%，有或没有高碳酸血症；② PaO_2 55 ～ 60 mmHg，或 SaO_2 < 89%，并有肺动脉高压、心力衰竭水肿或红细胞增多症（红细胞比积 > 55%）。长期家庭氧疗一般是经鼻导管吸入氧气，流量 1.0 ～ 2.0 L/min，吸氧持续时间 > 15 h/d。高原环境低压、低氧，高原慢阻肺患者低氧要重于平原，更应重视氧疗。

4．稳定期药物治疗　慢阻肺的初始药物治疗根据对症状和急性加重风险个体化评估的 ABCD 方案建立的，选用治疗药物见表 8-3。

表8-3　慢阻肺稳定期初始药物选择

C 组　LAMA	D 组　LAMA 或 LAMA+LABA* 或 LABA+ICS***
A 组　支气管舒张剂	B 组　一种长效的支气管舒张剂（LABA/LAMA）

LAMA：长效的抗胆碱能药物；LABA：长效的 β2 受体激动剂；ICS：吸入激素；* 症状较多时考虑（如 CAT > 20 分）；*** 嗜酸细胞 > 300 时考虑

5．急性加重期治疗

（1）根据病情的严重程度决定门诊或住院治疗。

（2）慢阻肺症状加重、痰量增加特别是呈脓性时应给予抗菌药物治疗。应根据病情严重程度，结合当地常见致病菌类型、耐药趋势和药敏情况尽早选择敏感抗菌药物并根据痰培养结果调整治疗。

（3）支气管舒张剂：同稳定期，如有严重喘息症状可给予较大剂量的雾化吸入治疗，通过小型雾化器给予患者吸入治疗以缓解症状。

（4）糖皮质激素：全身使用糖皮质激素对急性加重期患者病情缓解和肺功能改善有益。如患者的基础 FEV_1 < 50% 预计值，除应用支气管舒张剂外，可考虑口服糖皮质激素，如泼尼松龙每日 30 ～ 40 mg，连用 7 ～ 10 天。

（5）祛痰剂：应用盐酸氨溴索、溴己新等药物。出现呼吸衰竭、心力衰竭及其他并发症给予相应治疗。

6．康复治疗　适用于中度以上慢阻肺患者。其中呼吸生理治疗包括正确咳嗽、排痰方法和缩唇呼吸等；肌肉训练包括全身性运动及呼吸肌锻炼，如步行、踏车、腹式呼吸锻炼等；科学的营养支持与加强健康教育亦为康复治疗的重要方面。

7．外科手术治疗　如肺大泡切除术、肺减容术和肺移植术等。

（二）慢阻肺患者急进高原的治疗

1．所有在高原生活或到高原旅行的慢阻肺患者，都应维持基本医疗，如雾化吸入用的支气管舒张剂和激素，到高原旅行的患者，还应携带口服药物泼尼松以防急性加重。

2．基础 FEV_1 < 1.5 L 的慢阻肺患者在去高原前应评估是否需补充氧气。预计高原 PaO_2（PaO_2Alt）可根据 DILLARD 的预计 PaO_2 的回归方程：

$$PaO_2Alt =（0.519 \times PaO_2SL）+（11.85 \times FEV_1）- 1.76$$

PaO_2 < 6.7 ～ 7.3 kPa（50 ～ 55 mmHg）的患者应该吸氧。

PaO_2SL：海平面 PaO_2。

3．有肺大泡的患者可以到高原旅行、生活，但是新近发生的自发性气胸的患者，应该做 X 线评估，气胸吸收大于 2 周后才能到高原。

4．如慢阻肺患者合并肺动脉高压则不宜到高原，如果必须要到高原，应预防性服用尼氟地平 20 mg，2 次/日。

第二节　支气管哮喘

一、定义

支气管哮喘（bronchial asthma，简称哮喘）是由多种细胞包括气道的炎性细胞和结构细胞（如嗜酸粒细胞、肥大细胞、T淋巴细胞、中性粒细胞、平滑肌细胞、气道上皮细胞等）和细胞组分（cellular elements）参与的气道慢性炎症性疾病。这种慢性炎症导致气道高反应性，通常出现广泛多变的可逆性气流受限，并引起反复发作性的喘息、气急、胸闷或咳嗽等症状，常在夜间和（或）清晨发作、加剧，多数患者可自行缓解或经治疗缓解。

二、流行病学

全球约有1.6亿患者，各国的患病率1%～13%不等，我国的患病率为1%～4%，一般认为，儿童患病率高于青壮年，国际儿童哮喘和变应性疾病研究显示13～14岁儿童的哮喘患病率为0～30%，老年人群的患病率有增高的趋势，成人男女患病率大致相同。发达国家高于发展中国家，城市高于农村。

高原地区支气管哮喘的流行病学资料十分有限。墨西哥23个州进行的调查显示，支气管哮喘的患病率与高原地理环境呈负相关。青海省2006年对全省27 851人调查显示，青海高原哮喘总人口患病率0.38%（105/27 851），显著低于近年来国内外报道，其男女患病率分别为0.31%、0.45%，女性高于男性，儿童患病率0.85%；不同职业中农民患病率最高为0.61%，牧民中未发现哮喘患者；支气管哮喘患病率随海拔升高降低，其中以海拔1900～2500 m患病率最高；农村患病率高于城市、半农半牧区，牧区哮喘患病率最低（表8-4，表8-5）。

表8-4　2006年青海省不同海拔哮喘患病率的比较

海拔高度（m）	调查人数	患病人数	患病率（%）	标化率（%）
1920～	20 314	91	0.45	0.59
3001～	4462	13	0.29	0.40
＞3500	3075	1	0.03	0.08
合计	27 851	105	0.38	无数据

表8-5　2006年青海省不同居住环境哮喘患病率的比较

地区	调查人数	患病人数	患病率（%）
半农半牧区	1310	2	0.15
城市	13 933	37	0.27
牧区	2489	1	0.04
农村	10 119	65	0.64
合计	27 851	105	0.38

三、病因和发病机制

(一)病因

哮喘的病因尚不十分清楚。目前认为哮喘发病的主要危险因素包括宿主因素(遗传因素)和环境因素两个方面。

许多调查资料表明,哮喘患者寝室患病率高于群体患病率,并且亲缘关系越近,患病率越高;患者病情越严重,其亲属患病率也越高。目前,哮喘的相关基因尚未完全明确,但有研究表明存在与气道高反应性、IgE调节和特应性相关的基因,这些基因在哮喘的发病中起着重要作用。

环境因素中主要包括某些激发因素,如尘螨、花粉、真菌、动物毛屑、二氧化硫、氨气等各种特异性和非特异性吸入物;感染,如细菌、病毒、原虫、寄生虫等;食物,如鱼、虾、蟹、蛋类、牛奶等;药物,如普萘洛尔(心得安)、阿司匹林等。气候变化、运动、妊娠等都是哮喘的激发因素。

(二)发病机制

哮喘的发病机制不完全清楚。变态反应、气道炎症、气道反应性增高及神经机制等因素及其相互作用被认为与哮喘的发病关系密切(图8-2)。

1. 变态反应　抗原通过抗原提呈细胞激活T细胞,活化的辅助性T细胞(主要是Th2细胞)产生白细胞介素IL-4、IL-10和IL-13等进一步激活B淋巴细胞,后者合成特异性IgE,并结合于肥大细胞和嗜碱性粒细胞等细胞表面的高亲和性的IgE受体。若变应原再次进入体内,可与结合在细胞的IgE交联,使该细胞合成并释放多种活性介质导致平滑肌收缩、黏液分泌增加、血管通透性增高和炎症细胞浸润等。炎症细胞在介质的作用下又可分泌多种介质,使气道病变加重,炎症浸润增加,产生哮喘的临床症状,这是一个典型的变态反应过程。

2. 气道炎症　气道慢性炎症被认为是哮喘的本质。表现为多种炎症细胞特别是肥大细胞、嗜酸性粒细胞和T淋巴细胞等多种炎性细胞在气道的浸润和聚集。这些细胞相互作用可以分泌出多种炎症介质和细胞因子,这些介质、细胞因子与炎症细胞和结构细胞相互作用构成复杂的网络,使气道反应性增高,气道收缩,黏液分泌增加,血管渗出增多。

3. 气道高反应性(airway high response,AHR)　表现为气道对各种刺激因子出现的收缩反应,是哮喘发生和发展的另外一个重要因素。目前普遍认为气道炎症是导致气道高反应性的重要机制之一,当气道受到变应原或其他刺激后,由于多种炎症细胞、炎症介质和细胞因子的参与,气道上皮和上皮内神经的损害等而导致气道高反应性。AHR常有家族倾向,受遗传因素的影响,AHR为支气管哮喘患者的共同病理生理特征。

4. 神经机制　神经因素也被认为是哮喘发病的重要环节。支气管受复杂的自主神经支配。除胆碱能神经、肾上腺素能神经外,还有非肾上腺素能非胆碱能(non-adrenergic non-cholinergic,NANC)神经系统。支气管哮喘与β-肾上腺素受体功能低下和迷走神经张力亢进有关,并可能存在有α-肾上腺素能神经的反应性增加。NANC能释放舒张支气管平滑肌的神经介质如血管活性肠肽(vasoactive intestinal peptide,VIP)、一氧化氮(nitric oxide,NO)及收缩支气管平滑肌的介质,如P物质、神经激肽,两者平衡失调,则可引起支气管平滑肌收缩。

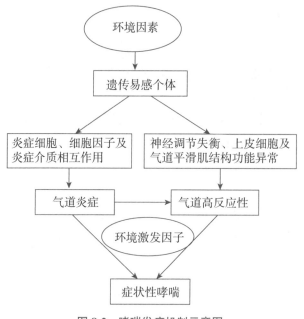

图 8-2　哮喘发病机制示意图

四、高原与哮喘

在 1920 年时，有人发现在高原，哮喘患者的症状得到改善，有报道显示患者居住的海拔和哮喘的发生及急性加重呈负相关，居住在海拔 800 ～ 1200 m 的儿童哮喘的发病率低于海平面的居民。而哮喘患者短期进入高原的研究显示哮喘的急性加重发生率增加。因此，研究认为短期到高原与长期居住高原对哮喘的影响是不一致的。这可能与过敏原、低氧、低湿度及其他气候条件的变化有关。

（一）过敏原

在高原，尘螨的数量随海拔的增加而降低。这种尘螨负担的减轻已经被周边血淋巴细胞激活以及嗜酸性粒细胞数目、尘螨特异性免疫球蛋白 E 和嗜酸性粒细胞激活的标志物减少所证实。哮喘的患者在高原也显示了对尘螨的皮试阳性率降低。这些免疫功能的变化导致气道高反应性的改善。研究显示延长在高原停留的时间，组胺、醋甲胆碱和 5- 单磷酸腺苷的反应性均降低。高原哮喘发病率低可能与过敏原减少及患者的反应性降低有关，但具体机制仍不明确。

（二）低氧

高原低氧对气道反应性的作用不十分清楚。一些研究显示，低氧增加了气道对醋甲胆碱的反应性。而其他的一些研究又显示，在与之前研究匹配的低氧暴露下，对醋甲胆碱的反应及特殊的气道阻力都没有变化。也有研究显示正常二氧化碳分压急性低氧条件可降低醋甲胆碱导致的呼吸困难和胸闷症状。另有一些研究认为急性低氧可能会钝化吸入支气管舒张剂的反应，但是这个结果只是在体外实验获得的，还没有在体内实验证实。

（三）低二氧化碳

低氧导致分钟通气量的增加，使肺泡二氧化碳分压下降。这种反应可能对哮喘患者造成潜在的影响，研究显示低二氧化碳会增加气道阻力，从而导致哮喘的症状加重。

（四）空气温度

吸入冷空气也会导致哮喘症状加重。针对飞行员进行的大的流行病学调查显示，在冷空气下训练产生高的分钟通气量，哮喘的发病率和类似哮喘症状的出现均高于非运动员的对照组。一些研究也显示呼吸冷空气和皮肤寒冷增加支气管反应性，研究观察到通过应用色甘酸钠、乙酰唑胺、尼氟地平等药物生物气道高反应性可减轻。后两种药物对于阻断高原寒冷诱发的气道高反应性特别重要，因为它们同时被用于预防高原病。

（五）气体密度

当人进入高原，大气压下降，气体密度下降。理论上讲，低密度的气体有利于气流通过狭窄的气道，因此，在高原哮喘患者有可能会因气体密度降低受益。但是，气体密度对高原哮喘的影响迄今为止在文献中没有提及。在平原，很多研究已经应用低密度的氦－氧混合气体治疗哮喘急性加重的患者，并显示呼吸困难及气流受限的症状有所改善，肺通气功能指标如 FVC 和 FEV_1 及雾化液传送到小气道的效果都有改善。但气体密度降低在高原是否对哮喘患者有利尚不清楚。在海平面，气体密度是 1.29 g/L，80% 的氦和 20% 的氧的混合气体密度仅为 0.428 g/L。在海拔 5500 m，气压大概是海平面的一半，气体密度是 0.645 g/L，仍然高于海平面 80%/20% 氦氧混合气体的密度。因此，哮喘患者要想从高原低密度气体获益必须登上很高的高度才能获得与海平面氦氧混合气体的密度，目前看来对高原哮喘的影响较小。

这些关于尘螨、低氧、低二氧化碳、气体密度和吸入冷空气的研究提供了哮喘患者在高原可能的变化，但许多研究是将这些因素分别研究而忽视了哮喘患者在高原面临的是综合气候因素的影响。例如，关于低氧和气道反应性的研究应用的是二氧化碳低氧独立因素，但事实是哮喘患者在高原经历的是低压、低氧并且经常同时吸入冷空气，在急进高原时又会发生过度通气导致二氧化碳降低。由于这些限制，最好的评估哮喘患者长期及短期暴露于高原的结果是对哮喘患者进行高原环境的现场研究。

五、临床表现

（一）症状

为发作性伴有哮鸣音的呼气性呼吸困难或发作性胸闷和咳嗽。严重者被迫采取坐位或呈端坐位呼吸，干咳或咳大量白色泡沫痰，甚至出现发绀等，有时咳嗽可为唯一的症状（咳嗽变异型哮喘）。哮喘症状可在数分钟内发作，经数小时至数天，用支气管舒张药或自行缓解。某些患者在缓解数小时后可再次发作。在夜间及凌晨发作和加重常常是哮喘的特征之一。有些青少年，其哮喘症状表现为运动时出现胸闷、咳嗽和呼吸困难（运动性哮喘）。

（二）体征

发作时胸部呈过度充气状态，有广泛的哮鸣音，呼气相延长。但在轻度哮喘或者非常严重哮喘发作，哮鸣音可不出现。心率增快、奇脉、胸腹反常运动和发绀常出现在严重哮喘患者中。非发作期体检可无异常。

六、实验室和其他检查

（一）痰液检查

如患者无痰咳出时可通过诱导痰的方法进行检查。涂片在显微镜下可见较多的嗜酸性粒细胞。

（二）呼吸功能检查

1. 通气功能检测 在哮喘发作时呈阻塞性通气功能改变，呼气流速指标均显著下降，FEV1、FEV1/FVC%以及PEF均减少。肺容量指标可见用力肺活量减少、残气量增加、功能残气量和肺总量增加，残气量占肺总量百分比增高。缓解期上述通气功能指标可逐渐恢复。病变迁延、反复发作者，其通气功能可逐渐下降。

2. 支气管激发试验（bronchial provocation test，BPT） 用以测定气道反应性。常用吸入激发剂为醋甲胆碱、组胺、甘露醇等。吸入激发剂后其通气功能下降、气道阻力增加。运动亦可诱发气道痉挛，使通气功能下降。一般适用于通气功能在正常预计值的70%以上的患者。如FEV_1下降≥20%，可诊断为激发试验阳性。通过剂量反应曲线计算使FEV_1下降20%的吸入药物累积剂量（PD20-FEV_1）或累积浓度（PC20-FEV_1），可对气道反应性增高的程度作出定量判断。

3. 支气管舒张实验（bronchial dilation test，BDT）用以测定气道可逆性。有效的支气管舒张剂可使发作时的气道痉挛得到改善，肺功能指标好转。常用吸入型的支气管舒张剂如沙丁胺醇、特布他林及异丙托溴铵等。舒张实验阳性诊断标准：① FEV_1较用药前增加12%或以上，且其绝对值增加200 ml或以上；② PEF较治疗前增加60 L/min或增加≥20%。

4. 呼气峰流速（peak expiratory flow，PEF）及其变异率 测定PEF可反映气道通气功能的变化。哮喘发作时PEF下降。此外，由于哮喘有通气功能时间节律变化的特点，常于夜间或凌晨发作或加重，使其通气功能下降。若24小时内PEF或昼夜PEF波动率≥20%，也符合气道可逆性改变的特点。

（三）动脉血气分析

哮喘发作时由于气道阻塞且通气分布不均，通气/血流比值失衡，可致肺泡-动脉氧分压差（alveolar-arterial differences for oxygen，A-aDO_2）增大；严重发作时可有低氧，PaO_2降低，由于过度通气可使动脉血二氧化碳分压（partial pressure of carbon dioxide in artery，$PaCO_2$）下降，pH上升，表现呼吸性碱中毒。若重症哮喘，病情进一步发展，气道阻塞严重，可有低氧及CO_2潴留，$PaCO_2$上升，表现呼吸性酸中毒。若低氧明显，可合并代谢性酸中毒。

（四）胸部X线检查

早期在哮喘发作时可见两肺透亮度增加，呈过度充气状态；在缓解期多无明显异常。如并发呼吸道感染，可见肺纹理增加及炎性浸润阴影。同时要注意肺不张、气胸或纵隔气肿等并发症的存在。

（五）特异性变应原的检测

哮喘患者大多数伴有过敏体质，对众多的变应原和刺激物过敏。测定变应性指标结合病史有助于对患者的病因诊断和脱离致敏因素的接触。

1. 体外检测 可检测患者的特异性IgE，过敏性哮喘患者血清特异性IgE可较正常人明显增高。

2. 在体实验 ①皮肤过敏原测试：用于指导避免过敏原接触和脱敏治疗，临床较为常用。需根据病史和当地生活环境选择可疑的过敏原进行检查，可通过皮肤点刺等方法进行，皮试阳性提示患者对该过敏原过敏；②吸入过敏原测试：验证过敏原吸入引起的哮喘发作，因过敏原制作较为困难，且该检验有一定的危险性，目前临床应用较少。在体试验应尽量防止发生过敏反应。

七、诊断

（一）诊断标准

1．反复发作喘息、气急、胸闷或咳嗽，多与接触变应原、冷空气、物理、化学性刺激以及病毒性上呼吸道感染、运动等有关。

2．发作时在双肺可闻及散在或弥漫性，以呼气相为主的哮鸣音，呼气相延长。

3．上述症状和体征可经治疗缓解或自行缓解。

4．除外其他疾病所引起的喘息、气急、胸闷和咳嗽。

5．临床表现不典型者（如无明显喘息或体征），应至少具备以下 1 项试验阳性：①支气管激发试验或运动激发试验阳性；②支气管舒张试验阳性 FEV_1 增加 $\geqslant$ 12%，且 FEV_1 增加绝对值 $\geqslant$ 200 ml；③呼气流量峰值（PEF）日内（或 2 周）变异率 $\geqslant$ 20%。

符合 1 ~ 4 条或 4、5 条者，可以诊断为哮喘。

（二）支气管哮喘的分期及控制水平的分级

支气管哮喘可分为急性发作期、非急性发作期。

1．急性发作期　是指气促、咳嗽、胸闷等症状突然发生或症状加重，常有呼吸困难，以呼气流量降低为其特征，常因接触变应原等刺激物或治疗不当所致。哮喘急性发作时程度轻重不一，病情加重可在数小时或数天内出现，偶可在数分钟内危及生命，故应对病情作出正确评估，以便给予及时有效的治疗。哮喘急性发作的严重程度分级见表 8-6。

2．非急性发作期（亦称慢性持效期）　许多哮喘即使没有急性发作，但在相当长的时间内仍有不同频度和（或）不同程度地出现症状（喘息、咳嗽、胸闷等），肺通气功能下降。目前认为长期评估哮喘的控制水平是较为可靠和有用的严重性评估方法，对哮喘的评估和治疗的指导意义更大。哮喘控制水平分为控制、部分控制和未控制 3 个等级。具体分级指标见表 8-7。

表8-6　哮喘急性发作的病情严重度的分级

临床特点	轻度	中度	重度	危重
气短	步行、上楼时	稍事活动	休息时	－
体位	可平卧	喜坐位	端坐呼吸	－
讲话方式	连续成句	单词	单字	不能讲话
精神状态	可有焦虑尚安静	时有焦虑或烦躁	常有焦虑、烦躁	嗜睡或意识模糊
出汗	无	有	大汗淋漓	－
呼吸频率	轻度增加	增加	常 > 30 次 / 分	－
辅助呼吸肌活动及三凹征	常无	可有	常有	胸腹矛盾运动
哮鸣音	散在，呼吸末期	响亮、弥漫	响亮、弥漫	减弱、或到无
脉率（次 / 分）	< 100	100 ~ 120	> 120	脉率变慢不规则
奇脉（深吸气时收缩压下降，mmHg）	无，< 10	可有，10 ~ 25	常有，> 25	无，提示呼吸肌疲劳
使用 β_2 激动剂后 PEF 预计值	> 80%	60% ~ 80%	< 60% 或 < 100 L/min 或作用时间 < 2 小时	－
PaO_2（吸空气 mmHg,）	正常	$\geqslant$ 60	< 60	< 60
$PaCO_2$（mmHg）	< 45	$\leqslant$ 45	> 45	> 45
SaO_2（吸空气，%）	> 95	91% ~ 95	$\leqslant$ 90	$\leqslant$ 90
pH	正常	正常	可能降低	降低

注：只要符合某一严重程度的某些指标，而不需要满足全部指标，即可提示为该级别的急性发作；PaO_2 动脉血氧分压；$PaCO_2$ 动脉血氧化碳分压；SaO_2 动脉血氧饱和度；一无反应或无变化

表8-7　非急性发作期哮喘控制水平的分级**

临床特征	控制 （满足以下所有情况）	部分控制 （任何一周出现以下 1～2 种表现）	未控制
日间症状	≤ 2 次 / 周	> 2 次 / 周	出现 3～4 项哮喘部分控制的表现 [*,+]
活动受限	无	有	
夜间症状 / 憋醒	无	有	
对缓解药物治疗 / 急救治疗的需求 [**]	≤ 2 次 / 周	> 2 次 / 周	

[*] 患者出现急性发作后都必须对维持治疗方案进行分析回顾，以确保治疗方案的合理性
[+] 任何 1 周出现 1 次哮喘急性发作，表明这周的哮喘没有控制
[**] 目前临床症状控制评估（过去四周内）

八、治疗

（一）脱离变应原

部分患者能找到引起哮喘发作的变应原或其他非特异性刺激因素，应立即使患者脱离变应原的接触。

（二）药物治疗

1. 长期控制药物　是指需要长期每天使用的药物，这些药物主要通过抗炎作用使哮喘维持临床控制，包括吸入糖皮质激素，全身用激素、白三烯调节剂、长效 β_2 受体激动剂（需与吸入激素联合应用）、缓释茶碱、色甘酸钠、抗 IgE 抗体及其他有助于减少全身激素剂量的药物等。

2. 快速缓解药物　是指按需要使用的药物，这些药物通过迅速解除支气管痉挛从而缓解哮喘症状，其中包括吸入速效 β_2 受体激动剂，全身用激素、吸入性抗胆碱能药物、短效茶碱及口服短效服 β_2 受体激动剂等（表 8-8）。

表8-8　治疗哮喘的药物

快速缓解用药	长期控制药物
吸入型短效 β_2 受体激动剂	吸入型糖皮质激素
沙丁胺醇	二丙酸倍氯米松（BDP）
口服短效 β_2 受体激动剂	布地奈德（BUD）
抗胆碱能药物	丙酸氟替卡松（FP）
（异丙托溴铵，噻托溴铵）	吸入长效 β_2 受体激动剂
甲基黄嘌呤	沙美特罗（Salmeterol）
短效茶碱（氨茶碱）	福莫特罗（Formoterol）
全身性皮质激素	其他
	口服长效 β_2 激动剂
	抗白三烯药物（孟鲁斯特钠）
	甲基黄嘌呤
	缓释茶碱
	色甘酸钠 / 尼多克罗米
	全身激素减量疗法

（三）支气管哮喘患者急进高原的治疗

1. 间歇发作或轻度持续的哮喘患者可以到达海拔 5000 m 的地区。患者应该保持原有的治疗方案（吸入支气管舒张剂及 / 或激素），并且应该携带急救的吸入剂和口服药物泼尼松以防在很难得到医疗救治的偏远地区急性发作。

尽管在高原和寒冷时不同的峰流速仪有可能会低估气道反应，但患者还是应该携带他们的峰流速仪，因为即使峰流速准确性受高原环境影响，但是气流变化的趋势对于指导治疗仍然能够提供有用的信息。

在寒冷和有风的环境，患者应该考虑用手帕、口罩等保护鼻子和嘴使得吸入的气体变得温暖和湿润，减少气道高反应性发生的可能。

2. 因为在高原许多地区缺乏数据和医疗措施，哮喘程度较重的患者应该避免到高原地区。如果必须要去，在旅行之前应该使用高剂量的吸入激素甚至是口服激素减轻症状。

第三节 肺动脉高压

一、定义

肺动脉高压（pulmonary hypertension，PH）是不同病因导致的，以肺动脉压力和肺血管阻力升高为特点的一组病理生理综合征，肺动脉高压可导致右心室负荷增加，最终右心衰竭，临床常见、多发，且致残、致死率均很高。关于肺动脉高压的诊断标准尚未完全统一，目前多主张以海平面静息状态下右心导管测得的肺动脉平均压（mean pulmonary artery pressure，mPAP）≥ 25 mmHg，运动状态下 ≥ 30 mmHg，为诊断标准。

二、肺动脉高压的分类

肺动脉高压有不同的分类方法。

（一）根据发病原因是否明确，分为原发性和继发性肺动脉高压

（二）根据肺动脉阻力、心排出量和肺动脉楔压增高情况分为三类

1. 由肺动脉阻力增大引起的称为毛细血管前性肺动脉高压，如原发性肺动脉高压、肺栓塞。

2. 由心排出量增加引起的称为高动力性肺动脉高压，如先天性心脏病、甲状腺功能亢进等。

3. 由动脉楔压增高引起的称为毛细血管后性肺动脉高压，如二尖瓣狭窄、左心衰竭等，又称为被动性肺动脉高压。

有些肺动脉高压的发生不是单一因素所致，称为多因性肺动脉高压，又称为反应性肺动脉高压。

（三）根据临床病因分类

按伴发肺动脉高压的临床疾病进行分类，它们有着不同的病理学、病理生理学特点，诊断和治疗也各不相同（表 8-9）。

表8-9　2015年欧洲呼吸协会修订的肺动脉高压的诊断分类标准[10]

1．动脉性肺动脉高压（pulmonary artery hypertension，PAH）
　1.1 特发性
　1.2 遗传性
　　1.2.1 BMPR2 突变
　　1.2.2 其他突变
　1.3 药物和毒物所致的肺动脉高压
　1.4 疾病相关肺动脉高压
　　1.4.1 结缔组织病
　　1.4.2 先天性体 – 肺（循环）分流性心脏病
　　1.4.3 门静脉高压
　　1.4.4 HIV 感染
　　1.4.5 血吸虫病
1' 肺静脉和（或）肺毛细血管瘤样增生
　1'.1 特发性
　1'.2 遗传性（EIF2AK4 基因突变，其他突变）
　1'.3 药物和毒物所致的肺动脉高压
　1'.4 疾病相关肺动脉高压
　　1'.4.1 结缔组织病
　　1'.4.2 HIV 感染
1". 新生儿持续性肺动脉高压

2．左心疾病所致的肺动脉高压
　2.1 左室收缩功能不全
　2.2 左室舒张功能不全
　2.3 心脏瓣膜病
　2.4 先天性 / 获得性左心室流入道 / 流出道梗阻和先天性心肌病
　2.5 先天性 / 获得性肺静脉狭窄

3．肺部疾病和（或）低氧所致的肺动脉高压
　3.1 慢性阻塞性肺疾病
　3.2 间质性肺疾病
　3.3 其他限制性或阻塞性通气功能障碍并存的疾病
　3.4 睡眠呼吸障碍
　3.5 肺泡低通气
　3.6 慢性高原病
　3.7 肺发育异常

4．慢性血栓栓塞性肺动脉高压
　4.1 慢性血栓栓塞性肺动脉高压
　4.2 其他肺动脉阻塞性肺动脉高压
　　4.2.1 血管肉瘤
　　4.2.2 其他血管内肿瘤
　　4.2.3 动脉炎
　　4.2.4 先天性肺动脉狭窄
　　4.2.5 寄生虫病—包虫病 / 棘球蚴病

5．机制不明和（或）多因素所致疾病
　5.1 血液系统疾病 – 慢性溶血性贫血、骨髓异常增生综合征、脾切除
　5.2 全身性疾病 – 结节病、肺组织细胞增多症、淋巴管平滑肌瘤病
　5.3 代谢性疾病 – 糖原贮积病、戈谢病、甲状腺疾病
　5.4 其他 – 肺肿瘤血栓性微血管病、纤维素性纵隔炎、慢性肾功能不全、节段性肺动脉高压

三、肺动脉高压的分级

（一）右心导管压力分级

根据静息条件下右心导管测得的 mPAP 将肺动脉高压进行分级，轻度为 26～35 mmHg；中度为 36～45 mmHg；重度 > 45 mmHg。

（二）超声心动图分级（表 8-10）

较常用的是根据伯鲁尼（Bernoulli）方程，通过超声心动图测量三尖瓣反流速率，结合右心房压力值，可以估算肺动脉收缩压（pulmonary arterial systolic pressure，SPAP）。公式如下：

$$SPAP = 4V^2 + RAP$$

V：三尖瓣反流速率；RAP：右心房压

RAP 近似值：无或少量三尖瓣反流时，5 mmHg；轻中度三尖瓣反流，10 mmHg；重度三尖瓣反流，右心明显增大，15 mmHg。

表8-10 超声心动图诊断肺动脉高压的参考标准

除外肺动脉高压
三尖瓣反流速率 ≤ 2.8 m/s，肺动脉收缩压 ≤ 36 mmHg，无其他超声心动图参数支持肺动脉高压
可疑肺动脉高压
三尖瓣反流速率 ≤ 2.8 m/s，肺动脉收缩压 ≤ 36 mmHg，有其他超声心动图参数支持肺动脉高压
三尖瓣反流速率 2.9-3.4 m/s，肺动脉收缩压 37～50 mmHg，伴或不伴有其他超声心动图参数支持肺动脉高压
肺动脉高压可能性较大
三尖瓣反流速率 > 3.4 m/s，肺动脉收缩压 > 50 mmHg，伴或不伴有其他超声心动图参数支持肺动脉高压
运动多普勒超声心动图不推荐用于肺动脉高压的筛查

其他一些可以增加肺动脉高压可疑程度的超声心动图参数包括肺动脉瓣反流速率的增加和右心射血时间的短暂加速；右心腔内径增大，室间隔形状和运动的异常，右心室壁厚度的增加和主肺动脉扩张都提示肺动脉高压，但这些参数均出现在肺动脉高压较晚期。

四、高原与肺动脉高压

（一）高原肺动脉高压的分类

1. 按照是否有临床症状分类 可分为生理性高原肺动脉高压和病理性的肺动脉高压。

平原人移居高原或出生在高原的平原人存在着不同程度的肺动脉高压，而且海拔越高肺动脉高压的发生率越高。青海省的调查显示，2260 m 久居人群中肺动脉高压的发生率为58.3%，3900 m 地区为 86.7%，与南美高原的结果近似。肺动脉高压的发生和发展存在着显著的个体及种族差异。在高原，不是每个人都发生肺动脉高压，即使有肺动脉高压，一般较轻，无任何临床症状，能完成各种重体力劳动。这类人的肺动脉高压称之为生理性肺动脉高压。

有少数人进入高原后即可出现显著的肺动脉高压，甚至有些对低氧特别易感者，其肺动脉压可达到接近或超过体循环压，并导致急性高原肺水肿。长期持续肺动脉高压，易导致肺血管结构发生改变，如肺细小肺动脉壁平滑肌细胞增生、管壁增厚、循环阻力增加，从而出现明显的右室肥厚、右心衰竭，最终发展为慢性高原病。这部分人的肺动脉高压成为病理性高原肺动脉高压。

2．按照起病缓急分类　可分为急性肺动脉高压和慢性肺动脉高压。

急进高原发生低氧，血管收缩，造成肺动脉高压，经治疗或返回平原可恢复正常的为急性肺动脉高压。

长期居住于高原，长期持久的低氧性肺血管收缩、肺血管结构重建，导致肺动脉高压为慢性肺动脉高压。

（二）肺动脉高压患者和高原

目前无关于有原发性或继发性肺动脉高压的患者在高原的系统性研究。

1．原发性肺动脉高压　目前没有关于原发性肺动脉高压和高原的关系的研究，他们发生高原肺水肿（high altitude pulmonary edema，HAPE）的风险还需继续研究，目前尚无肯定的结论。

2．继发性肺动脉高压　HAPE 的一个重要病理生理特点是对急性低氧的肺血管反应。低氧程度的增加、肺血管收缩使肺动脉和毛细血管压力大大增加，因此，增加了红细胞、蛋白和液体从血管进入到肺间质和肺泡。原有的肺动脉高压可能会加重这个病理生理过程并增加 HAPE 的风险。解剖性的肺动脉高压如先天性右肺动脉缺失、右肺动脉闭塞、先天性心脏病等患者在中度海拔（1500 ~ 2500 m）即发生 HAPE。患有肺动脉高压的高原居民也是 HAPE 的易感者。有研究显示居住于海拔 1610 ~ 3050 m 的 10 例患有慢性肺动脉高压的儿童，他们在到达比他们居住的海拔高 520 ~ 2500 m 地区时发生了 HAPE。10 例中的 4 例没有心肺疾病，他们的肺动脉高压猜测是由于居住的海拔所致。另有报道显示 1 例患有慢性高原病和肺动脉高压的藏族（平均肺动脉压 38 mmHg）在海平面居住 12 天返回 4300 m 时发生了 HAPE。从这些病例可以看出原先患有继发性肺动脉高压的患者罹患 HAPE 的可能性大。

目前的数据没有提供使 HAPE 风险增加的肺动脉高压的水平。根据以往的研究，肺动脉收缩压达 40 mmHg 足够引起 HAPE，但是由于这些研究描述的肺动脉压的范围很广，使得确定一个肺动脉压的阈值（高于这个压力发生 HAPE 风险增加）有困难。这个风险主要决定于肺血管阻力、低氧通气反应、到高原的次数和高度。没有数据显示这些患者在高原是否能维持足够的氧分压，但是如果他们在海平面低氧，那么他们在高原可能会发生更为严重的低氧。

肺动脉高压的患者到高原不仅仅只是发生 HAPE。即使是那些明显或亚临床的肺水肿不发生，急性暴露于高原会引起肺动脉压的进一步升高，会导致急性右心衰或亚急性高山病，造成患者毁灭性结果。因此，推测这些患者选择生活在高原发生慢性高原病的风险很大。

五、低氧性肺动脉高压发病机制

高原发生肺动脉高压主要与低氧有关，是低氧性肺动脉高压（hypoxia pulmonary hypertension，HPH）常见类型之一。急性低氧引起肺血管收缩（hypoxic pulmonary vasoconstriction，HPV），慢性低氧可致肺血管重塑（hypoxic pulmonary vessel remodeling，HPVR）。HPV 和 HPVR 是 HPH 发生发展中的两个重要病理过程。HPH 的发生机制非常复杂，涉及离子通道、信号通路、细胞及生长因子、血管活性物质、神经因素、基因等多个途径，尚未完全清楚。

（一）离子通道

低氧直接作用于肺血管平滑肌细胞（pulmonary vascular smooth muscle cell）的离子通

道。肺动脉平滑肌细胞（pulmonary arterial smooth muscle cell，PASMCs）主要存在四种钾离子通道：①延迟整流性钾通道（KDR）；②钙离子激活性钾通道（Kca）；③三磷腺苷敏感的钾通道（KATP）；④电压依赖性的 K^+ 通道（KV）。急性低氧抑制 KDR 功能，KDR 开放减少，K^+ 外流减少，膜电位降低，引发膜去极化，从而启动钙通道开放允许细胞外钙进入细胞内，钙水平升高促使组胺、血管紧张素等神经递质释放而致 HPV。KDR 在 HPV 反应中可能起着核心、始动的介导作用。KCa 广泛分布于 PASMCs，直接参与血管张力的调节。该通道开放可使膜电位趋于极化，同时引起血管扩张，VSMC 去极化和 Ca^{2+} 进入细胞时，KCa 将起到负反馈调节作用。正常情况下，KATP 处于关闭状态，急性重度低氧时，细胞内 ATP 大量分解或合成减少，ATP 浓度明显降低，该通道开放，引起血管张力明显降低。近年研究发现，慢性低氧下调 PASMC 上 K^+ 通道的表达。慢性低氧引起 Ca^{2+} 内流增高，肺动脉阻力增高而致 HPVR 形成持续的肺动脉高压。

（二）信号通路

1．蛋白激酶C（protein kinase C，PKC）　细胞外信息通过 G 蛋白连锁的膜受体激活磷脂酶，触发磷酸肌醇级联反应。反应中产生的甘油二酯激活 PKC，继而三磷腺苷末端的磷酸基转移至适当靶蛋白的丝氨酸残基上。通过对靶蛋白的作用，PKC 可调节离子通道开关等多个环节，继而在细胞的生长、增殖等多方面发挥重要作用。PKC 参与低氧导致的肺血管收缩，低氧激活 PKC 后可以减少一氧化氮（NO）抑制肺血管内皮依赖性舒张反应，并可使内皮细胞产生过多的缩血管性前列腺素，导致血管收缩性增强。

2．Rho 激酶　研究显示,Rho 激酶介导的血管收缩反应在大鼠肺动脉高压形成中起作用。

3．血管内皮细胞及生长因子

（1）血管内皮细胞（vascular endothelial cell，EC）：具有分泌功能，合成和释放多种缩血管活性物质（内皮素等）及舒血管物质（前列环素、一氧化氮等），共同调节血管壁的舒缩功能和平滑肌的增殖、迁移等。低氧可能通过增加氧自由基释放，加重肺动脉高压血管内皮的损伤、凋亡和脱落。低氧时间越长，肺血管内皮细胞结构损伤越重，肺动脉压力越高。血管的通透性增大，EC 增殖、肥大；EC 和 VSMC 分泌细胞外基质，特别是 I 型胶原明显增多，同时合成和释放多种细胞生长因子，促 VSMC 增生。

（2）生长因子：血管内皮生长因子（vascular endothelial growth factor，VEGF）是一种特异性内皮细胞分裂素，通过与 EC 表面的特异性受体结合而具有明显的促进成纤维细胞、内皮细胞的生长，合成和分泌胶原等细胞外基质的作用，并具有促血管形成活性，促进内皮细胞有丝分裂，新生血管形成及增加血管通透性的作用。低氧时其在肺循环中的表达明显增加，在 HPH 及其肺血管重建中发挥重要作用。结缔组织生长因子（connective tissue growth factor，CTGF）、碱性成纤维细胞生长因子（basic fibroblast growth factor，bFGF）等在促进成纤维细胞和平滑肌细胞增生中可能起作用，参与了血管形成和组织再生过程。

4．血管活性物质

（1）内皮素（endothelin，ET）：内皮细胞是肺内 ET-1 的主要合成细胞之一。在细胞因子的作用下，VSMC 也参与合成和释放 ET-1。内皮素通过两种 G- 蛋白耦联受体 ETA 和 ETB 发挥作用。ETA 受体主要分布在肺动脉近端，介导血管收缩和增殖；ETB 受体主要分布在远端阻力血管的血管平滑肌上，同样介导血管收缩。机体在受到低氧刺激后，可促进血管内皮细胞释放 ET-1，与血管平滑肌上的 ETA、ETB 等受体结合，使细胞内的 Ca^{2+} 浓度增加，引起 VSMC 收缩，血管阻力增大，动脉压升高。

（2）尾加压素Ⅱ（U-Ⅱ）：具有强大的收缩血管作用。低氧时 U-Ⅱ上调还原型辅酶Ⅱ（NADPH）氧化酶，增加纤溶酶原激活物抑制因子 -1 的表达，通过 NADPH 氧化酶及激酶依赖途径，引起 PASMC 增殖，导致肺动脉高压及肺血管重塑。

5. 气体分子　气体信号分子一氧化氮（NO）、一氧化碳（carbon monoxide，CO）、硫化氢（hydrogen sulfide，H_2S）在 HPH 中起作用。NO 是内源性的舒张因子，具有舒张肺血管和抑制平滑肌增殖的作用。NO 主要通过激活 VSMC 内可溶性鸟苷酸环化酶（soluble guanylyl cyclase，sGC），使 GTP 转化为环磷酸鸟苷（cGMP），细胞内 cGMP 水平升高，激活 cGMP 依赖性蛋白激酶，从而发挥舒张血管、抑制平滑肌细胞增殖等生物学效应。低氧抑制内源性 NO 生成可刺激血管 EC 分泌内皮素 -1 增加，同时低氧使 NO 水平和肺组织 NO 合成酶活性显著降低。ET- 1/NO 之间的平衡失衡，共同促进 HPV 和血管重建的作用。CO 可显著缓解 HPH 和肺血管结构重建，可能与抑制低氧性 PASMC 增生、诱导低氧性 PASMC 凋以及调节细胞外基质重建。低氧时 H2S 调节肺动脉平滑肌舒张，抑制 PASMC 增殖，诱导 PASMC 凋亡还可调控肺动脉壁胶原蛋白的降解，在 HPH 中起重要条件作用。

6. 低氧诱导因子 -1（hypoxia-inducible factor 1，HIF-1）　HIF-1 作为一种氧感受器的功能物质，低氧时活性和表达增加，HIF-1 可促进 ET、VEGF、促红细胞生成素的生成；ET、VEGF 和 EPO 的大量生成对低氧性肺血管收缩、肺血管平滑肌的增殖和肺血管的重塑、及红细胞增生等有关，进而对肺动脉高压形成起促进效应。

六、临床表现

（一）症状

最常见的症状为劳力性呼吸困难，其他常见症状包括胸痛、咯血、头晕或晕厥。

其他症状还包括疲乏、无力，10% 的患者出现雷诺现象，增粗的肺动脉压迫喉返神经引起声音嘶哑（Ortner 综合征）。

（二）体征

主要是肺动脉高压和右心功能不全的表现，具体表现取决于病情的严重程度。

1. 肺动脉高压的表现　最常见的是肺动脉瓣区第二心音亢进和时限不等的分裂，可闻及 Gham-Steel 杂音。

2. 右心室肥厚和右心功能不全的表现　右心室肥厚严重者在胸骨左缘可触及搏动，右心衰竭时可见颈静脉怒张、三尖瓣反流杂音、右心第四心音、肝大搏动、心包积液、腹水、双下肢水肿等。

3. 其他体征　20% 患者可出现发绀、低血压、脉压变小及肢体末端皮温降低。

七、实验室和其他检查

明确肺动脉高压的原因必须完善相关检查，排除或确定诊断。

实验室检查需进行自身抗体检查、肝功能与肝炎标志物、HIV 抗体、甲状腺功能检查、血气分析、凝血酶原时间与活动度及心电图、X 线胸片、超声心动图、肺功能测定、肺通气灌注扫描、肺部 CT、肺动脉造影术、多导睡眠监测等。

右心导管术是唯一准确测量肺血管血流状态的检查，是诊断肺动脉高压的"金标准"。

八、治疗

（一）常规治疗

包括氧疗、抗凝治疗、利尿、强心剂钙离子通道阻滞剂的应用。

1. 氧疗 低氧引起肺血管收缩、红细胞增多、血液黏稠、肺小动脉重塑加速 PAH 的进展，伴有低氧血症的 PAH 患者应进行氧疗保证 SaO_2 持续 > 90%。

2. 抗凝治疗 肺小动脉血栓形成是 PAH 形成的主要病理生理基础之一。当临床怀疑中至高度 PAH 及估测肺动脉压力 > 60 mmHg 时，如果没有抗凝禁忌证，应在患者接受全面评估的同时开展抗凝治疗，建议长期抗凝治疗。常用的抗凝的药物为华法林，对于推荐 INR 的目标值为 1.5 ~ 2.5，也可选用新型口服抗凝药如利伐沙班等。

3. 利尿剂与强心剂的使用 利尿剂可减轻体内水钠潴留，从而减轻心脏的前后负荷，减轻肺淤血，减低肺动脉压力，被广泛用于 PAH 患者，应根据患者个体情况使用，防止电解质紊乱的发生，强心剂主要用于合并右心功能衰竭及心律失常的患者主张短期小剂量使用。

4. 钙离子拮抗剂（calcium chanel blocker，CCB） CCB 通过阻断钙离子内流引起的血管收缩使肺血管产生舒张作用，使用血管扩张剂后，心排血量无改变的情况下，mPAP 较基础值下降超过 ≥ 10 mmHg，或 ≤ 40 mmHg 时为血管舒张试验阳性，提示肺血管对药物反应良好，可考虑使用 CCB 治疗。常用的 CCB 有长效硝苯地平和氨氯地平、地尔硫等。CCB 治疗 PAH 的有效剂量相对较大，有国外资料显示，PAH 患者应用地尔硫最大剂量可达 900 mg/d，大剂量应用 CCB 时需非常谨慎，一般主张从小剂量开始，逐渐加量，以达到最合适剂量。

（二）新型药物治疗

包括使用前列环素 Prostacyclin，PGI、ET-1（Endothelin-1，ET-1）受体拮抗剂及 5 型磷酸二酯酶（Phosphodiesterase type-5，PDE-5）抑制剂。

1. 前列环素（prostacyclin，PGI）类 能明显扩张肺循环和体循环、抑制血小板聚集、抑制平滑肌细胞的迁移和增值、延缓肺血管结构重塑、抑制 ET 合成和分泌等作用，主要用于肺型 PH 尤其是 IPAH 的治疗。目前临床应用的前列环素类包括静脉注射依前列醇、皮下注射剂曲前列环素、口服制剂贝前列环素、吸入制剂依洛前列素。

2. ET-1 受体拮抗剂 ET-1 受体拮抗剂可以减轻血管收缩，逆转肺血管重塑。包括非选择性双重 ETA/ETB 受体拮抗剂波生坦、高选择性 ETA 司他生坦和安贝生坦，三种内皮素受体拮抗剂均可改善 PAH 患者的症状和运动耐力。波生坦常见的不良反应为肝功能损害及贫血。

3. PDE-5 抑制剂 包括西地那非、他达拉非等，西地那非是高选择性的 PDE-5 抑制剂，能搞改善 PH 患者的运动耐力、降低肺动脉压和改善血流动力学。西地那非可能引起不可逆的肾损害，用药时应注意监测肾功能。

（三）肺动脉高压患者急进高原注意事项

1. 目前尚缺乏对肺动脉高压患者在高原的研究，最安全的建议是不要到高原旅行。如果这样旅行不能避免，应该提前告知患者 HAPE 的症状和征象。

2. 有已知的肺动脉高压的患者，无论他们在海平面是否吸氧在高原都应吸氧。尽管 HAPE 在普通人群多发生于 3000 m 以上地区，研究者建议在较低海拔就使用氧气（如海拔 2000 m），因为在这种环境下的低氧已经足够触发低氧通气反应和肺动脉压。

3．停留高原期间应该预防性应用尼氟地平 20 mg，每天 2 次，已经证实这种用药对于易发生 HAPE 的患者有预防作用。

第四节   高原睡眠呼吸紊乱

高原环境对睡眠的影响主要是由低氧造成，其次，低气压、寒冷、风速过大、干燥、昼夜温差大也对睡眠造成影响，另外，进入高原，情绪紧张、焦虑、抑郁也可能对睡眠造成影响。高原对睡眠的影响是多方面的，包括睡眠的生物电活动、睡眠的生物节律、维持睡眠状态时正常脑灌注、与睡眠有关的作业能力、睡眠时呼吸状态的改变等。居住在高原的人，特别是初入者会出现不同程度的睡眠呼吸紊乱，如：频繁觉醒、睡眠低通气、周期性呼吸以及呼吸暂停等，称为高原睡眠呼吸紊乱。由于高原低氧引起呼吸紊乱，从而又造成了进一步的低氧。严重缺氧就会造成各器官功能异常，如脑缺氧引起认知功能障碍，记忆力减退、反应迟钝、行为异常甚至抑郁症，老年痴呆等疾病的发生。环境缺氧和睡眠障碍的叠加作用增加急、慢性高原病的发生。

一、正常睡眠结构

睡眠可分为两个时相，既快速眼动（rapid eye movement，REM）和非快速眼动（non-rapid eye movement，N-REM）睡眠，N-REM 又进一步分四个时期。有些人把 N-REM 的 I-II 期称之为浅睡眠、III-IV 期为深睡眠，故将睡眠分为浅睡眠、深睡眠和 REM 睡眠。

二、高原睡眠变化

初到高原，特别是急进特高海拔地区的人都会出现不同类型的睡眠呼吸紊乱，主要表现在频繁性觉醒、周期性呼吸、低通气、周期性呼吸伴呼吸暂停、失眠及多梦。这些表现随着对高原环境的习服（一般 1 ～ 2 周）逐渐消失，但个别人可持续几个月甚至更长。睡眠呼吸紊乱的发生率与海拔高度及居住的时间有关。在高原由于低压、低氧环境，高原人睡眠时相不同于平原，主要表现在总睡眠时间减少，觉醒时间增多，多半在浅睡眠状态，既 N-REM 睡眠 I-II 期增多，III-IV 期明显减少，很少有 REM 睡眠，睡眠间 SaO_2 降低。呼吸暂停时更为显著。低氧可严重影响脑神经功能，导致睡眠结构发生紊乱，睡眠质量降低。因此，高原人常有易疲劳、嗜睡、记忆力减退、注意力不集中、工作效率低下以及早老、早衰等表现，可能与夜间睡眠结构发生紊乱等有关。

当人体进入海拔 3500 m 以上高原时，几乎所有人在睡眠间会发生周期性呼吸，特点是 3 至 4 次深呼吸后，紧接着约 10 秒钟的呼吸暂停。潮气量有规律性增加或减少，类似 Cheyne 和 Stokes 所描述的呼吸（陈 - 施式呼吸），一般多发生在 N-REM 的 I 期或 II 期睡眠。这一现象被认为是机体对夜间低氧的一种自身保护性机制或生理性反应。然而，若有频繁性周期性呼吸或周期性呼吸伴呼吸暂停将显著的降低血氧饱和度，影响生理功能并发展为病理性改变。

睡眠呼吸暂停是指每晚 7 小时睡眠中，呼吸暂停 30 次以上或睡眠呼吸紊乱指数超过 5 次，每次呼吸暂停时限 10 秒以上，并伴有血氧饱和度的显著下降。呼吸暂停可分三种类型，即中枢性、阻塞性和混合型。中枢性指呼吸暂停过程中气流消失，且呼吸动力消失；阻塞型指呼吸暂停过程中气流消失，但呼吸动力仍然存在；混合型指一次呼吸暂停过程中前半部分为中枢性特点，后半部分为阻塞型特点。高原睡眠呼吸暂停通常为中枢性呼吸暂停，多导睡眠图上表现为全部呼吸运动（包括鼻气流和胸腹运动）暂时消失。但有些人开始为中枢性暂停，继之为阻塞型暂停，表现为混合型暂停（图 8-3）。

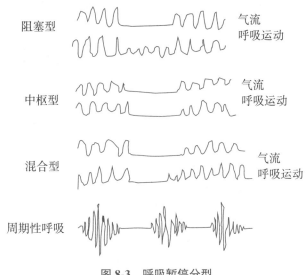

图 8-3　呼吸暂停分型

三、高原睡眠呼吸紊乱机制

关于人体暴露于低氧中引起睡眠呼吸障碍的机制尚不十分清楚。一般认为，呼吸暂停是由清醒转入睡眠时，呼吸中枢对低氧、高碳酸血症、胸壁和气道的机械收缩等的刺激反应减弱或亢进所致，主要表现在中枢和（或）周围化学感受器对呼吸反馈控制的不稳定，从而出现呼吸调节器的增强或减弱。

（一）高通气综合征

发生本症的基本因素是通气过度引起的肺泡 CO_2 分压（$PaCO_2$）降低。在高原，特别是到达高原后的头 2 周，因吸入气氧分压下降，刺激颈动脉体的周围化学感受器使肺通气量显著增加，$PaCO_2$ 急剧下降，出现急性呼吸性碱中毒，从而抑制呼吸中枢导致呼吸暂停。呼吸暂停又使 $PaCO_2$ 回升，于是引发呼吸恢复。因此，外周化学感受器的反应和呼吸性碱中毒是急性低氧引起呼吸紊乱的基础。周期性呼吸的发生与清醒时的低氧通气反应（hypoxia ventilation response，HVR）有关，即 HVR 高的人，发生周期性呼吸次数增多、周期时限较长，但 SaO_2 并不减低，仍维持较高水平，认为周期性呼吸是一种生理性的保护反应。当吸入 100% 氧时。周期性呼吸或呼吸暂停的频率降低，甚至消失；吸入高浓度 CO_2 后呼吸暂停迅速消除，但周期性呼吸仍持续存在；撤销吸入高浓度 CO_2 时呼吸暂停立刻重现。

（二）低通气综合征

本征的发生与高通气综合征的发生机制正好相反，其特点是肺泡通气不足引起的 $PaCO_2$ 相对增高，出现呼吸性酸中毒。造成低通气的主要原因是呼吸驱动减弱，呼吸神经肌肉系统及其器官损害。一般而言，睡眠时无论在平原或高原，中枢神经系统的功能呈"抑制"状态，因而，与清醒时相比，各睡眠期的肺通气量均下降，尤其 REM 期更为明显，平均为清醒值的 84%。然而，在平原即使睡眠通气水平较低，SaO_2 的降低并不明显，而在高原由于氧离曲线的"S"特征，SaO_2 易下降，出现低氧血症。另一个重要因素是，由于慢性低氧或其他原因引起的呼吸驱动减弱。

四、睡眠呼吸紊乱与急、慢性高原病

（一）睡眠呼吸紊乱与急性高原病

动物实验和人体研究证实高原睡眠紊乱与急性高原病（acute mountain sickness，AMS）的发生密切相关。睡眠障碍及睡眠呼吸紊乱是急性高原病的危险因素，促使急性高原病的发生及发展。临床观察大多数 AMS 患者都有夜间睡眠呼吸紊乱，AMS 症状评分（Lake Louise 评分）与睡眠时的 SaO_2 呈显著负相关。Anderson 等报道 38 名健康人从海平面快速到达海拔 2835 m 地区的第 3 天，有 26 名罹患 AMS，其中 19 名出现高原型周期性呼吸及中枢性呼吸暂停。格日力等在青海省可可西里的沱沱河（海拔 4700 m）经多导睡眠仪检测 7 名移居汉族（年龄 25～30 岁）的夜间睡眠呼吸变化，发现 5 名出现频发性 PB 伴有中枢性呼吸暂停，并伴有亚临床肺水肿。

高原睡眠呼吸紊乱致 AMS 发生发展的机制包括：

1. **周期性呼吸**　在高海拔缺氧环境下，夜间出现周期性呼吸、睡眠障碍与频繁觉醒，机体缺氧。在海拔 4000 m 以上时周期性呼吸的发生可能是睡眠障碍的主要诱发因素，周期性呼吸致频繁觉醒，频繁觉醒可能诱导通气功能不稳定，可导致呼吸暂停反复出现，引起通气量减少，夜间低氧血症加重，使高原反应症状加重。AMS 的发生与周期性呼吸有相关性，急性高原暴露时，夜间发生周期性呼吸，心脏血管扩张，血容量增加，肺淤血及肺不张刺激反射中枢，肺容积减少并肺部气体交换中 O_2 储备障碍，进一步加重缺氧，促使肺水肿出现。Nussbaumer-Ochsner 等对急性暴露于海拔 4559 m 的急性肺水肿患者的研究结果证实，低氧血症和睡眠相关的周期性呼吸为 AMS 发生、发展的病理生理基础，逆转低氧血症可预防和治疗 AMS。

2. **低氧通气反应**　Lahiri 等对世居高原舍尔巴人和短期逗留高原的平原人进行 HVR 与睡眠呼吸暂停的对照研究，发现 HVR 钝化的舍尔巴人睡眠期间无明显的呼吸暂停，而 HVR 增高的平原人则出现频繁的周期性呼吸伴呼吸暂停，平均呼吸暂停时限为 1.2 秒，呼吸暂停频率与 HVR 呈正相关，当吸入 100% 氧时，周期性呼吸或呼吸暂停的频率降低，甚至消失，吸入高浓度 CO_2 后呼吸暂停迅速消除，但周期性呼吸仍持续存在，撤销吸入高浓度 CO_2 时，呼吸暂停立刻重现。这些资料证明急性缺氧引起通气反应的增强是产生周期性呼吸的重要因素。临床观察发现，大多数 AMS 病人都有夜间睡眠呼吸紊乱，AMS 症状评分与夜间呼吸暂停频率有关。Bartsch 等研究发现，在低海拔，中、重度急性肺水肿患者与轻度或无肺水肿的患者相比，有相似的低氧和高 CO_2 通气反应，但上升至 4559 m 高海拔时出现较低程度的 CO_2 低氧通气反应，在高海拔 AMS 患者有相对低的通气，与其较严重的低氧血症有关，并参与了 AMS 的病理生理过程。

3. **细胞因子**　最新研究发现，低氧环境下呼吸障碍与细胞（白细胞、肌细胞、神经细胞等）及炎症因子 [白细胞介素（IL）-1、IL-6 及肿瘤坏死因子（TNF）等] 有密切关系。据报道，逗留于海拔 4000 m 以上地区会出现血浆 IL-6 及 IL-1 浓度升高。高原缺氧环境下，睡眠剥夺作为一种应激源可造成体内细胞因子释放增强，促炎/抗炎细胞因子比例失调，致毛细血管渗透性增加，从而导致 AMS 的发生。

4. **神经递质**　神经递质是脑内神经元之间传递信息的物质，是大脑生理功能的基础。睡眠的神经突触理论认为，睡眠起源于神经元水平，在清醒期神经元突触维持着正常的神经传递及调节作用，睡眠则可保护突触超级结构的稳定性。Monti 等研究表明，多巴胺和 5-羟色胺会影响睡眠和觉醒相应的神经元活动，多巴胺与睡眠觉醒有密切关系，乙酰胆碱可抑制中缝背核 5- 羟色胺触发的慢波睡眠，起到抑制慢波睡眠的作用，脑干中的 5- 羟色胺有利于维持慢波睡眠，而慢波睡眠又有利于疲劳的恢复。

高原环境中神经递质的变化是引发高原睡眠障碍的另一重要原因。Mazzeo 等研究发现，高原低氧刺激下，血浆肾上腺素水平通常会升高，通过 β2 受体使组织的 O_2 摄入与转运量增加，进一步加重组织缺氧引起机体的应激反应，同时可激活下丘脑 – 垂体 – 肾上腺轴，使血液内去甲肾上腺素（NE）升高，α2A- 肾上腺素受体在调控交感神经和中枢神经系统 NE 神经元的神经递质释放方面起关键作用，其中 α2A- 肾上腺素受体亚型的作用最主要，在蓝斑、大脑皮层、海马等部位调控 NE 的释放，并在脊髓中对 NE 释放起负反馈调节，进一步促使早期呼吸急促、失眠、头痛等症状，后期导致血管阻力增加，肺动脉压力升高，脑血管通透性增加，最终促使急性肺水肿和脑水肿形成。

机体急性缺氧时，首先引起兴奋性氨基酸释放。谷氨酸是缺氧损伤的中心环节，它一方面介导大量 Na^+、Cl^- 的内流，造成细胞毒性水肿，导致细胞坏死，另一方面通过激活 N- 甲基 -D- 天冬氨酸，介导 Ca^{2+} 大量内流，激活肌醇三磷酸途径使细胞内钙库贮存 Ca^{2+} 释放，导致细胞内 Ca^{2+} 超载。Ca^{2+} 超载可以通过激活一氧化氮合酶产生一氧化氮，一氧化氮一方面刺激凋亡相关基因的表达改变，另一方面刺激生成大量的自由基，使交感神经活性增强，脑部毛细血管流体静压升高，血管内液体压迫至血管外。缺氧和酸中毒损伤脑血管内皮细胞，三磷腺苷生成减少，细胞膜钠泵功能障碍，导致细胞内钠、水潴留，脑细胞水肿使血管通透性增加，水排出减少，毛细血管破裂，出现脑实质和蛛网膜下腔出血。脑水肿被认为是引起颅内高压和急性高山反应的重要原因。一些研究者认为，缺氧时脑血管舒张可能使脑血管的自动调节功能受损，从而引起脑部毛细血管压力升高，导致血管源性水肿。

（二）睡眠呼吸紊乱与慢性高原病

已知慢性高原病（chronic mountain sickness，CMS）患者既有周围化学感受器的反应减弱（HVR 钝化），又有呼吸中枢抑制。通气驱动正常情况下，呼吸暂停引起的低氧和高 CO_2 可刺激周围或中枢化学感受器，兴奋呼吸，提高 SaO_2 的水平；而通气驱动减弱者，如 CMS 因对低氧和高 CO_2 刺激反应的减弱，使呼吸暂停频率增多、时限延长，从而进一步加重低氧，出现低氧血症。如果低氧血症严重，则刺激骨髓促红细胞生成素的生成增多，进而促使继发性红细胞增多；同时低氧使肺小动脉收缩，肺血管结构重建，导致肺动脉高压、右心肥厚甚至右心衰竭。

对 CMS 患者进行多导睡眠监测发现，患者出现周期性呼吸及中枢性呼吸暂停较对照组增加，周期性呼吸时 SaO_2 的变化较少，而呼吸暂停时降低更为明显。当脱离低氧环境，到达低海拔或平原后，这些患者的睡眠质量显著改善，周期性呼吸及呼吸暂停消失。CMS 患者由于血红蛋白增多、血液黏度增加而肺循环阻力增加，心脏储备功能减弱，心输出量降低，从而使颈内动脉血流降低，脑血管氧传递能力减弱、脑组织低氧。脑低氧可导致呼吸中枢对外界的各种刺激反应进一步减弱，睡眠期间易出频繁性呼吸暂停。夜间睡眠呼吸暂停以及睡眠间的低氧血症可能是发生慢性高原病的重要因素之一。

五、高原对原有睡眠呼吸暂停综合征的影响

睡眠呼吸暂停低通气综合征（sleep apnea hypopnea syndrome，SAHS）是指多种原因引起的上气道阻塞和（或）中枢性呼吸抑制，以睡眠中反复出现伴或不伴鼾声的呼吸变浅或暂停，及日间嗜睡、疲乏等为主要症状的常见睡眠呼吸疾病。其对机体的主要病理生理学损害

是间歇性睡眠低氧和睡眠结构的破坏，极易发生心脑血管等多系统合并症，严重者可发生睡眠猝死。临床上根据发生呼吸事件时有无上气道阻塞和中枢神经系统的影响将 SAHS 分为阻塞性和中枢性两种类型。

（一）阻塞性睡眠呼吸暂停低通气综合征与高原

阻塞性睡眠呼吸暂停综合征（obstructive sleep apnea hypopnea syndrome，OSHAS）的病因复杂且多样，既有上气道解剖上的狭窄（颌面骨性结构异常，扁桃体肥大等），也有上气道及全身功能上的缺陷，肥胖是导致 OSAHS 的重要因素。

目前针对 OSAHS 患者在高原和平原的睡眠状况的研究较少。据估计海平面血氧饱和度低的 OSAHS 患者在高原呼吸暂停阶段血氧饱和度应该更低，白天低氧的 OSAHS 患者发生肺动脉高压的风险也大，因此发生高原肺水肿的风险也大。有研究对 34 例平均年龄 62 岁、平均呼吸暂停低通气指数为 47.5、平时居住海拔 < 600 m 的 OSAHS 患者由海拔 490 m 到海拔 1860 m 和 2590 m 进行多导睡眠监测，结果发现夜间平均动脉血氧饱和度随海拔升高降低（94%，90%，86%），睡眠呼吸暂停低通气指数（apnea hypopnea index，AHI）增加（47.5，85.1，90.0），且随海拔升高，中枢性睡眠呼吸暂停增多。阻塞事件在高原减少的原因尚不清楚。它可能与高原降低的气体密度或低氧通气反应压倒其他在海平面影响阻塞事件的影响有关。遗憾的是，对于这些在高原可能发生的问题目前无数据支持 OSAHS 患者在高原的睡眠情况及引起的相应器官功能的变化，尚需进行进一步的研究。

（二）中枢性睡眠呼吸暂停与高原

中枢性睡眠呼吸暂停除高原低氧时可能发生，另有一些特殊疾病的患者会出现，例如严重的心脏病、脑部肿瘤、脑血管病等。目前缺乏这些患者在高原的状况的研究。理论上推测中枢性睡眠呼吸暂停在高原会与平原一样或更重。已有较多研究证实部分健康人在高原会出现中枢性睡眠呼吸暂停和周期性呼吸，并且随海拔的升高严重程度增加。因此推测在海平面有中枢性睡眠呼吸紊乱的患者在高原病情可能会加重。

六、诊断

高原睡眠呼吸暂停，一般为中枢性或混合型呼吸暂停，其诊断主要依靠多导睡眠图来检测。患者清醒时的症状和体征，主要表现是晨起头疼、乏力，夜间睡眠不良，精神不振，白天嗜睡，学习和工作效率下降，呼吸困难。慢性低通气综合征者可出现显著发绀、红细胞压积及血红蛋白浓度增高，显著的低氧血症和相对性高碳酸血症，肺泡 – 动脉氧分压差 P（A-aDO$_2$）增高。低氧通气反应斜率低于健康人。

七、治疗

高原低压、低氧是发生睡眠呼吸紊乱及睡眠低氧血症的核心。因此，如何改善睡眠时的低氧状况，对消除呼吸暂停、提高血氧饱和度非常重要。

（一）氧疗

依呼吸暂停的频率以及睡眠 SaO_2 降低的程度，可持续或间断性低流量给氧，一般为 1 ~ 2 L/min，以使 SaO_2 提高到 85% 以上为宜。如有条件患者可睡在高压氧袋或富氧室、改善睡眠低氧状况是提高睡眠质量、防止呼吸暂停最为重要的措施。

（二）药物治疗

以使用刺激呼吸中枢药物为主，如：①乙酰唑胺 0.25 g，3 次 / 天，它可以预防和治疗低氧引起的呼吸暂停。其作用是通过促进 HCO3⁻ 排泄增多，导致代谢性酸中毒，从而刺激呼吸中枢，使肺通气增加，提高 SaO₂；②甲羟孕酮（progesterone），对低通气综合征患者可刺激呼吸的化学驱动器，增强每分通气量，使 PaCO₂ 下降、SaO₂ 升高，用量 20 mg 口服，3 次 / 天。男性长期服药后可见有阳痿，女性在月经期服用者停药后可有少量月经来潮；③氨茶碱可降低肺动脉压，扩张支气管的作用对睡眠呼吸紊乱治疗可起辅助作用。

（三）无创机械通气

用无创机械通气治疗高原睡眠呼吸暂停尚未见报道，在高原，对一些较严重的呼吸暂停，特别是混合型呼吸暂停者可考虑酌情使用辅助通气机。应用持续气道正压治疗的 OSAHS 患者在到高原旅行时应该携带设备，因为持续气道正压（continue positive airway pressure，CPAP）的应用能够减少夜间血氧饱和度的下降，从而减少心肺并发症。患者的 CPAP 机器应该有压力补偿功能，否则应该在高海拔时对压力进行调节。

（四）脱离低氧环境

对频繁性低通气型呼吸紊乱及低氧血症，明显的肺动脉高压，心功能不全者不宜留在高原时，应考虑转至平原或较低海拔处进行治疗。

（五）药物治疗

在海平面有阻塞性或中枢性睡眠呼吸暂停的患者到高原应该携带他们的 CPAP 设备。对于那些主要为中枢性睡眠呼吸暂停者，服用乙酰唑胺（250 mg，2 次 / 天）可以用来缓解睡眠相关呼吸紊乱。在海平面吸氧的患者在高原要继续吸氧。白天低氧的患者应该用超声心动图评估肺动脉压，如果肺动脉压高，在高原停留期间应该给予尼氟地平治疗（20 mg，2 次 / 日）。

第五节　肺血栓栓塞症

肺栓塞（pulmonary embolism，PE）是以各种栓子阻塞肺动脉系统为其发病原因的一组疾病或临床综合征的总称，包括肺血栓栓塞症（pulmonary thromboembolism，PTE）、脂肪栓塞综合征、羊水栓塞、空气栓塞等。

PTE 为来自静脉系统或右心的血栓阻塞肺动脉或其分支所致的疾病，以肺循环和呼吸功能障碍为其主要临床和病理生理特征。PTE 为 PE 最常见的类型，占 PE 中的绝大多数，通常所称的 PE 即指 PTE。引起 PTE 的血栓主要来源于深静脉血栓形成（deep venous thrombosis，DVT）。

急性 PTE 造成肺动脉较广泛阻塞时，可引起肺动脉高压，至一定程度导致右心失代偿、右心扩大，出现急性肺源性心脏病。肺动脉发生栓塞后，若其支配区的肺组织因血流受限或中断而发生坏死，成为肺梗死（pulmonary infarction，PI）。由于肺组织的多重供血与供氧机制，PTE 中仅约不足 15% 发生 PI。

一、流行病学

PET 和 DVT 已经构成了世界性的重要医疗保健问题。其发病率较高，病死率亦高。

西方国家 DVT 和 PET 的发病率分别为 1.0‰ 和 0.5‰。新近资料显示，美国 VTE 的年新发病例数超过 60 万，其中 PTE 患者 23.7 万，DVT 患者 37.6 万，因 VTE 死亡的病例数超过 29 万；欧盟国家 VTE 的年发病例数超过 150 万，其中 PTE 患者 43.5 万，DVT 患者

68.4 万，因 VTE 死亡的病例数超过 54 万。未经治疗的 PTE 的病死率为 25%～0%。由于 PTE-DVT 发病和临床表现的隐匿性和复杂性，对其漏诊和误诊率普遍较高。

长期居住于高海拔地区，VTE 的发生率显著增加。早期有研究者回顾美国科罗拉多州 Penrose 医院（海拔 1829m）1948—1985 年 7753 例尸检资料，发现肺动脉慢性巨大血栓形成发生率为 0.9%，是平原的 9 倍。Smallman 等发现，2002—2008 年位于海拔 2210 m 美国空军学院门诊血栓栓塞事件发生率显著高于位于海平面的美国海军学院和美国军事学院学员。Khalil 等报道了 2006—2007 年在巴基斯坦高海拔（2438 m 以上）地区服役的士兵有 50 例发生肺栓塞，其中 25 例的危险因素是高原。有研究报道，长期在高原地区（海拔 3000 m 以上）的印度士兵发生血栓性疾病（DVT、PTE、中风）比例显著高于非高海拔地区。

VTE 不仅发生在长期居住在高原环境的人群，在短时间内进入到高原的人群也有报道。HAPE 是急进高原不适应人群发生的以胸闷、呼吸困难、咳嗽、咳粉红色泡沫痰为特征的疾病，PTE 与 HAPE 症状相似，且高海拔地区多地处偏远，PTE 诊断所需的肺动脉造影、肺通气 / 灌注扫描等可能不可获得，导致漏诊可能。在 2013—2015 年在加拿大一诊所（海拔 1400 m）诊断的 303 例 HAPE 患者中，有 8 例最后证实为 PTE，提示在 HAPE 的治疗效果不佳时应考虑到 PTE 的可能，并行相关检查。

VTE 除了发生在由低海拔地区迁移到高海拔地区者，也可以发生在高海拔地区的世居者。有研究发现，高原慢性低氧的 200 例患者 49 例（24.5%）发生 PE，100 例伴有红细胞增多症的患者 PE 发生率为 39%，不伴有红细胞增多症的 100 例患者 PE 发生率为 10%。

高原地区疾病状态下合并血栓的机会明显增高。VTE 是烧伤的常见并发症，青海省人民医院报道 2007—2013 年烧伤并发 DVT 发生率为 1.8%，明显高于早期报道的平原发生率（0.3%）。Cancienne 等对 2005—2012 年海拔 1219 m 以上地区所有接受单纯膝关节镜下半月板部分切除和（或）软骨成形术的患者与海拔 30 m 以下地区患者进行病例对照研究，发现术后 90 天高海拔组发生 DVT、PE 风险显著高于低海拔组，说明高原环境是膝关节镜术后 VTE 发生的独立危险因素。慢阻肺患者低氧血症和肺动脉高压较平原更重，发生 VTE 的可能性更高。曹成瑛等发现，海拔 2500～4500 m 地区 54 例 PTE 中合并慢阻肺者 9 例（16.7%），海拔 1800～2450 m 地区 PTE 中合并慢阻肺者 5 例（13.9%）。

二、PE 危险因素

DVT 和 PTE 具有共同的危险因素，即 DVT 的危险因素，包括任何可以导致静脉血液淤滞、静脉系统内皮损伤和血液高凝状态的因素。危险因素包括原发和继发性两类。

原发性危险因素由遗传变异引起，包括 V 因子突变、蛋白 C 缺乏、蛋白 S 缺乏和抗凝血酶缺乏等，常以反复静脉血栓形成和栓塞为主要临床表现。如患者特别是 40 岁以下的年轻患者无明显诱因反复发生 DVT 和 PTE，或发病呈家族聚集倾向，应注意做相关原发性危险因素的检查。

继发性危险因素是指后天获得的易发生 DVT 和 PTE 的多种病理和病理生理改变。包括骨折、创伤、手术、恶性肿瘤和口服避孕药等。上述危险因素既可以单独存在，也可以同时存在、协同作用。年龄是独立的危险因素，随着年龄的增长，DVT 和 PTE 的发病率逐渐增高。

三、高原血栓栓塞性疾病的危险因素

高原导致的血栓栓塞性疾病的原因尚不十分清楚。根据现有的文献，高原所致的肺栓塞的危险因素可能包括以下几方面。

（一）高原对血液凝固性的影响

低氧导致机体血液成分发生改变，血液呈高凝状态。

1. 红细胞及血红蛋白 高原低氧，刺激低氧诱导因子表达增加，激活下游的促红细胞生成素（EPO）基因，EPO 合成增多。早期研究显示，进入高原 2 h，EPO 水平即会升高，在 24 ~ 48 h 达高峰，红细胞数量在几周后升高，在 6 个月左右达到稳态。20 世纪 70 年代研究者发现，Andes 高原的居民红细胞数量比海平面居民高 83%，之后国内外较多研究显示红细胞数随海拔的升高而增加。高原低氧环境对红细胞数量的影响还与高原居住的时间、种族、性别等多种因素有关。高原暴露时间越长，红细胞增加的程度可能越高，但如果红细胞过度增生，将可导致血液黏滞度增高，血栓形成的机会增加。高原低氧不仅影响红细胞的数量，还可影响红细胞的形态、结构和功能。从平原进入高原，红细胞平均体积增大，并随高原居住时间延长而进一步增大。以往研究显示，红细胞变形性随居住高原时间的延长而显著增高，血液黏度在进住高原的早期明显升高，后期恢复正常，红细胞的聚集性在进住高原的早期显著升高，后期则下降。Grau 等发现，健康男性在急性低氧条件下红细胞的变形性降低。新近一项研究显示，低氧导致红细胞与内皮及内皮下的成分纤联蛋白、层粘连蛋白的黏附性增加。

2. 血小板 早期研究显示，人类急进高原和长期居住于高原血小板变化不同，急进高原 24 h，血小板数目显著减少，超过 48 h 以后，血小板数目逐渐增加。长居平原人群进入高原，随时间延长血小板数目减少。有研究者比较了西安（海拔 400 m）、西宁（海拔 2260 m）、兴海（4000 m）健康人群，发现随海拔升高，血小板数目逐渐降低，生理低限界值检出率显著递增。高原环境下血小板聚集、黏附功能增强。低海拔（200 m）健康青年进入高原地区（3500 m 以上）循环血中血小板 α 颗粒膜蛋白 -140（GMP-140）、血栓素 B2 及血小板聚集率升高，且随海拔高度的增加而增高，进驻 1 周血小板激活最明显，以后逐渐降低，1 年后明显降低。随海拔升高，人暴露于高原第 2、10 天血小板黏附性较平原增加，早期已有研究发现久居高原血小板黏附性也增加，HAPE 患者血小板聚集、黏附功能也增强。

3. 凝血参数 高原环境下凝血参数是否发生变化尚有争议。有研究发现，久居高原人群凝血酶原时间、活化部分凝血活酶时间、纤维蛋白原及凝血酶时间均延长。早期有研究者认为 D- 二聚体随海拔高度的升高而增加；但也有研究认为，高原环境下Ⅷ因子水平及 D-二聚体都无变化。

4. 血浆容量（plasma volume，PV） 急进高原健康人 PV 减少。从平原进入高原（海拔 3454 m）第 4 天 PV 开始减少，在高原停留的 28 d 内，PV 持续减少，回到平原 14 d 时恢复基线水平。急进高原 PV 减少的原因主要有：①经呼吸道和皮肤水分丢失，进入高原，低氧通气反应增加，导致呼吸加深加快，呼吸道水分丢失增加，且高原气候干燥，也导致呼吸和皮肤水分增多；②水摄入不足，进入高原，会有典型或不典型的高原反应，如恶心、呕吐，可能还有部分患者发生腹泻，同时影响食欲和饮水，导致水摄入不足；③高原运动时皮肤和骨骼肌收缩，也会导致水分丢失；④高原环境下导致调节 PV 的激素释放发生改变。

（二）高原环境下血流状态的改变

进入高原，很多因素可能导致血流速度减慢。高原低氧，缩血管物质增多，导致血管收缩，血管管腔减小；细胞容量增加，PV 减少，血液黏滞度增加，血流减慢；长途旅行制动，血流缓慢；高原气候恶劣，室内久坐时间延长都可能影响血流状态。早期研究报道，健康人从海拔 1310 m 进入 3470 m，臂动脉、股总动脉、股浅动脉、股深动脉血管直径和血流量较低海拔显著减少，但海拔继续增高至 5330 m 后再无变化，返回低海拔地区血管直径和血流量显著增加，而颈动脉体动脉变化不大。进入高原，视网膜血流速度最初增加，之后降低，脉络膜的血流速度始终是增加的，脑血流量增加。

（三）内皮功能紊乱

血管内皮细胞是覆盖于血管表面的一层单核细胞，通过合成和分泌一氧化氮、内皮素、前列腺环素等血管活性物质，调节血管的收缩和舒张、抗血栓形成、抑制平滑肌细胞增殖及血管壁炎症反应等。低氧通过缩血管物质释放增多、舒血管物质减少，氧化应激及炎症反应增强等途径损伤血管内皮功能。相关文献发现发现，暴露于高原，人循环造血干细胞、循环内皮细胞及循环内皮祖细胞均显著减少。低压、低氧下调人静脉内皮细胞结合蛋白复合体的表达，使得内皮细胞受损，可能是急性高原病血管高通透性的机制。内皮细胞功能损伤影响凝血功能。

（四）遗传因素

个体的遗传背景也与血栓的形成有关。Leiden Ⅴ因子和凝血素 20210A 基因突变、蛋白 C、蛋白 S 等缺乏均可能增加促凝活性。然而，在高原将基因背景与血栓形成联系起来的研究很少，仅有两项针对蛋白 S 和蛋白 C 缺乏的个案报道。高原血栓形成的遗传因素需要进一步探讨。

四、临床表现

（一）症状

PTE 的症状多种多样，但均缺乏特异性。症状的严重程度亦有差别，可以从无症状、隐匿，到血流动力学不稳定，甚至发生猝死。

1. 不明原因的呼吸困难及气促，尤以活动后明显，为 PTE 最多见的症状；
2. 胸痛，包括胸膜炎性胸痛或心绞痛样疼痛；
3. 晕厥，可为 PTE 的唯一或首发症状；
4. 烦躁不安、惊恐甚至濒临死感；
5. 咯血，常为少量咯血，大咯血少见；
6. 咳嗽、心悸等。

临床上有时出现所谓"三联症"，即同时出现呼吸困难、胸痛及咯血，但仅见于 20% 的患者。各病例可出现以上症状的不同组合。

（二）体征

1. 呼吸系统体征　呼吸急促最常见；发绀；肺部有时可闻及哮鸣音和（或）细湿啰音，肺野偶可闻及血管杂音；合并肺不张和胸腔积液时出现相应的体征。

2. 循环系统体征　心动过速；血压变化，严重时可出现血压下降甚至休克；颈静脉充盈或异常波动；肺动脉瓣区第二心音亢进或分裂，三尖瓣区收缩期杂音。

3. 其他　可伴发热，多为低热，少数患者有 38℃ 以上的发热。

五、诊断

（一）根据临床情况疑诊 PTE（疑诊）

如患者出现上述临床症状、体征，特别是存在前述危险因素的病例出现不明原因的呼吸困难、胸痛、晕厥、休克，或伴有单侧或双侧的不对称性下肢肿胀、疼痛等，应进行如下检查：血浆 D- 二聚体；动脉血气分析；心电图；X 线胸片；超声心动图；下肢深静脉超声检查。

（二）对疑诊病例进一步明确诊断

在临床表现和初步检查提示 PTE 的情况下，应安排 PTE 的确诊检查，包括以下 4 项，其中 1 项阳性即可明确诊断。

①螺旋 CT；②放射性核素肺通气 / 血流灌注扫描；③磁共振成像（MRI）；④肺动脉造影。

六、治疗

（一）一般处理

呼吸循环支持治疗。

（二）溶栓治疗

溶栓治疗主要用于危重 PTE 病例（出现休克），对于中危和低危 PTE，以抗凝治疗为主。

（三）抗凝治疗

为 PTE 和 DVT 的基本治疗方法，可以有效地防治血栓再形成和复苏，为集体发挥自身的纤溶机制溶解血栓创造条件。抗凝血药物主要有普通肝素、低分子肝素、华法林及新型口服抗凝药。抗血小板药物的抗凝作用不能满足 PTE 或 DVT 的抗凝要求。

（四）外科手术

肺动脉血栓摘除术；肺动脉导管碎解和抽吸血栓；放置腔静脉滤器等。

（五）从平原进入高原抗凝治疗。

1．有静脉血栓历史的患者到高原应继续应用在海平面所用的抗凝治疗，到高原前和之后应对患者的血凝状态（国际标准化比值，INR）进行追踪。

2．如果一个患者在到高原之前已经完成了一个阶段的抗凝治疗，没有必要继续进行抗凝治疗，除非到高原有特殊的血栓风险存在。

3．具有潜在高凝原因的妇女和口服避孕药者在到高原期间应强烈建议停服避孕药。

4．在长时间飞行、乘坐公交车或其他长时间不动、脱水或静脉闭塞等情况存在时，以往有静脉血栓的患者应采取措施避免这些危险因素（补水、定时活动、小腿腓肠肌活动等）或在这期间口服低剂量的阿司匹林。

（关　巍）

主要参考文献

[1] 陆再英，钟南山 . 内科学 . 7 版 . 北京：人民卫生出版社，2008.

[2] 张彦博，汪源，刘学良，冯光卉，赵德跃，等 . 人与高原 . 青海：青海人民出版社，1996.

[3] Ward MP，Milledge JS，West JB. High Altitude Medicine and Physiology. 2nd Ed. London，Chapman and Hall Medical，1995.

[4] Luks AM，Swenson ER. Travel to high altitude with pre-existing lung disease. Eur Respir J，2007，29（4）：770-792.

[5] Chen Wang，JianYing Xu，Lan Yang，et al. Prevalence and risk factors of chronic obstructive pulmonary disease in china（the china Pulmonary Health [CPH] study）：a national cross-sectional study [J] . Lancet，2018，391：1706-1717.

［6］ GOLD executive committee. Global strategy for the diagnosis，management，and prevention of chronic obstructive pulmonary disease（updated 2019）［EB/OL］. 2018-11-11. www.goldcopd. Org.

［7］ Global Initiative for Asthma . Global strategy for asthma management and prevention.Updated2018.http：// www.ginasthma.org/local/uploads/files/GINA_Report_2018.pdf . 11th Nov 2018.

［8］ Galiè N，Humbert M，Vachiery JL，et al. 2015 ESC/ERS Guidelines for the diagnosis and treatment of pulmonary hypertension. Kardiol Pol.2015，73（12）：1127-1206.

［9］ Stream JO, Luks AM, Grissom CK. Lung disease at high altitude. Expert Rev Respir Med，2009，3（6）：635-650.

［10］ Gupta N，Ashraf MZ. Exposure to high altitude：a risk factor for venous thromboembolism? Semin Thromb Hemost，2012，38（2）：156-163.

第九章 高原与先天性心脏病

第一节 概 述

先天性心脏病（congenital heart disease，CHD）是儿童较为常见的先天性疾病，是临床上引起婴幼儿死亡的主要原因之一，其自然死亡率约为20%～50%，特别是高海拔地区，严重地损害儿童的身心健康。据统计，我国心血管外科对于心血管病的手术治疗大约17万例/每年，约占心血管病发病率的10%，其中先心病占55%～60%。一些重症或复杂心血管畸形患儿常需在婴儿期甚至新生儿期给予手术矫治才能挽救生命。很多先心病患者若未得到及时有效的手术治疗，而仅通过内科药物治疗缓解症状者，往往会增加围术期风险甚至失去手术机会。广大农村以及西部地区因医疗条件受限、经济困难等原因，大量先天性心脏病患儿得不到及时的诊断和有效的治疗，部分患儿因并发症需要反复住院治疗，甚至夭折。

先心病的病因尚不完全明确，目前认为和胚胎早期母体的病毒感染、辐射、酒精、药物、低氧等因素有关，并且有一定的遗传因素。

一、先天性心脏病分类

主要根据血流动力学（hemodynamic）变化将先天性心脏病分为三组：

1. 无分流型（无青紫型）无分流型即心脏左右两侧心腔或动静脉之间无异常通路和分流，临床上不产生发绀。包括主动脉缩窄、肺动脉瓣狭窄、主动脉瓣狭窄以及单纯性肺动脉扩张、原发性肺动脉高压等。

2. 左向右分流型（潜伏青紫型）此型有心脏左右两侧血流循环途径之间异常的通道。早期由于心脏左半侧（体循环）的压力大于右半侧（肺循环）压力，所以血流从左向右分流而不出现青紫。当啼哭、屏气或任何病理情况，致使肺动脉或右心室压力增高并超过左心压力时，则可使血液自右向左分流而出现暂时或永久性青紫。如房间隔缺损、室间隔缺损、动脉导管未闭、主肺动脉间隔缺损，以及主动脉窦动脉瘤破入右心等。

3. 右向左分流型（青紫型）该型所包括的畸形也构成了左右两侧心血管腔内的异常交通。右侧心血管腔内的静脉血通过异常交通分流入左侧心血管腔，导致大量静脉血注入体循环，故可出现持续性青紫。如法洛四联症、右心室双出口、完全性大动脉转位、永存动脉干等。

二、婴幼儿先心病治疗现状

先天性心脏病患病率及占新生儿的死亡率可因地域而有所不同，在国外出生存活的婴儿中，先心病发病率约6.8‰；我国先心病发病率约7‰～11‰。据调查，我国每年约有10～15万先心病患儿娩出，除极少部分先天性、心脏病可能自愈、无需手术治疗外，大多数患儿均需手术治疗，其中约1/3～1/2的危重患儿，如不行手术纠治，绝大部分将很快夭折。既往由于低体重婴幼儿一期根治术死亡率高，主要采用强心利尿及扩血管等保守治疗，到学龄前或体重比较大时再行手术，部分患者在保守和姑息治疗期间死亡或丧失手术机会。近年来，由于麻醉、手术及围术期监护技术的发展，婴幼儿、新生儿先天性心脏病的手术存活率逐年提高，6个月以下患儿病死率已降至4.28%～14.8%。因此，对于反复发生肺炎、充血性心力衰竭不能控制的先心病患儿，可不受年龄和体重的限制，及时手术治疗。大部分先心病患儿即使有严重的肺动脉高压，如果能在2岁之内进行手术，术后肺动脉压力往往能恢复到正常或接近正常。

三、高海拔与先心病

近年来研究表明，高海拔地区先天性心脏病的发病率明显高于平原地区。由于海拔的升高，低氧程度的加重，使动脉血的氧含量降低，缺乏对出生后动脉导管收缩闭合有力的刺激，使其继续开放，再加上低氧性肺小动脉收缩并继续保持肺小动脉的胎型结构或退化不全，使肺动脉高压持续存在，右心压力增加，是高海拔地区人群多发动脉导管未闭和房间隔缺损的主要原因。

随着海拔的升高先天性心脏病患病率有所增加，部分地区先心病发病率达到13.7‰。据报道，先心病中最常见的动脉导管未闭（patent ductus arteriosus，PDA）在青藏高原患病率高于平原地区7倍。研究显示，先心病的患病率在不同民族间表现出差异。对于高海拔地区世居民族人群，不论是单病种还是不同性别，先心病患病率差异均无统计学意义，可能与其世居高原而形成了对低氧的适应有关。但在汉族学生中，海拔低于3000 m地区先心病患病率及单病种患病率明显低于海拔超过3000 m地区；海拔高于3000 m地区先心病患病率女性高于男性，提示先心病患病率及病种构成与低氧程度的加重和汉族对低氧的习服有关。高海拔地区先心病高患病率与高原低氧环境和遗传有着密切的关系。大量的报道认为，藏族为高原适应人群，与移居的汉族比较，血红蛋白量不高，肺动脉压力较低，氧的摄取和利用高于移居者，先心病和高原病的患病率明显低于汉族人群。而且，对高原的适应可能为遗传适应。但随着海拔升高，世居藏族人群的先心病患病率也增加，且与生活在同一海拔地区的蒙、汉、回、土族人群患病率的差异无统计学意义。但导致上述结果的原因还有待于进一步研究。

低氧环境可能会促进肺动脉高压的发生和发展，高原地区先心病合并肺动脉高压者明显高于平原地区。

由于高海拔地区先天性心脏病的发病率明显高于平原地区，先心病手术在高海拔地区具有更广阔的应用前景。但在高海拔地区进行心脏手术风险相对更高、难度更大，尤其是对于体重10 kg以下低体重婴幼儿先天性心脏病的外科治疗，其手术适应证、外科技术及围术期处理尚在探讨实践当中。高海拔低氧环境使人肺泡氧分压降低，肺终末细小动脉收缩导致肺血管壁增厚，血管弹性减弱、管壁变硬，肺小动脉阻力增加，血液具有高血红蛋白、高黏滞性和高凝等特点。同时，在缺氧的条件下，心肌的有氧代谢下降，无氧糖酵解增强，心肌对葡萄糖的摄取增强，对脂酸的摄取下降，糖及脂质的氧化磷酸化过程受阻，心肌产能减少，高能磷酸化物（ATP及CP）减少，心肌的能量供应不足，临床上出现高海拔心肌缺血表现，心脏手术中发生意外的可能性远远超过内地。另外，呼吸性碱中毒及代谢性酸中毒是高海拔地区患者术前血气的共同特点，长期慢性缺氧致使细胞内外处于代谢性酸中毒状态，体内碱储备明显降低，手术更加重了这一倾向。

四、术后处理

1．加强呼吸道管理，预防肺部感染 高海拔地区由于低气压和低氧分压，经体外循环后，肺损伤表现比内地更加明显。术后呼吸机支持时适当应用呼气末正压，根据动脉血气分析结果及时调整呼吸机参数，掌握好拔管指征。应定时为患者翻身、拍背、协助咳痰，防止肺不张、肺部感染等并发症出现。术后加强呼吸道管理和利尿，限制晶体的摄入，适当补充胶体，排出体内潴留的水分，同时气道的湿化、吸痰及支气管解痉药物的应用已得到广泛认同。同时，正确、合理的使用抗生素也是预防术后发生肺部感染的重要手段。

2．血管活性药物的合理应用 对于合并严重肺动脉高压和复杂畸形患者术后常规应用小剂量多巴胺、硝酸甘油，以加强心肌收缩、减轻心脏负荷，改善微循环和冠状动脉血流。

3．术后充分镇静 特别是复杂畸形和（或）合并中重度肺高压者，以减少心肺做功，防止低心输出量和肺动脉高压危象发生，同时减少躁动引起气道的机械性损伤而加重病情。

4．营养支持治疗。研究资料表明，60% 左向右分流型和 70% 发绀型先心病患儿合并不同程度的营养不良，而在婴幼儿可高达 80%。对于病情严重，短期内不能拔除气管插管者，应给予静脉营养或鼻饲营养。补充液体以 10% 的葡萄糖为主并辅以胶体，注意防止低血糖，适当控制液体总量，特殊用药及生理需要量液体采用输液泵稳定持续的给予。

5．控制液体输入 量出为入，间断静脉注射呋塞米等利尿剂，在手术后的前 2 日使液体的出入量处于负平衡状态。

反复发作的上呼吸道感染、肺炎、心衰或缺氧发作是此类患儿的共同特点，同时均存在发育延缓和营养不良。因此，术前术后加强患儿的护理，尽可能控制感染和心衰，了解肺高压程度予以治疗，避免诱发缺氧发作的各种影响因素。术中、术后则主要针对呼吸和循环功能的维持进行治疗。

五、青海省心脏外科发展

青海心脏外科发展有其特殊的历史背景和地域特点。从 20 世纪 70 年代至今，经过几代人艰苦创业，积极探索，心脏外科从无到有、从小到大，逐步发展壮大。1970 年冬季，响应党中央"把医疗卫生工作的重点放到农村去"的号召，中科院阜外医院薛淦兴教授一行来到距省会西宁以西 500 公里、海拔 3050 m 的柴达木盆地——德令哈海西蒙古族藏族自治州人民医院，在临床工作中发现先天性心脏病发病率很高，尤其是动脉导管未闭。在薛淦兴教授的带领下，1971 年 2 月 9 日成功开展了第一例动脉导管切断缝合术，打开了高原心外科手术禁区，此后逐渐开展体外循环下房间隔缺损、室间隔缺损等修补手术，成为青海心脏外科的奠基人，同时为州医院培养了一批心外科医护人员。

青海大学附属医院（原青海医学院附属医院）早在 20 世纪 60 年代就在胸外科的基础上筹备开展心外科工作，并成功实施了二尖瓣闭式扩张（closed mitral commissurotomy，CMC）、缩窄性心包炎（constrictive pericarditis）的手术。于 1977 年起逐步开展体外循环下各类心脏外科手术，至 1991 年 3 月共完成各类心脏外科手术 701 例。1992 年原青海医学院附属医院又重新组建心外科，继续开展各类心脏及大血管手术，先后填补省内心外科领域25 项空白，发表了大量专业论文，曾多次获得青海省科技进步奖，培养了心血管外科专业硕士研究生 40 余人，在高原心脏外科领域做出了重大贡献。

（武建英 朱吉海 马 伟）

第二节　高原常见的先天性心脏病

一、动脉导管未闭

动脉导管未闭（patent ductus arteriosus，PDA）是最常见的先天性心脏病之一。动脉导管位于胸主动脉和肺动脉之间（图 9-1），是胎儿时期胎儿赖以生存的肺动脉与主动脉之间的生理性血流通道，在胎儿出生后随着肺膨胀、肺血管阻力下降，流经导管的血液减少，通常于生后 10 ～ 20 小时呈功能性关闭，约 85% 的婴儿在出生后 1 个月左右动脉导管闭合，退化成为动脉韧带，也有 18 个月以内闭合的报道。如果动脉导管逾期未能闭合，即称为动脉导管未闭。

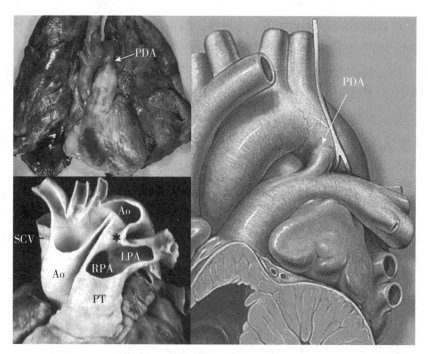

图 9-1　动脉导管未闭示意图

PDA：动脉导管未闭；AO：主动脉；SCV：上腔静脉；PT：肺动脉；RPA：右肺动脉；LPA：左肺动脉

动脉导管未闭占先天性心脏病的 15% ～ 21%，青藏高原地区 PDA 患病率明显高于平原地区。女性发病明显高于男性，比例为 1：2 ～ 1：3。

1．**病理解剖**　动脉导管位于胸主动脉与肺动脉之间。在少见的右位主动脉弓患者，导管位于无名动脉的根部和右肺动脉之间。动脉导管的长度和直径差异很大。根据动脉导管的形态可分为五型（图 9-2）：

管型：导管呈管状，此型最常见，约占 75%。

漏斗型：导管呈漏斗状，主动脉端直径往往大于肺动脉端，约占 20%。

窗型：导管粗、短，主动脉与肺动脉几乎紧贴在一起，较少见。

哑铃型：导管呈哑铃状，中间细，两端粗，少见。

动脉瘤型：导管呈瘤样膨大，罕见。

动脉导管未闭常常合并其他心脏病，如室间隔缺损、法洛四联症、主动脉弓中断、右心室双出口、大动脉转位等。有些复杂的先心病，动脉导管的存在，成为患者赖以生存的

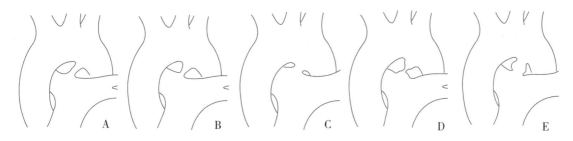

图 9-2　动脉导管未闭分型
A. 管型；B. 漏斗型；C. 窗型；D. 哑铃型；E. 动脉瘤型

通道。

2．病理生理

（1）左向右分流：由于主动脉压力在心脏收缩期和舒张期均高于肺动脉压力，从而导致不管收缩期还是舒张期主动脉内血流经动脉导管向肺动脉连续左向右分流，而分流量的大小取决于动脉导管的直径和主动脉与肺动脉间的压力阶差。

（2）左心室扩大：左向右分流使肺循环血流增加，左心回心血量增加，左心容量负荷增加；左向右分流使体循环血流减少，左心室增加代偿性做功，导致左心室肥厚、扩大，甚至出现左心衰竭。

（3）肺动脉高压和右心室肥大：长期的分流使肺循环血流量增加，肺小动脉反射性收缩，增加肺动脉压力，右心室射血受阻，右室后负荷增加，右心室逐渐肥厚。初期肺动脉压增高为动力性或功能性，如果左向右分流未能及时消除，上述改变逐渐加重，血管阻力进一步增加，导致肺小动脉中层弹力纤维增厚，发展为不可逆的器质性改变。当肺动脉压不断增加，等于或超过主动脉压时，左向右分类减少或消失，甚至出现双向或右向左分流，即艾森曼格综合征。

3．临床表现

（1）症状：动脉导管未闭患者的症状轻重与导管的直径大小和主动脉、肺动脉之间压力阶差的大小有关。导管细者，可能无明显的临床症状，导管粗大者可能早期就会出现喂养困难、生长发育差、反复发生感冒或肺部感染等，甚至出现心力衰竭的表现。对于成人，主要可表现为劳力型心功能不全，即活动后感心悸、胸闷、气短、乏力，甚至心力衰竭。

（2）体征：正常情况下，主动脉压力高于肺动脉压力。由于动脉导管的存在，使主动脉血流经动脉导管分流至肺动脉，从而产生心脏杂音。典型的动脉导管未闭患者可在胸骨左缘第 2 肋间闻及连续性机械样杂音。杂音的程度与导管的直径大小有关。导管较细者，可能听不到明显的心脏杂音，相反，导管粗大者往往杂音很粗、很响，甚至可触及震颤。此外，杂音的程度还与主动脉、肺动脉之间压力阶差的大小有关。一些粗大的动脉导管未闭患者，随着肺动脉压明显升高，分流量逐渐减少，此类患者心脏杂音也可能逐渐变弱，只能听到收缩期杂音，甚至听不到杂音。由于胸主动脉水平左向右分流的存在，使脉压增大，从而会出现水冲脉、毛细血管搏动征、大动脉枪击音等周围血管征。如果肺动脉压进行性升高超过主动脉压力，出现右向左分流，可能会出现左上肢及下肢青紫，而右上肢无青紫的表现，即差异性发绀。

4．辅助检查

（1）心脏彩超：对于动脉导管未闭有确诊的价值。在降主动脉与肺动脉之间可以找到动脉导管，并可测量导管的长度及粗细，测量各心腔的大小，评测肺动脉直径、压力，评价心脏功能。

（2）胸部 X 线：胸片显示心影增大，肺血增多，有肺动脉高压者，可表现为肺动脉段突出，没有特异性。

（3）心电图：心电图检查对动脉导管未闭患者无特异性。心电图改变取决于左心室容量负荷增加和右心室压力负荷增加的程度和时间。可表现为左心室高电压或左心室肥厚，当发生肺动脉高压时，表现为右心室肥厚。

（4）主动脉或心脏 CT：对动脉导管未闭诊断有一定的价值。可直观地显示动脉导管的位置、形态、长短、粗细等。

（5）心导管检查：典型 PDA 患者常不需行心导管检查，如合并重度肺动脉高压或伴发其他畸形征象，可进行心导管检查，可直接测量肺动脉压及各心腔压力值及血气分析，判断有无特殊畸形，为诊断及手术提供可靠的保障。

5．诊断和鉴别诊断

根据临床症状，特征性的心脏杂音，脉压增宽、水冲脉等周围血管征，结合心脏彩超等检查，可作出正确诊断。由于下列疾病疾病可能会存在相似的临床表现，应注意鉴别。

（1）主肺间隔缺损：本病也可表现为相似的症状，胸骨左缘也可闻及连续性杂音，但较早即发生严重肺动脉高压，杂音位置在胸骨左缘第 3、第 4 肋间；行心脏彩超、CT 可助鉴别。

（2）室间隔缺损合并主动脉瓣关闭不全：本病特点为胸骨左缘第 3、第 4 肋未闻及双期杂音，杂音不连续，收缩期为粗糙的机器样杂音，舒张期杂音为哈气样；超声可见主动脉瓣反流及心室水平分流征象；升主动脉造影可见造影剂反流至左心室、右心室同时造影。

（3）冠状动静脉瘘：也可在心前区闻及连续性杂音，但位置较低且表浅，舒张期较收缩期响；心脏彩超可见分流水平在右心房或右心室，冠状静脉窦异常扩大；升主动脉造影可见扩张的冠状动脉及漏入相应的心室同时显影。

（4）主动脉窦瘤破裂：常急性发病，有突发胸痛史，病程进展迅速，易发生心力衰竭；杂音位置较低（L3、L4），舒张期最响；超声可见高度扩张的主动脉窦突入某心腔，以右心室最多见；升主动脉造影显示升主动脉与窦瘤破入之心腔同时显影。

6．手术适应证与禁忌证

（1）适应证：动脉导管未闭由于持续左向右分流，会造成肺动脉高压、心室肥厚、心功能不全等表现，且由于胸主动脉及肺动脉之间异常通道的存在，增加了患感染性心内膜炎的风险，故确诊后均应积极手术治疗。若导管较细，分流量较小，对患者血流动力学影响较小，生长发育较同龄人无明显差别者，可考虑密切观察，待到学龄前进行手术。对于导管粗大，分流量大，对生长发育影响大，反复出现感冒、肺炎，甚至充血性心力衰竭，应积极尽早手术治疗。成人患者，只要胸主动脉水平以左向右分流为主，肺血管继发性病理改变尚处于可逆阶段，也可考虑手术治疗。

（2）禁忌证：由于长期左向右分流，引起严重肺血管病变，合并重度肺动脉高压，造成右向左分流，即艾森曼格综合征者，是手术的绝对禁忌证。患者全身状况差，不能耐受手术者，也是手术禁忌证。在一些复杂先天性心脏病中，动脉导管未闭作为代偿通道而存在者，如主动脉弓中断等，在复杂先天性心脏病根治手术前，动脉导管不能单独闭合。

7．手术方法

（1）动脉导管结扎术：

1）经胸腔动脉导管结扎或缝扎术：适用于导管较细长者。取左腋小切口或后外侧切口，经第 3、4 肋间进胸，切开纵隔胸膜，解剖出动脉导管，导管的主动脉端和肺动脉端各放置一根结扎。结扎导管时先控制性降压，试阻导管，观察患者心率、血压有无明显变化。先结扎主动脉端的丝线，然后再结扎另一根丝线，最后在两个线结之间穿过导管做一贯穿导管缝线并结扎（图 9-3）。

2）胸膜外导管结扎术：常用于婴儿或新生儿。经左侧背部听三角区域切口，推开壁层胸膜，不进胸腔。导管处理方法同上。

（2）动脉导管切断缝合术：适用于导管较粗或短者。同上方法解剖出导管，分别阻断导管的主动脉及肺动脉两端，从阻断钳之间切断导管。5-0 或 6-0 Prolene 线分别缝闭导管的主动脉端及肺动脉端（图 9-4）。

（3）体外循环下动脉导管闭合术：适用于动脉导管粗大、窗型 PDA、合并房室缺等其他畸形拟一期手术，以及导管结扎术后再通者。正中开胸，建立体外循环，在体外循环转流、心跳阻断前，在心包腔内试行解剖导管。游离未闭的动脉导管，将导管结扎。如不能心

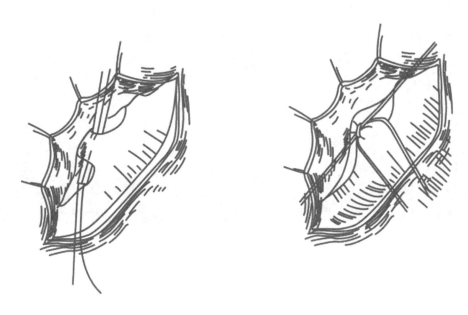

图 9-3　动脉导管未闭结扎术示意图

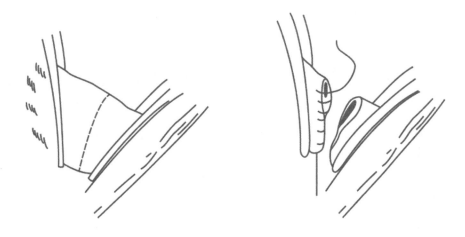

图 9-4　动脉导管未闭切断缝合术示意图

外游离结扎，可于阻断升主动脉、心跳停止后切开肺动脉前壁，将手指伸进管腔内堵住导管开口，以防灌注肺。降温到 20 ~ 26℃（鼻温），降低灌注流量后直视下直接缝合导管开口或以涤纶片连续缝合闭合动脉导管开口。

（4）胸腔镜下动脉导管闭合术：该方法创伤轻，恢复快，疼痛轻，住院时期短，具体动脉导管处理方法同上。

（5）介入封堵术：近年来，随着介入技术的日益发展，目前大部分动脉导管未闭患者均能通过介入技术进行完成（图 9-5）。该方法经皮穿刺股静脉和股动脉，在导丝引导下将右心导管经下腔静脉、肺动脉和动脉导管放入降主动脉建立轨道，经轨道放置适当的封堵器闭合动脉导管。动脉导管细者可采用弹簧圈等材料封堵闭合；导管粗大者，除封堵器外可考虑使用胸主动脉覆膜支架覆盖，从而闭合动脉导管。该手术可在局麻下完成，创伤小，恢复快，美观，目前较常用。

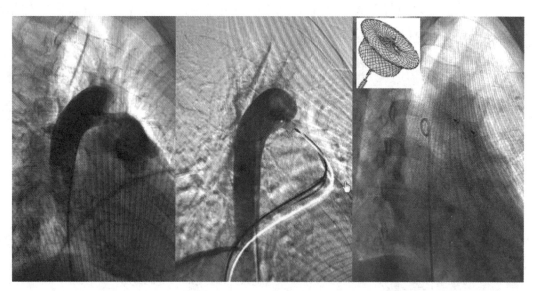

图 9-5　动脉导管封堵术

（6）经食道超声引导经胸小切口动脉导管封堵术：全麻下经胸部长约 2 ~ 4 cm 小切口进胸，主肺动脉缝置荷包线，在食道超声引导下用合适的封堵器封堵动脉导管。

8．手术并发症

（1）出血：是常见且危险性最大的并发症，常在解剖、结扎或切断导管时损伤或撕破血管而发生大出血。选择合适的手术方法，熟练的手术技巧，谨慎的操作，是防止术中大出血的可靠保证。

（2）喉返神经损伤：左侧喉返神经位于主动脉弓前外侧，绕过主动脉弓及动脉导管上行，术中过分牵拉或钳夹会造成损伤，会造成声音嘶哑等。一般于术后 6 ~ 8 周内能恢复，若神经被缝扎或切断，神经功能可能无法恢复。

（3）假性动脉瘤：多在术后 2 周左右发生，属严重并发症。主要是由于术中严重创伤（出血、止血）、血肿形成、局部感染、导管或主动脉内膜撕裂及手术方式选择不当等原因造成的。

（4）术后高血压：高血压是术后最常见的并发症，多数经处理后于 2 周内恢复。发生的原因可能与术后患者的体循环血容量增加有关，也可能与动脉压力及容量感受器对血流动力学的反应有关。

（5）导管再通：主要见于单纯结扎术后，因结扎线松脱所致，或因导管脆弱、结扎线蚀透管壁而形成再通。

（6）肺不张：较少见，常温下经胸腔手术和胸部正中切口体外循环下手术均可发生，主要见于婴幼儿患者。

（7）介入手术并发症：穿刺点血肿、动静脉瘘、假性动脉瘤、感染等；造影剂过敏；封堵器脱落；放射线损害等。

二、房间隔缺损

房间隔缺损简称房缺（atrial septal defect，ASD）（图 9-6），是先天性心脏病中最常见的类型之一，主要是由于胚胎发育期间心房间隔发育不全或畸形，致左、右心房相通，导致房间隔异常缺损。由于该病在儿童时期症状轻微、临床表现及体征不明显，故存在一定漏诊率，很大一部分患者直至成年期才被发现。房间隔缺损占先天性心脏病构成比的 15% ～ 20% 左右，男女之比为 1:7 ∶ 1。

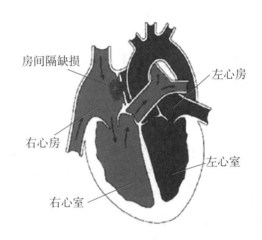

图 9-6 房间隔缺损

（一）病理解剖

根据房间隔缺损发生的部位，一般分为原发孔型房间隔缺损和继发孔型房间隔缺损。原发孔缺损常合并其他心内畸形，如二尖瓣瓣裂等，故分类为复杂性先天性心脏病，本节不予叙述。房间隔缺损常以继发孔缺损最为多见，又分为以下几个亚型，包括中央型、下腔型、上腔型和混合型房间隔缺损（图 9-7），其中中央型占继发孔型的 76% 左右，为最多见的一种。继发孔型房间隔缺损可为单发孔，也可以多发孔的形式存在，亦可独立发生，也可合并其他心内畸形，如肺动脉瓣狭窄，部分型肺静脉畸形引流以及二尖瓣狭窄（lutembacher syndrome）等，但临床病例少见。本章不予叙述。

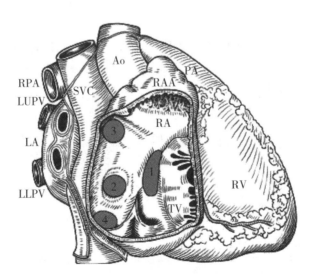

图 9-7 房间隔缺损分型
1 原发孔房缺、2 中央型、3 上腔型、4 下腔型
RPA：右肺动脉；LUPV：左上肺静脉；LA：左房；LLPV：左下肺静脉；SVC：上腔静脉；AO：主动脉；RAA：右心耳；RA：右心房；
TV：三尖瓣；RV：右心室

（二）病理生理

正常时，左心房压力（8 ～ 10 mmHg）无论收缩期或舒张期都比右心房高（3 ～ 5 mmHg）。房间隔缺损时左向右分流程度取决于缺损的大小、肺循环的相对阻力。分流量的多少与缺损大小和左、右心房间的压力阶差成正比，与肺血管阻力的高低成反比。

小型房间隔缺损，分流量小；对循环的影响相对也小，大型房间隔缺损时，左心房大量含氧量高的血流向右心房分流，右心房接受腔静脉回流血量加上左房分流的血量，导致右心室舒张期容量负荷过重，肺循环血流量一般每分钟可达 7 ～ 20 L 不等（正常右心流量约为 5 L），超过周身循环量 2 ～ 3 倍，甚至 4 倍。一般对周身循环量影响不大，血压改变很少。当分流量已超过肺血管床容量的限度，可产生肺动脉高压。

由于患者肺动脉压力的升高，使右心室及右心房的压力升高，当右心房内的血液压力与左心房内的压力相等或相近时，此时可出现双向分流或者右向左分流，发生艾森曼格综合征。

由于肺动脉高压发生后，压力持续增高，不仅常能引起肺部并发症，如呼吸道感染和血栓形成，而且右心后负荷增加，右心室和右心房继续增大，最终可引起右心衰竭。但因右心具有负担高血量的生理功能，所以发生衰竭的年龄一般较迟，多在 20 ～ 30 岁以上。当右心压力增高到一定限度时，右心房内的部分血液可逆流入左心房，形成自右向左的分流，临床上产生发绀症状，发生艾森曼格综合征，最终患者因右心衰竭而死亡。

（三）临床表现

1．症状　房间隔缺损的临床表现主要取决于缺损的大小及分流量的多少。缺损小症状相对轻，且容易被忽视及漏诊，婴幼儿时期房间隔缺损多无明显症状，或者症状较轻，轻度心悸、乏力。患儿多在幼儿期或学龄期进行体格检查时发现心脏杂音而得以确诊；缺损大者，由于分流量大，肺充血明显，而易患支气管肺炎，同时因体循环血量不足而影响生长发育，极少出现心衰症状。当剧烈啼哭、屏气、肺炎或心力衰竭时，右心房压力可超过左心房，出现暂时性右向左分流而呈现出青紫。

随着患者年龄增大，房间隔缺损患者可表现出生长发育落后、活动耐力降低、反复呼吸道感染、多汗等表现，并且出现心脏增大、肺循环压力及阻力增高、心力衰竭以及房性心律失常等。

2．体征　患者心前区可表现为轻度隆起，心界扩大，扪诊可有抬举性搏动，在胸骨左缘第 2 ～ 3 肋间肺动脉瓣区可听到由于肺动脉瓣相对狭窄产生的 2 ～ 3/6 级收缩期喷射性杂音，很少伴有震颤，肺动脉第二音增强及固定分裂（分裂不受呼吸影响）。当左向右分流量大时，由于容量增加，三尖瓣血流增加，可在胸骨左缘下方听到三尖瓣相对狭窄所产生的舒张期隆隆样杂音。肺动脉扩张明显或伴有肺动脉高压者，可在肺动脉瓣区听到收缩早期喀喇音。

疾病晚期可听见心音强弱快慢不等，脉搏短促等房颤表现，同时出现颈静脉怒张，肝、脾大，腹水，双下肢水肿等右心衰体征。

（四）辅助检查

1．心电图　主要表现为右心房、右心室容量负荷过重，肺型 P 波及右心室肥厚波形，QRS 波电轴右偏，不完全性或完全性右束支传导阻滞。

2．胸部 X 线　主要显示为右房、右室不同程度增大，肺动脉段增宽、突出，主动脉影子变小（主动脉结变小），有时可呈现出典型的梨形心。

3．超声心动图 为诊断的金标准，可见房间隔中部见断蒂现象，可明确显示缺损的位置、大小、分流的血流信号，还可显示右室容量负荷过重及右房、右室的大小、肺动脉扩张及瓣膜情况。

4．心导管 典型病例不需心导管检查，如有肺动脉高压或伴发其他畸形征象，可进行心导管检查。

（五）诊断和鉴别诊断

体征和超声心动图是目前主要的诊断方法，心电图与X线检查可作为重要辅助检查，根据病史、体征与临床检查作出诊断并不困难。只有当临床上怀疑合并有其他心血管畸形或肺动脉高压时为了了解肺循环阻力状况，才有进行心导管检查的指征。

本病需要与室间隔缺损、部分性心内膜垫缺损、肺动脉瓣狭窄等先天性心脏疾病鉴别。

（六）治疗

目前治疗有两种方法：手术治疗与介入治疗。

1．手术治疗

（1）适应证：单纯房间隔缺损伴有明显右心室容量负荷过度的患者。适宜的手术年龄为 3 ～ 5 岁，但对于 50 岁以上的老年人手术应采取慎重态度。手术治疗前应行冠脉造影和心导管检查，明确肺小动脉与冠状动脉是否病变及病变程度；伴有三尖瓣或二尖瓣关闭不全者，考虑手术修补房缺的同时矫正瓣膜关闭不全；对已有双向分流的患者要仔细查找左向右分流的证据，如胸部 X 线片显示外周肺野仍有血管影，心尖可闻及舒张期杂音且呈滚动样及心脏超声心动图检查仍以左向右分流为主，可行手术治疗。

（2）禁忌证：患者休息时肺血管阻力达 7 ～ 12 U/m^2，而运动时不减少；或伴有体循环血氧饱和度下降；或临床出现发绀（艾森曼格综合征）或右心衰竭者（如果合并心房纤颤和内科治疗能控制的心力衰竭除外）。

（3）手术方法：切口一般为胸骨正中或右侧腋下第 4 肋间切口，主要根据病情复杂程度作出选择，然后切开心包，建立体外循环，降低心脏温度，阻断循环，使心脏停搏后，切开右心房，如果缺损较小可直接缝合，缺损较大时采用补片（可为涤纶片或自体心包）修补，然后关闭右心房（术中注意排除心脏内空气，防止形成空气栓塞），升高心脏温度，开放循环，使心脏复跳，停止体外循环，再依次关闭心包及胸壁，手术完成。

（4）手术并发症：常见术后并发症为气栓栓塞、心律失常（术后早期可出现房颤、室上性心动过速、充血性心力衰竭，感染时可发生细菌性心内膜炎等。

2．介入治疗 因创伤小，术后恢复快等特点，目前已被临床广泛采用，但须严格把握其适应证，目前临床开展的介入方法有：经皮数字减影（DSA）引导下房缺封堵术经皮超声引导下房缺封堵术 经胸小切口食道超声引导下房缺封堵术等，相对而言，超声引导下较DSA 引导下的优点在于全程无射线。

（1）禁忌证：原发孔型房间隔缺损及冠状静脉窦型房间隔缺损，或合并必须外科手术矫治的其他心脏畸形；严重肺动脉高压导致右向左分流；

（2）适应证：按照中国先天性心脏病治疗指南，房间隔缺损的介入治疗的适应证包括：通常 ≥ 3 岁，体重 ≥ 10 kg，ASD ≥ 4 mm 而 ≤ 36 mm 的二孔型左向右分流 ASD；缺损边缘至冠状窦、上下腔静脉、房顶及肺静脉的距离 ≥ 5 mm；至房室瓣 ≥ 7 mm；房间隔的直径 ＜ 所选用封堵器左房盘的直径；不合并必须经外科手术治疗的其他心血管畸形。

三、室间隔缺损

室间隔缺损（ventricular septal defect，VSD）是胎儿期室间隔发育不全所致的室间隔上存在缺口，引起血液自左向右分流，导致血流动力学异常，是最常见的先天性心脏病之一，占先天性心脏病总数的 25% ~ 30%。缺损在 0.1 ~ 3 cm 间，位于膜部者则较大，肌部者则较小，后者又称 Roger 病。缺损若 < 0.5 cm 则分流量较小，多无临床症状。缺损小者以右室增大为主，缺损大者左心室较右心室增大明显。室间隔缺损可以单独存在，或者与动脉导管未闭、房间隔缺损、肺动脉狭窄、主动脉缩窄等合并存在，也可是法洛四联症、右室双出口、大动脉转位等复杂心血管畸形的一部分。

（一）病理解剖

根据缺损解剖位置不同，常分为膜周部缺损、漏斗部缺损和肌部缺损三大类型，如图 9-8 所示。膜部缺损最为常见，约占室间隔缺损总数的 80%，其次为漏斗部缺损，肌部缺损较少见。绝大多数室间隔缺损为单个缺损，肌部缺损有时为多个。

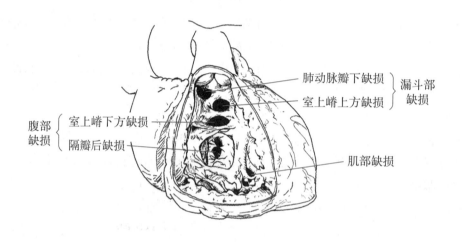

图 9-8　室间隔缺损分型

（引自：陈孝平. 外科学. 北京：人民卫生出版社，2005.）

（二）病理生理

在胚胎的第 5 ~ 7 周，分别自心室尖部由下而上，心球嵴处自上而下形成肌性间隔，并由来自房室瓣处心内膜垫的膜部间隔与前二者相互融合，形成完整的心室间隔，将左右心室腔完全隔开，如果在此发育过程中出现异常，即会造成相应部位的心室间隔缺损，一般系单个缺损，偶见多发者。

心室间隔缺损口径的大小，可从数毫米至数厘米不等，缺损的边缘组织可为纤维性，肌性或兼而有之，肌性间隔缺损的口径随心动周期的不同时相有所改变，心室收缩期时口径相应变小。

室间隔缺损导致室水平血液分流，由于不管是收缩期还是舒张期，左心室的压力较右心室高，所以本病的早期一般存在左向右分流，心脏收缩期左右心室间压力阶差较舒张期大，室间隔缺损处左向右分流主要发生在心脏收缩期。分流量的多少主要与缺损的大小有关，缺损小者分流量小，缺损大者分流量大；另外，室间隔缺损的部位也是影响分流量大小的重要因素之一，如位于三尖瓣隔瓣下的室间隔缺损由于隔瓣的阻挡作用，分流量减少，而嵴内型室间隔缺损无任何阻挡，所以分流量大；此外，左右心室压力差、肺动脉压力等也是影响分流量大小的因素。

分流量少者，增加的左心室容量负荷不影响患者的自然寿命，但感染性心内膜炎的发生率明显增加。分流量多者，左心室容量负荷明显加重，左心房、左心室扩大。由于肺循环血流量过高，肺小动脉痉挛产生肺动脉高压，右心室阻力负荷增大导致右心室肥大。随病程进展形成梗阻性肺动脉高压，当肺循环阻力与体循环阻力相当时，左向右分流消失或出现右向左分流，最后导致右向左分流，进而出现艾森曼格综合征。

（三）临床表现

室间隔缺损的临床表现与缺损的大小、心内分流量的多少，是否合并肺动脉高压及程度有关。

1．症状　室间隔缺损小，分流量小者，一般无明显症状，多是体检时发现有心脏杂音，进一步行心脏彩超等检查时发现。分流量大者，出生后即出现症状，主要表现为心动过速、活动耐量减低、反复的呼吸道感染、充血性心力衰竭、喂养困难和发育迟缓等。能度过婴幼儿期的较大室间隔缺损则表现为活动耐力较同龄人差，劳累后气促、心悸，甚至逐渐出现发绀和右心衰竭。合并严重的肺动脉高压者，可有活动后气促、发绀等症状。

2．体格检查　胸骨左缘2～4肋间隙可闻及Ⅲ级以上粗糙响亮的全收缩期杂音，常伴有收缩期震颤。心脏杂音位置变化与室间隔缺损的解剖位置有关。肺动脉高压者，心前区杂音变得柔和、短促，肺动脉瓣区第二心音明显亢进，并可能有肺动脉瓣关闭不全的舒张期杂音，分流量大者，心尖部可闻及柔和的舒张期中期杂音，甚至听不到杂音。有些患者可表现为发绀，可有杵状指（趾）。

（四）辅助检查

1．心电图　一般无特异性。缺损小者显示正常心电图或有电轴左偏。缺损大者示左室高电压，左心室肥大。肺动脉高压者表现为双心室肥大、右心室肥大或伴有劳损。

2．X线检查　缺损小、分流量小者，X线改变轻，可大致正常。缺损大者，主要表现为心影扩大，左心缘向左下延长，肺动脉段突出，肺充血。晚期肺动脉高压时，肺门血管影明显增粗，肺动脉段凸出，肺外周纹理减少，甚至肺血管影呈残根征。

3．超声心动图　是目前临床上最重要、应用最广泛的无创检查方法。超声心动图不仅可以明确诊断，还可以显示室间隔缺损的部位及大小，各心腔的大小，评价心脏功能。多普勒超声能判断血液分流方向和分流量，并且可以估测肺动脉压力，了解缺损与周围组织的解剖关系，还能除外是否合并其他的心内畸形。

4．右心导管检查　当出现严重的肺动脉高压时，需要行右心导管检查，以明确分流的方向及分流量的大小，测定肺动脉压力，并计算肺血管阻力，判定是否有手术修补的指证。

5．心室造影　合并某些复杂的先天性心内畸形时，需要行心室造影检查。

（五）诊断和鉴别诊断

患儿常有反复的上呼吸道感染或肺部感染史、活动量受限、发育迟缓等症状，甚至充血性心衰的病史，典型的心脏杂音，结合超声心动图、心电图和X线检查结果，可以明确诊断。

鉴别诊断

（1）房间隔缺损

1）原发孔缺损：与室间隔大缺损不容易鉴别，尤其伴有肺动脉高压者，原发孔缺损的杂音较柔和，常是右心室肥大，在伴有二尖瓣分裂的可出现左心室肥大，心电图常有 P-R 间期延长，心向量图额面 QRS 环逆钟向运行，最大向量左偏，环的主体部移向上向左，有鉴别价值，超声心动图彩色多普勒检查可明确诊断，对左心室 - 右心房缺损的鉴别诊断应予注意。

2）继发孔缺损：收缩期吹风样杂音较柔软，部位在胸骨左缘第 2 肋间，多半无震颤，心电图示不完全右束支传导阻滞或右心室肥大，而无左心室肥大，额面 QRS 环多为顺钟向运行，主体部向右向下。超声心动图彩色多普勒检查可明确诊断。

（2）肺动脉口狭窄：瓣膜型肺动脉口狭窄的收缩期杂音位于胸骨左缘第 2 肋间，一般不至于与心室间隔缺损的杂音混淆。

漏斗部型肺动脉口狭窄，杂音常在胸骨左缘第 3，第 4 肋间听到，易与心室间隔缺损的杂音相混淆，但前者肺 X 线检查示肺循环不充血，肺纹理稀少，右心导管检查可发现右心室与肺动脉间的收缩期压力阶差，而无左至右的分流表现，可确立前者的诊断。

心室间隔缺损与漏斗部型的肺动脉口狭窄可以合并存在，形成所谓"非典型的法洛四联症"，且可无发绀，需加注意。

（3）主动脉口狭窄：瓣膜型主动脉口狭窄的收缩期杂音位于胸骨右缘第 2 肋间，并向颈动脉传导，不致与心室间隔缺损的杂音混淆，但主动脉下狭窄，则杂音位置较低，且可在胸骨左缘第 3，第 4 肋间听到，又可能不向颈动脉传导，需与心室间隔缺损的杂音相鉴别。

（4）肥厚梗阻型原发性心肌病：肥厚梗阻型原发性心肌病有左心室流出道梗阻者，可在胸骨左下缘听到收缩期杂音，其位置和性质与心室间隔缺损的杂音类似，但此杂音在下蹲时减轻，半数病人在心尖部有反流性收缩期杂音，脉搏呈双峰状。

另外，X 线示肺部无充血，心电图示左心室肥大和劳损的同时有异常深的 Q 波，超声心动图见心室间隔明显增厚，二尖瓣前瓣叶收缩期前移，心导管检查未见左至右分流，而左心室与流出道间有收缩期压力阶差，选择性左心室造影示左心室腔小，肥厚的心室间隔凸入心腔等有助于肥厚梗阻型原发性心肌病的诊断。

（5）动脉导管未闭：有两种情况不容易鉴别，一是高位室间隔缺损合并主动脉瓣脱垂和关闭不全者，易与典型动脉导管未闭混淆，前者杂音为双期，后者为连续性；前者主动脉结不明显，后者增大，二是动脉导管未闭伴有肺动脉高压，仅有收缩期震颤和杂音者，与高位室间隔缺损鉴别较为困难，前者脉压较大，杂音位置较高，主动脉结显著，较可靠的方法是左心室或逆行性主动脉造影。

（6）主动脉 - 肺动脉间隔缺损：室间隔缺损伴有主动脉瓣关闭不全杂音与本病高位缺损主动脉瓣关闭不全者很容易混淆，采用逆行性主动脉造影加以区别。

此外，在晚期患者伴有发绀者，应与其他发绀型心脏病如法洛四联症、大动脉错位伴有室间隔缺损等先天性畸形相鉴别。主要依靠病史、肺动脉瓣区第二心音的高低、肺纹理多少和心电图变化等，必要时左右心导管检查和心血管造影检查。

（六）治疗

外科手术治疗仍然是治疗室间隔缺损的主要方法。但目前介入治疗亦可解决部分室间隔缺损。

1. 手术适应证　部分缺损小的室间隔缺损在 3 岁以前可能自然闭合，且多发生在 1 岁以内，以膜部缺损最为多见。无症状和房室无扩大的小缺损可长期观察，但需预防感染性心内膜炎。缺损和分流量大，婴幼儿期即有喂养困难、反复肺部感染、充血性心力衰竭或肺动脉高压者，应尽早手术。缺损较小，已有房室扩大者需在学龄前手术。肺动脉瓣下缺损（属于漏斗部缺损）易并发主动脉瓣叶脱垂（aortic valve prolapse）所致主动脉瓣关闭不全，无论缺损大小均应及时手术。艾森门格综合征是手术禁忌证。

2．手术方法　手术经胸骨正中切口或右侧腋下切口进胸，暴露心脏，建立体外循环，在心脏停搏下或搏动下完成室间隔缺损修补术。根据室间隔缺损的部位，可选择肺动脉切口、右心房切口或右心室切口显露缺损，多发性肌部缺损有时需使用平行于室间沟的左心室切口才能良好显露。缺损小者可直接缝合，缺损 ≥ 1 cm 或位于肺动脉瓣下者，需用自体心包片或涤纶织片补片修补。手术时应避免损伤主动脉瓣和房室传导束等。

介入导管伞封堵法是室间隔缺损治疗的新方法，经皮穿刺股静脉和股动脉，置入右心和左心导管。在导丝引导下将右心导管经右心房—三尖瓣—右心室—室缺送入左心室，造影显示室间隔缺损的形态与位置。再经右心导管释放适当特制的封堵器封闭室间隔缺损。这种方法创伤小，恢复快，美观，但目前仅适用于严格选择的病例，远期效果尚待进一步评估。

3．手术并发症　主要有室间隔残余漏、Ⅲ度房室传导阻滞、出血、栓塞等。

4．手术效果　室间隔缺损修补术是最基本的心内直视手术，死亡率几乎接近零，术后远期效果主要取决于是否合并肺动脉高压和程度，以及是否合并其他心内畸形等。

（达　嘎　李忠诚　李　勇）

主要参考文献

[1] 郭加强. 心脏外科手术图谱. 杭州：浙江科学技术出版社，1995：244-259.

[2] Hofbeck M，Bartolomaeus G，Buheitel G，et al. Safety and efficacy of interventional occlusion of patent ductus arteriosus with detachable coils：a multicentre experience. Eur J Pediatr. 2000，159（5）：331-337.

[3] Sigler M，Handt S，Seghaye MC，von Bernuth G，Grabitz RG. Evaluation of in vivo biocompatibility of different devices for interventional closure of the patent ductus arteriosus in an animal model. Heart. 2000，83（5）：570-573.

[4] LeBlanc JG，Russell JL，Sett SS，et al. The evolution of ductus arteriosus treatment. Int Surg. 2000.85（1）：1-5.

[5] 兰锡纯，冯卓荣. 心脏血管外科学 [M]. 北京：人民卫生出版社，2002.

[6] 马弗鲁迪斯，巴克尔，刘锦纷. 小儿心脏外科学 [M]. 北京：北京大学医学出版社，2005.

[7] 周爱卿，蒋世良. 先天性心脏病经导管介入治疗指南 [J]. 中华儿科杂志，2004，42（3）.

[8] 苏肇伉. 先天性心脏病微创手术的发展趋势 [J]. 中国胸心血管外科临床杂志，2005，12（4）：229-231.

第十章 高原与妇产科疾病

第一节 高原妊娠与分娩

一、高原妊娠并发症

（一）妊娠期高血压疾病

1. 高原地区孕妇的主要生理特点 高原地区对人体的影响表现在各个方面，长期居住在高原的人群，其身体的各个系统均会发生适应性的变化。由于久居高原的妇女在妊娠前就可能已经合并有红细胞增多症等高原特有疾病，因此其在妊娠晚期出现肺水肿、脑水肿等疾病的频率较平原地区明显增多。妊娠期妇女身体各系统的负担较孕前明显增加，尤其循环、血液系统出现了较大的变化。妊娠晚期时，有效循环血量增加了50%，血容量的增加对心脏、血管等各个脏器的压力也明显增加，这些变化平原地区的健康妇女一般都能够耐受，但在高原地区，由于缺氧，这些在平原地区能够承受的生理变化可能会凸显出来，甚至造成疾病，导致一些妊娠合并症的发生，危害到妊娠妇女的健康。高海拔低氧状态对孕妇最明显的影响是低血氧分压、胎儿宫内发育迟缓和妊娠高血压疾病发病率增高。

2. 高原地区妊娠期高血压疾病的特点

（1）高原妊娠期高血压疾病的发病率：高原地区妊娠高血压疾病的诊断参考我国妊娠高血压疾病诊治指南。高原缺氧是指在海拔 2500 m 以上的高原地区，由于空气中的氧分压低，氧气含量只有平原地区的 1/3 ~ 1/2，导致呼吸进入人体的氧也相应减少，造成机体缺氧。长期低氧使交感神经兴奋增高，肾上腺髓质活性增强，血液内儿茶酚胺水平增多，导致血管外周阻力增加，血压上升。

研究显示，妊娠高血压疾病患病率随着海拔的升高有明显上升趋势，我国平原地区妊娠高血压疾病发病率为 9.4%，高原地区妊娠高血压发病率为 24.6%。居住在高海拔（> 2700 m）地区的妊娠妇女其子痫前期的发生率有不同程度的增高。

Julian 等在研究慢性高原病时发现，患有妊娠高血压并伴有缺氧的孕妇中，其后代患以肺动脉高压为特征的慢性高原病的概率明显增大。

高原地区冬长夏短，早晚温差大，寒冷季节使血管收缩进一步加重，对机体血液流变学及血液成分有很大影响，在孕妇更为突出。在青海广大牧区的调查发现，冬季的子痫发病率要高于夏季，这种现象中国西藏地区可见到。高原地区发生早发型重度子痫前期的风险增加，严重程度及并发症发生率增高。

（2）高原妊娠期高血压疾病的特点：居住在高原地区的妇女，为适应高原缺氧状态，体内发生了一系列适应性的变化，即习服过程。快速进入高原低氧和低压环境时，机体血压普遍会代偿性升高，其中部分人血压超出了生理限度而发生了高血压。随着高原居住时间延长，人体对低氧环境逐渐适应，慢性低氧会抑制心肌收缩，导致心排血量逐渐减少，血压也出现不同程度的变化，且血压变化程度与海拔相关。

世居高原的藏族经历了几千年的漫长适应过程，已经能够适应慢性低氧、寒冷环境。在妊娠过程中，其胎盘等器官的结构也与平原地区妇女有所不同。Butron 对高原妊娠中期和末期的胎盘绒毛进行了立体分析后，发现胎盘毛细血管扩张和绒毛膜变薄，是妊娠适应高原低氧的主要变化。另外由于高原藏族血液红细胞增多，妊娠期虽然有血液稀释，但其红细胞数量并未减少，仍较平原地区妊娠妇女为多，氧供能力并未减少，高原藏族子宫动脉血流速度、子宫动脉血流量与髂总动脉血流量的比值也显著高于同海拔（海拔 3658 m）汉族移居者。世居高原的不同种族人群对高原低氧环境的适应程度也不一样，遗传背景在高原环境的适应中起着重要作用。这可能与其生活方式、饮食习惯、遗传因素等相关。

高原移居汉族较高原世居藏族发生妊娠期高血压疾病的概率明显增加，这可能是由于汉族不完全习服所致。

（3）高原妊娠期高血压疾病的发生机制：妊娠期高血压疾病的病理基础是全身小动脉痉挛。子宫胎盘灌注不足导致的相对缺血缺氧、胎盘浅着床和子宫螺旋动脉重塑障碍是妊娠期高血压疾病的病理特征。高寒缺氧常致孕妇的红细胞增多，血液黏稠度增加，红细胞和血小板易聚集，血液浓缩，高原地区妊娠期子宫动脉内径和血流量均低于平原地区，不同孕期脐动脉血流速度 S/D 比值、阻力指数明显高于平原地区，胎盘血流灌注量少于平原地区，为妊娠高血压疾病的发生提供了条件。

高原地区氧含量不足可影响胎盘滋养细胞的分化和侵入功能，造成胎盘浅着床，是高原地区妊娠期高血压疾病高发病率的原因。内皮素是血管内皮细胞产生的一种强大的缩血管物质，内皮素和心钠素对妊娠期母体—胎儿—胎盘循环起着重要的调节作用。高原地区由于机体长期处于低氧状态，内皮细胞在损伤、缺氧、缺血及妊娠等情况下，内皮素大量释放，血中的内皮素水平升高，使全身小动脉痉挛，从而导致了妊娠高血压疾病的发生，这可能也是高原地区妊娠高血压疾病发病率高的原因之一。

高原地区妊娠期高血压疾病临床表现，高原地区妊娠高血压疾病的主要临床表现与平原地区相类似，在妊娠后期由于母体对氧气的需求量迅速增加，而高原缺氧环境无法满足机体需求，导致妊娠高血压疾病发生的时间较早，发病程度重，且易出现较为严重的并发症，如子痫、脑出血、HELLP 综合征等。妊娠期高血压疾病是导致孕产妇死亡率增加和低出生体重儿的重要原因。

眼底检查是观察病情轻重的一个重要指标，因为视网膜中央动脉是脑循环系统的一部分，它的痉挛及硬化程度是了解脑血管病变的窗口。

在众多临床检验指标中，血尿酸水平与高原地区高血压相关性最强，高原常住人群容易发生高尿酸血症，也是高原地区高血压患病率较高的主要原因之一。

高原与平原地区妊娠高血压疾病患者的血压变化有显著差别，血压全天维持较高水平，24 h 平均血压显著高于轻度患者，这种维持夜间较高血压可能是防止睡眠时脐血进一步缺血的代偿机制，但却使心血管系统更长时间处于高负荷状态，易引起心、脑、肾等重要器官的并发症，甚至死亡。

（4）高原妊娠高血压疾病的治疗：高原地区居住的孕妇，早发型重度先兆子痫患者较晚发型患者的并发症发生率明显增加。因此要注重该病的早发现、早治疗，治疗主要有药物治疗和非药物治疗两方面。

非药物治疗

主要包括合理饮食、适量运动、心理调节、戒烟限酒和自我管理等 5 个方面，恰当的非药物治疗可以减少高原地区高血压的发病风险。

妊娠后期常规吸氧可以提高新生儿出生体质量，预防并发症，改善孕妇缺氧状态的一项必备措施。

保持良好的睡眠是轻度子痫前期治疗的一项重要内容。良好的睡眠可以降低血压，改善症状。睡眠质量不好的孕妇可以使用安眠药物，地西泮 5 mg 睡前服用，对胎儿较为安全。

由于高原地区食盐量普遍较高，青海高原牧区每日食盐量约为 10 ~ 15 g 左右，需要限制在每日 4 ~ 6 g。

药物治疗

着重于镇静、降压、解痉治疗。对于妊娠期启动降压治疗的血压标准：

有学者认为，轻中度高血压降压治疗可能减少胎盘和胎儿血供，可导致胎儿不良结局的发生。美国指南建议血压 ≥ 160/110 mmHg 开始降压治疗。我国目前也建议收缩压 > 160 mmHg 或舒张压 > 110 mmHg 时应给予降压治疗。但总体降压过程力求血压下降平稳，不可波动过大，且血压不可低于 130/80 mmHg，以保证在不影响子宫胎盘血流灌注的情况下尽量保护孕妇靶器官功能并延长孕周至胎儿成熟。

妊娠期高血压的目标血压一般存在血压下限，以保证胎盘血供。虽对于高血压但尚未达到药物降压标准的患者，需要严密监测管理。

由此可见，降压过快或血压过低会出现胎儿宫内急性缺氧，增加胎死宫内风险。如果血压控制不稳定或持续过高则可能导致颅内出血和子痫发生。硝苯地平和拉贝洛尔是目前最为常用的降压药物，拉贝洛尔能快速降低血压，增加子宫胎盘的灌注，降低子宫血管的阻力，是较好的选择。严重的高血压必要时可使用硝普钠治疗，但由于其代谢产物的毒性可致胎儿死亡，因此用该药后应立即分娩或在产后应用。

硫酸镁是预防和治疗抽搐的首选药物，子痫发生时应及时给予镇静治疗，但镇静药物可导致新生儿呼吸抑制，故分娩前应避免使用，用药 6 小时后，药物代谢浓度降低，对新生儿呼吸抑制会逐渐减轻。

约 1/5 妊娠期高血压会发展为产后持续高血压。疼痛、焦虑、药物、液体过量等也会导致产后短暂高血压。

目前提倡对高危孕妇的预防性治疗，即从孕 12 ~ 16 周开始应用低剂量阿司匹林直至终止妊娠前 2 周，可降低子痫前期的发病风险。

适时终止妊娠

妊娠高血压疾病并发症会导致母亲或胎儿的不良结局，但此病最有效的治疗就是终止妊娠。但过早终止妊娠使胎儿成活率降低，因此需要权衡母胎两方面安全，恰当选择终止妊娠时机，对于早产患者应给予促胎肺成熟治疗。

妊娠高血压疾病并不是剖宫产指征，但子痫的发生可带来很多并发症，是导致母儿死亡的主要原因，因此需短期内结束妊娠，以防再次发生子痫，可适当放宽剖宫产指征。重度子痫前期患者经治疗不好转者，可促胎肺成熟后终止妊娠，在有条件的医院，妊娠 28 周可存活，通常妊娠 34 周后结束妊娠者围产儿预后可改善。对于缺乏医疗资源的地区应及时转诊，以保障母婴安全。

（二）高原胎儿宫内发育迟缓

胎儿生长受限（fetal growth restriction，FGR）是指胎儿在各种因素影响下未达到其生长潜能；胎儿体重低于其孕龄平均体重第 10 百分位数或低于其平均值的 2 个标准差。足月分娩的新生儿体重在 2500g 以下，可以诊断。胎儿宫内发育迟缓与围产儿死亡率增高有关。是我国围生儿死亡的主要原因之一，高原胎儿生长发育迟缓的影响因素有多种，包括母体因素、胎儿因素及胎盘、脐带因素，但各种因素往往并不只以单一的形式存在。

母亲的种族、年龄、营养摄入、社会经济水平、产次以及生活环境均是 FGR 的影响因素。

胎儿因素的异常可以直接导致 FGR，主要包括胎儿基因染色体异常和宫内感染。

孕期多种微生物感染均与 FGR 相关，宫内感染所致 FGR 的机制是由于各种微生物的感染引发胎盘绒毛膜炎，胎盘血管内皮受损，影响胎盘的血液供应，从而导致胎盘功能低下。

海拔与胎儿体重的关系　孕期生活在高海拔地区会显著降低新生儿体重，海拔每升高 1000 m，新生儿体重下降 102 ~ 140 g。高原地区胎儿宫内发育迟缓的发病率明显高于平原地区。低氧是导致高原地区胎盘、胎儿重量低的直接原因。持续的慢性缺氧，机体出现代偿性红细胞增多，以提高机体的携氧能力，代偿供氧不足。但过多的红细胞使全血黏度增高，血流缓慢，血流阻力增大，又可使胎盘组织灌注不足。寒冷也可使血液黏度增高，血液的"浓、黏、聚"，更增加了子宫等器官的血液灌流阻力，从而导致胎儿窘迫和 FGR，甚至死胎、死产及新生儿死亡。生活在高原地区的孕妇，由于氧气浓度降低，FGR 的发生率随之升高。

研究发现，高原地区新生儿体重与孕妇 Hb 水平呈显著负相关，妊娠期贫血会导致流产、早产等不良结局显著增加，但轻、中度贫血对胎儿体重增长影响不大，当血 Hb ≥ 140 g/L 时，母胎不良妊娠结局增高，因此，在妊娠最后 3 个月，孕妇过高的 Hb 水平应引起临床医师的高度关注。

由于胎儿新陈代谢旺盛，当处在慢性低氧环境中时，各种生物代谢率降低，呈现出较低的耗氧量，胎儿的生长受到一定的影响，表现为胎儿体重较平原地区减轻的趋势。据报道，随着海拔高度的升高，新生儿体重呈线性下降，这是一个单独的影响因素，与社会经济水平发展无关。青海高原地区出生新生儿体重与平原地区相比发现，男孩出生体重平均低 188 ~ 458 g，女孩低 157 ~ 358 g。

1. 高原习服程度与胎儿体重的关系　慢性缺氧可以影响高原移居孕产妇妊娠和胎儿生长。而高原世居孕妇子宫动脉血流较高，可保护胎儿生长。

一般对高原环境习服的妇女，其胎儿也可耐受高原缺氧状态，母体对缺氧的习服程度不同，所造成的胎儿危害也有差别。在妊娠期，即使在平原地区，妊娠期妇女基础代谢率增高，到孕晚期氧的基础消耗量可增加 20% ~ 30%，身体耗氧量在短时间内迅速增加，在妊娠后期更为明显，但不论地处平原还是高原，胎儿在子宫内都是处于低氧状态，胎儿的血红蛋白较成人高，对氧的亲和力也较正常成人高。随着妊娠月份的增加，孕妇的耗氧量不断增加，一般情况下，机体对这种变化可以耐受。在高原缺氧环境下，机体对高原尚不完全适应的情况下，随着妊娠月份的增加，机体耗氧量逐渐增加，继而出现缺氧，在这种缺氧状态下，胎儿、胎盘通过降低自身耗氧量来适应高原低氧环境，即造成了胎儿、胎盘的重量减轻，这也是胎儿对缺氧的一种适应性变化。在低海拔地区，生长受限的胎儿胎盘的尺寸普遍较小，血管受损使表面积减少和路径长度增加，从而影响胎盘交换。然而，在高海拔地区，胎盘膜变薄、胎儿毛细血管分支变多，有利于扩散。研究发现，虽然高原地区孕妇胎盘重量和体积较平原地区减低，但胎盘每单位体积的组织结构更为致密，胎盘绒毛毛细血管及绒毛血管合体膜增加，这种变化使得在胎盘重量减少的同时保证了胎盘的功能不受影响，以满足胎儿的需求，这也是高原习服的结果。

子宫动脉的流速是反映胎盘、胎儿循环的又一指标，研究发现青藏高原的世居藏族妊娠妇女，其子宫动脉血流速度明显高于同海拔的移居汉族妇女，同时，世居高海拔地区的藏族，新生儿出生体重较高，低体重儿的发生率低于移居汉族。母体对高原缺氧环境适应的优劣是影响胎儿生长的一个重要因素。由于习服需要漫长的时间，因此，对于居住高原时间较短，习服不充分的孕妇，发生低体重儿的可能性更大；且海拔越高，移居汉族妊娠妇女其新生儿出生体重越小。调查发现在 2000 m 以上的高原，平均海拔每升高 1000 m，新生儿体重减少约 100 g，但对于世居人群，胎儿出生体重并无明显减轻。

2. 影响高原胎儿发育的因素　高原地区胎儿体重除了受到缺氧的影响外，还与平原地区一样受到其他多方面因素的影响，如遗传、母体健康状况、胎儿、胎盘附属物、环境因素等。高原地区胎儿体重也与母体血流动力学变化、母体对缺氧的代偿、血管内皮损伤、子宫灌注不足、母体通气量、胎儿血循环、母体血糖浓度、营养等诸多方面密切相关。在此探讨高原地区影响胎儿生长的主要因素。

（1）高原缺氧对血流动力学的影响：高原缺氧状态下，孕妇为适应慢性缺氧环境，胎盘重量、体积及厚度均降低。同时为了缓解缺氧，胎盘的毛细血管增生，相对而言，其物质交换能力并未下降。但随着妊娠月份的增加，孕妇的需氧量进一步增加，造成了血管腔进一步变窄，小动脉痉挛硬化，出现胎盘灌注不足，血管内皮细胞损伤，多个脏器受到缺氧影响，且逐渐加重，胎盘胎儿的血氧分压也进一步降低，胎儿缺氧加重，营养物质供应不足，导致胎儿宫内发育迟缓。其中氧含量越低，上述变化就越严重，出现胎儿宫内发育迟缓和胎儿死亡的可能性就越大。

（2）高原缺氧对子宫、胎盘、胎儿血流循环的影响：高原地区由于受到慢性缺氧的长期影响，孕妇的血液系统发生了相应的变化，表现为红细胞总数、血红蛋白量、红细胞压积均明显增加。研究显示，孕妇的血红蛋白量与胎儿出生体重密切相关，高原缺氧所致的红细胞增多症使妊娠妇女血黏度增高，血流速度减慢，胎盘灌注不足，导致胎儿发生发育迟缓的风险增加。同时高原地区妊娠子宫动脉血流量减少，胎盘血流灌注量减少，胎盘和周围血管间的阻力增加、舒张期血液供应减少，子宫动脉收缩与舒张期比值（S/D 值）增高，胎儿脐血流灌注下降，子宫血流速度的变化与婴儿出生体重呈正相关。海拔 3100 m 妊娠 36 周妇女的子宫动脉血管直径比 1600 m 地区减少了 1/3，因此，高原缺氧环境下胎儿血流灌注不足，胎盘重量和新生儿出生体重低于平原地区。

妊娠子宫动脉血流量的 A 波缺失或反向可以为胎儿生存状况恶化提供信息，多普勒在监测 FGR 中发挥着重要作用，是孕期管理 FGR 的有效参考手段。

（3）高原缺氧对脐带的影响：脐带发育过程中，由于脐静脉长于脐动脉，故有生理性脐带扭曲，一般认为脐带扭转 11 圈以内属生理性范围，11 圈以上为脐带过度扭转。有报道显示，高原地区由于慢性缺氧导致妊娠期胎动活跃，脐带较平原地区为长，脐带过度扭转的概率较平原地区高。脐带是输送营养物质的通道，过度扭转的脐带致使血流速度下降，胎儿血流灌注不足，也是胎儿体重下降的原因之一。

3. 高原地区胎儿宫内发育迟缓的预防和治疗　目前，FGR 并没有一个好的治疗手段，治疗上主要采取营养支持、改善胎盘循环、改善母体血液高凝状态、必要时终止妊娠的方法，尚无特效的治疗。

（1）习服：由于存在高原习服过程，初到高原的平原地区妇女应在机体逐渐适应高原后再妊娠。已在平原妊娠的孕妇，孕期迁至高海拔地区可能会出现习服困难，发生母婴并发症的概率增加。尤其是已患有妊娠高血压疾病等妊娠合并症的患者，不主张再去高海拔地区。高原地区孕妇孕期锻炼和日常生活中，应避免过度劳累和过度锻炼，建议以舒缓的孕期瑜伽等锻炼为主。

（2）吸氧：高原地区给予吸氧是缓解缺氧最为直接的方法，孕晚期吸氧可使胎儿体质量增加。可每日吸氧 30～60 分钟，必要时可去低海拔地区待产和分娩。

（3）药物预防：对于既往有 FGR 和子痫前期病史的孕妇，建议从孕 12～16 周开始应用低剂量阿司匹林直至 36 周，可降低再次发生 FGR、子痫前期的风险。

（4）孕期管理：高原地区母婴并发症发生率高且病情较重，胎儿宫内发育迟缓发生率增加，因此对于孕晚期的监测非常重要。重点应监测孕妇血压变化、血尿常规、胎儿状况、脐动脉血流比值、胎盘血流情况等，若 FGR 伴有脐动脉舒张末期血流消失或反向，建议须尽快行剖宫产终止妊娠。不推荐在引产前行催产素激惹试验，以及分娩时常规行阴道助产或会阴侧切术。及时发现孕期并发症和胎儿发育问题，采取必要的治疗措施。

（5）孕期营养：营养状况不良是导致胎儿宫内发育迟缓的独立危险因素。高原地区由于气候寒冷，农作物种类稀少，食物选择面较窄，偏食、挑食导致孕妇各种营养物质及缺铁性贫血的风险增加，从而影响到胎儿的发育。因此，防止偏食，及时补充钙剂、铁剂及其他营养物质，进行饮食指导尤为重要。规范的产前检查可及时发现胎儿发育中的问题，及时干预，对预防胎儿宫内发育迟缓有益。

二、高原地区孕产妇其他变化

（一）呼吸系统

高原习服者其肺功能的变化主要体现在三个方面：过度通气、弥散能力增强、通气与血流灌注比例的改善。高原地区孕妇的呼吸系统长期处于缺氧代偿状态，随着耗氧量逐渐增加，通气量增加较为明显，肺泡开放量增加。开放的肺泡对肺组织中小动静脉和毛细血管产生压迫而阻力增大。同时高原地区肺泡气压低可导致肺小动脉发生痉挛，肺小动脉肌层增厚、硬化，在妊娠期，上述变化更加明显，导致肺动脉压力增高，随着供氧与耗氧的进一步失调，肺的代偿能力降低，肺动脉高压发生率增加。

（二）妊娠糖尿病

我国糖尿病患病率基本上呈"北高南低、东高西低"的分布特征，体现了糖尿病患病率与居民生活水平高低紧密相关，除区域性差异外，新疆、西藏等西部地区是糖尿病患病率最低的地区。我国平原地区孕妇患妊娠糖尿病的发生率为 1.5%～3.5%，巨大儿约占出生总数的 5.62%～6.49%。青海高原地区调查发现，高原地区妊娠糖尿病的发病率及巨大儿的出生率均低于平原地区。

妊娠期糖尿病与葡萄糖转运体（glucose transporter，GLUT）有关，细胞对葡萄糖的摄入需要借助细胞膜上的葡萄糖转运体来完成，相对于中海拔（1600 m），高海拔（3000 m）地区胎盘上葡萄糖转运体的表达是低的，且与胎儿出生体重呈正相关。因此，慢性缺氧不仅减少了氧的传送，而且还可减少营养物质的转运。高原人群葡萄糖阈值较低，对葡萄糖利用率增高，是其对低氧的适应性表现之一。高原孕妇空腹葡萄糖、胰岛素、胰岛素原浓度均低于平原地区，外周组织胰岛素敏感型高于平原孕妇，妊娠后，葡萄糖利用率也高于平原地区的孕妇，因此，高原地区孕妇妊娠糖尿病发病率低于平原地区，同时胎儿脐动脉和脐静脉中葡萄糖浓度明显降低，葡萄糖转运能力下降，对葡萄糖的代谢减慢，巨大儿的发生率低于平原地区。

（三）妊娠心脏病

妊娠期孕妇循环血量持续增加，孕 32 ～ 34 周达高峰，血容量约增加了 30% ～ 50%；第二产程用力屏气时，每次宫缩约有 300 ～ 500 ml 血液自子宫进入中心循环，内脏血液涌向心脏，故心脏负担此时最重；第三产程胎儿娩出后子宫缩小，胎盘循环停止，大量血液突然进入血循环，回心血量快速增加，心脏负担进一步加重，易引发心衰；分娩后由于腹内压骤减，大量血液淤滞于内脏血管床，回心血量严重减少，易造成周围循环衰竭。由此可见，在妊娠的中晚期，分娩期和产后都是妊娠合并心脏病的高发时期，妊娠合并心脏病也是孕产妇死亡的主要病因之一，位居孕产妇死亡原因的第三位，占非直接产科死因第一位。

高原地区孕妇普遍存在肺动脉压力偏高，其潜在的病理因素和肺动脉压升高程度与海拔高度成正比，同时高原缺氧使心脏冠状动脉痉挛，导致心肌供血不足，心肌间质水肿，点状出血坏死，影响到心肌的正常舒缩功能，导致房室瓣反流，右心室后负荷加重；肺动脉压轻度升高有益于肺组织得到有效血液灌注，使静脉血更好的发生氧合作用，是一种高原适应性变化，但如果肺动脉高压持续时间过久，最终导致右心负荷过度，右心室肥厚、扩张和右心衰竭。存在严重肺动脉高压的妇女妊娠后难以耐受妊娠期血液循环的变化，并发症和死亡的风险增大，因此对于严重肺动脉高压的患者必须进行严格的避孕或绝育，如果怀孕应及时终止妊娠。

第二节   生殖内分泌及生育

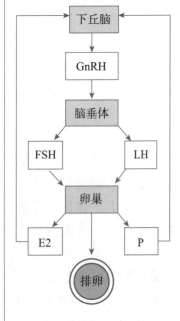

图 10-1   甾体激素和抑制素对
促性腺激素的反馈调节作用

一、高原与女性生殖内分泌调控

（一）女性生殖内分泌调控

女性的月经和排卵等一系列生理变化通过下丘脑—垂体—卵巢轴的内分泌模式发挥功能，由下丘脑向垂体门脉系统脉冲式的分泌促性腺激素释放激素（gonadotropin-releasing hormone，GnRH），GnRH 调节促卵泡激素（Follicle stimulating hormone，FSH）和黄体生成激素（Corpus luteum generated hormone，LH）的合成和释放，FSH 和 LH 刺激卵巢中卵泡的发育、排卵、黄体形成和雌激素、孕激素、雄激素、抑制素 A、抑制素 B 等的协调分泌。垂体通过分泌催乳素、黄体生成素、卵泡刺激素来调控生殖功能。同时卵巢分泌的甾体激素和抑制素对促性腺激素的分泌有反馈调节作用（图 10-1）。

在女性的青春期前，促性腺激素处于抑制状态，在 6 ～ 8

岁阶段处于促性腺激素不足的状态，此时垂体对外源性 GnRH 反应低，卵巢缺乏功能。到达青春期后，下丘脑 GnRH 程序激活，下丘脑抑制物减少，刺激物增加，从而激活了垂体性腺功能。下丘脑分泌的促性腺激素释放激素可通过受体调节促性腺激素的分泌，卵巢甾体激素和抑制素反馈调节促性腺激素分泌，月经周期的形成还依赖雌激素正反馈产生 LH 峰，这是排卵的基本要素。

研究发现海拔 5000 m 低氧不能明显改变下丘脑 GnRH 水平，海拔 7000 m 才能刺激其分泌释放，而延长低氧暴露时间下丘脑 GnRH 水平下降，提示长时间暴露于低氧对 GnRH 合成有抑制作用，同时高原低氧对 FSH 无显著影响，但抑制 LH 分泌，LH 的降低与低氧时间成负相关。

（二）高原对女性生殖功能的影响

性激素水平是衡量生殖健康状况的敏感指标，其中唾液中的孕酮浓度是反映卵巢功能的一个较好指标。Vitzthum 等测量了 19 ~ 42 岁居住在海拔 3100 m 高原地区妇女的唾液黄体酮浓度，结果显示，其唾液中的黄体酮浓度与平原各地平均值相近，因此他们认为高原低氧对高原土著妇女的卵巢功能没有显著影响；比较平原和高原地区（4340 m）妇女 FSH 和 LH 的峰值显示，在黄体后期和卵泡期，高原 FSH 值明显高于平原，血浆 E2 值在卵泡早期高原高于平原，在卵泡晚期则低于平原，急性缺氧可造成人体性激素 E2、P 水平降低，但随着低氧暴露时间的延长，E2 和 P 含量有所回升。移居高原人群返回平原后，随着时间的逐渐延长，性激素水平可逐渐恢复正常，即高原经历并未对其性激素水平造成长期影响。世居高原藏族妇女性激素调查发现其与平原地区汉族妇女性激素水平无明显差别。而急进高原可能对男性生精功能有所影响，习服后精子可达正常水平。

二、高原与月经初潮

月经是指伴随卵巢周期性变化而出现的子宫内膜周期性脱落及出血，是生殖功能成熟的标志之一，月经的第一次来潮称月经初潮。女性月经初潮的年龄多在 13 ~ 14 岁，月经初潮的年龄主要受遗传因素的控制，同时也与营养、体重、环境因素有关。我国平原地区汉族女性月经初潮年龄为 14.2 ~ 16.6 岁，高原藏族女性月经初潮年龄为 16.59 ~ 17.2 岁。海拔不同可影响初潮的时间，4280 m 海拔地区汉族平均初潮年龄较 2260 m 地区推迟 2.6 岁，这与青藏高原地区低压、低氧有直接关系。同时藏族女性月经初潮多发生在夏秋季，较少发生在冬春季节，这是由于寒冷气候使月经初潮偏晚。

三、高原与月经失调

正常的月经来潮，有赖于下丘脑—垂体—卵巢轴及生殖道发育的正常，当此轴的任何环节发生改变时，都会造成月经紊乱，高原地区女性的月经紊乱也是由于此轴系异常导致的。初进高原的女性会出现短暂的月经紊乱现象，表现为月经周期不规则、经期延长、缩短或闭经等，经数月后多可自然恢复，这与低氧环境造成的内分泌轴失调有关。久居高原的女性月经初潮推迟、行经时间缩短、经量减少，经血颜色由鲜红转为暗红。将世居高原与移居高原的女性月经情况进行对比发现，世居高原妇女从月经初潮到月经周期正常所需时间较移居妇女为短；初潮 3 年后，月经不正常者移居女性多于世居女性；世居女性月经周期短于移居女性，但均在正常范围内；月经期两者无显著差别；已习服的世居妇女月经周期与平原正常妇女相一致。

除了会出现短暂的月经失调外，移居高原女性的痛经率也会增加、痛经程度加重，调查显示进入高原的女学生入学前的痛经率为 30.4%，进入高原后痛经率为 59.6%。

四、高原与绝经

绝经是反映女性卵巢功能衰退的标志，绝经年龄主要受遗传因素、健康状况、生活环境等多方面的影响，高海拔是加速妇女绝经的因素之一。有数据显示，高海拔藏族妇女绝经年龄较低海拔地区回族平均早 2 岁；美国的一项调查也显示，在高海拔国家（喜马拉雅山脉和安第斯山脉）中，妇女绝经要提早 1～1.5 岁；也有学者研究认为，中、高海拔地区女性围绝经期性激素与平原地区女性性激素无差别，海拔的梯度变化对绝经性激素无明显影响，这可能是世居女性对高原环境适应的表现。

第三节　高原地区女性罹患高原病的特点

高原环境具有空气稀薄、缺氧、寒冷、风速大、空气干燥和紫外辐射强等特点，其中空气稀薄、大气压和氧分压低是影响高原环境女性健康的主要因素。

一、女性与急性高原病

急性高原病是急速进入高原，机体因急性缺氧而发生的一系列病理变化，但随周围环境、年龄、性别以及个体对高原缺氧耐受程度等因素的不同而病情轻重有所不同，尤其是女性在急性缺氧环境下，由于其生理和内分泌代谢状况不同，而受到程度不同的影响。

急性高原病包括急性高原反应、急性高原肺水肿、急性高原脑水肿、急性高原病混合型（即有可能同时发生高原肺水肿和高原脑水肿，或以高原肺水肿、高原脑水肿为主同时伴有两个以上脏器功能损害或衰竭的临床分型）、包括在进入高原后发生的急性高原病特殊型（例如急性出血性胃炎、急性视网膜病变、急性肾衰竭等少见临床分型）。在大多数女性患者中，高原脑水肿和高原肺水肿的发病率远低于急性高原反应，其发病率为 0.1%～4.0%，女性进入高原后在急性高原病中以急性高原反应最为常见。

高原地区女性肺水肿及脑水肿发病率较男性低，因其本身急速进入高原者以男性为多，但是女性发生急性高原反应的危险性明显高于男性，即女性更容易发生急性高原反应，这可能与女性机体内分泌代谢水平及肺通气水平与男性不同有关。相关研究发现，急性高原病的发生率与男性的体重指数呈正相关，而与女性的体重指数无关。

高原低氧可导致急进高原的女性月经周期、月经量及色泽发生改变，甚至发生痛经及月经失调。在高原地区，女性出现月经失调和痛经现象以平原移居者为多见。经期女性内分泌发生改变，全身抵抗力及体力低下，加之低压低氧的影响会导致急性高原反应的发生率增多。因此，平原女性经期急进高原是急性高原病的危险因素之一，而且在高原地区女性经期急性高原反应的症状将会加重，以头痛、呕吐、睡眠差等为主，尤其是经期第 5 天较为显著。所以，女性进入高原前在排除心、脑、肺、肾等重要脏器疾病外，其月经即将来潮者应加强经期保健等卫生防护，提前口服抗缺氧药物，尽量降低或减轻急性高原反应的发生率及反应程度，促进机体尽快适应高原低氧环境。

二、女性与慢性高原病

慢性高原病或称 Monge 病，是长期生活在高海拔地区（海拔 2500 m 以上）的世居者或移居者对高原低氧环境逐渐失去习服而导致的高原地区特有的临床综合征，主要表现为血红细胞增多，高原女性的血红蛋白（Hb）≥ 19 g/dl。当女性患者移居低海拔地区后，其临床综合征的症状可逐渐消失，如果再返高原则病情复发。

慢性高原病主要发生于移居高原的人群，而世居的土著民族很少发病。其发病率亦随年龄的增加而增加，在高原地区，女性慢性高原病的发病率低于男性，但女性绝经后发病率会显著增加，有以下方面的影响。

（一）性激素、血氧饱和度对人体的影响

女性卵巢分泌的雌激素可抑制红细胞增多，而男性雄激素可促进红细胞生成；生育期女性卵巢分泌的孕激素黄体酮可刺激自身的呼吸中枢，提高肺通气能力和呼吸能力，从而可在高原缺氧环境中获取更多的氧气；同时，生育期女性每月一次的月经，可以自然丢失一部分红细胞，减少了低氧环境下红细胞的代偿性增多，内在地控制了红细胞的数量，使血液黏稠度较高原地区男性低，机体微循环得以改善，组织缺氧相应降低。

研究发现海拔 4000 m 以下的高原，慢性高原病患病率男性显著高于女性，但在海拔4000 m 以上，由于缺氧程度显著，男女之间的患病率无明显差异，这可能是包括重度缺氧等其他因素的影响（如劳动强度等）超过了性激素的影响。因海拔 4000 m 以上的高原多为牧区，在这些地区生活的人群中，妇女的体力劳动强度通常都超过男性。

平原地区 20 ～ 40 岁的女性血氧饱和度几乎没有变化，高原地区 40 ～ 59 岁以上的女性其血氧饱和度则会出现下降的趋势，在高原地区女性血氧饱和度的降低与睾酮 / 雌二醇比值的增高有关，平原地区血氧饱和度与绝经状况无相关性，而高原地区血氧饱和度的降低与绝经状况有关。高原地区女性大约 46 岁左右绝经，血氧饱和度降低也大约出现于此年龄段，绝经后女性血氧饱和度、血清睾酮、血清雌二醇水平均明显降低，而血细胞比容、血清尿促卵泡素水平、血清睾酮 / 雌二醇比值明显增高。

对比高原地区绝经期前后女性呼吸末氧分压与血氧饱和度的比值显示，绝经后女性两者均降低，而呼吸末二氧化碳分压和血红蛋白浓度增高，高原女性血清黄体酮水平与呼气末氧分压和血氧饱和度呈正相关，高原地区绝经前妇女较高的血氧饱和度和较低的血红蛋白浓度与生育期较高水平的孕激素黄体酮有关。

绝经前女性发生慢性高原病的危险性较低可能与女性激素对通气功能和红细胞生成调节有关，但随着年龄增长，卵巢女性激素水平逐渐降低可抑制肺泡通气量并促进红细胞的生成，从而增加血液黏度，加重组织缺氧。因此，高原地区绝经女性患慢性高原病的危险性显著增加，提示卵巢功能的衰竭和女性激素水平的低下可能是促使高原地区女性发生慢性高原病的原因之一。

已知雌激素用于治疗高原红细胞增多症已有多年的历史，其与扩血管治疗方案联合应用可提高治疗效果。高原地区绝经后女性采用雌激素替代治疗可增加低氧通气反应，推迟红细胞增多及血氧饱和度降低，预防和治疗慢性高原病的发生。

（二）环核苷酸、超氧化物歧化酶对人体的影响

环核苷酸及其衍生物共有几十种，其中在生物学反应中起重要作用的是环磷酸腺苷（cAMP）和环磷酸鸟苷（cGMP），cAMP 可抑制组织细胞增殖，cGMP 可加速组织细胞增殖。

随着海拔高度的升高，机体缺氧会逐渐加重，血液中 cAMP 含量和 cAMP/cGMP 比值也会随之下降，且男性 cAMP/cGMP 比值下降较女性明显，女性抑制组织细胞增殖的能力强于男性，这也是慢性高原病男性发病率远高于女性的原因之一。

（三）其他因素对人体的影响

低氧程度与女性血红蛋白和血细胞比容呈高度正相关，与促黄体生成素（LH）呈负相关，与尿促卵泡素（FSH）呈低度正相关。群体差异是指世居高原的土著民族与移居高原的其他民族之间存在的差异，移居高原女性血红蛋白浓度明显高于世居土著民族，其慢性高原病的发病率增高。

高原低氧可使骨髓巨核细胞细胞质发生改变，数量减少，血红蛋白、红细胞增多后又导致脾破坏血小板增多，血液黏稠度增高从而消耗大量的血小板及凝血因子，导致久居高原的移居人群在习服过程中血小板均值减少，男性较女性更为突出。平原人血小板均值多在（170～200）×10^9/L，而在海拔 2800 m 时血小板均值已明显小于 $170×10^9$/L，高原低氧慢性习服的血液学特征为血小板减少，血红蛋白增多。因高原地区男性比女性耗氧量多，使得这种差异更加显著。

（芦　莉　张建青）

主要参考文献

［1］Julian CG，Gonzales M，Rodriguez A，etal．Perinatal hypoxia increases susceptibility to high-altitude polycythemia and attendantpulmonary vascular dysfunction［J］．Am J Physiol Heart Circphysiol，2015，309（4）：H565-573．

［2］杨孜．子痫前期综合征胎盘介导相关因素预警和早期发现及临床处理选项［J］．中国实用妇科与产科杂志，2016，32（4）：302-308．

［3］Queensland Matemnity and Neonatal Clinical Guidelines Prgram．Hypertensive disorders of pregnancy．Guideline No．MN 10．15．V4-R15．Queensland health．2015．

［4］中华医学会妇产科学分会妊娠期高血压疾病学组妊娠期高血压疾病诊治指南（2015）［J］．中华妇产科杂志，2015，50（10）：721-728．

［5］王明宇，程兰，崔洪艳．超声诊断胎儿生长受限的研究进展［J］．国际妇产科学杂志．2018，45（3）：258-261．

［6］Muresan D，Rotar IC，Stamatian F．The usefulness of fetal Dopplerevaluation in eardly versus late onset intrauterine growth restriction．Review of the literatureJ．Med Ultrason，2016，18D：103-109．

［7］MeCowan LM，Figueras F，Anderson NH．Evidence-based nationalguidelines for the management of suspected fetal growth restriction：comparison，consensus，and controversy［J］．Am J Obstet Gynecol，2018，218（2S）：S855-5868．

［8］王小榕，范玲，德穷，边巴卓玛，等．高原地区孕妇血红蛋白水平与新生儿体重及妊娠结局关系研究［J］．人民军医．2013，56（9）：1045-1047．

［9］Bresani E．Accuracy of erythrogram and serum ferritin for the maternal anemia diagnosis（AMA）：A phase 3 diagnostic study on prediction of the therapeutic responsiveness to oral iron in pregnancy［J］．BMC Preg Child，2013．13（13）：1-8．

［10］Jensen GM，Moore LG．The effect of high altitude and other risk factors on birth weight：independent or interactive effects？AmJ Public Health，1997，87（6）：1003-4007.

［11］ National Institute for Health and Clinical Excellence，Guidance. Hypertension in pregnancy：the management of hypertensive dis-orders during pregnaney. National Collaborating Centre for W om-en's and Children'S Health（UK），London：RCOG press：2010.

［12］ Lowe SA，Bowyer L，Lust K，et al. SOMANZ guidelines for themanagement of hypertensive disorders of pregnancy2014［J］. Aust N J Ohstet Gynaecol . 2015，55（5）：e1-9.

［13］ Hermida RC，Ayala DE Reference thresholds for 24-h，diurinal，and nocturmal am bulatory hlood pressure mean values inpregnancy［J］. Blnnd Press Monit，2005，10（1）：33-41. 2017，185（7）：585-590.

［14］ Alexander KL，Mejia CA，Jordan C，et al. Differential Receptor for Advanced Glycation End Products Expression in Preeclamptic，Intrauterine Growth Restricted，and Gestational Diabetic Placentas［J］. Am J Reprod Immunol，2016，75（2）：172-180.

［15］ Hayward RM，Foster E，Tseng ZH. Maternal and Fetal Outcomes of Admission for Delivery in Women With Congenital Heart Disease［J］. JAMA Cardiol，2017，2（6）：664-671.

第十一章　高原麻醉

我国高原和高山面积辽阔，占全国国土面积的 1/6。青藏高原有"世界屋脊"之称，平均海拔在 3000 m 以上，具有独特地理位置，是人类生存条件最严酷的自然环境之一。在高原低氧高寒等特殊环境下实施手术麻醉，有其独特的特点和规律，需高度重视在患者诊疗过程中及围术期低氧血症（hypoxemia）所造成的危险，采取积极的预防治疗措施，对于保证手术麻醉病人的围术期医疗安全至关重要。

近半个世纪以来，麻醉学科蓬勃发展，新设备、新技术、新的麻醉药品及麻醉管理的信息技术不断引进及应用，麻醉理念的更新，监测系统的完善，促进了高原麻醉学及外科学等学科的发展。在高原成功开展了全麻下体外循环心脏手术、心脏移植、肝移植等高难度外科手术的麻醉，许多危重手术患者在麻醉科医师积极配合下顺利渡过围术期。多年来，高原地区工作的麻醉医师正在逐步完善具有高原特点的麻醉理论及实践，麻醉质量、围术期手术患者的安全性进一步提高。

第一节　麻醉学概述

一、麻醉学专业的任务和范围

麻醉学（anesthesiology）属于临床医学中的二级学科。麻醉科是医院中的一级临床科室，临床麻醉是麻醉科医师主要的医疗任务，主要在手术室内给手术患者实施麻醉，但目前也已拓展到手术室外，如无痛内镜、无痛分娩、无痛人流、先心病的介入治疗等配合。临床麻醉的医疗重点，除了为手术顺利进行提供无痛、肌肉松弛外，也已转移到对手术患者生命功能的监测、调控，对重要脏器的保护，围术期氧治疗，降低围术期应激反应，减少围术期并发症，以保证手术患者在麻醉中的生命安全，促进患者早日康复。术后麻醉恢复室的建立及麻醉科重症监测治疗的建立，不仅为危重和重大手术患者、老年患者的安全提供了强有力的保障，并已成为医院现代化的重要标志。疼痛诊疗包括术后急性疼痛治疗则为用麻醉学的理论与技术服务于疼痛患者开辟了新的途径。因此，现代麻醉学已成为一门研究和实施临床麻醉、生命机制调控、围术期重症监测治疗、急救和心肺脑复苏、疼痛治疗的学科，在医院的医疗中发挥着重要作用，围术期医学是麻醉学科未来的发展方向。当今世界上有些国家已将麻醉科改称为围术期医学科或更名为麻醉与围术期医学科。

二、麻醉前准备

（一）麻醉前对患者的访视与评估

术前去病房访视患者，了解患者全身状况，包括贫血、低氧血症以及有无高血压、冠心病、心律失常、慢性阻塞性肺疾病（COPD）、糖尿病、肺动脉高压、心功能不全，还应了解头颈活动程度、张口程度、咽、喉情况、脊柱有无畸形等。术前完善心电图、血常规、肝、肾功能、肺功能、凝血功能及血气检查。美国麻醉医师协会（American Society of Anesthesiologists，ASA）的评级是临床麻醉中对手术患者全身健康状况的评估分级方法，评估手术患者对麻醉的耐受及风险程度，共分为 V 级，见表 11-1。

表11-1　ASA病情评估分级

分级	标准
I 级	患者无器质性病变，发育、营养良好，能耐受麻醉和手术
II 级	患者的心、肺、肝、肾等实质器官虽然有轻度病变，能耐受一般麻醉和手术
III 级	患者的心、肺、肝、肾等实质器官病变严重，功能减低，对麻醉和手术的耐受稍差
IV 级	患者的上述实质器官病变严重，威胁着生命安全，施行麻醉和手术需冒很大风险
V 级	患者的病情危重，随时有死亡的威胁，麻醉和手术非常危险

（二）麻醉设备与药品

为保证临床麻醉安全实施，麻醉前要充分准备供氧设备、麻醉机、监护仪、简易呼吸器、吸氧面罩、喉镜、气管插管、牙垫、椎管麻醉套件、吸引装置、微量泵、液体加温设备及检查钠石灰是否有效。准备全身麻醉药、局部麻醉药以及急救药品如肾上腺素受体兴奋剂、血管扩张剂、抗胆碱药、抗心律失常药等。

（三）禁食

成人择期手术前需禁食 6～8 小时、禁水 4 小时，小儿禁食 4～8 小时、禁水 2～3 小时。

三、临床麻醉方法

临床麻醉方法见表 11-2。

表11-2　临床麻醉方法分类

麻醉方法分类	麻醉药作用方式	作用的神经部位
全身麻醉		
吸入麻醉	经呼吸道吸入	中枢神经系统
静脉麻醉	静脉注射或静脉滴注，泵注，靶控输注	中枢神经系统
椎管内麻醉		
蛛网膜下腔阻滞	局麻药注入蛛网膜下隙	蛛网膜下隙脊神经
硬脊膜外腔阻滞	局麻药注入硬脊膜外隙	硬脊膜外隙脊神经
局部麻醉		
表面麻醉	局麻药涂或喷在黏膜、皮肤	神经末梢
局部浸润麻醉	局麻药浸润注射	神经末梢
区域阻滞	局麻药注射	神经末梢、神经干（丛）

（一）全身麻醉

全身麻醉（general anesthesia）是指麻醉药经呼吸道吸入或静脉注射抑制中枢神经系统，使患者意识暂时消失的麻醉方法。包括麻醉诱导、麻醉维持、麻醉苏醒三个阶段。全身麻醉的优点是患者意识消失、无痛觉、无记忆和肌肉松弛，为外科手术提供最佳条件，为患者提供最舒适的手术麻醉环境。气管内插管（endotracheal intubation）是将特制的气管导管，经口或鼻腔插入到患者气管内，行机械通气的全身麻醉方法，是麻醉医师必须熟练掌握的基本技能。

（二）椎管内麻醉

椎管内麻醉（intrathecal anesthesia）是将局麻药注入椎管内的不同腔隙，药物作用于脊神经根，暂时阻滞脊神经的传导，使其所支配的相应区域产生麻醉作用称为椎管内麻醉。椎管内麻醉时患者神志清醒，镇痛效果好，肌肉松弛良好，但不能完全消除内脏牵拉反应。

（三）局部麻醉

局部麻醉（regional anesthesia）是用局部麻醉药暂时阻断某些周围神经的冲动传导，使这些神经所支配的区域产生麻醉作用，称为局部麻醉。这种麻醉方法简便易行、安全有效、并发症少，术中可保持患者意识清醒。麻醉科医师应熟悉局部解剖、神经干（丛）解剖以及局麻药的药理作用，进行规范操作。传统的神经阻滞方法是根据神经解剖标志盲探寻找异感定位注射局麻药，通过用神经刺激器或超声显像来定位所要阻滞的神经更准确，成功率高。

四、麻醉药的分类及性能

（一）全身麻醉药

1. 吸入麻醉药（inhalation anesthetic）　麻醉药由呼吸道吸入，经肺泡以弥散方式入血液循环作用于中枢神经系统，产生全身麻醉。吸入麻醉药氧化亚氮（笑气）的麻醉作用弱，必须与氧气同用。安氟醚、异氟醚、七氟醚、地氟醚的麻醉效能强、麻醉可控性好、麻醉诱导快、苏醒快，可用于麻醉诱导及维持，这几种吸入麻醉药都有专用的挥发罐，可以调节吸入麻醉药的流量，控制患者麻醉深度。

2. 静脉麻醉药（intravenous anesthetic）　麻醉药由静脉注射经血液循环作用于中枢神经系统产生全身麻醉作用。常用药物有：①依托咪酯麻醉起效快、麻醉效能强，用于全身麻醉的诱导和维持；②丙泊酚是目前应用最广泛的静脉麻醉药，起效快、作用时间短，可单次给药也可持续静脉泵注，但由于镇痛作用较差，需复合麻醉性镇痛药或吸入麻醉药；③氯胺酮镇痛作用强，可肌肉注射或静脉注射；④咪唑安定有镇静、催眠、抗焦虑、遗忘作用，可用于全麻诱导与维持，也可在椎管内麻醉、神经阻滞时辅助应用，但有呼吸抑制的副作用；⑤右旋美托咪啶具有镇静和镇痛作用。

3. 麻醉性镇痛药　芬太尼、瑞芬太尼、舒芬太尼是临床麻醉中常用的最主要的麻醉性镇痛药，是人工合成的阿片受体激动剂，可作为全麻诱导和麻醉维持。

（二）肌肉松弛药

肌肉松弛药（muscle relaxants）又称肌松药，是全麻中重要的辅助药，用于在全麻诱导时气管内插管和术中保持良好的肌肉松弛。肌松药还用于重症监护室（ICU）危重患者的呼吸机治疗等。分为去极化肌松药和非去极化肌松药两类。去极化肌松药有琥珀胆碱，用于快速麻醉诱导气管内插管。非去极化肌松药有泮库溴铵、维库溴铵、阿曲库铵、罗库溴铵等，静脉注射后可维持术中满意的肌肉松弛，时效 45 ~ 60 分钟，根据术中肌松程度，分次静脉注射。米库氯铵是短效非去极化肌松药，时效 14 分钟，可作为琥珀胆碱的替代药。

值得注意的是应用肌松药之前要有实施人工或机械控制呼吸的准备，静脉注射肌松药后，应立即行面罩加压给氧通气，施行气管内插管，保持呼吸道通畅。手术结束判断有肌松药残留作用时，须用新斯的明拮抗。电解质和酸碱失衡、低温（hypothermia）、肝肾功能损害及应用抗生素等都可影响肌松药的作用。

（三）局部麻醉药

局部麻醉药（local anaesthetic）用于椎管内麻醉、局部浸润麻醉、神经干（丛）阻滞麻醉、黏膜表面麻醉。药物有：2% 利多卡因，为中效局麻药（成人一次剂量 400 mg）；0.75% 丁哌卡因，为长效局麻药，心脏毒性较大（成人一次剂量为 150 mg）；0.75% 或 1% 罗哌卡因，为长效局麻药，毒性较丁哌卡因低（成人一次剂量为 150 mg）；1% 普鲁卡因（成人一次剂量 1 g）；丁卡因（成人一次剂量为 40 mg）。利多卡因、罗哌卡因用于硬膜外麻醉及神经干阻滞麻醉，丁哌卡因或罗哌卡因用于蛛网膜下腔阻滞麻醉。利多卡因或丁卡因可用于黏膜表面麻醉。利多卡因或普鲁卡因用于局部浸润麻醉。

五、麻醉中生命体征监测

麻醉中生命体征监测项目有：心电图、血压、脉搏氧饱和度（SpO_2）、呼气末二氧化碳分压（$P_{ET}CO_2$）、氧浓度、中心静脉压（CVP）、体温、尿量、动脉血气、麻醉深度监测及肌松监测等。ASA 将体温、动静脉压、心电图、脉搏氧饱和度和呼末二氧化碳分压作为麻醉中患者情况评估的必须监测项目。适时的连续监测使麻醉医师在手术麻醉中能及时发现患者的病情瞬间变化，有利于早期诊断和及时处理。

对危重、重大手术包括严重创伤、休克、心血管手术、肝、肺部手术要行有创动力学监测，包括放置漂浮导管（swan ganz catheten）监测心排量、肺动脉压、肺毛细血管楔压。采用经食管超声心动图（TEE）监测心功能、心脏瓣膜等。在麻醉中对患者镇静及麻醉深度监测的仪器有听觉诱发电位和脑电双频指数（BIS）以便准确的进行麻醉诱导，掌握麻醉深度，降低术中知晓。另外肌肉松弛监测仪可指导在全身麻醉中合理的使用肌松药，减少不良反应的发生，降低术后呼吸抑制发生率。

在高原地区麻醉中血气监测、血乳酸浓度监测、血红蛋白或血细胞容积监测能及时判断麻醉中组织氧耗、氧供情况，判断术中失血量，指导做好呼吸机参数调节，指导术中合理用血。

六、麻醉中液体治疗

液体治疗是手术麻醉期间维持患者生命体征稳定，维持足够循环血容量的主要措施，围术期需要补充患者因禁食、禁饮丢失的液体，补充正常生理需要量和麻醉手术导致的循环血容量改变和体液缺失，因此麻醉期间应及时补充液体，以维持足够有效的循环血容量，维护良好的组织灌注和内环境稳定。手术麻醉中常用的液体为晶体溶液如乳酸林格液、5% 葡萄糖溶液、0.9% 氯化钠溶液，胶体液有 6% 羟乙基淀粉、4% 明胶、血液制品等。晶体液主要补充细胞外液和细胞内液，而胶体液主要补充血管内容量，补偿失血量，可以改善组织氧合，改善微循环。手术麻醉中具体输液量应视手术大小、手术时间、失血量的多少、循环功能的状况来定。但对较大手术的患者，围术期大量晶体液的输入可导致术后并发症增多，住院时间延长。提倡对危重患者通过食管超声来监测血流动力学变化的目标导向行液体治疗，可降低患者死亡率，提高生存率。为保证输液的通畅，麻醉前应建立通畅的静脉通路，包括外周静脉及中心静脉通路。中心静脉通路可选择右颈内静脉、锁骨下静脉、股静脉置入中心静脉导管。通过中心静脉留置导管不但可快速输液及给药，输入营养液，也可测定 CVP。

结合 CVP 的变化，指导输液量和速度。CVP 监测适用于严重脱水、休克、失血较多、心血管手术、心血管功能不全、手术时间长以及在 ICU 的患者。

第二节　高原地区患者的麻醉

高原地区的临床医疗及手术麻醉是在低氧环境下实施的，应认识到高原低氧是导致围术期麻醉意外发生的高危因素。要做好麻醉前准备，选择合适的麻醉方式，加强围术期生命体征监测和治疗处理。同时，高原地区的一些手术患者合并慢性高原病、红细胞增多症、肺动脉高压，使麻醉的风险增加。因此，应加强围术期管理，在围术期造成一个"富氧"的环境，防止低氧血症的发生，保证手术麻醉患者循环和呼吸功能的平稳，提高手术患者围术期的安全性。

一、麻醉前准备

（一）麻醉前病情评估

麻醉前详细全面了解患者的身体状况，由于高原地区低氧特点应重点评估患者心肺功能和凝血功能。对有合并症的患者，术前应得到相应治疗使病情得到控制，改善全身情况，可提高麻醉和手术的安全性。此外，还要评估手术患者对高原环境的适应程度，对已诊断为急慢性高原病、红细胞增多症、肺动脉高压、右心功能不全的患者，术前应给予积极治疗。为保证手术患者的安全须选择恰当的麻醉方法，考虑到高原低氧对麻醉药物代谢的影响，应合理使用麻醉药物，做好麻醉中的监测和生命体征的调控。鉴于长期生活在高原地区的居民存在不同程度的早老、早衰，因此在高原地区对老年患者的麻醉选择和处理、麻醉用药更要慎重。麻醉前患者紧张、焦虑会加重氧耗，可酌情应用镇静剂，但须慎重。高原地区患者对低血红蛋白耐受性较差，预计出血量较大的手术应提前准备血液回收机。

（二）注意事项

1. 禁食　高原地区居民习惯高脂肪的饮食，胃排空的时间长，择期手术的患者应严格禁食。对饱胃患者，麻醉时要注意反流和误吸。

2. 保暖　高原气温常年较低，基层医院更要监测手术患者的体温。麻醉中或术后低温易导致患者寒战，心肌耗氧量增加，易诱发心肌缺氧。输入的液体、血液应加温，以防体温过低。

3. 戒烟　吸烟是术后发生低氧血症的危险因素之一，对合并呼吸系统疾患及有吸烟史的患者，术前戒烟，并进行积极的治疗呼吸系统疾病，指导患者做深呼吸锻炼、咳痰训练，这有助于患者的康复。

4. 高原地区人群由于红细胞增多，血液黏滞度高，手术、创伤、肥胖、妊娠、长期卧床等可易发生围手术下肢深静脉血栓或造成肺栓塞，因此在围术期应给以足够的重视。

二、高原地区围术期"富氧"环境的建立

（一）高原围术期"富氧（rich oxygen）"环境建立的意义

高原手术患者麻醉的实施及危重患者的抢救和治疗，要紧密结合低氧环境对人体各系统器官的影响。高原低氧对人体的物质代谢系统、循环系统、呼吸系统、神经系统、血液系统和内分泌系统有显著的影响，可使机体各系统功能和结构发生改变。研究显示在海拔 3000 m 以上的高原地区的空气含氧量仅为海平面的 60%，机体氧分压明显下降。低氧使心肺功能

储备低下，围术期可因手术、创伤、麻醉、感染等多因素影响通气功能更易导致低氧血症，容易发生循环功能、呼吸功能紊乱，从而增加手术和麻醉的危险。术后呼吸系统并发症是手术麻醉的第二大常见并发症，尤其是低氧血症。美国加州大学麻醉科 Severinghaus 教授研究发现生活在高海拔地区（3810 m）的成人颈动脉体化学感受器对低氧的敏感性显示钝化，因此如何防治围术期低氧血症引起的一系列并发症是麻醉科医师值得重视的问题。

临床血气分析显示高原地区老年手术患者有明显的低氧血症，通过临床观察发现海拔 3700 m 的玉树地区 60 岁以上老年病人 $PaO_2 < 53$ mmHg，$SaO_2 < 86\%$；海拔 2260 m 的西宁地区 $PaO_2 < 56$ mmHg，$SaO_2 < 88\%$。因此在高原老年人围术期低氧血症更是值得重视的问题。所以为了降低高原低氧环境下手术麻醉的风险，以保证手术麻醉患者循环和呼吸功能及内环境的稳定，须在高原地区围术期中建立"富氧"环境。

术前预先吸氧，术后常规吸氧可明显减少通气不足或通气／血流比例失调所致的低氧血症的发生率和程度。吸入高浓度氧可提高肺泡动脉氧分压（PaO_2），促进氧在肺泡中的弥散和交换，增加血浆内物理溶解的氧量以提高动脉血氧含量和组织内的氧含量，从而改善氧供应，增加脑血流，提高血液及脑血氧饱和度，降低围术期低氧血症引起的并发，有利于手术麻醉患者的康复。围术期"富氧"治疗，可改善肠道手术时肠黏膜氧气供应从而降低术后恶心、呕吐的发生率。有研究表明吸入高浓度氧还能调节炎症反应和宿主的防御功能，激发修复反应和提高细胞抗氧化的能力。围术期给予高浓度氧不仅能减轻麻醉对器官造成的损害，还能显著减少伤口的感染。在组织缺血或缺氧的条件下，给予高浓度氧可能会增加治疗的机会窗并能改善机体器官的功能。Balestra 等认为短期暴露在纯氧中可引起内源性促红细胞生成素（促红素）的增加，促红素有很好的脑、心脏和肾保护的作用。研究证实短时间的使用高浓度氧治疗是安全的。

（二）高原围术期"富氧"环境建立的方法

手术患者住院后即开始"富氧"治疗直到手术日；术中全身麻醉给高浓度 100% 氧供，椎管内麻醉、区域阻滞麻醉中持续中—高流量吸氧；术后手术患者从手术室转移到病房或监护室的途中仍给吸氧治疗，并保证术后持续进行氧治疗到康复痊愈出院，全程做好脉搏氧饱和度的监测。术前、术中、术后应采用吸氧面罩或鼻导管吸氧治疗，氧流量控制在 6 ~ 8 L/min，氧浓度（FiO_2）可在 0.45 ~ 0.55。用面罩给氧时，由于氧的储备腔增大，较鼻导管更能提高吸入氧浓度。建议术前、术后吸氧时间每天不少于 6 ~ 8 小时。围术期"富氧"环境的建立可改善高危手术患者的转归，这需要麻醉科医生和外科医生、护士的团队协作精神。

三、高原麻醉选择及实施

（一）生命体征监测

高原麻醉必须重视麻醉期间的监测，如心电图、血压、SpO_2、$P_{ET}CO_2$、CVP、体温、尿量、动脉血气、麻醉深度监测及肌松监测等。对危重，重大手术包括严重创伤，心血管、肝、肺部手术要有创动力学监测，监测心排量，肺动脉压等，以及应用食管超声心动图。在高原麻醉中血气、血乳酸、红细胞压积的监测能及时判断麻醉中机体氧耗氧供的情况，可判断术中的失血量，指导术中合理用血。

（二）全身麻醉

1. 首选全身麻醉　在高原地区进行各类手术的麻醉，原则是保障高原低氧环境下手术麻醉患者的安全，预防围术期发生低氧血症，有良好的通气，保证手术中充分供氧，故气管插管全身麻醉方法为首选。特别是中、上腹部手术、开胸手术、腔镜手术、头面部及颈部手术、脊椎手术、颅脑手术及小儿手术等。

2．全身麻醉实施　可选全静脉麻醉或以静脉为主的静吸复合麻醉，吸入麻醉药可选用恩氟烷、异氟烷、七氟烷等。氧化亚氮由于增加肺循环血管阻力不推荐用于高原地区的麻醉，也不推荐用于肺动脉高压的麻醉。氯胺酮可增加肺血管阻力使肺动脉压升高，对合并肺动脉高压的患者慎用。在高原临床麻醉中须注意人体长期暴露于慢性低氧环境，外周化学感受器对低氧敏感性是降低的，呼吸中枢对二氧化碳的敏感性也是降低的，如果术中芬太尼用量过大，术后再次释放出现第二次高峰，会加重抑制对低氧通气的反应，引起术后延迟性的呼吸抑制，呼吸频率减慢、潮气量减少，导致麻醉意外。因此，在麻醉中应掌握芬太尼的用量。另外术后肌松药的残留作用也会进一步降低颈动脉体对低氧状态的敏感性，引起呼吸中枢驱动不足，造成术后呼吸抑制，上呼吸道梗阻，加重低氧血症的发生。因此，麻醉中针对患者的手术及病情特点，合理使用肌松药。术后须清醒拔出气管导管的患者应常规使用拮抗肌松药，用新斯的明 0.015 ～ 0.025 mg/kg 拮抗较适宜，并逐步推广使用神经肌肉传递功能监测。

在 3000 m 以上的高原，人体对静脉麻醉药丙泊酚及依托咪酯的敏感性增加，在麻醉诱导及维持中掌握药物的用量以维持循环稳定；芬太尼在体内代谢可能延迟，注意术后苏醒期的管理。瑞芬太尼和苏芬太尼消除半衰期短，停药后苏醒迅速，可安全用于高原地区的麻醉，较芬太尼有明显的优势。在高原地区对于胸科和上腹部手术推荐使用全身麻醉联合硬膜外麻醉。

3．气管插管注意要点　气管插管宜选择口腔插管，选用鼻腔插管时考虑到高原气候干燥，易损伤鼻腔黏膜导致鼻出血，故插管时应轻柔或导管表面涂润滑剂。短小手术提倡选用喉罩。

4．局部浸润麻醉的应用　在部分外科手术中推荐全身麻醉联合切口部位局部浸润麻醉，如颅脑手术，脊椎手术，胸科手术，腔镜手术打孔处等，局部浸润麻醉可增强镇痛效果，减少全麻药的用量，并使患者在全麻苏醒期更加平稳。可使用 0.3% ～ 0.5% 盐酸罗哌卡因 10 ～ 25 ml。这种麻醉方式需和外科手术医生进行沟通，得到他们的医疗配合。

（三）椎管内麻醉

1．椎管内麻醉的选择与实施　在高原地区可选用硬膜外隙阻滞、蛛网膜下隙阻滞或蛛网膜下隙阻滞联合硬膜外隙阻滞，可用于下腹部、下肢、会阴部和妇产科手术的麻醉，要严格掌握适应证，要在麻醉中严防平面过高，以免出现呼吸抑制、血压下降导致发生意外。在椎管麻醉时应掌握镇静和镇痛药物的用量，警惕发生呼吸抑制，并应有人工呼吸支持的准备，麻醉中必须持续高流量面罩吸氧 6 ～ 8 L/min。高原地区 60 岁以上的老年患者选择高位硬膜外麻醉行上腹部手术时对呼吸的影响较大应引起重视。如果选择高位硬膜外阻滞行上腹部手术应减少局部麻醉药的浓度和剂量，以减轻对呼吸的影响防止低氧血症的发生。在上腹部手术硬膜外麻醉中不推荐使用罗哌卡因，以免阻滞范围较广而影响呼吸。腰麻与硬膜外联合阻滞起效快，镇痛与肌松完善，适于高原高龄手术患者。剖宫产麻醉推荐选用腰麻联合硬膜外隙阻滞，这种麻醉方法可以减少局麻药的用量，并且对骶神经阻滞较完善，镇痛效果好，阻滞平面控制在 T_8 以下，对产妇和胎儿的呼吸、循环影响小，是高原地区剖宫产首选的麻醉方法，局麻药可选用 0.75% 丁哌卡因 1.0 ～ 1.5 ml，或 1% 的罗哌卡因 0.8 ～ 1.0 ml。

2．高原地区椎管内麻醉的注意要点　久居高原者因低氧可影响窦房结功能，使窦房结兴奋性降低传导减慢，而致心动过缓。应在麻醉后手术开始前给予抗胆碱药阿托品，预防心率减慢。高原地区手术患者血小板计数较平原低，因而有椎管内穿刺置管可能引起出血并发血肿的危险，建议血小板计数低于 $8 \times 10^9/L$ 的手术患者不主张选择硬膜外麻醉。

（四）周围神经阻滞

颈丛、臂丛、髂腹下神经阻滞和腰大肌、肌间沟神经阻滞等对呼吸、循环影响小可在高原安全应用。神经阻滞可在患者清醒下单独应用，也可辅助丙泊酚或右旋美托咪啶镇静，也可与全身麻醉联合应用。通过用神经刺激器或超声显像来定位所要阻滞的神经更准确、成功率高，麻醉效果确切而且可减少局麻药的用量。在高原不推荐对 12 岁以下儿童单独采用神经阻滞。

（五）高原血液保护及节约用血

1. 自身输血、血液稀释　高原地区血源常有困难。但高原低氧代偿使移居高原或在高原出生的平原人血红蛋白一般都高于平原人。这种适应机制也是高原手术麻醉中实施自身输血，节约用血的有利条件。在中度高原对于估计术中出血大于 800 ml，术前血红蛋白高于 130 g/L 的无严重心肺疾患的非肿瘤手术病人，术前或手术麻醉当日采集自体血 400 ~ 600 ml，低温储备，同时补充胶体液及晶体液补充血容量进行血液稀释，在术中需要时再将自体血回输。也可在术中采用洗涤式血液回收机，以达到血液保护，节约用血的目的。

2. 降低术中失血量　在中度高原对于心血管、脊椎、神经外科等估计出血较多的手术，可实施控制性降压，应用药物使血管扩张，降低血管压力，减少出血，改善术野环境，是一种较好、较安全的血液保护方法。常用的药物有硝普钠、酚妥拉明、硝酸甘油以及吸入麻醉药等。在控制性降压中要监测有创动脉压，CVP，注意血压、心率的变化，掌握降压幅度和时限，还要考虑心、脑等重要脏器的保护及氧供，以保证病人安全。

（六）手术麻醉后的处理

1. 麻醉后监测治疗　由于低氧环境、高原病、高龄、手术创伤、麻醉等因素的影响，术后易发生呼吸抑制或呼吸道梗阻，低氧血症发生的概率明显高于平原地区，应加强术后监测治疗。全身麻醉后患者应转送到麻醉恢复室实施苏醒拔管。麻醉恢复室的任务是监测治疗全麻后未苏醒患者或麻醉手术后全身情况尚未稳定的患者，以保障手术患者在麻醉恢复期间的安全。在麻醉恢复室当患者出现低氧血症时，应立即寻找原因，通过畅通呼吸道，给予高浓度氧吸入等措施纠正低氧血症。在手术患者转运至麻醉恢复室或病房期间应保持吸氧。病情危重、重大手术、严重创伤患者、高红症患者、术后呼吸和循环不稳定患者，应送入 ICU 继续机械通气治疗提供充足的氧供，降低术后呼吸相关并发症，加强循环功能稳定和全身器官功能稳定，使患者安全度过围术期。

2. 术后镇痛　术后镇痛不仅减轻患者术后痛苦，降低氧耗，而且有利于减少术后并发症。术后疼痛治疗可采用口服止疼药、静脉自控镇痛、皮下自控镇痛、硬膜外自控镇痛及多模式镇痛。硬膜外镇痛可选用阿片类药和局麻药罗哌卡因，静脉镇痛和皮下镇痛可联合阿片类舒芬太尼和非甾体类抗炎药帕瑞昔布钠，都能达到很好的镇痛作用。超声引导下区域神经阻滞置管行术后镇痛、腹部手术超声引导下行腹横肌阻滞、联合经皮神经电刺激、针灸行多模式镇痛，可减少阿片类药的用量，减轻对呼吸抑制的副作用，更适合在高原地区应用。

第三节　高原红细胞增多症手术患者的麻醉

一、高原红细胞增多症概述

高原红细胞增多症（高红症）是长期生活在 2500 m 以上的居民，对高原低氧失去习服的独特综合征。高红症的病因是组织缺氧引起的红细胞增生过度，慢性低压性缺氧是罹患本症的根本原因。发绀是本症的主要征象，表现为口唇、面颊部、耳廓边缘、指（趾）甲床等部位呈青紫色，面部毛细血管扩张呈紫红色条纹，形成了本症特有的面容，即"高原多血面容"。红细胞过度增生、血液黏滞度高、严重低氧血症、高碳酸血症、凝血和纤溶功能障碍，可伴有肺动脉高压和右心功能不全。我国对高红症的诊断标准是：血红蛋白计数，男性 ≥ 200 g/L，女性 ≥ 180 g/L；血细胞比容，男性 ≥ 65%，女性 ≥ 60%；红细胞计数，男性 ≥ 6.5×10^{12}/L，女性 ≥ 6.0×10^{12}/L。因此，患有高红症的手术病人的麻醉及围术期管理有独特之处，并存在高危风险。

二、高原红细胞增多症手术患者的麻醉选择及处理原则

对于伴有中 - 重度肺动脉高压、右心功能不全的手术患者先行内科治疗，再择期手术。根据手术部位，病情可选择神经阻滞，椎管内麻醉。但椎管内麻醉必须控制麻醉平面以免影响呼吸，并要保障呼吸道通畅，面罩高浓度氧吸入。较大的手术采用气管内插管全身麻醉。全麻诱导气管插管时可行气管内表面麻醉，或静注小剂量利多卡因、芬太尼减轻心血管应激反应。由于血液黏滞度高，静脉麻醉药臂脑循环时间延长，诱导给药要缓慢，少量递增，防止用量过快、过大引起循环呼吸抑制。麻醉时至少建立 1 ～ 2 条外周静脉通道和一条中心静脉通道。以全静脉麻醉为宜，高红症病人体质较弱，对麻醉的耐受性降低，注意麻醉药的用量，麻醉不宜过深，但镇痛要完全。尽量选用短效麻醉药物，如丙泊酚，瑞芬太尼等，肌松药可选用顺式阿曲库铵或维库溴铵。低氧加重肺血管的收缩，增加肺血管的阻力，因此麻醉中用 100% 纯氧机械通气，必要时可采用呼气末正压通气。麻醉中纠正高碳酸血症，处理心动过缓并监测血红蛋白及凝血功能。应建立有创动脉压和 CVP 的监测，因为 CVP 主要反映右心室前负荷，其值的高低与血容量、右心功能有关，根据 CVP 值来调节输液的量及速度。高红症病人血液黏滞度高，在围术期易发生血栓，重点在于早期诊断和积极治疗。高红症病人心脏后负荷增加、心输出量降低，术中低血压会加重冠脉供血不足可发生心肌缺血和心律失常，应及时纠正低血压。术后要提供良好的镇痛，带气管导管送 ICU 监护治疗。

三、围术期采用自体采血、血液稀释的措施

这种措施以达到降低血球压积，降低血液黏滞度，改善微循环和心肺功能的目的。其方法是分次静脉采血，可在术前静脉采血 300 ～ 400 ml，也可在麻醉时从中心静脉采血 400 ～ 500 ml，然后低温储存起来，同时输入采血量的 1.5 ～ 2 倍的胶体液、晶体液或右旋糖酐补充容量进行血液稀释。成年人总采血量限制在 500 ～ 800 ml，血液稀释后 HCT 可维持在 135 ～ 150 g/L 较高的水平。储存的自体血是否回输视术中出血量及 Hb 的值而定。术中动态观察 HCT 和 Hb，严格控制异体血的输入。注意凝血功能的监测，对于术中出血、渗血较多的患者及时输入新鲜冰冻血浆，改善凝血功能。在高原高红症患者自体采血、血液稀释后

术中及术后 HCT 维持在何值较为安全尚无定论，还需进一步临床研究。

第四节　高原包虫病手术麻醉

一、高原包虫病特征

包虫病又称棘球蚴病，是寄生于人体的一种人畜共患寄生虫传染病，是青藏高原高发的地方流行病，本病严重危害人类健康。因寄生虫的虫种不同，临床上可表现为囊型包虫病（单房型包虫病）、泡型包虫病（多房型包虫病）、混合型包虫病。包虫幼虫多侵犯肝，也可侵犯肺以及脑、心包、肾、脾、肌肉等。外科治疗是首选的治疗方式，包括手术摘除术、经皮穿刺术和根治术三种。

二、高原包虫病手术患者麻醉选择及处理原则

1. 术前访视患者，要注意患者的健康状态和特殊病情，了解既往史、化验检查结果、心肺功能，注意有无贫血、过敏史等。

2. 高原包虫病患者一般病期较长，且多合并有高红症、心肺功能不全等，患儿常患有营养发育不良，多伴有贫血。为保证充分供氧麻醉宜选用气管插管全身麻醉。术前低流量吸氧，麻醉中用 100% 纯氧机械通气，尽量选用短效麻醉药物，如丙泊酚，瑞芬太尼等。肌松药选用顺式阿曲库铵或维库溴铵。麻醉过程中要确保麻醉平稳，防止呛咳、颅内高压的发生。避免突发性栓塞，避免气管导管漏气。尤其对肺包虫患者，应用肺隔离术确保呼吸道通畅，需进行双腔气管插管且采用中高氧流量。肺包虫囊壁薄，肺内压及胸腔内压增加时易发生破裂，囊液进入肺内支气管引起窒息，易发生变态反应性休克。晚期肝泡型包虫病治疗方式多采用离体肝切除、自体肝移植手术。麻醉宜选用气管插管全身麻醉，术前开放中心静脉，术中行有创动脉压监测。由于自体肝移植手术无肝期明显长于异体肝移植，且失血量也明显增多，对血流动力学影响较大，极易引起电解质紊乱，术中应密切注意监测电解质变化，无肝期应用去甲肾上腺素 0.01 ~ 0.5 μg/（kg·min）静脉泵入。门静脉开放时血压波动较大，给予肾上腺素 10 ~ 100 μg 静脉推注以维持循环稳定。密切监测乳酸浓度，及时输入红细胞悬液、血浆、白蛋白。晶体液采用醋酸林格注射液 3000 ml 静脉输注。术后持续去甲肾上腺素泵入维持血压，纠正电解质紊乱，带气管导管送 ICU 监护治疗。

3. 过敏反应是包虫病手术麻醉过程中最凶险的并发症之一，国内首次证实它是以 IgE 抗体介导为主体的速发型过敏反应，但在很大程度上还有赖于 IgG 和 IgG1 的介导而出现的一组呼吸、循环衰竭为特征的休克征候群。在棘球蚴囊生长、发育过程中，不断地释放和渗出棘球蚴抗原及毒性物质，因此机体容易发生过敏反应，可产生一系列中毒症状。棘球蚴破裂是产生过敏性休克的主要原因。手术不慎、穿刺等可引起棘球蚴破裂、囊液漏进腹腔，可产生过敏性休克。过敏反应症状很多，但以血管机能紊乱及障碍最多见，轻者仅出现皮肤瘙痒、红斑、荨麻疹，重者突发过敏性休克，常在数秒中内出现。休克早期为极短的兴奋期，血压上升、心率增快、全身皮肤苍白，迅速进入休克抑制期，血压极低或听不到、脉搏细弱、持续低血压心排血量减少、心音遥远、肺动脉压升高、肺水肿、呼吸变慢甚至呼吸停止，加重缺氧使心跳停止。由于过敏性休克发生突然，病势变化急剧，若未及时发现，延误抢救时机或抢救措施不到位会导致死亡。在手术过程中一旦出现过敏反应，应迅速的进行处

理。首先，立即静脉注射肾上腺素并持续静脉滴注。注入纳洛酮可改善过敏反应引起的肺组织病理性损伤减轻肺水肿，提高血压，改善呼吸衰竭。同时给予脱敏剂地塞米松 10～20 mg，异丙嗪 25～50 mg，心肌兴奋剂葡萄糖酸钙 1.0～2.0 g，维生素 C 2.0～3.0 g，使用抗组胺药物、糖皮质激素、维持血压药物用间羟胺，多巴胺静脉滴注，同时迅速输液扩容纠正酸中毒，及时清除过敏原，用大量生理盐水冲洗腹腔。

第五节　高原心脏手术的麻醉与体外循环

一、概况

高原心脏手术的开展经历了一段不平凡的路程，早期在多次实施动物的麻醉、体外循环和心肌保护实验基础上，挑战高原低压、低氧对心脏手术麻醉的危险因素，首先在海拔 3000 m 的青海海西蒙古族藏族自治州建造的特殊的高压氧舱内，在全麻低温体外循环下进行了先心病手术，打开了高原先心病手术的禁区。于 20 世纪 80 年代初，随着先进技术引进，医疗水平的提高，对心脏外科医师、麻醉医师、体外循环灌注医师、手术室护士、ICU 医护人员的培养，以及对低氧环境驾驭能力的提高，重视围术期，术前、术中、术后高浓度氧的治疗，先心病的手术脱离了高压氧舱，转移到了手术室，开创了心脏手术的新局面。由于高原低氧及地域原因，先心病的发病率较平原地区高，先心病患儿多有营养不良、发育差、体重低、反复发作呼吸道感染。动脉导管未闭多合并有中到重度肺高压，这给高原地区心脏手术、麻醉、体外循环带来了许多临床风险。因此，麻醉科医师必须对心血管疾病的病理生理、心脏解剖、心功能、手术方法、心血管药物应用及体外循环技术有深入的了解和掌握，在全麻中力求使麻醉诱导平稳，减少心肌氧耗，在全麻药物的选择和麻醉深度的掌握上应使循环功能的抑制降到最低，并合理应用正性肌力药和血管扩张药，使循环稳定，便于手术的进行。

二、麻醉方法与注意事项

1．心脏手术麻醉是心脏手术成功的关键，一般采用气管插管全身麻醉，用芬太尼、咪达唑仑、依托咪酯或丙泊酚、维库溴铵诱导后行气管内插管，用 100% 氧机械通气。用中到大剂量芬太尼（20～50 μg/kg）或舒芬太尼、瑞芬太尼维持麻醉，间断静注长效肌松药维库溴铵或罗库溴铵。婴幼儿先心病的麻醉采用七氟醚吸入的静吸复合全麻。监测有创动脉压、心电图、CVP、SpO_2、鼻咽温、肛温、尿量、血气、电解质、血红蛋白、静脉血氧饱和度。用变温毯及血流降温保持术中低温（hypothermia），心肌保护采用心肌表面冰屑及主动脉根部灌注 4℃的心脏停搏液。在高原不推荐快通道心脏手术麻醉，心脏手术结束时不宜早期拔除气管导管，术后带气管插管送 ICU 继续机械通气提供良好氧供，加强监测治疗，病情稳定后撤离呼吸机，拔除气管导管后应继续吸氧。

2．麻醉药物选择和麻醉深度掌握上，力求全麻诱导及维持平稳，使循环功能受到最轻的抑制。心功能差的手术患者常规用多巴胺、肾上腺素等正性肌力药维持循环。对动脉导管未闭合并中度肺高压的患者在常温全麻开胸手术中实施控制性降压，预防在动脉导管结扎缝合时破裂大出血的危险。先心病合并有肺高压的患者，术前应给予吸氧及药物治疗。

三、体外循环方法和注意事项

1. 体外循环（extracorporeal circulation）是心脏手术安全实施的必需条件，是在全身肝素化后将人体静脉血从上、下腔静脉引入人工肺，经人工肺排出二氧化碳，再与氧氧合后由血泵泵入主动脉，维持心脏以外全身的血液循环。体外循环装置有血泵、人工肺（氧合器）、微栓滤器、循环管道、心脏插管、变温水箱等。体外循环转流前、转流中必须监测激活全血凝固时间（ACT）以监控肝素的抗凝，预防血栓形成。根据高原心血管手术的特点，开展的体外循环转流方法有：中度低温（鼻咽温降至 30 ～ 32℃）、中度血液稀释（体外循环中用羟乙基淀粉和乳酸林格液使血液稀释到 Hb 在 6 ～ 7 g/L）、高流量动脉灌注（灌注流量 80 ～ 100 ml/（kg·min）或 2.4 ～ 3.2 L/（min·m^2）的体外循环方法，适用于房间隔缺损、室间隔缺损、风心瓣膜置换术及冠心病体外循环下旁路移植术；深低温微流量体外循环，鼻咽温降至 20℃、动脉灌注流量在闭合动脉导管时由 80 ～ 100 ml/（kg·min）降至 10 ～ 15 ml/（kg·min）的方法，用于动脉导管未闭合并重度肺高压的手术；深低温停循环，即鼻咽温降至 20℃、在心脏畸形矫正时暂时停止体外循环转流，便于手术畸形矫正的这种方法用于法乐四联症等复杂先心病的手术；左心半身转流方法用于降主动脉瘤的手术。

2. 体外循环转流须规范操作，转流前体外循环管道、氧合器、动脉滤器用胶体和晶体液预充排除空气，肝素化后当 ACT ＞ 480 秒方可开始体外循环转流。在高原体外循环中实施高流量动脉灌注，以提供充足氧供，上、下腔静脉引流要通畅。术中按手术特点达到所要求的低温，复温速度不宜太快，水温高于血温 2 ～ 3℃为宜，以缩小鼻温与肛温的差距，降低脑等脏器的氧耗。转流中深度血液稀释 HCT 控制在 20% ～ 30% 是可行的，这对于改善微循环，增加器官组织的灌注有利，要注意晶体/胶体液比例和血浆胶体渗透压。心脏复苏成功后，循环稳定，血气及电解质在正常范围，鼻温和肛温达到 36 ～ 37℃时停止体外循环转流，停止右心吸引后注入鱼精蛋白中和肝素。

总之，从麻醉安全考虑高原地区手术患者的麻醉以气管插管全身麻醉为首选，也可以根据手术部位选用椎管内麻醉或神经阻滞，具体的麻醉方法选择不仅取决于患者的病情，手术部位、麻醉科医师的经验、技术及设备，更要考虑不同海拔高度低氧环境对围术期患者的影响。手术的创伤、麻醉药物对呼吸循环的影响较平原更易导致低氧血症的发生。人们多认为椎管麻醉方法及操作较全麻简便，但没有认识到高原低氧环境下这种麻醉方法可能影响呼吸功能，如果麻醉效果不好并应用麻醉辅助药，呼吸和循环管理不妥，可能会导致严重的低氧血症、低血压和心动过缓，会给手术患者带来危险。因此，高原麻醉要重视围术期"富氧"环境的建立，加强麻醉机和监测设备的保障，选择适宜的麻醉方法，应用麻醉深度监测，合理使用麻醉药物。维持氧供/氧耗平衡，加强呼吸功能管理和维持血流动力学稳定，并采取多模式镇痛减轻手术患者术后疼痛。不断健全和完善术后麻醉恢复室和重症监测治疗室的工作，以保障患者安全渡过麻醉恢复期。要善于总结临床麻醉的经验和教训，遵循高原麻醉的特点，进一步完善高原麻醉的理论和实践，提高麻醉的质量和水平，减少不良事件的发生，确保高原手术麻醉患者的安全。

高原地区工作的麻醉科医师除了临床麻醉工作外，担负着医院内的急救任务，也担负着高原自然灾害发生时的救治工作。在掌握了急、慢性高原病救治的基础上，结合麻醉科医师在心肺脑复苏，急救和围术期危重病人监护治疗的特长和优势，以及应急反应能力，会在高原地区救治病人方面发挥更大的作用。

（赵世军　王祖谦）

主要参考文献

[1] 郭曲练，姚尚龙. 临床麻醉学. 3 版. 北京：北京：人民卫生出版社，2011：389-397.

[2] 王祖谦，王霈. 青海高原体外循环血液深度稀释. 中华麻醉学杂志，1987，7（3）：158.

[3] 马荣华，杨拔贤. 不同剂量布比卡因在腰硬联合麻醉在高原地区剖宫产的比较. 临床麻醉杂志，2011，27（6）：577-579.

[4] 王祖谦，王霈，金新会，等. 高原地区硬膜外阻滞于上腹部手术时动脉血气变化的临床观察. 中华麻醉学杂志，1990，12（6）：363-363.

[5] 王祖谦，赵世军，贾珍，等. 高原地区自体输血及血液稀释的临床研究. 青海医学院学报，2005，26（3）：204-213.

[6] Mayzler O，weksler N，Domchik S，et al. Does supplemental perioperative oxygen administration reduce the incidence of wound infection in elective colorectal surgery? Minerua Anesthesiology，2005，71（1-2）：21-25.

[7] Edmark L，Kostova-Aherdan K，Enlund M，et al. Optimal oxygen concentration during induction of general anesthesia. Anesthesiology，2003，98（1）：28-33.

[8] Calzia E，Asfar P，Hauser B，et al. Hyperoxia may be beneficial. Crit care med，2010，38（10）：S559-568.

[9] 竺易君，秦浩，胡珍丽，等. 临床氧疗方式选择及其应用. 国际呼吸杂志，2016，38（3）：237-240.

[10] Aust H，Eberhart L．H．Krank P，et al. Hypoxemia after general anesthesia. Anesthesist，2012，61（4）：299-309.

[11] Bruins SD，leong pmc，Yi Ng. Retrospective review of critical incidents in the post-anaesthesia care unit at a major tertiary hospital. Singapore med J，2017，58（8）：497-501.

[12] 程先恩，李诗东，杨升辉. 16 例围术期麻醉管理体会. 西藏医药杂志，2003，24［18］19-21.

[13] 王树欣，张丽君，韩文军，等. 麻醉后监测治疗室内全身麻醉苏醒期患者呼吸系统并发症的风险评估与防范护理. 国际麻醉学与复苏杂志，2018，39（2）：148-152.

[14] Elmer J，Sctella M，Pullalarevu R，et al. The association between hyperoxia and patient outcomes after cardiac arrest：analysis of a high-resolution database. Intensive Care Med（2015）41：49-57.

[15] wetterslev J，meyhoff CS，Jorgensen LN，et al. The effects of high perioperative inspiratory oxygen fraction for adult surgical patients（Review）Cochrane Database of Systematic Reviews 2015，lssue 6. Art．No：CD008884.

第十二章　高原低温与冻伤

第一节　概　述

一、高原冻伤的概念

冻伤是机体遭受低温侵袭所引起的局部或全身性冷冻损伤，亦称冷伤（cold injury）。按照冻伤范围分为全身性冻伤和局部冻伤；按照冻伤的性质分为非冻结性冻伤和冻结性冻伤两类（图 12-1）。

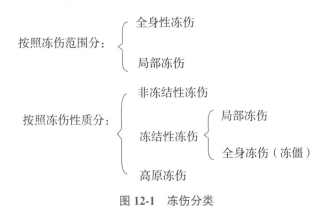

按照冻伤范围分：
- 全身性冻伤
- 局部冻伤

按照冻伤性质分：
- 非冻结性冻伤
- 冻结性冻伤
  - 局部冻伤
  - 全身冻伤（冻僵）
- 高原冻伤

图 12-1　冻伤分类

1．非冻结性冻伤（non-frozing cold injury）　是指人体接触 10℃以下、冰点以上的低温，加上潮湿条件所造成的损伤，是平原冻伤最常见的形式，包括冻疮、战壕足、水浸足等。临床表现为局部皮肤苍白、发麻、红肿、疼痛、水疱，温暖时发痒或刺痛等，严重者可导致感染。非冻结性冻伤是由于寒冷刺激，受冻部位小动脉收缩，造成局部组织缺血、缺氧，以及细胞损伤等所致。寒冷、潮湿、末梢血循环不良等均为其诱因。中医理论与之相似，认为冻伤是由于阳气不达，皮肉受寒，气血运行不畅，经脉阻隔，气血凝滞所致。据文献报道，我国北方寒区部队非冻结性冻伤整个冬季的发病率在 4 %～5%，而南方则高达29%。

2．冻结性冻伤（frost cold injury）　是由冰点以下低温造成，包括局部冻伤（frostbite）和低体温（又称冻僵或全身冻伤）。通常意义上所指冻伤是指局部冻伤。

3．高原冻伤（mountain frostbite）　是由于机体暴露于高原低温、低氧环境，使局部组织热量丢失造成的组织冻结，以及冻结融化后的二次损伤（类似缺血后的再灌注损伤）共同作用的结果。在高原，低氧和寒冷两种环境因素常同时或先后作用于人体，使发生冻伤的危险性大为增加。高原低体温是指由于机体暴露于高原低温、低氧环境中使体表低温血液快速回流而影响下丘脑体温调节中枢导致体心温度（通畅以直肠温度为代表）低于 35℃，又称体温过低或冻僵。由于高原地区常年风大且气候干燥多变，因此，较少引起非冻结性冻伤。

　　提高高原作业人员及部队在高原低氧、寒冷环境中的生存能力和作战能力，探讨低氧和寒冷复合因素损伤的发生机理和防治措施，已成为高原医务工作者、高原部队和有关研究人员共同关注的重要课题。

　　本章主要叙述在高原环境下引起的冻结性冻伤，而对非冻结性冻伤不作赘述。

二、高原冻伤的特点

　　高原冻伤多见于青年人，如登山者、滑雪者及高原作业人员。有报道，1500 例高原冻伤伤员均为健康男性，其中 78.2% 的伤员年龄为 20～30 岁，17.2% 为 30～40 岁。法国登山区中心的 Chamonix 医院 19 年中处理了 4000 多例登山事故，其中有 1261 例冻伤和 165 例低体温。

　　高原冻伤的特点：①由于高原地区常年低气压、低气温、风大且气候多变，因此一年四季均可发生冻伤；②高原低氧与寒冷是引起高原冻伤的主要原因，也是导致高原冻伤比平原冻伤更为常见且严重的主要因素；③又因高原地区地形复杂、交通不便，使得伤员就诊时间晚、致残、致死率高；④高原低气温与低氧使肺通气量明显增大，呼吸道蒸发散热量明显增加，这是高原蒸发散热的又一重要特点。人体在代谢产热的同时又以辐射、对流、传导和蒸发等方式将这些热量散失到体外，以维持体热平衡。在冷环境中，人体通过调节产热和散热，通过行为性体温调节保持热平衡的相对稳定。如果人体的散热量大于产热量，则难以维持正常的体温，会使体力和脑力作业效率降低，甚至引起冻伤或诱发、加重某些病症。在高原，受特殊环境因素影响，这种热交换方式的侧重点与平原条件下明显不同，且与高原冻伤的发生密切相关。水和热的大量丢失可引起脱水和热债，这是造成冻伤的重要诱因。为维持人体的水平衡和热平衡，应增加高原人群饮水量和热能供给。

第二节　高原冻伤

　　在高原，低氧和寒冷两种环境因素常同时或先后作用于人体，使机体发生局部或全身性冻伤的危险性大为增加。

一、病因

　　引起高原冻伤的主要原因是冷暴露。高原地区低温寒冷季节长，有的地区属于常冬无夏的长寒地带，常年冰雪封冻，在这些地带的作业人员、游客及登山者是发生高原冻伤的重要人群。正常人体由于神经中枢的调节，体温恒定在 37℃左右；但在高原低温、低氧环境下，由于热量的快速散失，体温下降，机体对寒冷的应激作用使外周血管收缩乃至痉挛而使外周组织灌注减少，造成组织缺血、缺氧，如不及时得到纠正，机体组织就会发生坏死，便引起了冻伤。

（一）诱因

　　饥饿、疲劳、疾病、创伤、着装不当（特别是鞋袜狭小压迫足趾、鞋毛毡衬里潮湿后皱缩，造成局部血液循环障碍）、身体直接接触过冷的金属或石块或低熔点燃油、忽视防冻自查等均可诱发冻伤。潮湿、大风、末梢循环不畅和疲劳等是引起高原冻伤的重要诱因。潮湿和大风均可使寒冷的作用增强，有时可增加十几倍。高原红细胞增多症和脱水常使血液循环不畅、血流减慢，造成末梢循环血液淤滞。高原作业引起的疲劳甚至体力耗竭等均易诱发冻伤。

（二）影响高原冻伤的因素

高原冻伤的发生发展还与以下因素有关：

1．冷暴露时间　导致高原冻伤的冷暴露时间长短不一，因环境气象条件而异。高原地区气候多变，无风天气少见，风寒交加，因此比起平原地区单纯寒冷对暴露组织的侵袭更为严重。冷暴露时间的长短与冻伤的严重程度密切相关。

2．海拔高度　高海拔环境下，机体由于缺氧，外周血管收缩，使得皮肤组织灌注减少，更易引起冻伤。海拔越高冻伤发病率越高。

3．耐寒力　世居高原的藏族、蒙古族等对寒冷确有优于移居者的耐受性。寒冷季节食欲旺盛，又喜食油、肉等高脂肪性食物，除去高热量食物及种族差异外，世居者对寒冷增加了耐受性的适应能力。故临床高原冻伤在高原少数民族中较少见，而移居或初来高原者其发病率显著增高。

4．季节性　高原冻伤一年四季均可发生，只是冬季发病率高于其他季节。冬季气温降低及暴风雪的突然降临，使高原冻伤发病率增高。

5．冻伤部位　高原冻伤主要累及四肢和其他暴露部位。

6．冻伤程度　与平原冻伤比较高原重度冻伤所占比例明显增高。

7．就诊时间　高原地区地广人稀、环境复杂、气候多变使得冻伤后的伤员就诊时间晚，不能得到及时救治。冻伤后 6 ～ 8 h 损伤是可逆的，延误救援和后送往往使伤员失去早期治疗的机会。此外，伤员长时间在寒冷环境中停留易引发低体温。获救伤员在等待后送过程中，冻结的肢体往往自发融化，后送过程中有可能因受冷再次冻结，造成严重组织损伤。

8．防寒知识　冻伤早期发现与伤员掌握防寒知识的多少密切相关，掌握防寒知识越多、识别冻伤越早、采取救治措施越及时、损伤程度轻。

9．醉酒、使用麻醉药品及精神障碍　有学者认为少量饮酒可促进外周循环，有利于产热、防冻，但过量饮酒及使用麻醉药品可增加脑功能受损程度。醉酒和精神障碍是高原冻伤常见的影响因素。二者均可使自身失去保护能力，在寒冷室外因跌倒失去知觉，常造成严重的冻伤。周利安（1987）报道 97 例重度冻伤病人，其中 11 例（11.3%）是因酒醉引起，10例（10.3%）是因精神不正常所致。高原低氧影响脑功能，使保护性反射减弱、采取保护措施的判断力和有效的防护能力降低，在海拔 5000 m 以上尤甚。

此外，现已确定吸烟和外周血管疾病也是影响冻伤预后的因素。

二、病理生理

高原冻伤与平原冻伤的病理生理过程是一致的，只是损伤出现更早、变化更明显。在冷冻性损伤中，末梢血管收缩是机体对体温散失的保护性反应，如低温不能及时纠正，组织就会因此而长期缺氧，尤其在高海拔缺氧条件下，即使温度平常，也因末梢血管收缩，使皮肤血流量相对减少，故冷冻性损伤在高海拔环境中多而重。其主要病理改变可分为两个阶段：第一阶段是冻结状态及其诱导的变化，包括细胞间隙及细胞内冰晶形成造成的细胞结构破坏、蛋白质变性、细胞内外 pH 变化、细胞脱水、蛋白结合水丢失、细胞膜崩解及通透性异常、酶蛋白失活、毛细血管超微结构损伤、肌细胞线粒体损伤等；第二阶段是融化过程中和融化后的变化，包括血液循环淤滞、血小板聚集、毛细血管床中红细胞聚集、血管树中出现白色血栓，小血管阻塞，明显的组织水肿，血栓形成，骨－筋膜室压力增高等。如果此过程中的改变不能逆转，则会导致组织缺血、坏死。

冻伤恢复后，可能因神经血管的器质性损伤而功能失调，即使血流正常，但肢体对环境气温的变化均十分敏感。受冷血管收缩而肢体缺血、苍白、疼痛，受热则血管扩张，肢体皮肤潮红、肿胀、多汗，感觉异常或丧失感觉，甚至肌肉僵化、肌力丧失、肌肉萎缩。

三、临床表现

临床上高原冻伤的发生有三个连续阶段。首先是冷痛感，指（趾）尖麻木伴有典型的刺痛或疼痛；此后随着受冻部位感觉消失，损伤在不知不觉中加重，受冻部位冻结；最后随着冻区的复暖疼痛再次出现，可有明显水肿与水疱，晚期出现坏死。

高原冻伤的严重程度取决于自身的健康状况和防护情况、外在的环境冷强度及冷暴露持续时间。

目前对分类方法仍有不同意见，最简单的方法是分为浅表冻伤（轻度冻伤）和深部冻伤（重度冻伤），前者只累及表皮或达到真皮层，后者累及皮下组织甚至肌肉或骨骼。冻结状态下，冻伤分度较为困难，冻区融化后，各度冻伤的表现不同，借此可以分度，但同一冻伤的肢体常有不同程度的冻伤共存。复温冻融后按其损伤的不同程度临床上可将冻伤分为四级（表 12-1）。

Ⅰ°冻伤（红斑性冻伤）：伤及表皮层。局部红肿、充血，有热、痒、刺痛的感觉。症状数日后消退，表皮脱落、水肿消退、不留瘢痕。

Ⅱ°冻伤（水疱性冻伤）：伤及真皮。局部明显充血、水肿，12 ~ 24 h 内形成水疱，疱液呈血清样。水疱在 2 ~ 3 周内干燥结痂，以后脱痂愈合。痂下皮肤嫩容易损伤，可有轻度瘢痕形成。

Ⅲ°冻伤（腐蚀性冻伤）：伤及全层皮肤或皮下组织。创面由苍白变为黑褐色，感觉消失，创面周围红、肿、痛并有水疱形成，疱液鲜红，疱底暗红，随后疱液可转为褐色或黑色，逐渐形成黑色痂皮，若无感染，坏死组织干燥成痂，4 ~ 6 周后坏死组织脱落，形成肉芽创面，愈合甚慢且留有瘢痕。面积较大的肉芽创面，经换药处理后肉芽创面新鲜无分泌物者可行植皮或早期切痂削痂植皮术。

Ⅳ°冻伤（血栓形成与血管闭塞）：损伤深达肌肉、骨骼，甚至肢体坏死，表面呈死灰色、无水疱；坏死组织与健康组织的分界在 20 日左右明显，通常呈干性坏死，也可并发感染呈湿性坏疽，局部表现类似Ⅲ°冻伤，常需截肢处理。治愈后多留有功能障碍或致残。

表12-1　冻伤的临床分度、病理损害和临床表现

临床分度	病理损害	临床表现	预后
Ⅰ°冻伤	红斑性冻伤，损害在表层	稍有麻木、痒痛	1 周后脱屑愈合
Ⅱ°冻伤	水疱性冻伤，损害在真皮层	知觉迟钝，水肿	2 ~ 3 周后，如无感染，可痂下愈合，少有瘢痕
Ⅲ°冻伤	坏死性冻伤，损害在全层及皮下	由苍白转为黑褐色出现血性水疱，知觉消失	4 ~ 6 周后，坏死组织脱落形成肉芽创面，愈合缓慢，留有瘢痕
Ⅳ°冻伤	深层坏死，损害侵及肌肉、骨髓	可为干性坏死，感染后则变成湿性坏死中毒症状严重	治愈后多留有功能障碍或残疾

四、诊断

高原冻伤的诊断主要依据冷暴露史与临床表现，因此一般诊断并不难。但由于皮肤损伤与深层组织损伤的程度常不一致，使得临床上早期作出确切的诊断很难。一般冻后 4 ~ 5 天才能确定是深部冻伤还是表浅冻伤，而确定深部冻伤的坏死分界线约在冻后 45 天，据此方可确定最适合截肢部位。临床上冻伤伤度早期诊断的依据是观察伤员指（趾）尖的情况。如就诊时冻区皮肤呈红色或灰蓝色，提示冻区已融化或融化后再冻，冻 - 融 - 再冻时组织损伤严重，5 天内全部组织破坏且远端组织早期木乃伊化，如在融化后的 3 ~ 5 天内冻区出现干瘪皱缩，通常可诊断为冻 - 融 - 再冻损伤或过热融化。非冻 - 融 - 再冻及采用过热融化之外的其他方法复温的冻结组织，通常在 10 ~ 21 天出现组织坏死或干瘪皱缩，而不是 5 天。辅助检查：

1．X 线照片　冻伤早期，X 线照片的变化包括软组织肿胀和组织损伤，如无骨髓炎等严重感染多无阳性发现。晚期变化多种多样，可见骨折、骨结构破坏骨骺中心消失、继发性骨关节感染及骨关节炎。

2．激光多普勒血流图　可了解局部血液循环状况，诊断血管通畅与否。伤员入院后适时作此检查，有助于观察治疗效果，指导治疗方案。

3．红外热像图　循环血液将人体产生的热量运送至体表，以红外辐射的形式向环境中散发。利用红外线辐射强度与体表温度成正比的原理，红外热像仪能准确检测体表各个部位的温度，借此可了解受冻部位组织代谢和血液循环状况，为早期诊断提供依据。

五、治疗

（一）急救

1．现场急救　伤员获救后，应尽早脱离冷环境，棉被等包裹保温，给予热饮热食，避免再次受冷。应详细了解伤员受冻时的气象条件，如海拔高度、环境温度、风力、暴露时间等，以协助判断冻伤的严重程度，如不能判断冻伤的伤度，高原冻伤应按重度冻伤处置。注意伤员是否合并有低体温、骨折及颅脑损伤等，如有需先行处置。长时间冻结会加重组织损伤，应尽快行复温治疗。但如无尽快救治的医疗条件，不能确保伤员在后送途中再次冻伤者，不主张现场对患部实施复温治疗，一旦发生冻 - 融 - 再冻则预后极差。冻结部位融化前，须加保护以免受伤。应限制冻结与非冻结交界处的运动，以免造成该处组织的不可逆性损伤。如冻区已融化，则在后送途中应防止受冷再次冻结。

2．院内急救　伤员后送至有条件的医疗救治单位后，应立即实施局部或全身的快速复温，但切勿用火烘烤。快速复温的方法是：将伤员置于 15 ~ 30℃温室中，将伤肢或冻僵的全身浸泡在 40 ~ 42℃温水中，保持水温恒定，使受冻局部在 20 min 内，全身在 30 min 内复温（在高原可能需 30 ~ 60 min 才能复温）。复温以肢体红润、循环恢复良好、皮温达到 36℃左右为宜。全身冻僵者体温恢复 10 min 后神志可转为清醒。快速复温过程中冻区恢复感觉时患者可出现剧烈疼痛，可使用止痛剂。复温后，受冻部位不宜包扎。

（二）局部冻伤的治疗

重度冻伤肢体治疗主要面临三个问题，融化过程中细胞损伤、循环障碍及炎症反应。不同冻伤情况下的治疗也不相同，以 40℃温水快速复温为例，未融化肢体使用温水快速复温可减小融化过程中细胞损伤，改善循环障碍，缓解血管痉挛，并相应减轻炎症反应，因此快速复温可起到较好的疗效。而对于已发生冻融的肢体，细胞损伤和循环障碍已经发生，此时肢体主要问题集中于冻区交界处血管痉挛阻塞和炎症反应，温水快速复温对此已无治疗效果。

复温后或冻融后重度冻伤部位局部皮肤每日可用 38 ～ 42℃ 0.1% 氯己定溶液或苯扎氯铵、聚维酮溶液等进行两次温浸治疗，每次 20 ～ 30 min。受冻指（趾）间放置棉拭子有利于保持局部干燥，以防感染；抬高患肢，可减轻水肿；避免受压。Ⅰ°冻伤局部保持干燥清洁，外用 741 冻伤膏，数日后可自愈；Ⅱ°冻伤复温或冻融后，创面干燥清洁者，可用软干纱布包扎，避免擦破皮肤、放置压迫；有较大水疱时，应在无菌条件下吸尽水疱内液体，用无菌纱布包扎；创面感染时，每日按上述方法温浸治疗后，先用抗生素湿纱布敷于创面，再用冻伤膏纱布，外加干纱布包扎或半暴露疗法。Ⅲ°、Ⅳ°冻伤经温浸治疗后，患部外涂 741 冻伤膏（1% 呋喃西林霜剂），或 5% 磺胺嘧啶霜，或 2% 硫酸新霉素软膏，采用暴露疗法。创面结痂后，对分界明确的坏死组织予以切痂，并用水槽浸浴治疗进行进一步清创。局部视创面情况进行植皮。如肢体冻结时间长，且肿胀明显，快速复温和全身支持疗法不能有效地恢复循环，可行切开减压。由于早期很难区分冻伤组织的破坏程度，必须截肢的病例通常在 3 ～ 6 周左右，待冻区干瘪皱缩、坏死组织与正常组织分界清楚，保留组织无回缩时再行截肢手术。需截肢的肢体如伴有严重感染或创伤，截肢后缝合伤口有加重感染或组织坏死的可能，此时采用开放性截肢，用生理盐水和抗生素溶液冲洗伤口，两周后二期手术修整残端缝合伤口。

（三）改善局部血液循环

血液循环障碍是冻伤组织坏死的主要原因，所以改善受冻局部血液循环是治疗冻伤的重要措施。用咯地尔、萘呋胺或妥拉唑啉舒张血管，疗效较好。此外，Foray 等使用的钙阻断剂尼卡地平和 5- 羟色胺 S2 受体阻断剂酮色林，具有扩张血管和抗血小板聚集作用，效果亦佳。

长期在高原居住者，常伴有高原红细胞增多及血液黏度增高，遭遇冻伤后大量血浆渗出将进一步加重血液浓缩，致使冻伤局部微循环血流淤滞。对此类伤员采用血液稀释（扩张血容量）疗法，可降低血液黏稠度（血液黏稠度 30% ～ 35% 时供氧量最大）、改善血液流变性质和微循环血流状态；同时，血液稀释将促使血流重新分布、减小血液灌流不足的面积，有利于减轻组织损伤、促进冻伤组织修复。通常的做法是先治疗性献血 300 ml，再输注等体积 10% 低分子右旋糖酐。低分子右旋糖酐还具有抗聚集作用，冻伤后早期每日静脉输注 500 ml，使用 1 ～ 2 周能预防、减轻或逆转毛细血管中的红细胞聚集。

小剂量（100 ～ 150 mg）肝素可防止微血栓形成。已有使用蝮蛇抗栓酶成功治疗平原冻伤的报道，可试用溶栓酶如链激酶、蝮蛇抗栓酶治疗高原冻伤。有凝血障碍如合并创伤、特别是颅脑血管出血的头部创伤时，不用或慎用溶栓药物。

维生素 C 是极好的水溶性抗氧化剂，能增加代谢与产热、促进胶原合成、恢复细胞间成分、维持血液流变学状态，并能有效地改善末梢血液循环。实验表明，维生素 C 能提高人体在高原上局部冷暴露时的 CIVD（冷诱导血管舒张反应），即提高人体的耐寒能力。因此，可考虑将维生素 C 作为预防高原冻伤的辅助药物使用。维生素 E 也是一种作用很强的氧自由基清除剂，广泛用于冻伤治疗。但人体实验表明，维生素 E 无增强人体在高原局部冷暴露时引起的血管舒张的作用。

（四）全身支持治疗

冻伤的发生与脱水有关。应鼓励伤员饮水、补充体液、纠正血容量不足，维持电解质平衡和酸碱平衡。同时给予高蛋白、高热量饮食，补充必要的维生素。注意预防破伤风。冻伤局部融化后无合并症者可用阿司匹林、布洛芬等止痛，一般不用麻醉性镇痛药。严禁吸烟、限制饮酒。消除伤员的焦虑与精神紧张。还应注意保持室内温度（20～25℃）。在高原上，给予高压氧能改善伤员的全身状态，可能有助于提高冻伤的疗效。

加强护理，早期应注意观察冻区的血液循环状况，询问主观感觉，治疗过程中注意观察皮肤色泽与纹理、肢体丰满度与形状、组织坏死类型。护理中动作轻柔，防止意外创伤，注意无菌操作，预防感染。卧床伤员应抬高患肢促进循环，以减轻水肿。指导、鼓励伤员多运动，包括做指、趾在内的所有关节运动。建议下肢冻伤伤员作 Buerger 运动（伤员平卧，抬高患肢45°以上并维持1～2 min，再在床边下垂患肢2～3 min，然后将患肢水平放置2 min并作旋转、屈伸活动，反复20 min），每日4次。

（五）并发症及其治疗

冻伤的主要并发症是伤口感染，引起感染的常见细菌有葡萄球菌、链球菌、假单胞菌和革兰氏阴性杆菌，偶见梭状芽孢杆菌。一般不用抗生素作预防性治疗，但应作常规细菌培养和药敏实验。使用抗生素的指征是深部感染及旋流浴不能清除的感染，抗生素可口服、肌内注射或静脉注射。冻-融-再冻及合并肢体创伤时多有严重感染，可致败血症，常需要截肢以免发生中毒性休克。在保守治疗期间，还应注意严密观察和及时处理气性坏疽等严重并发症。

第三节　高原低体温症

体心温度（通常以直肠温度为代表）低于35℃称为低体温症，又称体温过低或冻僵。常发生在严寒季节、高海拔地区，或是在雪崩、暴风雪等灾害状况下发生。

一、病因及分类

按发生的原因不同，可将高原低体温症分为事故性低体温和各种疾患引起的继发性低体温（图12-2）。

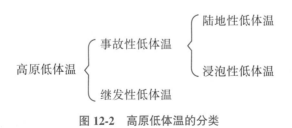

图 12-2　高原低体温的分类

事故性低体温症大多为冷空气暴露引起的陆地型低体温，多见于冬季作战、地震、登山及滑雪时的意外事故、高原雪崩及暴风雪引起的交通阻塞等情况。这类低体温通常为长时间冷暴露，体内能源储备逐渐耗竭，产热能力明显减弱；获救后即使是轻度冷暴露也可能使体温继续降低甚至导致死亡，适当地给予热量就有望复苏。另一类事故性低体温症为高原环境冷水浸泡引起的浸泡型低体温。冷水浸泡时，人体散热极为剧烈，尽管机体产热已达极限仍不足以抵御寒冷，低体温迅速形成。如冷水暴露时间较短（体内能量储备消耗少）又无溺水时，获救后可成功地自动复温。

此外，许多疾病，如代谢异常（低血糖、甲状腺、肾上腺皮质或垂体功能低下）、中枢神经系统功能障碍、败血症、药（毒）物中毒、创伤等可引起继发性低体温。老年人肌肉萎缩，出现低体温的危险性增大；新生儿特别是早产儿体表面积/体重的比值增大，常有低体温倾向。

二、临床表现及诊断

低体温症患者的症状、体征及应采取的救治措施随体心温度而异，因此常根据体心温度高低分为轻、中、重三度：

轻度低体温：体温 35 ~ 32℃，体温开始降低时，代谢率增高，心率增快、血压升高，呼吸频率和通气量增加，外周血管收缩，四肢温度下降等。此时患者大多有意识存在，时有轻度精神症状，吐字不清，精细运动失调，剧烈寒战。

中度低体温：体温 32 ~ 28℃，此时机体进入代谢和功能抑制状态，患者寒战多已停止，呼吸缓慢，心肌收缩力下降，心动过缓，血压下降，意识模糊，知觉与反应迟钝，瞳孔开始散大。

重度低体温：体温低于 28℃，此时患者多已昏迷，皮肤苍白或青紫，四肢肌肉和关节僵硬，瞳孔散大固定，对光反射消失，测不到脉搏和血压，肺水肿，室颤，呼吸停止，如不及时抢救，可随时危及生命。

根据病史、冷暴露史、症状、体征及体心温度测定，重度低体温的诊断并不难（表12-2）。意识不清或昏迷患者无法询问病史者，主要依据体征及体心体温的测定。轻、中度低体温临床表现往往不明显，如不测定体心温度易被忽略。应注意区分事故性低体温与各种疾患引起的继发性低体温。

三、急救与治疗

低体温治疗的原则是在全身支持疗法的基础上，采取正确的复温方法使患者尽快恢复正常体温。

表12-2 高原低体温症的临床表现

体心温度（℃）	临床表现
37 ~ 35	寒战
35 ~ 34.5	定向障碍，精神错乱
34 ~ 33	遗忘症，表情淡漠
33 ~ 30	半清醒，心律失常，肌肉僵硬（没有寒战）
30	意识丧失，瞳孔散大，腱反射消失
28	心室纤颤
26 以下	死亡

（引自：温志大，高原临床外科学，成都：四川科学技术出版社，1989）

（一）急救

低体温患者的急救主要是使患者尽快脱离冷环境并复温。先将患者迅速脱离寒冷环境，除去湿冷衣服并包裹保暖，避免风吹，以防进一步丢失热量。衣服、鞋袜等连同肢体冻结者，不可勉强卸脱，应用温水（40℃左右）使冰冻融化后脱下或剪开。尽量减少搬动以防诱发室颤。浸泡型低体温患者出水时应取水平位，避免发生体位性低血压。有条件时应尽快开始心肺复苏或全身复温，否则应尽快送医院救治。低温时，心脏对药物、起搏刺激和除颤反应性明显下降，因此低温心脏骤停救治原则是在积极处理低体温的同时进行 CPR。

（二）复温

及时、正确的复温是救治低体温患者的关键。按有无外加热量及外加热量的作用部位，可将复温方法分为：被动复温、主动体外复温和主动体内复温。

1．被动复温　采用换干衣服、覆盖保暖毯或棉被等包裹保暖以减少散热，此法无外加热量，主要依赖机体自身寒战产热复温。因此，被动复温仅适用于既往体健的轻度低体温患者。重度低体温、体温调节中枢受损、体质衰弱及代谢底物减少的患者无寒战或寒战明显减少，不宜采用此法复温。

2．主动体外复温　是指外加热量直接作用于体表使体温升高，如用电热毯、热水袋复温。复温速度随受热面积大小、患者与外在热源的温度梯度而异，属缓慢至中速复温。患者需有健全的外周循环向体心传递热量，如伴有外周血管收缩或周围循环衰竭时，因无足够的血液循环吸收并传递来自体表的热量，不但复温效果差，还可引起烫伤。

温水浸泡复温系将患者躯干浸在（40±1）℃水中复温，头和四肢（大腿中部和上臂中部远端）露出水面。此法复温时严禁先浸泡四肢，以免因外周血管快速扩张引起低血容量休克以及冷的血液回心增多加重体心温度下降。此法复温快、抑制寒战，所需设备简单，常作为主动体外复温的标准方法，适用于中、重度低体温患者。缺点是患者浸泡在水中，不便监护和护理。

近年改进的加压热空气复温法系将热（43℃）空气吹入加温外套，经外套内层患者侧的气孔排出供热。此方法简单、装置结构紧凑，适用于患者的急救和转运。

3．主动体内复温　是指外加热量直接作用于体心部位，是最有效的复温方法。有报道称，利用此法已成功救治了心脏停搏及体心温度降低至 17.5℃的患者。但主动体内复温法多为有创性治疗，需专门设备，在野外多难以施行。常用的方法有以下几种。

（1）气道复温：患者经面罩自主呼吸或经气管插管加压呼吸 40～45℃湿热空（氧）气，能终止呼吸道散热，恢复呼吸道上皮纤毛功能以保持呼吸道通畅，每小时可提高体心温度 1℃。该法优先脑复温，可解除呼吸中枢抑制，心脏复暖可减少室颤，抑制寒战，适用于轻度低体温患者，也常作为中、重度低体温患者的辅助复温方法，头面部创伤伤员不宜使用，慢性低体温患者慎用，因加速复温可诱发脑及肺水肿。呼吸道复温装置几经改进，先后使用过化学能（碱石灰与呼出气 CO_2 反应生成水并发热）、电和可燃性气体作能源，适用于现场救治。1995 年又出现借助蜂窝状结构充分利用呼出气热量而不需外加热量的湿热交换器，特别适用于低体温的预防。气道复温装置简便，患者可连续使用。

（2）体腔灌流：常用的腹腔灌流（腹膜透析）能直接加温下腔静脉回心血液，复温肝，加速药物解毒，调节血钾浓度，热量经横膈传递可改善心肺功能。温透析液以 10～20 ml/kg 作腹腔灌流，灌流速度 6 L/h，复温速度可达 2～4℃/h，双导管透析可加快复温速度。此法无需血管通道与抗凝，不需专门人员和设备，因而易采用。但操作不当可引起腹膜炎，近期作过腹部手术者禁用。

此外，还有连续胃灌流法和连续结肠灌流法。优点是不需要腹腔灌流时必备的消毒措施，但热交换面积较小限制了热量的转移，且需灌流大量液体。

（3）血液透析法：复温速度快，并能校正电解质和血气平衡，特别适用于伴有药（毒）物中毒的重度低体温患者。小型血透机和血透导管经皮穿刺技术的使用，为其应用创造了有利条件。双路经皮血管导管血液透析的循环交换容量可达 500 ml/min。

（4）体外循环复温法：体腔灌流传递的热量取决于输入与流出液体的温度差及流量，延长灌流液停留时间与增加流量成为一对矛盾。体外循环复温法可避免这种矛盾，有利于血流动力学和代谢，减少室颤，在有心外科的医院多用此法。

近年来，体外循环复温技术发展迅速，Gentilello 和 Gregory 分别建立了连续动－静脉复温和体外静脉－静脉循环复温法。这两种方法均采用经皮肤动、静脉穿刺技术，循环血液在体外经高效热交换器加温后，借助泵或患者自身的血压驱动循环加速复温。其特点是复温快，救治低体温患者存活率明显提高，输血（液）量和衰竭器官数目减少，适用于合并创伤的低体温伤员。由于不需专门技术，易推广使用。

（5）透热疗法：是指肌肉和骨骼选择性吸收经体表传入的短波、超短波或微波辐射，将其能量转变成热，用于低体温复温，属无创性主动体心复温技术。

4．复温速度　是指体心温度从最低时恢复至正常时的平均速度。复温速度的快慢应根据病情决定。目前公认，复温速度为 1 ~ 2℃/h 的患者其预后优于复温速度小于 0.55℃/h 的患者。以快速复温的方法救治低体温合并创伤的伤员，可挽救生命，明显提高存活率。

5．复温方法　复温方法的选择不仅要考虑患者病情（特别是体心温度），也要依医院的复温条件与技术水平、各种复温方法的使用范围而定。体心温度高于 32℃、血流动力学稳定的患者，如对被动复温无反应而又禁用体心复温法，或无条件施行体心复温时，应采用主动体表复温。血流动力学稳定的轻度或中度慢性老年低体温患者患者，缓慢的被动复温或监测下的主动体表复温安全有效。中度低体温应采用主动复温。重度低体温及血流动力学不稳定的低体温患者，应选择主动体心复温特别是体外循环复温，不具备体外循环复温条件时，可选择腹腔灌流（或血液透析）复温配合湿热空气吸入法。

（三）并发症

复温过程中，心室纤颤是最严重的并发症，常常是致死的直接原因，但尚未确定寒冷引起室颤的确切机制。体心温度低于 28℃除颤很少成功，而直接对体心复温时 22.5℃可除颤成功，因此室颤时最好作主动体心复温。其他并发症有肺水肿、应激性溃疡、出血性胰腺炎、DIC、急性肾衰竭、周围循环衰竭等，多与患者既往的疾病有关。

第四节　高原冻伤的预防

人体冻伤后的治疗较为困难，预后也较差，特别是严重冻伤常留下不同程度的伤残和功能障碍，危害极大。加强高原冻伤的预防措施，防止或减少高原冻伤的发生，在高原寒冷地区确有很大的实际意义。

人体防寒机制包括生物学和非生物学机制两种。人体通过自身调节增加产热、减少散热系生物学防寒机制，而利用服装、掩蔽所或辅助加热等方法减少散热属非生物学防寒机制。实际上，只要成功地使用服装和掩蔽所，就可以预防大部分冻伤的发生。

一、加强防冻知识宣教

应对高海拔地区作业人员、高原部队等进行宣传和普及防冻知识，特别是初进高原的工程人员、部队新兵及旅游、登山人员等多不了解高原干寒、风速快、气温低、日温差悬殊等基本特点而常易忽视保暖和防寒措施。应加强上述人群的防寒宣教，使其从思想上和精神上认识防寒措施的重要性。

二、增加机体产热

人体在冷环境中生活时摄食量增加，环境气温每降低10℃摄食量增加5%，其中大部分用于产热。在寒冷地区作业时，人体的热量需求增多，但高原低氧使人体食欲缺乏，连续食用方便口粮和冷的食品更难唤起食欲，加之低温下食物冻结往往难以食用，因此实际摄食量可明显减少。此外，在高寒环境中各种原因导致人体饮水减少，失水增加，使冷伤易感性增高。

提高基础代谢率和安静状态下的代谢率，是冷环境中人体维持热平衡及预防冷伤的有效措施。增加产热的措施有增加运动、加强营养（保证饮食供应），必要时可使用某些药物刺激产热等。

在基础代谢的条件下，人体脏器的代谢产热占总产热量的67%，肌肉与皮肤的代谢产热占32%。而在最大代谢量时，肌肉代谢产热占总产热量的75%，因此增加运动可有效地增加产热。

三、加强防寒措施减少散热

即使是已经冷习服的人，其耐寒力仍不足以抵御严寒的侵袭，因此必须采取有效的防寒措施，以减少体热散失。通常采取的主要措施有防寒服装、辅助加热装置，建立临时掩蔽所等。

（一）加强服装保暖

服装是人体最直接、最有效的防寒装备，着装不当是冷伤发病的重要诱因之一。服装的保暖原则要求隔热、分层和透气。隔热性能取决于服装的厚度、材料的性质和服装内静止空气含量。服装越厚，隔热性能越好；而厚度相同的服装，纤维结构中所含空气越多，其隔热保暖性越好。穿多层衣服可增加衣服间静止空气厚度，增强保温效果。而且穿多层衣服易于增减层数，有利于随环境条件、工作负荷及个人需求调节保暖作用，对于频繁进出保温的掩蔽所与高强度作业人员十分重要。衣服浸湿后隔热作用降低，所以服装材料应能让水汽透过以利于汗液蒸发，使衣服保持干燥。在高原寒冷环境中作业时，可定期打开衣领、袖口，解开衣扣增加透气，如有潮湿应及时烤干或更换。高海拔地区作业人员及部队有手脚多汗症者，除注意擦干外，可涂擦3%～5%甲醛液或5%硼酸滑石粉治疗，以防高原作业时引起鞋袜浸湿而冻伤。衣服脏污时，衣料中和衣服下静止空气层变薄，衣服导热性增强、隔热作用降低，因此应注意服装整洁。

（二）适当采取辅助加热措施

服装保暖作用不足时，可采用辅助加热措施。全身的辅助加热装置有电热服、电热睡袋等，其应用常受到能源条件的限制。局部加热耗能较少，是解决肢端保暖、维护其功能的较好方法。辅助加热措施只是短时间的应急手段，不能替代其他预防措施。

（三）搭建保暖的临时掩蔽所

搭建帐篷或临时掩蔽所是高寒地区作业时重要的保暖措施。

（四）作好气象预报

应注意监测气象变化。无条件时应注意收听当地气象台、站的广播，以便在天气骤变或强寒流袭来时及早采取有效预防措施。

（五）建立低氧寒冷习服

建立高原冷习服、增强低氧耐力和耐寒力，是预防高原冷伤的有效措施。提倡室外活动及冬练"三九"。在高原上乘车、骑马或站岗放哨，要尽量活动身体，勤搓手，多跺脚，促进肢体末梢血液循环，严防静立久坐。

（小达瓦　强巴旦增　阿旺旦增）

主要参考文献

[1] 高钰琪. 高原军事医学. 重庆：重庆出版社，2005：469-491.

[2] 高钰琪、李素芝. 高原疾病学. 北京：人民卫生出版社，2006：192-195.

[3] 温志大. 高原临床外科学. 成都：四川科学技术出版社，1989：46-53.

[4] 李素芝. 高原病学. 拉萨：西藏人民出版社，2001：1-5.

[5] 吴在德，吴肇汉. 外科学. 7版. 北京：人民卫生出版社，2008：189-192.

[6] 沈洪，刘中民. 急诊与灾难医学. 2版. 北京：人民卫生出版社，2013：172-175.

[7] 于学忠. 协和急诊医学. 北京：科学出版社，2011：475-477.

[8] 周利安. 冻伤的治疗. 北京：人民军医出版社，1987：2-5.

[9] Harirchi I，Arvin A，Vash JH，et al. Frostbite：incidence and predisposing factors in mountaineers，Br J Sports，Med 2005，39（12）：898-901.

[10] Reamy BV. Frostbite：review and current concepts. J Am Board Fam Pract，1998，11（1）：34-40.

第十三章　藏医药与高原医学

藏医药学是祖国传统医学宝库中一颗璀璨的明珠，是藏族人民长期与自然环境和疾病进行斗争，以及争取长寿过程中逐步形成的经验总结。藏医药学历史悠久、理论完整、内容丰富，方法独特，对保障高原人民的身体健康和繁衍生息做出了不可磨灭的贡献。

随着现代医学科学的迅猛发展，极大地促进了人类的健康。然而，即使现代医学也不能解决人类所面临的所有健康问题，因此，包括藏医药学在内的传统医学以它独特的视角和方法在一定程度上能够弥补现代医学的不足，在征服疾病，造福人民的过程中发挥着不可替代的作用，特别是藏医药学在医治高原病方面显示出独特的优势。

藏医药学理论体系的形成，经历了从无到有，从零散到系统，从稚嫩到成熟的不同发展阶段。漫长的历史、完整的理论、独特的方法、浩瀚的典籍是历代藏医学家及先贤智者共同智慧的结晶。藏医药学在人类征服高原极端环境，应对高原性疾病的过程中逐步丰厚了学科底蕴和文化内涵。

第一节　藏医基础理论

藏医理论认为人体是由三因素（隆、赤巴、培根）、七大物质（即饮食精微、血、肉、脂、骨、髓、精）和三种排泄物组成的一个有机整体，它们是构成人体正常生命活动的物质基础，它们之间相互依存、相互转化，共同处于生命统一体中，并且保持着一定的动态平衡，这种平衡是维持人体正常生命活动的前提条件。由于在生理上相互联系，在病理上相互影响，因此，当某一方面的结构异常或功能失调都可能影响到其他方面，进而影响到相关脏腑及其功能，最终造成多脏腑功能失调而引发疾病。

藏医理论还认为，世界万物和人体一样，均由五源（土、水、火、风和虚空）构成。三因素支配着七大物质代谢及三种排泄物的运动变化。三因素和七大物质，它们既各司其职，又相互影响和制约，在一定条件下，三者保持相互协调和相对平衡，继而维持着人体的正常生理功能，否则就会生病。高原病也不例外，无论何种高原病，均为高原特殊自然环境和气候条件作用于人体，使三因素、七大物质平衡遭到破坏的结果。由此不难看出，上述物质和因素的辩证关系就构成了藏医学的基础理论。

一、五源学说

任何事物的存在即万物和众生，均由五源组成，即土、水、火、风和虚空。其中土、水、火、风组成世界的物质基础，而虚空则是物质存在必有的空间。同时认为外界宇宙世界与人体等均以领属关系的形式存在，万物都有形成、存住、毁灭三个过程。五源之间有相互克制和平衡的作用，从而使得万物均能够在保持各自的特性下，又以独立而相互联系的方式存在。总之，五源是世界物质存在的最微观的组成元素。

人体最初形成的物质基础即父母精血也是由五源组成，在胎儿形成过程中，若是五源不全就不能受孕，即"缺土不成形，无水骸难聚，无火不成熟，无风不发育，若无虚空无发育空间"。五源在形成人体过程中起着"土生肉骨鼻官与嗅觉，水滋血液舍味促湿润，火产体温色泽眼和色，风生气息皮肤及触觉，虚空开窍生耳能识声"的作用。

人体的七大物质依然由五源组成，且继续由富含五源的各种食物提供能量，以便不断成长、发育或存活。"含有五源食物之功效，能养人体所具之五源"就很好地说明了这点。

疾病亦由五源即土、水、火、风、虚空组成，说明了人体与疾病所组成的五源本性是一体的。所以，人体在各种外界五源条件的影响下，体内五源物质出现过度、不及或紊乱时，各五源的功能就不能正常发挥，从而使人体受到损害，导致疾病或痛苦。五源同人体一样都有消亡的过程，活的人体最终也会因内外五源在时令（外界）、邪障（自身因素）、饮食、行为四个方面因素失衡而损害人体健康。所以"极近死亡之时的五源，经由五官依次被吸灭，水吸土之功能失去色，水被火吸九窍均枯槁，火被风吸体温随之散，虚空吸走风元气息绝"。说明了人体和万物一样都有产生、存在和灭亡的过程。

二、三因学说

三因即隆、赤巴、培根。这三种要素是构成人体并进行生命活动的物质和能量基础，同时也是导致一切疾病的根源所在。三者在人体内保持动态的平衡时，就可以维护人体正常的生理功能，其比量或功能失去平衡或紊乱时，就会使人体各组织和器官功能失调，导致疾病。因此，对于人体的生理功能和病理机制均以此三者的生成变化作为理论根据和说明工具。其中隆是主导人体全身各部位的一种动力，它聚集在脑髓、心肺和骨骼里，主管呼吸循环、感觉和运动，具有气的性质；赤巴是主导人体各内脏机能活动的热能，分散在肝和血液中，促进消化、吸收营养、热能和智慧的产生，具有火和热的性质；培根行使生命活动一切水液的机能，它存在于脾、胃、关节腔及膀胱内，可以调解消化及滋生体液，影响人的体重和性情，具有水和土的性质。在生理状态下，三者虽然各有特点，各施其能，但是它们之间并非孤立存在，而是有着不可分割的相互依赖、相互促进、相互影响和相辅相成的紧密关系，它们共同承担着人体正常生理功能活动的作用。

（一）三因的居位

人体中三因遍及身体的各个部分，就其主要居位而言，髋骨、大肠区域、脐窝以下是隆的居位；肝胆区域、脐窝与心窝之间是赤巴的居位；大脑、肺区和心窝以上是培根的居位，三因从下至上依次存在。

（二）三因的常量

三因的正常容量分别是：隆约为自身的膀胱大小；赤巴约为自身的一个阴囊大小；培根约为自己双手的三倍。如果过盛、不足、偏盛、偏亏、不平衡都是不正常，会导致疾病发生。

（三）三因的分类及功能

人体的三因隆、赤巴、培根各分五种，并且各有各的功能。隆分五种，是分布在人体内部的五种根本气，包括持命隆、上行隆、遍行隆、同火隆、下泄隆。持命隆（索增隆），存在于顶门脑腔之中，运行在喉头、胸部等处，功能在于灵活智慧、润泽器官、维持思维、主饥食渴饮、呼吸空气、吐出唾液、打喷嚏、打嗝膈，使意识器官保持正常；上行隆（紧久隆），存在于胸部，在鼻、舌、喉头等处运行，功能司语言、引气上行，增强气力、焕发容颜，使记忆器官保持正常；遍行隆（恰欺隆），存在于心脏，在全身运行，功能是散布血液精华于全身、支撑身体、活动身躯，专司举措手足，主口眼开合；同火隆（麦娘隆），存在于胃部，与胃中阳气一同存在，运行在全部内脏，功能是消化饮食，将食物分解为精华与糟粕，补偿损伤；下泄隆（吐塞隆），存在于直肠会阴之中，运行在大肠、膀胱、密处、大腿内侧等，其功能是控制精血、大小便排泄、分娩等。总之，隆的性质是遍及全身，主司呼吸、运动、语言、思维等一切生理功能，促进大小便和黏液的排泄，使七大物质的孔道畅通，精华遍布全身及眼等器官，从而使五官敏锐、脏器功能正常。

赤巴分五种，其职是专司人体阳气，包括消化赤巴、容光赤巴、行动赤巴、视力赤巴、增色赤巴等五种。消化赤巴（居西赤巴），存在于胃部食物未消化之际，其功能为主消化，分解食物，产生体温，伴随其他四种赤巴增盛体力；容光赤巴（当居赤巴），存在于肝，功能是使食物精华、血、肉等七大物质精华转化成各自原本之色；行动赤巴（珠西赤巴），存在于心脏中，功能是产生自豪、智慧、欲望、上进心、勤奋等；视力赤巴（同西赤巴），存在于眼睛，功能是专司视觉；增色赤巴（岛萨赤巴），存在于皮肤之中，功能是滋润皮肤，使皮肤色泽鲜明光润。总之，赤巴是火性的功能，起着消化一切饮食和药物的作用，产生并维持身体上下内外的体温，促进消化，增强食欲，开胃进食，产生热能，促生精华，使人容光焕发、雄心勃勃、深谋远虑。

培根包括根基培根、研磨培根、尝味培根、餍足培根、黏合培根等五种。根基培根（颠西培根）存在于胸部，功能是体内一切涎液的依附基础，作用与水相同；研磨培根（娘西培根）存在于胃部未消化的食物中，功能是使胃部的食物磨烂；尝味培根（良西培根）位于舌部，功能是司味觉，从舌上感觉味道的甘苦等；餍足培根（策西培根）位于头顶，功能是六识，使各器官能感觉饱足；黏合培根（觉西培根）存在于全身的各关节中，具有润滑和黏合关节，屈伸四肢等的功能。总之，培根具有水性的功能，增长人体发育，特别使人增强意志，增强智力，产生睡眠，连接和坚固四肢大小关节，产生忍受饥渴炎热等痛苦的耐力，滋润和柔软肌肤。

三、胃火

身体的元气靠食物的营养来滋养，营养靠胃火消化食物分解而来，所以说胃火是消化一切饮食之根本。人人皆知，胎儿在母腹中靠脐带从母体吸取营养才能发育，人一生下来就要靠胃火消化饮食才能维持生命发育成长。所以胃火旺盛，饮食消化良好，才能分解出营养。如果胃火衰弱，消化功能衰退，身体也就日益衰弱了。

所谓胃火是指消化饮食所必需的三种能力，即消化赤巴产生的热力、研磨培根的磨烂力、同火隆的化解力。所以胃火是消化赤巴、研磨培根和同火隆共同作用的产物。无论哪种因素增减，就破坏了三者的平衡，影响消化能力。胃火是一切消化之首，隆病等疾病和精华等身体元气，大便等秽物的热力也属胃火之列。人体的正常火气，可使人不生病，工作勤奋，容颜焕发，元气更加旺盛，体力更加增强，身体健康，寿命增长。当饮食入口，在持命隆的作用下将食物送至咽喉，经由食管，纳入胃腑；消化赤巴将成团成块的食物化开并软化，研磨培根将其磨烂；同火隆将消化赤巴之火性吹旺，如同煮药一样，将胃中的食物熟化。然后，研磨培根将熟化的食物磨细，由于培根的属性为土水性，所以磨细的食糜之味甚甘甜和多泡沫，与培根的属性相一致，因之研磨培根之力更有所增强。而后，泡沫状物质被赤巴消化之阳气消化，成为火性，味辛辣，与上述土水性的剩余部分相攻，气味变得甚酸，赤巴的消化力也更有所增强。消化了的汁液，由同火隆分开清浊，味又变得微苦，同火隆自身之力也微增强。

四、七大物质和三种排泄物

藏医认为人体由七大物质组成，即精气（饮食精微）、血液、肌肉、脂肪、骨骼、骨髓以及精液，它们均可在赤巴所产生的热能作用下，渐次变成精华散布全身，使人发育、成长和保持健康。其过程是由饮食精微生成血液，血液的精华生成肌肉，肌肉生脂肪，脂肪生骨骼，骨骼生骨髓，而骨髓的精华直接生成精液。

身体的精华正常时，就能够发挥各自的功能。饮食精华能使身体发育正常；血液能滋润身体、输送营养、维持生命；肌肉把整个身体覆盖起来，防止侵害；脂肪能储存热能，使身体各部分油光滋润；骨骼构架支撑整个身体，使之坚固；骨髓能产生精液；精液能起到繁衍后代的作用。七大物质最终的精华表现形式则是"神色"，即精神、气色、色泽。上述七大物质仍然由五源组成，同时又受到三因的功能及物质性的影响。总之，七大物质以它的物质性为基础，同时还以其功能性来保证人体正常的生长发育和维护人体的健康。

三种排泄物则是指粪便、尿液、汗液及牙齿、指甲、耳鼻等产生的秽物也包括在其内。它们是食物和七大物质在维持人体正常生理活动的过程中依次产生的糟粕物质，大便是内脏吸收食物的养分后经大肠排出的秽物及残渣；小便能将存在于内脏的糟粕经过肾及膀胱排出；汗液经过皮肤排出体外，它能使皮肤柔润并起到固表的作用。它们在三因不同功能的协调下将体内的糟粕排出体外，其过量或过少均可影响人体健康。

第二节   藏医对高原病的认识

《四部医典》等藏医权威性专著中没有明确提及高原病这个概念，但是，藏医的根基在我国的青藏高原，藏医药学是高原人群在征服大自然，在高原环境下生产、生活、繁衍和生息以及与疾病进行斗争的漫长历史过程中不断探索、逐步总结形成的一门学科，其根基就在高原，从这个意义上讲，藏医是最早认识高原性疾病的医学。

高原病主要与高原低压、低氧有关。西医将高原病分为急性和慢性两大类。早在1000多年前在藏医药相关著作中就对"高原病"病因及诊断做了描述，与民间流传的"蜡毒"的表现和治疗方法十分近似，而后者就是现代医学所指的高原反应。《四部医典》中把该病归为"培根木布"类疾病中，认为高原自然环境和特殊气候条件导致三因素、七大物质功能失调的结果。

下面就常见几种高原病的临床表现及其藏医治疗原则和方法作一简要介绍。

一、急性轻型高原病

急性轻型高原病是人体由平原或较低海拔地区进入高原或由高原进入更高海拔地区后，机体在短时间内发生的头疼、心悸、气短等急性缺氧表现。藏医则认为急性轻型高原病是人体进入高原后，在三因素中隆、培根受到干扰，导致三因紊乱。临床上主要表现为头疼、头晕、头昏、咳嗽嘶哑、呕吐、流鼻血、水肿、气血上壅、水土不适、心率加快，甚至昏倒或神志不清等。

（一）饮食防治

禁忌辛酸饮食、葱蒜、陈旧变质饮食、烧糊燎焦的食品，尤其是陈旧绵羊肉。禁忌吸烟饮酒，宜进食性凉、轻的饮食，如青稞面、青稞熬汤等。另多喝白开水、也可喝红景天饮料等。

（二）起居防治

防止吸入灰尘，防止浓烟熏呛，在起居方面注意适当休息，多待在清静或干净之处吸新鲜空气静养，体弱和老人适当散步，避免骑马射箭等剧烈活动和过度劳累。

（三）药物防治

该病主要因培根增盛而影响隆的功能所致，故以治本为主，解表为辅，要用杜鹃花、肉桂、荜茇、石榴等祛寒健胃，扶正培根之药为主药。辅为沉香、肉豆蔻、丁香、木香、檀香、阿魏等益气和中，降隆养心之药，例如大花红景天汤散、十六味杜鹃散、六味杜鹃散、三十五味沉香丸等配方进行辅助治疗。

（四）外治防治

需用油涂法治疗，在第六、七椎节和手足心等处宜用旧酥油涂擦、按摩、晒太阳等方法治疗，亦可用药物烟熏法治疗。

二、高原肺水肿

藏医认为，高原肺水肿是隆、赤巴、培根、血、水或由于吃腐败发酸之食物、桶边陈旧酥油以及食物过咸、吸烟过度、感冒扩散、激烈活动等原因引起，亦可由于劳累时饮水过多而寒水入肺所致。临床表现为胸膺胀满，头痛目黄，咳嗽频繁，气逆而促，讲话时每为咳嗽中断，食欲缺乏，肌肤干燥，无汗等。

藏医中肺为培根之境，在夏季较安，入冬则病情加剧，白昼较轻，入夜则病势加重，其原因是培根属寒水，喜温恶寒之故，因此，此病入冬后加重。

（一）饮食防治

服用麦酒、高山辣根菜、白糖等浸泡的滤液，进食獐子和黄羊等的新鲜肉，狐肺、吃奶的山羊羔肺以及其他动物的肺、黄牛奶等有治疗肺水肿作用，宜每天服用，禁忌辛酸腐变食品、葱蒜、陈旧变质饮食、烧糊燎焦食品等。

（二）起居防治

日常要讲究卫生，在污秽之地和灰尘飞扬处要戴口罩，注意防止感染麻疹、百日咳、流感等传染性疾病。禁忌白天睡觉、吸烟、剧烈活动、劳累等，宜在空气新鲜洁净的地方静坐疗养，以养其肺。

（三）药物防治

藏医认为本病以清热解毒、排脓、敛坏血、敛黄水的"三角（犀牛角、鹿角、狍角）"药为主，以养肺祛腐、排脓，辅以"三黄水（乳香、石决明、黄葵籽）"药、"二檀香（白檀香、紫檀香）"、木香协助主药杀虫消肿、敛坏血，达到祛除致病之因的目的；用"六良（肉豆蔻、白豆蔻、草果、竹黄、红花、丁香）"药为主，香旱芹为辅，香旱芹清肺热，解热毒，活血止血，祛风养心，温通命脉，开胃消食，以健脾利肺，调节机体功能；"三果（诃子、毛诃子、余甘子）"药、木棉花、五脉绿绒蒿、大花红景天、沙棘果膏清热润肺，止咳化痰，活血破淤；牛黄除瘟解毒，养肝驱腑热，既能清心解毒，又可安神定惊，并有利痰之效。诸药组方，共奏抗肺水肿、止咳宁嗽、止血、滋身养肺之功。例如：八味檀香丸、三味红汤散、二十五味鹿角丸、回生甘露丸、二十五味竹黄丸、五味沙棘散等配伍可以治疗。

也可首先以甘草、姜黄研细内服，然后进行肺引吐法（《后补续》引吐剂加甘草、兔耳草）。此外，甘草、杉叶藻、岩白菜、竹黄、红花、熊胆、白檀香等研成细粉，与白糖配伍，用茜草煎汁汤送服。此后以高山辣根菜、岩白菜、杉叶藻、朱砂、风毛菊、葡萄，白糖等配伍，研成细粉，牛奶送服，并内服狐肺等各种动物的肺。

（四）外治防治

艾灸渡鸦眼和第四、五椎节穿刺，肺六头脉放血等方法治疗。

三、高原衰退症

高原衰退症系指长期生活在高原缺氧环境，机体内外环境不能保持相对稳定状态，从而促成一系列功能失调。藏医认为人进入高原后经受风霜雪雨的侵袭，忍受艰难困苦的煎熬，或因劳累过度，或因慢性疾病的长期折磨，致使人体的七大物质、五源日趋衰弱，各种机能日趋衰老，呼吸、循环、运化一天比一天衰退，于是变得屈腿躬腰、满脸皱纹、皮肤粗糙、发须变白、眼花耳背、感觉迟钝、心力不强、智力下降。它的临床表现多种多样，时隐时现，时轻时重，变化多端，主要临床表现为头疼、头晕、昏厥、倦怠、失眠、健忘、胸闷、心悸、衄血、紫癜、纳呆、腹胀、便溏等，属于藏医的头疼、眩晕、昏厥、失眠、健忘、胸痹、腹胀、血证、心悸等病症。

（一）饮食防治

饮食宜进食骨汁、羊肉、红糖等性温腻之新鲜有营养的饮食。

（二）起居防治

居住条件要干净，优美，安静，舒适，无干扰，衣着保暖，充足睡眠，心情舒畅，情绪平稳，宜在空气新鲜的地方悠闲静养。避免剧烈活动和过度劳累。

（三）药物防治

藏医多半使用以延年益寿、宁心安神的"三果"药和健脾益肾的"五根（西藏棱子芹、喜马拉雅紫茉莉、天门冬、黄精、蒺藜）"药及雪蛙（译音为"达西"），辅以麻雀肉以加强滋身养心、增强体力的功效。又以养心补身、宁心镇静的酥油炸制，使滋补壮阳之功大增，对气血亏虚等七精、五源日趋衰弱，久病体虚等症疗效甚佳。例如巴桑母酥油丸、雪蛙甘露酥油丸、十五味鸡肉丸、五味甘露滋补丸等方剂配伍长期服用。

（四）外治防治

全身及第一、六、七椎节和手足心等处用鲜融酥油涂擦、按摩等方法治疗。

四、高原红细胞增多症（慢性高原病）

高原红细胞增多症是指人体在高原环境下，机体因慢性缺氧所引起的红细胞过度增生，临床表现为多血面容、全身瘀紫、头疼、头昏、健忘、腹胀、腹痛、心悸、气短、胸闷、水肿、舌质红锋，属藏医血证、头疼、眩晕、健忘、腹痛、胸痹、水肿等。脉象浮大粗壮，高突而滑，小便红赤，蒸气甚大，"垢亚"浓稠，病程稍久则小便转为紫红色，有朱砂样沉淀物，上半身刺痛等。

（一）饮食防治

禁忌辛酸、油脂肥厚的饮食，禁忌过度饮用烈酒、浓茶。适当地进食一些蔬菜、水果等易消化饮食。

（二）起居防治

禁忌剧烈活动和过度劳累，宜居凉爽之处，安坐休息和水中轻游。

（三）药物防治

隆盛火热，血坏逆升，因而出现血压升高，胸背疼痛、声哑目赤、唇部发紫等症状，治疗以敛坏血、息隆降压为主，用余甘子、巴夏嘎、兔耳草、木香、紫草茸、紫檀香等可起到清热凉血、活血降压；以天竺黄、红花、高山辣根菜起到清热、解毒、养肝、润肺、活血化瘀之功效。例如清血丸、二十五味余甘子丸、十八味檀香丸、五味锦鸡儿汤等主治配伍，需要长期服用，另按病势选择秘诀清凉散、七味血病丸、三红汤散等药。

（四）外治防治

此病需放血治疗，短角脉从肘突端向腕侧四指处放血，可在肘向上三指许扎缚，另冈脉、肺心合脉处等进行放血治疗。

五、高原心脏病（高原性肺动脉高压）

高原心脏病是由于低氧引起肺循环阻力增加，产生肺动脉高压，导致右心肥大和心力衰竭的一类心脏病。临床表现为唇甲发绀，劳力性呼吸困难，心悸胸闷，气短气急，水肿，尿少，疲乏无力，咳嗽咳痰。本病属藏医的咳嗽、痰饮、肺胀、水肿、喘证、心悸、血证等病症。

（一）饮食防治

要防止饥饿，宜进食性热有营养的饮食，禁忌过度进食肥肉脂肪、牛奶、蛋黄、动物肝脏、脑髓、烈酒、浓茶等饮食。

（二）起居防治

宜居处在温暖的地方、睡眠充足、听悦耳的话、常与知心朋友聊天、注意休息规律、保持心情愉快等，禁忌忧伤过度、劳心思虑过度、生气大怒、听见逆耳之言、惊恐、失眠等。

（三）药物防治

要以清心解热、养心抑风的沉香为君药，辅以清热养心的广枣、肉豆蔻，可增强君药清热养心、驱风散寒、温通命脉之效；有用野兔心及人胎盘，发挥清心安神、活血镇痛、豁痰定惊之效。诸药组方，共奏抑风、清心开窍之功。例如章松八味沉香丸、仲泽八味沉香丸、十一味微命丸、二十味肉豆蔻丸、八味沉香散、十一味甘露丸、八味牦牛血丸等配伍按病势治疗。

（四）外治防治

肉豆蔻研细，酥油加热后调和肉豆蔻，热敷囟门及手足心。也可以在第一、六、七椎节等部位艾灸治疗或囟门放火冠金针治疗。

六、高原血压异常症

（一）高原低血压

以收缩压降低为主且伴有明显的面色苍白，眩晕头疼，心悸健忘，神倦乏力，自汗恶风，胸闷少气，睡眠多梦，四肢麻木，爪甲凹陷，食少纳呆。属藏医虚劳、眩晕、心悸等病证。

藏医对高原低血压已积累了丰富的防治经验，主要以调节"三因素"平衡为主，如"隆血"偏盛，则可使"隆"衰弱。在治疗上强调顺"隆"才能脉通，脉通才能血行而血压稳定。

1. **饮食防治**　日常进食新鲜的牛肉、羊肉、动物肝脏及黄牛奶等有营养饮食。禁忌腐变食品。

2．起居防治　宜在空气新鲜、环境舒适的地方静坐疗养。禁忌剧烈活动、过度疲劳等。

3．药物防治　此病以补血、调和气血、增强食欲为治疗原则。以黄精、天门冬、枸杞为君药，辅以沉香、余甘子、纤毛婆婆纳、锦鸡儿、藏木香等调理气血。例如八味沉香丸、五味石榴丸、十一味甘露丸、五良酥油丸、二十五味余甘子丸、七味铁屑丸、二十味沉香丸、十五味沉香丸、六味枸杞丸等常用药物按病势大小酌情施治。

4．外治防治　全身及第一、六、七椎节和手足心等处用鲜融酥油涂擦、按摩等方法治疗。

（二）高原高血压

高原高血压是指平原人移居高原后因缺氧引起血压持续升高超过 3 个月，且能排除原发性高血压和继发性高血压，返回平原后血压很快恢复正常所表现的临床综合征。其主要临床表现为血压升高、面赤、眩晕、头疼、潮热、烦躁、乏力、心悸、胸闷、气喘、耳鸣、健忘、多梦、失眠、恶心、纳呆等。属藏医的眩晕、头疼、心悸、耳鸣等病证。

1．饮食防治　除了进食新鲜有营养的饮食外，肥肉、酥油茶、骨头酒、浓酒等性热有营养的饮食或者没有一点油水非常素淡的饮食或者粗粝而性轻的饮食，皆要禁忌。

2．起居防治　居室住所和衣着等皆要温暖，和称心合意的护理人欢快的交谈。总之，不适应的饮食起居，皆要注意禁忌。

3．药物防治　以清血热、消肿、敛坏血的檀香为君药，辅以红花、茜草、藏紫草、巴夏嘎等加强养肝及活血止血、敛坏血、降压之效；诃子、木香、肉豆蔻、沉香等理气益隆，以改善隆对血压的调节功能。例如三红汤丸、二十五味珍珠丸、二十五味大汤散、二十味沉香丸、二十四味沉香丸等药物长期服用，同时酌情配伍十八味檀香丸、七十味珍珠丸、二十五味珊瑚丸、十三味马钱子丸、如意珍宝丸等常用药物。

4．外治防治　头部冷敷水底冷石方法，宜可用囟门放火冠金针。

（卓玛东智　秀措吉　欧珠罗布）

主要参考文献

[1] 宇妥·云登贡布. 四部医典. 拉萨：西藏人民出版社，1982.

[2] 第司·桑杰嘉错. 四部医典系列挂图全集. 拉萨：西藏人民出版社，2008.

[3] 金巴才旺. 四部医典详解. 西宁：青海民族出版社，2000.

[4] 帝玛·丹增彭措. 医著选集. 西宁：青海民族出版社，1994.

[5] 塔莫·洛桑曲扎. 四部医典注疏. 北京：中国藏学出版社，1989.

[6] 桑旦. 新编藏医学. 拉萨：西藏人民出版社，1997.

[7] 玉妥·云丹贡布，等. 医学四续. 李多美译. 西安：西安出版社，2000.

[8] 蔡景峰. 藏医学通史. 西宁：青海人民出版社，2002.

[9] 毛继祖. 藏医基础理论. 兰州：甘肃民族出版社，1999.

[10] 国家中医药管理局编委会. 中华本草·藏药卷. 上海：上海科学技术出版社，2002.

[11] 毛继祖. 雪域养生秘典. 西宁：青海人民出版社，2004.

[12] 黄福开. 藏医药研究文集. 北京：中国藏学出版社，2003.

[13] 久仙加. 藏医理论基础三因学说概论. 呼和浩特：中国民族医药杂志，2010（2）：4～8.

[14] 李先加. 藏医治疗学研究. 北京：民族出版社，2006.

第十四章　高原急救医学

第一节　高原急救医学概述

一、高原急救的概念

医学上的高原概念通常是指海拔 2500 m 以上的地区。高原急救医学属临床急救医学专业的一个分支，是指在高原地区急症、急诊后的紧急救援、救治、抢救生命、挽救肢体和脏器的功能，改善危重病况，通过绿色通道将病人、伤员送往急救室、ICU、手术室、专科病房，专科医院所采取的紧急医疗救护措施的过程。换言之，高原急救乃发生在高原地区的"急症、急诊、急速救治、抢救"的总称。

"急诊医学（emergency medicine）"和"急救医学"经常被混用，两者既有联系和重叠，也有区别和侧重，前者更加突出对急危重病、创伤的救治措施和规律的研究，更加侧重于院内急救，而急救医学则更加侧重对急危重症、创伤、灾害事件的急救反应能力，包括现场急救人员及第一目击者、车辆、通讯的组织与调动，现场初级抢救、转运和医院的抢救以及建立抢救生命和稳定生命体征的组织管理体系。从这个意义上讲，急救医学相对于急诊医学而言，除了院内的急救外还包含院前急救，甚至还有一些应急救援的含义。因此，其含义和范围更广，甚至超出医学本身的范畴。但无论如何，两者均为急诊医疗服务体系范畴之内。

二、高原急救的发展

我国急救医学起步较晚，到 20 世纪 80 年代才开始兴起，经过 30 多年的努力，我国急救医学从急诊科基础上逐步发展壮大，特别是随着我国经济社会的发展、人民生活水平的提高，以及广大人民群众日益增长的健康需求，近几年来我国的急救医学得到迅猛发展，初步建立了具有我国特色的较为完善的急救医疗体系。

我国作为世界上高原面积最大的国家之一，在国家相关政策的推动下，以及高原旅游、登山探险的快速发展，极大地带动和促进了高原地区的急救医学的发展。20 世纪 80 年代以来，西藏、青海等高原地区地市级以上的医院开始设立急诊科，配备急救专业队伍，特别是进入 90 年代以后，我国青海、西藏等高原地区相继成立了急救中心，开通了"120"急救专线、"120"急救网络。随着急救中心的成立，开始有了稳定的专业医师、配备了各种急救设备，建立了固定的急救场所，形成了集院外急救、院内急救、急诊、留观、住院、监护（ICU）病房、"120"指挥调度为一体的较为完善的急救医疗体系。尽管如此，受环境、交通和人员等因素的影响，高原急救医学发展受到一定限制，同时也面临着许多新的特殊挑战和困难，尤其在 2010 年"4·14"玉树大地震的救援工作中暴露出了应急反应、人员素质、应急调度、急救设备等方面的薄弱。这对我们发展高原急救医学提出了新的更高要求。

三、高原急症的分类

根据高原地区需要急救的急症发生的原因，常见高原急症可分为以下七类。

（一）创伤

根据流行病学调查发现，创伤是高原地区最多见的急症，包括严重多发伤、颅脑伤、血气胸、出血、严重烧伤、休克等。

（二）高原急症

由于旅游业的发展，急性高原反应、高原肺水肿、高原脑水肿等特发性高原急症也有较多的发生。

（三）急性中毒

在高原民族地区的中毒类疾病中菌类中毒较为常见，包括农药中毒在内的其他中毒类疾病较为少见。

（四）危重突发性疾病

高原地区危重突发性疾病中心脑血管病极为常见，其次消化道大出血、急腹症也较为常见。

（五）烈性传染病

西藏、青海是我国最主要的鼠疫源地，鼠疫时有流行。

（六）意外灾害

如触电、溺水、冻伤以及公共卫生突发事件如雪崩、塌方、大中型交通事故等导致的急症亦较为常见，仅次于创伤引发的急症。

（七）其他

儿科急诊及产科急诊。

四、高原急救的特点

高原地区的急救在很多地方与平原地区相同或相似，但是也有其自身的特点和规律。

（一）地理环境恶劣复杂

以青藏高原为例，其东西长约3000千米，南北宽1500千米，面积230万平方千米。除此之外，我国高原地形复杂，地势险峻，泥石流、滑坡、山洪、大雪、冰冻非地质灾害频发。

首先，在高原地区任何一种疾病的发生、发展和转归以及预防和救治等都与平原地区基本相同。其次，由于高原地区的低氧、低压、气候、温度、紫外线辐射等特殊地理环境因素的影响，疾病的病理生理改变、临床表现、处理方法以及急救时机等方面具有高原独特的规律。因此，在救治高原极危重症时，既要遵循急症发生、发展和处理的一般规律，同时也要结合高原地区的特殊性。

（二）高原急救半径大

急救半径（出诊半径）是指从正常服务范围内待命地点或车位到出诊地点的单程距离。我国高原主要分布在西部地区，西部地区一方面地广人稀，全国第六次人口普查结果显示，青海省平均人口密度8人/平方千米，西藏自治区的人口密度仅为2.5人/平方千米。另一方面，就从上述两个省自治区的急救网点分布来看，所属各地（市）、州一般只有一个急救中心，急救网点少，急救半径大，例如西藏自治区阿里地区一个急救中心的急救半径可高达300千米，而国内部分发达地区急救半径只有5千米左右。

（三）交通、通讯不便

由于高原地区高山、峡谷、戈壁、草原等特殊地形，加之受经济社会发展因素的影响，高原地区的交通和通讯业发展相对落后，致使城市以外的院前急救往往不是以分钟计算，而是以小时、甚至以天为单位来计算，这给高原的院前急救工作带来了极大困难。除此之外，在高原地区，特别是在一些偏僻山区至今无通讯信号或通讯不畅，以致无法在第一时间内实施有效的急救，或因通讯原因拖延急救的黄金时间。

（四）急救力量薄弱

由于高原地区经济和社会发展水平较低，信息化程度不高，教育和人才基础薄弱。因此，基础设施简陋，专业人才匮乏，人员素质不高，特别是基层医务人员长期得不到有关急救技能的基本和规范化培训，从而直接影响了高原地区急救医疗水平的提高。

（五）尚未建立救援指挥系统

从我国几个高原省、自治区所属急救中心的设置情况来看，多数情况下急救中心仍挂靠并隶属于所属省的省立医院，它既是所在医院的急诊科，又是当地省级急救中心，实行一套班子，两块牌子的管理体制，各州、地市级急救分站同样隶属于各医院的急诊科。因此，在我国高原地区急救中心或急救站不论是在行政管理上，还是在业务指导上都缺乏独立性和权威性。此外，在我国高原地区各省、自治区多数急救中心、各地（市）、州急救中心和县医院急诊科之间至今尚未建立有效的联网系统、组织系统、指挥系统，从而使较为薄弱的急救力量变得更加苍白无力，极大地影响着对公共突发性事件的应急反应能力和有效施救。

（六）意外伤害的季节性

高原地区意外伤害的发生具有明显的季节性。由于每年的 5 ～ 9 月既是高原的黄金季节，又是旅游的高峰期，因此，这段时间是高原地区交通事故和各种高原反应多发季节。此外，我国高原地区多数又是民族地区，每年年末和次年年初的农闲、牧闲季节也是藏传佛教信徒集中朝圣的季节，因此，这段时间也是发生各种交通事故和意外伤害的高峰期。

（七）居民自救能力低下

高原地区多为边远少数民族聚居地，受多方面因素的影响，当地群众的文化科学素质普遍较低，医疗常识普及率低下，自救与互救能力不足，一旦发生灾难性事故时不知所措，从而延误救治的最佳时机。

（八）院前急救劳动强度大

高原地区的院前急救工作因路途较远、路况不好，加之高原缺氧、寒冷，随车急救人员在现场施救过程中体力透支明显，从而在一定程度上影响了急救措施的展开。

五、高原急救医学的重要性

（一）高原人群健康的需要

我国高原是世界上海拔最高、面积最大、人口居住最多的高原。据资料显示，全世界久居海拔 2400 m 以上人口约为 3800 万，另外，每年大约有 3800 万人从平原进入高原地区经商、旅游、登山、探险。因此，如何改善人类在高原地区人群健康水平，特别是高原急救能力和水平，对于开发高原，建设高原具有重要的战略意义。

（二）高原建设发展的需要

随着西部大开发战略的实施，以及根据国防建设需要和旅游业的快速发展，平原地区人员进入高原的数量逐年增多，致使不少人因突发急性高原性疾病而危及生命，同时，随着人员、物流和车流的增加，必然增加了交通及意外事故的风险和频率。因此，无论是急性高原病，还是意外事故引发的其他问题都需要医学救护。

（三）高原急救医学发展的需要

急重症抢救成功率是衡量现代医学科学发展化水平的重要指标之一。近三十年以来，急救医疗在世界范围内普遍受到重视，这反映了时代的需求。随着现代急救医学的快速发展，以及诊断手段和治疗手段的进步，像心脏病、脑血管病、严重外伤等威胁生命的主要疾病，如能得到及时、合理、有效救治，绝大多数患者就有希望转危为安，甚至能得到完全的康复，这就是现代医学的魅力所在。

急救医学是一门年轻的学科，尤其是高原急救医学更是处在起步阶段。因此，在高原地区开展急救的过程中应不断积累经验，特别是研究高原环境下急救医学理论与实践问题，对于丰富高原急救医学知识，推动高原急救医学快速、健康发展具有积极的推动作用。

（四）建立高原急救救援体系的需要

加快发展高原急救医学的根本任务是建立符合我国国情及高原地区实际的急救救援体系建设，与此同时积极改善基础设施，努力优化资源配置，不断提高人员素质，进一步壮大人才队伍，全面提升高原地区急救能力和水平。

六、高原急救面临的挑战

高原医学的兴起和发展既丰富了医学科学的内涵，它的发展在一定程度上代表着现代医学的发展水平，也反映了现代医疗技术水平进步的程度。就从整体而言，高原急救医学还处在刚刚起步的阶段，仍面临着许多困难和挑战。具体表现在以下几个方面。

1. 体制机制尚未健全　政府统领医疗救援工作的体制、机制尚未建立，各相关部门之间缺乏协同意识和制度保证。

2. 人力资源严重匮乏　人力资源配置方面缺乏统筹，尚未建立起职业化的急救队伍；从事急救工作的医务人员长期得不到规范、系统的培训，专业素质不高；在高原地区从事和开展急救工作所面临的科学问题缺乏系统研究。

3. 急救装备条件落后　一方面急救设备陈旧落后，不能满足需要，另一方面由于管理不当等原因，现有设备利用率不高，甚至造成设备的闲置。

4. 资金投入明显不足　首先，我国高原地区经济发展程度较低，当地财政投入十分有限。其次，缺乏"急救社会化"理念，社会和民间资源辅助政府发展急救医学事业的大环境还尚未形成。

5. 群众自救互救意识淡薄　众所周知，急救关乎人的生命，第一时间在现场施救是急救能否取得成功的关键所在，特别是掌握一定知识技能的"第一目击者"是现场急救的重要力量。然而，在我国高原地区群众的急救意识较为淡薄，多数群众尚不具备现场脱险、救灾、自救与互救的技能，从而现场急救的成功率较低。

七、构建高原急救医疗体系

（一）高原急救医疗体系总体规划

急救医疗体系总体规划是指在急救组织管理机构的领导下全面领导急救医疗工作的组织实施和协调计划。

1. 全面、准确的分析和掌握当地可以利用的急救医疗单位、现状、能力等相关背景情况；

2．了解和掌握当地急救人员、急救车辆、急救设备等装备标准，急诊医疗机构设置形式（急救中心，急诊科或急诊室）；

3．对医院急诊能力进行评鉴和分级，安排专科急诊的设置意见和发展规划；

4．建立社会急救通讯网络，网络要力求先进性、可行性和实用性；

5．落实国家和地方政府的救灾计划纲要和实施意见等。

总体规划应涉及目标、资源、机构、人员、设备和资金等诸多方面，其目的在于提高抗重大事故发生的急救能力，以防患于未然。

（二）高原急救医疗服务体系的作用

急救医学是一门年轻的边缘学科，从院外的初步救护到院内的系统抢救过程都需要建立一个组织严密、统一指挥、高效运作的急诊医疗服务体系，对于争取时间、提高效率、挽救生命、减少伤亡至关重要，特别是在高原地区建立完备的急救医疗服务体系显得格外必要。

（三）高原急救体系的组成

急救医学的目的和根本任务在于在黄金时间内抢救生命，控制病情，保护器官功能，以期获得良好的临床预后。要想实现急救医学的既定目标，必须以完整的急救医学体系作为基本保证。现代急救医疗体系分为三个阶段：一是医院前急救，包括现场急救和途中运送救护，这一阶段要求实现社会化；二是院内急救，即决定性救治，这一阶段要求达到专业化；三是救治缓解后的康复，这一阶段要求达到家庭化。

1．院前急救　院前急救是患者到达医院前急救人员对急症和（或）创伤患者开展现场或转运过程中的医疗救治。主要任务首先是对急症、创伤患者进行现场生命支持和急救处理；其次是对突发公共卫生事件和灾难事故实施紧急医疗救援；再次，在特殊重大集会、重要会议、赛事和重要任务活动中承担意外伤病的救护。院前急救作为急救医学体系的重要组成部分，虽时间最短，但是决定危重患者抢救能否取得成功的关键环节。因此，院前急救的重要性在于时间的把握上，所谓的时间包括急救反应时间、现场抢救时间和转运时间。根据国际目标要求，急救反应时间为 5 ～ 10 分钟。可是在高原地区由于受通讯、交通、急救人员数量、车辆配置、急救站点分布和急救半径因素的影响，从接到求救电话到派出救护车抵达救援现场的时间远远超过规定的时间。正是由于上述原因，高原边远地区伤病员往往得不到及时、便捷、有效的施救和安全转运而丧失和延误了施救的最佳时机，从而也就直接影响了患者的存活率。

2．院内急救　院内急救是整个急救医疗服务体系中最为重要和最为复杂的中心环节，院内急救的成败在一定程度上取决于医院急诊救治能力和医院组织与管理能力，也取决于医务人员的素质与急救技术水平的高低，高原地区无论是在硬件条件上，还是软件建设方面与发达地区相比仍存在较大差距。

3．急救通讯系统　急救通讯系统是急救工作的联络、协调、指挥、调度、传达、应召的集合体，是院前急救和院内急救密切配合、迅速反应、运行无阻，提高效率的重要保证，特别是发生重大灾难性事故时，急救通讯系统在急救中心（站）医院和上级行政部门之间进行联络的重要枢纽，在急救工作中发挥极为特殊而重要作用。

（四）急救专业培训和科普教育

国内外实践经验表明，对凡涉及急救工作相关人员，如警察、消防人员、驾驶员等进行急救培训（包括生命急救技术，例如胸外心脏按压、人工呼吸以及止血、包扎、固定、搬运等技术）就能在现场急救中发挥重要的作用。同时开展普及急救技术的教育，包括印发资料手册，举办急救讲座等教育方式。在一些发达国家，是否具有一定的急救知识和基本技能作为领取汽车驾驶执照时重要条件。高原地区地形复杂，地势险峻、道路迂曲，交通事故时有发生，特别是如今高原地区成为重要旅游目的地之后，交通安全成为急救医学和整个社会面临的突出问题。因此，在高原地区，对驾驶员加强安全教育的同时，包括驾驶员在内的全体人民普及有关急救医学常识和技能实属必要。

（五）急救医学科研和信息管理

从事急救医学科研是不断提高急救技术水平的重要途径，其内容不仅包括抢救方法、操作规程和急救药物、器械的研制和改进，还应积极探索和建立不同地区的急救管理模式。高原地域独特，情况特殊，更应该积极探索和建立符合高原特点的急救医学模式和管理体系，以此推动高原地区急救医学的发展水平。

第二节　心肺脑复苏

心肺脑复苏（cardiopulmonary cerebral resuscitation，CPCR）是心脏骤停后抢救生命的最基本的医疗技术和方法，包括开放气道、人工呼吸、胸外按压、电除颤纠正 VF/VT，以及药物治疗等，目的是使患者自主循环和自主呼吸恢复。心肺脑复苏成功的关键是时间。心脏骤停后心脏射血功能突然终止，重要器官如大脑严重缺血、缺氧，导致生命终止。这种出乎意料的死亡，医学上又称心源性猝死。

心脏骤停后 15 ～ 20 秒可以出现呼吸停止，若呼吸停止先发生，则心搏可能持续至 30 分钟，大脑在心搏、呼吸停止 4 ～ 6 分钟可出现不可逆性损害或脑死亡，4 分钟内进行复苏者可能有一半人被救活；4 ～ 6 分钟开始进行复苏者，10% 患者可以被救活；超过 6 分钟开始进行复苏者存活率仅 4%；10 分钟以上开始进行复苏者，存活的可能性很小。因此，心肺复苏应力争在心搏停止后 4 分钟内进行。我国每年有 50 万人发生心源性猝死，居世界各国之首，主要原因是大多数心脏骤停者没有任何目击者进行第一时间的现场心肺复苏。

高原地区由于受海拔高、气压低、空气稀薄、氧含量较少等因素的影响，心脏骤停的患者在高原地区极易受到缺氧的影响，心肺复苏应在心搏停止后 4 分钟内或更早的时间内进行。由于高原地区受到地广人稀、卫生设备稀缺，卫生人员匮乏，卫生服务半径过大以及急救知识普及率过低等因素的影响，导致心脏骤停的患者很难在 4 分钟内接受第一时间现场的心肺复苏治疗，致使因心脏骤停而死亡的人数大大增加。

一、心脏骤停

（一）心脏骤停类型

需要心肺脑复苏的患者往往存在呼吸或心脏骤停，心脏骤停根据心脏状态和心电图表现，常分为三种类型：①心室颤动，心室心肌呈不规则蠕动，但无心室搏出。ECG 上 QRS 波群消失，代之以不规则的连续的室颤波。在心搏停止早期最常见，约占 80%；②心室静止，心脏完全丧失收缩活动，呈静止状态，ECG 呈一平线或偶见心房 P 波；③电 - 机械分离，心肌完全停止收缩，心脏无搏出，ECG 上有间断出现的、宽而畸形、振幅较低的 QRS 波群。

（二）心脏骤停诊断

心脏骤停"三联征"：意识突然丧失、呼吸停止、大动脉搏动消失。诊断要点包括：

①意识突然丧失，呼之不应；②大动脉搏动消失，触摸不到颈、股动脉搏动；③呼吸停止或开始叹息样呼吸，逐渐缓慢，继而停止；④双侧瞳孔散大；⑤可伴有短暂抽搐和大小便失禁，伴有口眼歪斜，随即全身松软。

由于大动脉搏动消失在几秒内难以判断，非专业急救人员只要发现无反应的患者呼吸停止或开始叹息样呼吸就应按心脏骤停处理。切忌对怀疑心脏骤停的患者进行反复的血压测量和心音听诊，或等待 ECG 描记而耽误抢救时机。而专业人员进行大动脉搏动的判断也应迅速，如果 10 秒无法判断，即应实施胸外按压。

在高原地区由于急救技术普及率较低，所以更应强调急救技术的可实施性，即应摒弃一些烦琐的重复的急救的流程，注重时效性，一旦发现无反应的病人呼吸停止或开始叹息样呼吸便应立刻实施胸外按压。

二、心肺复苏

完整的 CPCR 包括基本生命支持、进一步生命支持和延续生命支持三部分。2010 年 10 月颁布的《2010 年美国心脏病协会（AHA）心肺复苏（CPR）及心血管急救（ECC）指南》将原先心肺复苏阶段生存链四个环节变更为五个环节，即早期识别心脏骤停并呼叫、早期 CPR、早期电除颤、早期紧急救治、综合的心脏骤停后的救治。生存链是发生心脏骤停时施行急救的流程，任一环节的缺陷或延误都可能使患者丧失生存机会（图 14-1）。

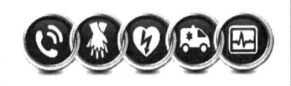

图 14-1　"新生存链"五环节

（一）基本生命支持

基本生命支持（basic life support，BLS）又称初步生命急救或现场急救，其目的是尽快恢复全身各组织器官的氧供，保证机体最基本的氧需要。高原地区由于高海拔缺氧，极易发生循环和呼吸功能障碍，故在高原地区进行心肺复苏时基本生命支持尤其重要。

根据 2010 年 AHA 的最新 CPR 指南，基本生命支持包括：C（circulation）胸外按压；A（airway）开放气道；B（breathing）人工呼吸；D（defibrillation）电除颤。其顺序为 CABD，这与以往 BLS 阶段 ABCD 的顺序有了较大的变动。这是由于多数心脏骤停者为成人，进行急救 BLS 阶段的关键技术是胸外心脏按压和电除颤，而《2005 年心肺复苏指南》流程中第一步开放气道被认为是施救者最困难的步骤。先进行胸外按压不仅可以提高心脏骤停的救治率，而且可以鼓励更多施救者实施心肺复苏。这对于在高原地区更广泛的开展以及普及急救技术尤为重要。

1. 判断意识（assessment）

（1）迅速判断：现场目击者（第一救援人）发现患者对语言或动作刺激无反应、无呼吸或叹息样呼吸、无脉搏（非专业人员无需判定）时立即进行 BLS，时间不应超过 10 秒。

（2）大声呼救：现场目击者应立即向周围大声呼救，并拨打急救电话，向后方急救中心告知患者人数、患者所在位置、大概伤情，并嘱携带自动体外除颤器（automated external defibrillator，AED），并开始 BLS。

（3）患者体位：使患者仰卧于硬木板床或地面上，头部不得高于胸部平面。

2．胸外心脏按压（circulation）　胸外心脏按压是通过增加胸腔内压力和（或）直接按压心脏驱动血流，有效的胸外心脏按压能产生 60 ～ 80 mmHg 动脉压。对无反应、无呼吸或叹息样呼吸者应立即实施胸外心脏按压。大多数心脏骤停患者初期心电图多表现为心室颤动，早期进行胸外心脏按压，可改善心肌供氧，提高后续电除颤的成功率（图 14-2、图 14-3）。

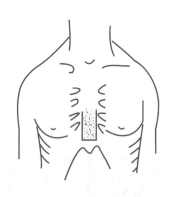

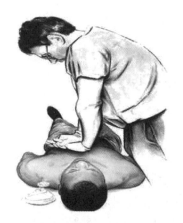

图 14-2　胸外按压部位　　　　　　　　图 14-3　胸外按压手法

（1）胸外心脏按压的操作要点：① 体位：患者仰卧于硬板床或地面上；②按压部位：胸骨下 1/3 的部位。男性也可以为两乳头和胸骨交界处，此法更简单直观；③按压手法：急救人员跪在患者身旁，一个手掌根部置于按压部位，另一手掌根部叠放其上，双手指相互紧扣同时抬离胸壁用掌根进行按压；使身体稍前倾，肘关节伸直，借助双臂和躯体重量向脊柱方向垂直下压。不能采取过快的弹跳或冲击式的按压，开始的一、二次用力可略小，以探索病人胸部的弹性，忌用力过猛，以免发生肋骨骨折、血气胸和肝脾破裂的并发症；④按压深度：成人按压深度 5 ～ 7 cm，婴儿和儿童的按压深度至少为胸部前后径的 1/3（婴儿约 4 cm，儿童约 5 cm）；⑤按压频率：100 ～ 120 次 / 分。

（2）胸外心脏按压的并发症：由于按压时操作不当，可发生肋骨骨折，骨折断端可刺伤心、肺、气管以及腹腔脏器或直接造成脏器破裂，从而导致气胸、血胸，肝、脾、胃、膈肌破裂，脂肪栓塞等。

3．开放气道（airway）　患者一旦心搏、呼吸骤停，随即发生意识障碍。此时由于舌根后坠、呼吸道分泌物、呕吐物及其他异物均可造成呼吸道梗阻。因此开放气道清除异物保持其通畅是进行成功复苏的先决条件。开放气道方法包括：

（1）仰头抬颏法：如患者无明显头、颈部受伤可使用此法。患者取仰卧位，急救者位于患者一侧，将一只手小鱼际放在患者前额用力使头部后仰，另一只手指放在下颏部向上抬颏，使下颏尖、耳垂连线与地面垂直（图 14-4）。

（2）托颌法：当高度怀疑患者有颈椎受伤时使用。患者平卧，急救者位于患者头侧，两手拇指置于患者口角旁，余四指托住患者下颌部位，在保证头部和颈部固定的前提下，用力将患者下颌向上抬起，使下齿高于上齿，避免搬动颈部。但从 2005 年美国心脏协会心肺复苏与心血管急救指南开始指出，对所有的患者均应使用仰头抬颏法，因为托颌法开放气道较为困难，而且托颌法也会造成颈部位置的移动，并不比仰头抬颏法更安全（图 14-5）。

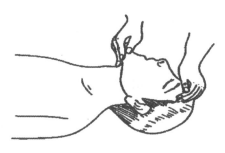

图 14-4　仰头抬颏法

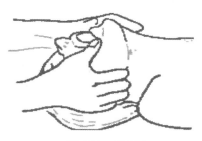

图 14-5　托颌法

4．人工呼吸（breathing）

（1）口对口人工呼吸：将患者置仰卧位，头后仰，迅速松解上衣和裤带以免影响呼吸，急救者正常呼吸，在仰头抬颏的基础上，用按压前额手的示指和拇指捏住患者鼻翼，将口罩住患者的口，将气吹入患者口中。

（2）口对鼻呼吸：用于口唇受伤或牙关紧闭者，急救者稍用力上抬患者下颌，使口闭合，将口罩住患者鼻孔，将气体吹入患者鼻中。

（3）口对导管通气：对有永久气管切开患者可通过导管进行人工通气。

（4）口对面罩通气：用面罩罩住患者的口鼻，通过连接管进行人工通气。

以上几种人工通气方法，不论使用哪种，每次吹气时间均应持续 2 秒以上，频率为 10 ~ 12 次 / 分。《2010 年心肺复苏指南》推荐不论成人、儿童和婴儿按压 - 通气比例为 30 : 2，每个周期为 5 组 30 : 2 的 CPR，时间大约 2 分钟。2 人以上进行 CPR 时每个 2 分钟应轮换位置交替做 CPR，以免按压者疲劳影响 CPR 质量和效果。轮换时动作要快，最好 < 5 秒，减少按压中断。

5．电除颤（defibrillation）　除颤是基本生命支持的重要组成部分。据统计，发生心脏骤停的患者中，有 60% ~ 80% 为室颤。室颤自行转复者极少，除颤成功率随时间的推移而迅速下降（每过 1 分钟成功率下降 7% ~ 8%）。因此，除颤是关键性治疗。尽早配合 CPR 行电击除颤可增加心脏自主循环恢复率和出院存活率。在高原地区，由于氧气含量低于平原地区，所以更易因缺氧导致室颤，所以及早地进行除颤也是在高原地区急救成功的关键。

电击除颤：患者平卧位；迅速开放气道，放置口咽导管或气管插管。在准备除颤仪的同时，给予持续胸外心脏按压。将两个电极板涂以导电胶或铺垫有生理盐水的纱布，两电极分别置于胸骨右缘第二肋间和左腋前线第五肋间，打开电源，将除颤仪设置为非同步状态。充电能量选择：成人双向波除颤器 150 ~ 200 J，单向波除颤器 360 J；儿童 2 J/kg，后续电击的能量 4 J/kg 充电。按充电按钮，除颤仪自动充电至显示所选的能量水平。检查术者及他人与患者身体无接触后开始放电。

首次除颤后立即进行 5 个循环心肺复苏，然后观察并记录即刻心电图。如室颤持续存在，可连续电击，直至转复成功或停止抢救。如心电监测显示心电静止，立即给予肾上腺素注射。转复过程中与转复成功后，均须严密监测并记录心律 / 心率、呼吸、血压、神志等病情变化。

（二）进一步生命支持

进一步生命支持（advanced cardiac life support，ACLS）是指在 BLS 的基础上应用辅助设备、特殊技术及药物等进行复苏。ACLS 应尽早开始，条件允许，即应与 BLS 同时进行。

1．气道控制

（1）口咽和鼻咽通气道：可免除舌后坠而堵塞气道，但在放置时，需患者维持适当的头后仰位，以免通气道滑出；

（2）气管插管：最有效、最可靠的开放气道方法。但此项操作应由受过专门训练的救护人员进行；

2．人工通气和氧疗

（1）简易呼吸器；

（2）麻醉机和呼吸机应用。

3．药物治疗　CPR给药的目的主要在于：增加心肌血灌流量（MBF）、脑血流量（CBF）和提高脑灌注压（CPP）及心肌灌注压（MPP）。减轻酸血症或电解质失衡。提高室颤（VF）阈或心肌张力，为除颤创造条件，防止VF复发。

（1）给药途径

① 静脉给药：静脉给药安全、可靠，为首选给药途径。但在复苏时必须从上腔静脉系统给药，因下腔静脉系统（尤其是小腿静脉）注射药物较难进入动脉系统。如有中心静脉导管（CVP），经CVP注药其药物起作用的速度，约3倍于周围静脉注射者。

② 气管内滴入法：静脉不明显或已凹陷者，不要浪费时间去寻找穿刺，可快速由环甲膜处行气管内注射。已有气管内插管行机械通气者更好。一般用一细塑料管，尽量插入气管深部将含有0.5～1 mg肾上腺素的10 ml生理盐水，从塑料管注入，然后用大通气量进行通气，把药吹入远端，让其扩散。其用量可2.5倍于静脉注射者，如有需要，可隔10分钟注射1次。已知可经气管内滴入的药有肾上腺素、利多卡因、溴苄胺、阿托品。

③ 心内注射：是给药与药物对心脏起作用最快的方法，但由于缺点多，现已很少使用，仅在开胸做心内心脏按压时直视下注药。

（2）常用药物

① 肾上腺素：就心脏复苏而言，该药被公认为是最有效且被广泛使用的首选药物，可直接兴奋α与β两种受体。主要效应为增加心肌收缩力、提高外周阻力，升高血压；增加冠状动脉和脑血管血流；还具有变细颤为粗颤的功效，降低电击除颤阈值，提高电除颤成功率。推荐标准剂量为1 mg（0.02 mg/kg）静注，若初量无效，每3～5分钟可重复注射1次，直至心搏恢复。

② 阿托品：对副交感神经有直接阻断作用，解除迷走神经对心脏的抑制作用，提高窦房结的自律性，增加心率和心排出量，改善房室传导；其对呼吸道平滑肌的松弛作用和抑制腺体分泌作用有助于改善通气。用法：心脏骤停时阿托品用量为1 mg静注，心动过缓时首次用量为0.5 mg，每3～5分钟可重复，直到总量3 mg达饱和。

③ 抗心律失常药

a．利多卡因：可降低心肌应激性、提高室颤阈、抑制心肌异位起搏点。对室性异位起搏点最有效，是目前治疗室性心律失常的首选药物。其用法：先以1 mg/kg剂量缓慢静注，然后以每分钟1～4 mg连续静滴维持。

b．溴苄胺：主要用于对利多卡因或电击复律无效的室速和室颤。成人首次剂量5 mg/kg，继之电除颤。持续室颤时，可每15～30分钟补加10 mg/kg，总量一般不超过30 mg/kg。维持量为1～2 mg/min静滴。如室性心律失常系由洋地黄中毒所致或有洋地黄过量嫌疑时，则禁忌使用溴苄胺。

c．碳酸氢钠：可以改善机体的酸中毒，但使用时过度通气并结合血气分析结果给药。

（三）延续生命支持

延续生命支持（prolong life support，PLS）主要是指完成脑复苏及重要器官支持。此期包括三个步骤，即：对病情及治疗效果加以判断（gauging）、争取恢复神志及低温治疗（humanization & hypothermia）、加强治疗（intensive care）。延续生命支持也称后期复苏，是以脑复苏为核心进行抢救和医疗，这一阶段主要任务是，在心肺复苏初步成功的基础上，围绕脑复苏进行治疗。但首先要确定脑复苏的可能性和应采取的措施。

三、脑复苏

心肺复苏的目的在于脑复苏，即恢复智能、工作能力、至少能生活自理，故脑功能的恢复是复苏成败的关键。因此，为取得良好的脑复苏效果，应及早进行 CPR，并在 CPR 一开始就致力于脑功能的恢复，尽快恢复脑的血液灌流，尽量缩短脑组织缺血缺氧的时间，减少原发性脑损害的范围和程度。在循环恢复后，积极采取各种有效的脑保护措施。

在机体所有器官中，大脑是氧耗量最多的器官。100 g 脑组织每分钟耗氧量为 3.5 ml，几乎是肌肉所需量的 20 ~ 25 倍。当人体暴露于高原低氧环境时，虽然氧分压明显降低，但机体对低氧进行内在自身调节，使脑血流量增加，脑组织的氧利用率仍维持正常水平，此时脑组织一般不发生缺氧性损伤。但在急性缺氧下，大脑循环血液中氧分压、二氧化碳分压和组织代谢水平发生急剧的变化，当动脉血氧分压下降至 30 mmHg 时，脑循环开始发生障碍，脑组织代谢发生紊乱，最终引起脑间质水肿和脑细胞肿胀，即高原脑水肿。在高原地区发生心脏骤停时更易导致脑水肿，致使复苏的病人更易发生脑功能的障碍。故在高原地区实施心肺脑复苏时更应强调脑复苏的重要性。

措施采用以低温—脱水为主的综合疗法。

（一）亚低温疗法

自 1985 年 Williams 等报道低温治疗心搏骤停的脑缺氧有效后，国内外临床及实验均证实低温可减轻缺血后脑损害。

脑低温疗法有极强的脑保护作用，但降温及控制温度有一定困难，并且 28 ~ 32℃ 的中度低温对全身免疫系统、心肺功能、血液及代谢有抑制作用，因此，目前主张头部重点降温，温度应降至亚低温水平（32 ~ 34℃），则可减轻复苏后早期脑功能和脑组织病理损害。

1．降温方法 包括血管内置冷却导管，膀胱灌注冰生理盐水，电子冰毯、冰袋、冰帽等。

2．降温要点

（1）及早降温：脑缺氧最初 10 分钟内是降温的关键时间。心脏复苏后，立即进行头部降温。

（2）降温要快：争取半个小时内降至 37℃ 以下，6 小时内达到最适宜低温。

（3）足够降温：使直肠温降到 32℃ 左右，头部温度应降至 27℃ 左右。

（4）持续降温：应坚持降温至皮质功能恢复，其标志是听觉恢复。切忌体温反跳。

（二）脱水疗法

利尿脱水是减轻脑水肿、改善脑循环的重要措施。在自主心跳恢复测得血压后，尽早使用甘露醇 0.5 ~ 1 mg/kg，每天快速静滴 2 ~ 3 次，以后视尿量辅用利尿剂，如呋塞米 20 ~ 40 mg 静注。此外，浓缩白蛋白、血浆亦可用于脱水治疗，尤其对于低蛋白血症，胶体渗透压低的患者，联用呋塞米效果更佳。

（三）促进脑内血流再流通

复苏早期尽量维持血压正常或稍高于正常，可促进脑内血流再流通，适当的血液稀释，使红细胞压积降至 30% 左右，以降低血液黏度，防止红细胞及血小板聚集。如应用低分子右旋糖酐 250 ~ 500 ml/d。

（四）脑保护药物的应用

1. 促进代谢药物　ATP 直接为脑细胞提供能量，促进细胞膜 Na^+-K^+-ATP 泵功能恢复，有助于消除脑肿胀，减轻脑水肿。

精氨酸能增加钾离子内流，促进钠离子流出细胞，ATP 与精氨酸配合使用，作用更好。其他药物如辅酶 A、辅酶 Q10、细胞色素 C 等也可配合应用。

尽管脑内葡萄糖浓度增高可提供更多的代谢底物，但可引起严重脑内乳酸蓄积，加重脑水肿及神经细胞死亡，故在治疗时，尽量少用葡萄糖液，同时监测血糖，保持血糖正常，低血糖是有害的，发现低血糖应输注葡萄糖液。

2. 钙通道阻滞药　细胞质内钙离子浓度增高是造成脑细胞损害的重要因子。钙通道阻滞药如尼莫地平、维拉帕米，利多氟嗪等对缺血再灌注的脑损伤有脑保护作用。

3. 氧自由基清除剂　甘露醇和维生素 E、C 有自由基清除作用，国内一些单位对将中药应用于脑复苏方面进行了探索，并取得很好的效果，例如对川芎嗪就进行了大量研究。实验也证明丹参注射液 / 参麦注射液、阿魏酸钠、强力宁都可抑制自由基触发的脂质过氧化过程，增强脑细胞的抗氧化能力，减少血栓素的产生，减轻再灌注后脑细胞的超微结构损伤。

4. 肾上腺皮质激素　应用的目的是稳定细胞膜结构，改善血脑屏障功能，减轻脑水肿。通常选择地塞米松，也可选用短效的甲泼尼龙，一般应用 3 ~ 4 天，应注意肾上腺皮质激素的副作用，如诱发上消化道出血。

第三节　常用高原急救技术

一、吸氧

吸氧即吸入氧气，是临床常用的治疗方法，用于纠正缺氧，提高动脉血氧分压和氧饱和度的水平，促进代谢，是辅助治疗多种疾病的重要方法之一。高原特发性疾病如急性高原病、高原肺水肿、高原脑水肿等急症的本质是缺氧，其他疾病如呼吸系统的肺源性心脏哮喘、重症肺炎、气胸等，心血管系统的疾病如心源性休克、心力衰竭、心肌梗死、严重心律失常等，再如中枢神经系统的疾病如颅脑外伤、各种原因引起的昏迷等，其他还包括严重贫血、出血性休克、一氧化碳中毒、麻醉药物及氰化物中毒、大小手术后、产程过长等疾病，均需要吸氧治疗。常用方法以下。

（一）鼻塞和鼻导管吸氧法

鼻塞吸氧法有单塞和双塞两种。单塞法操作时选用适宜的鼻塞型号，塞于一侧鼻前庭内，并与鼻腔紧密接触（另一侧鼻孔开放），吸气时只进氧气，故吸氧浓度较稳定。双塞吸氧法为两个较细小的鼻塞同时置于双侧鼻孔，鼻塞周围尚留有空隙，能同时呼吸空气，患者较舒适，但吸氧浓度不够稳定。鼻导管吸氧法是将一鼻导管经鼻孔插入鼻腔顶端软腭后部，吸氧浓度恒定，但有不适感且易被分泌物堵塞。鼻塞、鼻导管吸氧法一般只适宜低流量供氧，若流量比较大就会因流速和冲击力使患者无法耐受，同时容易导致气道黏膜干燥。

（二）面罩吸氧法

将面罩掩盖患者口鼻吸氧的方法。面罩吸氧法可分为开放式和密闭式面罩吸氧法。开放式是将面罩置于距患者口鼻 1～3 cm 处，适宜小儿，可无任何不适感。密闭式面罩法是将面罩紧密罩于口鼻部并用松紧带固定，适宜较严重缺氧者，吸氧浓度可达 40%～50%，感觉较舒适，无黏膜刺激感觉。但氧耗量较大，其缺点是影响进食和排痰。

（三）经口吸氧法

如果患者鼻塞或张口呼吸，可以经口吸氧，即用一个较大的导管放入口腔吸氧。

注意事项：

1．慢性阻塞性肺疾病、慢性气管炎、肺气肿在呼吸衰竭时，应该低浓度吸氧（< 35%）。

2．吸氧应该用医用氧气，不可使用工业氧气。

3．防火、防油、防热、防震。

二、气管插管术

气管插管是将一特制的气管内导管通过口腔或鼻腔，经声门置入气管或支气管内的方法，为呼吸道通畅、通气供氧、呼吸道吸引等提供最佳条件，是抢救心搏呼吸骤停患者的一项重要措施。

（一）插管前准备

1．检查气管导管气囊是否密闭完整；

2．检查气管导管是否通畅，与导丝是否匹配；

3．插入导丝，定型；

4．消毒导管前端，上下左右各一次；

5．安装喉镜，检查光源（水平持握喉镜，显露光源，向左右各平行移动约 45°）；

6．检查牙垫；

7．撕胶布备用；

8．佩戴听诊器，听筒置入口袋，不能影响操作。

（二）方法

1．患者仰卧，头后仰颈上抬，使患者口咽、气管基本重叠于一条轴线，此为插管操作的标准头位。

2．术者站于患者头侧，用右手拇指推开患者下唇及下颌，示指抵住上门齿，以两指为开口器，使嘴张开。

3．操作时左手持喉镜，将喉镜叶片沿口腔右颊侧置入，将舌体推向左侧，即可见到悬雍垂。再继续进入，即可见到会厌，把喉镜向上提起，不得以牙齿当支点，并挑起会厌，充分暴露声门，右手持气管导管，对准声门，插入 3～5 cm（气囊越过声门即可）。如有管芯，立即拔出，向导管气囊内注入空气 5～7 ml，接呼吸气囊。听诊器听诊确定是否插管成功，左右肺各一次（每次不少于 2 秒），双肺呼吸音清晰可闻后再放入牙垫，拔出喉镜。

4．证实导管已准确插入气管后，用长胶布妥善固定导管和牙垫。

5．用注射器向气管导管前端的套囊注入适量空气（一般注入 5 ml 左右），以不漏气为准。用血管钳关闭气囊管。套囊充气可使气管导管与气管壁密闭，以免机械呼吸器在向肺内送气时漏气，也可防止呕吐物、分泌物等倒流至气管内。

6．用吸痰管向气管导管试吸分泌物，了解呼吸道通畅情况。

三、呼吸道异物梗阻徒手清除术

呼吸道异物梗阻是导致窒息的紧急情况，如不及时解除，数分钟内即可致死亡。患者发生异物梗阻时，如果尚有较好的呼吸通气，为非完全梗阻，这时候鼓励患者缓缓吸气，然后强力向外咳嗽，力争自行将异物咳出；如果出现明显气体交换不足，有可能为完全梗阻，应立即采用以下紧急手法协助排出异物。

（一）指抠口咽法

用于异物在咽部以上的昏迷患者。取患者侧位或其他体位，操作者一手拇指和示指拉出舌头，另一手示指沿颊内侧深入口腔和口咽部，迅速将血块和异物取出。

应用此手法时注意：

1．患者可取任何体位，但以侧位或头低位为好；

2．清除时宜小心，以免异物落进气管或更深部位；

3．必要时与 Heimlich 手法配合应用（1974 年美国医生海姆立克发明的海氏手法 Heimlich 法是一种简便有效地解除气道异物阻塞的急救方法。海氏手法又叫做"腹部冲击法"。腹部冲击法的原理是在上腹部猛推，以抬高膈肌而使得空气由肺内压出，如此产生人工咳嗽，将阻塞气道的异物排出。为了清除气道内的异物，必要时多次重复这个推动的动作）。

（二）背部叩击法

首先取患者头低背高体位，操作者一手支托其胸骨前，另一手掌根用力叩击患者的两肩胛区的脊柱中线处，叩击 4 ～ 6 次。注意，此叩击法的体位最重要，否则有可能使异物滑入更深的气管。

（三）自救法

如果患者清醒，意识到有呼吸道梗阻，可进行自救。操作时一手握拳，将握拳手手掌侧置于脐跟剑突连线的中点，另一手置于握拳手手背上，做快速向上、向内的动作向膈肌猛压，经数次猛压直到异物被清除出气道。

（四）呼吸道异物清除程序和注意点

如果患者意识清醒或意识恍惚，按以下顺序进行救治：①首先确定有呼吸道梗阻，实施 Heimlich 手法直到异物排出；②张开患者口腔，进行手法清除异物，并给予人工呼吸；③如果不能进行人工呼吸，再做 Hemlich 手法，再用手指清除口腔异物，不断坚持下去；④有另一人在场时通知"120"急救。

上述手法中以 Heimlich 手法最有效。在进行各种手法时应时刻注意患者神志变化、心跳情况，无心跳时同时进行人工心外按压。要求别人给予帮助，配合抢救，并呼救"120"。各种手法无效者，可能异物梗阻很深或很牢固，这时候可简易气管切开，用一可找得到的小管插入以利通气。

四、中毒的毒物清除法

急性中毒时毒物进入身体的途径主要有经消化道、皮肤吸收和呼吸道吸入。应用下列方法进行毒物清除。

（一）评估生命体征

若出现呼吸和循环不稳定，如休克、严重低氧血症和呼吸心搏骤停，应立即进行心肺复苏，复苏时间要延长，尽快采取相应的救治措施。

（二）脱离中毒现场，终止与毒物的接触

毒物由呼吸道和皮肤黏膜入侵时，应立即将患者撤离中毒现场，移至空气新鲜的地方。脱去毒物污染的衣物，包括内衣裤；洗头，头发是毒物最易滞留的地方；淋浴或清洗皮肤；其他污染区清洗如眼、耳、鼻、口腔、腋窝、会阴等处，只要有可能滞留毒物，均应彻底清洗。所用清洗液根据毒物性质选择，如有机磷农药中毒时，可先用肥皂水，然后再用清水淋洗；清洗液温度不应太热，以不引起寒战为宜。

（三）催吐法

适用于神志清楚并能配合的患者，昏迷、惊厥及吞服腐蚀性的毒物者禁忌催吐。服毒后如果被很快发现，应马上让患者呕吐，早期吐出的胃内容物中毒物的浓度大，更能减少毒物吸收量；由于呕吐，胃出现逆蠕动，减少毒物向肠内流动的动力；呕吐反射可使幽门收缩，也可减少毒物流向肠内，减少毒物吸收。

常用的催吐方法包括：

1．物理催吐　饮温水 300 ～ 500 ml，用手指或压舌板刺激咽后壁或舌根诱发呕吐，不断重复，直至胃内容物完全呕出为止。

2．药物催吐　吐根糖浆 15 ～ 20 ml 加入 200 ml 水中分次口服。

（四）洗胃法

洗胃是指将一定成分的液体灌入胃腔内，混合胃内容物后再抽出，如此反复多次。其目的是为了清除胃内未被吸收的毒物或清洁胃腔，临床上用于胃部手术、检查前准备。对于急性中毒如短时间内吞服有机磷、无机磷、生物碱、巴比妥类药物等，洗胃是一项重要的抢救措施。服毒后的早期，患者多是清醒的，可让患者呕吐后立即灌服 300 ～ 500 ml 清水，然后让其呕吐，将毒物排出体外，此种方法称为催吐洗胃法，可重复多次，直到得到紧急救护。

此外还可以使用胃管洗胃术，就是将胃管从鼻腔或口腔插入，经食管到达胃内，先吸出毒物后注入洗胃液，并将胃内容物排出，以达到消除毒物的目的。口服毒物的患者有条件时应尽早插胃管洗胃，不要受时间限制。对于服大量毒物在 4 ～ 6 小时之内者，因排毒效果好且并发症相对少，故应首选此种洗胃方法。

五、创伤止血

（一）小伤口止血法

只需用清洁水或生理盐水冲洗干净，盖上消毒纱布、棉垫，再用绷带加压缠绕即可。在紧急情况下，任何清洁而合适的物品都可临时借用作止血包扎，如手帕、毛巾、布条等，将血止住后送医院处理伤口。

（二）静脉出血止血法

包括填塞止血法，即用消毒好的纱布、棉垫填塞、压迫在创口内，外用绷带、三角巾包扎，松紧度以达到止血为宜；加压包扎止血法，即用手或其他物体在包扎伤口上方的敷料上施以压力，使血管压扁，血流变慢，血凝块易于形成。这种压力必须持续 5 ～ 15 分钟才可奏效。较深的部位如腋下、大腿根部可将纱布填塞进伤口再加压包扎。将受伤部位抬高也有利静脉出血的止血。

（三）动脉出血止血法

1．指压止血法　是指较大的动脉出血后，用拇指压住出血的血管上方（近心端），使血管被压闭住，中断血液。经过指压 20 ～ 30 分钟出血不停止，就应改用止血带止血法或其他方法止血方法。

2．止血带止血法　止血带包括橡皮止血带和布质止血带以及充气式止血带等。现场急救用得较多的是橡皮止血带，在现场操作时可使用橡皮条、自行车内胎等替代。使用时要把止血带放在肢体适当的部位，如上肢要放在上臂中上 1/3 处，下肢放在大腿的中下 1/3 处。先在上止血带的部位垫一层软布，如毛巾、口罩等以保护皮肤。救助者用左手拇指、示指和中指持止血带的头端，右手将橡皮管拉紧绕肢体一圈后压住头端，再绕肢体一圈后将右手持的尾端放入左手示指中指之间，由示指中指夹持尾端从两圈止血带下拉出一半，使之成为一个活结。如果需要松止血带时，只要将尾端拉出即可。

六、伤员的搬运

搬运伤员与搬运物体不一样，需要结合伤情，否则会引起伤员不适甚至危害。搬运时要能随时观察伤情，一旦病情变化可立即抢救。具体的搬运方法如下。

（一）徒手搬运

徒手搬运不需要任何器材，在狭小地方往往只能用此方法。

1．单人背法搬运　让伤员双上肢抱住自己的颈部，伤员的前胸紧贴自己的后背，用双手托住伤员大腿中部。适用于体重较轻及神志清楚伤员的搬运。

2．单人抱法搬运　将伤员一上肢搭在自己肩上，然后一手抱伤员的腰，另一手肘部托起大腿，手掌部托其臀部。适用于体重较轻及神志不清伤员的搬运。

3．双人拉车式　一人双上肢分别托住伤员的腋下，另一人托住伤员的双下肢。适用于非脊柱伤伤员的搬运。

4．多人平托法搬运：几个人分别托住伤员的颈、胸腰、臀部、腿，一起抬起，一起放下。适用于脊柱伤伤员。

（二）器材搬运

1．担架搬运。

2．其他器材　可用椅子、毯子、木板等进行，要注意看护伤员或扎好安全带，防止翻落，上下楼梯时尽可能使伤员体位接近水平，并使伤员的头部略高位。

（三）搬运体位

1．颅脑伤伤员　伤员取侧卧位，若只能平卧位时，头要偏向一侧，以防止呕吐物或舌根下坠阻塞气道。

2．胸部伤伤员　伤员取坐位，有利于伤员呼吸。

3．腹部伤伤员　伤员取半卧位，双下肢屈曲，有利于放松腹部肌肉，减轻疼痛和防止腹部内脏脱出。

4．脊柱伤伤员　使伤员一定要保持平卧位，应该由多人平托法搬运，同时抬起，同时放下。千万不能双人拉车式或单人背抱搬运，否则会引起脊髓损伤以至造成肢体瘫痪。

第四节 高压氧舱在高原急救中的应用

医用高压氧自 1956 年荷兰会议后已有 65 年历史，我国自 1964 年第一台高压氧舱问世以来已 57 年，1998 年重新修订制定高压氧科室管理规则及治疗适应证和禁忌证等一整套完善制度，并对从事高压氧医学的工作人员进行了不断科普教育和定期上岗培训，使我国高压氧医学的发展不断扩大和完善，已成为整个医疗系统中不可缺少的一部分。目前，我国高压氧舱（hyperbaric oxygen chamber）分布全国 31 个省、市、自治区，各种舱型齐全，高原地区各地市一级医院都建立了高压氧舱室，甚至部分县医院也配备了高压氧舱室，以适应多种急危重症及慢性疾病患者的需要。高压氧医学已被急救医学所重视，在急救中占重要地位。在抢救急症患者中离不开高压氧的治疗，同时也促进了急诊医学的发展。高压氧在急救医学领域应用广泛，在高原地区肺水肿、脑水肿等高原反应中高压氧具有很好治疗效果。

一、概念

国际水下及高气压医学会高压氧治疗专业委员会 1999 年年会汇编中这样描述：高压氧是患者在高于一个大气压的环境里吸入 100% 的氧治疗疾病的过程，也称为高压氧治疗。临床工作中，尽管患者经常吸不到 100% 的氧，我们也把它称为高压氧治疗。高压氧治疗应在专科医生指导下进行，根据患者的情况选择不同的氧浓度和吸氧方式。

二、高压氧与高原急救

高压氧适用于以下疾病：煤气、硫化氢、沼气等有害气体中毒，脑血栓、脑出血、脑外伤、神经炎、脉管炎、糖尿病坏疽、难愈合的溃疡、胎儿发育不良、新生儿窒息、急性气栓症、减压病、高原病，突发性耳聋、梅尼埃病、眩晕症。与普通吸氧相比，高压氧的力度更大，效果更好，能够直接利用氧量解决缺氧问题，高压氧还具有抗菌等效果。

（一）高压氧防治轻型高原病

急性轻型高原病具有发病早、起病急、症状轻、治疗难度小等特点，但如不重视可发展成重型高原病——高原肺水肿和高原脑水肿，除常规药物防治外，高压氧也是防治高原病的有效手段。对于急性轻症高原病的高压氧治疗效果明显，且优于常压面罩吸氧。

（二）高压氧在高原肺水肿中的急救作用

高原肺水肿是一种严重的高原病之一，未经治疗死亡率高达 44%，治疗高原肺水肿的方法很多，大多数学者认为治疗最可靠有效的方法是快速抵达海拔 1000 m 以下和（或）吸氧维持动脉血氧分压 90% 以上。高压氧舱可模拟正压环境，迅速降低海拔，并可在舱内吸氧，纠正缺氧，缓解症状，治疗高原肺水肿。

（三）高压氧在高原脑水肿中的急救作用

高原脑水肿发病率不高，但是一旦发生后果非常严重，病死率高于高原肺水肿。除常规治疗外，在不能立即下送至低海拔地区的情况下，应进行高压氧治疗。

（四）高压氧与慢性高原病治疗

长期生活工作在海拔 3000 m 以上的人群，由于低氧逐渐造成的心、脑血管系统慢性病态，统称为慢性高原病。慢性高原病主要有高原红细胞增多症、高原衰退症、高原血压异常和高原心脏病，目前除脱离高海拔低氧环境外，尚无明确的方法进行防治。高压氧治疗高原红细胞增多症所致的高黏滞综合征效果显著，症状缓解明显，疗程短。

（五）高压氧治疗方案的制定和选择

平原地区高压氧治疗的常规方案为 0.1 ～ 0.15 MPa（表压），稳压吸氧时间 30 ～ 40 分钟 ×2+10 分钟，减压采用匀速减压 30 分钟或阶段减压法。高原地区由于高海拔、低气压，高压氧治疗方案（治疗压力、稳压吸氧时间及减压方式、时间）的制定应随着急性高原病病情轻重及救治所在地区的高度不同而有所区别。由于高海拔地区低大气压力对减压的影响，减压会发生更大的压力下降，发生减压病的危险性增大，因而使用较高压力治疗方案时，应采用阶段减压，同时减压时间应延长为 60 ～ 90 分钟，避免病情反跳。高压氧治疗次数与疗效：急性轻症高原病患者经过 1 ～ 3 次治疗，症状可完全消失；高原肺水肿患者轻者经 1 ～ 2 次，重者经 3 ～ 4 次高压氧并结合药物治疗，大部分症状消失或痊愈，好转后下送；高原脑水肿患者经过 2 ～ 5 次高压氧治疗，症状缓解、好转、稳定或痊愈后下送。

三、注意事项

（一）高压氧治疗不是一个固定的模式

由于压力的不同，吸氧浓度的不同，治疗效果不同，不同的疾病可能选择不同的治疗压力和吸氧方式。

（二）高压氧单独治疗疾病的情况是少见的

目前就供氧角度来说，高压氧是最经济、最有效、最安全的供氧方式，是任何其他方法无法替代的。尽管这样，高压氧也要根据不同的疾病、结合不同的药物，才能取得较好的疗效。

（三）每种疾病都有其最佳治疗时机

每种疾病何时开始治疗是十分关键的，在最佳治疗时机期间，疗效较好，远离了最佳治疗时机，疗效就要打折扣了。如高压氧结合其他药物对急诊和（或）早期突聋和面瘫的治疗较为有效，但如果患者在数月或数年之后才来治疗，其疗效不好。

（四）根据不同的疾病选择不同的治疗时程

每种疾病治疗多长时间，是根据该种疾病的性质和患者的个体差异而定的。对于普通的肢体外伤，缺氧、缺血组织的成活多在 2 周左右就可见分晓了；对于冠心病这样的心血管疾病，1 个月左右患者会发现心前区不适减少了，减轻了，用药少了；但对于神经系统的疾病，如脑损伤，轻的患者数星期，重的患者可能要数月；对于植物状态的治疗有时可达半年以上。

（强巴旦增　阿旺旦增　小达瓦）

主要参考文献

[1] 高钰琪，李素芝. 高原疾病学. 北京：人民卫生出版社，2006.

[2] 李素芝. 高原病学. 拉萨：西藏人民出版社，2001.

[3] 温志大，郝景坤. 高原临床外科学. 成都：四川科学技术出版社，1989.

[4] 于学忠. 协和急诊医学. 北京：科学出版社，2011.

[5] 高钰琪. 高原军事医学. 重庆：重庆出版社，2005.

第十五章 高原与运动

第一节 高原与运动概述

一、高原训练的起源

高原训练是提高专项运动能力的一种训练方法，是指在适宜的自然高原地区或人工模拟高原条件下所进行的有针对性的低氧训练。高原训练的理论依据是人体在高原低压缺氧环境下训练，利用高原缺氧和运动双重刺激，使运动员产生强烈的应激反应，以调动体内的机能潜力，从而产生一系列有利于提高运动能力的抗缺氧生理反应。

人类关于高原环境对人体影响的认识已经有 2000 多年，而高原环境对人体运动能力影响的认识已有 100 多年的历史，1878 年瑞士生理学家伯特（Bert）最早研究了大气压降低而引起的缺氧对身体能力的影响，20 世纪 30 年代有人提出在较低海拔的高原上人体的最大心率会逐渐下降，这或许是高原训练研究的萌芽。莱文（Levine.BD，1994）在其《高原上运动》一文中提到自 1940 年起有报道耐力运动在高原训练后于平原比赛获益。

高原训练作为一种训练方法，始于 20 世纪 50 年代中期，原苏联在外高加索建立高原（海拔 1800 m）训练基地，对中长跑运动员进行了探索性训练。1968 年由于第 19 届奥运会在海拔 2240 m 的墨西哥市举行，许多参赛国考虑到从平原到高原比赛，身体机能状况必然受到高原低氧条件的制约，以致影响运动能力的正常发挥，为取得在高原比赛的适应性准备，一些国家纷纷选择相同的海拔高度（1500 ~ 2000 m）进行适应性训练，赛前多数国家又提前到墨西哥城进行高原适应性训练。从此，掀起了高原训练的"热潮"。尽管如此，在墨西哥奥运会上，1500 m、3000 m、5000 m、10 000 m 马拉松等中长跑项目金牌全部为非洲高原国家运动员所垄断。虽然有些国家的运动员在 1968 年墨西哥城的比赛成绩不佳，但回到平原不久出现了本人的最佳成绩。这种高原效应引起了世界各国竞技团体及体育科学工作者的高度关注。

目前随着高原训练实践的深入，高原训练的实践和理论研究在国际上得到迅速发展。如高原训练模式由传统的平原—高原—平原交叉训练，发展到平原—高原—高原、高原—高原—平原或高原—高原—高原的交叉训练；还出现了一些新的训练手段及模拟训练方法，如利用模拟高原训练场馆、低压氧舱、低氧帐篷、低氧呼吸仪等发展而来的高住低练训练法、低住高练法、间歇性低氧训练等；高原训练的目的也由过去主要是为了提高有氧代谢能力，而拓展到了提高运动员整体体能、适应能力与健康状态等方面的研究；参与高原训练的项目也由原来的一些主要周期性、耐力性运动项目，如中长跑、马拉松、竞走、游泳等，发展到几乎包括了所有的奥运会项目。

二、高原训练对人体生理机能的影响

研究发现，在高原（氧分压降低）的特定环境下进行训练，运动员要承受环境缺氧和负荷缺氧的双重刺激，这些刺激作用于运动员，将促使运动员产生强烈的应激反应以调动体内的机能潜力，从而导致一系列有利于耐力运动员提高运动能力的抗缺氧性生理应激，使运动员下平原后在高原效应期间竞技能力得到提高。高原训练对人体机能产生积极的生理效应主要有以下几个方面：①心肺系统功能改善、血红蛋白的增加，使机体携带、运送氧气的能力增加；②机体利用氧气的能力增加；③增加肌糖原含量，加强组织细胞缺氧条件下糖酵解能力，使肌肉具有更高的耐酸能力和氧利用效率；④肌肉能量储备增加；⑤提高机体对缺氧的耐受力，提高大脑对缺氧的适应性和稳定性；⑥还可以培养运动员的心理韧性。

高原训练对提高运动员的生理机能及运动能力虽带来了诸多好处，但长期高原缺氧刺激也会对机体产生不利的影响：①平原人参加高原训练要经历从平原→高原→平原两次外环境的转换，内环境如在血液酸碱平衡方面受环境转换的影响，需要重新适应外环境而作出调整，理论上会影响神经系统的正常运作，这需要花费一定的时间才能恢复到正常的适宜状态；②由于高原期间红细胞、血红蛋白增高，以及通气量大、空气干燥等因素造成身体相对脱水及血浆容量下降，引起血液的黏滞度增高，导致血流变慢，循环阻力增加，从而对组织的氧供应不利；③高原期间能量代谢中琥珀酸脱氢酶受缺氧的影响而有所下降，由此影响到肌肉的质量，如肌纤维横切面减小，这些组织结构上和生化的变化在运动能力上的表现是肌肉力量的丢失；④高原由于空气稀薄，氧分压（PO_2）较低，训练强度难以恰当控制，而且产生的疲劳不易完全恢复，易造成过度疲劳或运动损伤；⑤由于客观环境和训练的影响，在高原训练中更易发生感冒、肠胃功能紊乱，甚至出现受伤、血尿、心电图异常等现象。

三、高原环境对运动成绩的影响

竞技体育中虽然运动项目不同，但它们大多对速度、力量、爆发力、耐力以及对技术动作的准确性、稳定性要求很高。在高原环境下由于气压、空气密度、重力、空气阻力等方面的影响，经常给不同项目带来不同的影响，这些影响对有的运动项目是有利的，因而在高原可以取得较好成绩，但对有些运动项目是不利的，因而造成运动成绩的下降。

1. 由于海拔的升高，大气压和空气密度降低，地心引力减小，因而运动时阻力较小，这对于肌肉不直接受摄氧状况影响而依赖于机体的无氧供能能力的短距离田赛、场地自行车、速度滑雪和滑冰以及爆发用力的项目有利。

2. 由于氧分压下降，对以有氧供能为主的滑雪、中长跑、马拉松、划船、游泳（200 m以上长距离）等项目，虽然在同样速度条件下消耗的能量比平原地带要少，但气体动力阻力的减少不能抵消血氧过少的不良影响，因而这些项目的成绩通常要比平原地带下降3% ~ 10%。而且距离越长（如马拉松、竞走），影响越大。

3. 运动距离及时间较长，但运动速度要求很高项目，如竞速滑雪、滑冰和自行车项目（自行车下坡时平均速度甚至达到 30 m/s），气体动力阻力降低的影响非常显著，因而高水平自行车运动员在高原的运动成绩常常提高。

4. 乒乓球、羽毛球、网球等项目，由于随高度上升而重力减少，从而加速度提高；空气密度小，球体受到的阻力小，球速和球的旋转速度加快，球着地（台）后显得快、低、飘，也能妨碍运动技术的发挥，且易形成"轻力量小动作"的技术动力定型。由于高原空气密度小，球的飞行速度快，运动员击球前所必需的准备时间缩短，使正常的摆臂幅度受到限制，肌纤维初长度不能得到保证，力量就会减小，即形成"高原小动作定型"；同时在相同力量击球，球的初速度不变的情况下，高原球速在空中飞行时大于平原球速，球易飞出界外。要防止球出界，必须在击球时要控制肌纤维的收缩速度，减慢挥臂速度，减轻击球力量，但这成了加强爆发力难以逾越的障碍，即形成"高原轻力量定型"。当高原"小动作、轻力量"定型牢固形成后，再到平原比赛时，无论手臂和身体各部位爆发力如何，扣杀时也难以发出大的力量。由于击球力量越大，在高原击球的初速度比平原快的数值越大，打出距离比平原正常打出距离超出的长度越长，故对力量要求越高的项目影响越大，如对网球的影响较大，乒乓球、羽毛球的影响相对较小；对成年男子的影响大，少年和女子影响相对小。

5. 体操、举重等项目，较短时间高原停留或比赛，成绩不发生明显变化。

四、高原训练主要形式

一般而言，根据不同海拔地区的运动员特点，高原训练分为平原运动员→高原训练→平原比赛；平原运动员→高原训练→高原比赛；高原运动员→高原训练→平原比赛；高原运动员→高原训练→高原比赛等 4 种。

但是由于高原训练目的、需求等不同，高原训练的方法、形式也有所不同。如作为整体训练中的重要组成部分，在训练的不同阶段进行高原训练，以改善运动员机体的生理功能，发展某些身体素质的高原训练；作为赛前训练的重要组成部分，在参加重大比赛前进行高原训练，利用高原缺氧环境，增加训练负荷和难度，加大刺激，以提高运动员回到平原比赛时的机能状态和竞技状态，创造优异成绩；以及为适应高原环境下的比赛而进行的适应性高原训练（表 15-1）。

表15-1 高原训练的目的方法

种类	目的	训练方式	高原持续时间
发展某些身体素质的高原训练	发展有氧代谢能力及抗缺氧能力	以有氧训练为主，注重力量训练	4～6 周
赛前高原训练	提高比赛时的机能和竞技状态	以大强度专项训练为主，注重力量训练	4～6 周
适应性高原训练	提高适应高原环境的能力	以适应性训练和大强度训练为主	每次 1 周左右，1～2 个月内进行 3～4 次
调整性高原训练	调整性训练并借助低氧环境改善有氧代谢能力	以小强度的调整性训练为主，注重有氧训练	4～6 周

五、高原训练适宜的海拔高度和持续时间

高原训练海拔高度选择至关重要，高原训练的海拔过低，低压缺氧刺激较小，不利于充分挖掘机体的潜力；海拔高度过高，则机体难以承受较大的训练负荷，并且不利于训练后的恢复。近年来，国际上已基本认同高原训练的最佳高度应为 2000～2500 m。

高原训练最适宜的持续时间应为 4～6 周。高原训练时间过短，不利于产生提高运动能力的抗缺氧生理反应；高原训练持续时间过长，则导致免疫能力下降并不利于机体到平原后的适应性改变。一个高原训练周期一般划分为上高原前准备期（2～4 周），高原训练期

4～6周（包括适应期4～7天、训练期2～3周、恢复期2～4天）、下平原比赛期（2～3周）3个阶段；一年内进行高原训练的次数为3次左右。一般认为，增加高原训练次数比延长每次上高原天数更为重要，即追求"缺氧链"效应，如每年4次×4周比1次×6周效果要好得多。

关于高原训练后下高原参赛的时间，这是影响比赛成绩和观察高原训练效果的主要环节之一。由于不同个体对高原—平原环境改变的适应能力不同及高原训练的负荷不同，到平原后产生最佳高原训练效果的时间也不一致。目前，普遍认同的观点是中长跑、马拉松项目的最佳比赛时间为下平原后1～2周内；短距离项目3～4周，以便下平原后强化速度和力量训练。

六、高原训练的基本过程

高原训练一般划分为上高原前准备期（2～4周）、高原训练期（4～6周）下平原比赛期或再适应期（2～3周）3个阶段（表15-2）。

表15-2　高原训练的基本模式

		时间	训练内容和特点	目的
高原前准备期		2～4周	有氧专项耐力和力量耐力训练	改善呼吸功能和有氧能力，为尽快适应并开展高原训练做准备
高原训练期	适应期	第1～5天	适应性训练，以小强度的放松训练为主	尽快适应高原环境适应，消除高原反应
	强化训练期	第1阶段 第5～15天	实施大量的有氧耐力训练和较大强度的专项训练	逐渐增加负荷量和强度，增大机体刺激
		第2阶段 第16～20天	以调整训练为主，小强度的轻松性训练、短距离的冲刺性训练及协调性训练	使机体疲劳的迅速消除
		第3阶段 第21～25天	专项训练	提高专项训练强度和专项运动能力
	恢复期	第26～28天	适应性调整训练	调整训练，并为下高原做准备
平原比赛期		第1～5天	培养运动节奏感，逐渐增加力量、速度素质训练	快速恢复运动员的运动节奏并提高力量和速度素质
		第5～14天		参加比赛（中长距离项目）
		第15～28天		参加比赛（较短距离项目）

七、高原训练生理生化监控

高原环境缺氧程度大，易发生疲劳，应重点做好生理、生化等方面的监控，可有助于运动员避免过度训练，及时掌握对训练负荷的适应情况，顺势调整训练负荷，以增强训练效果。

反映训练负荷强度的指标：主要有心率（HR）、血尿素（BUN）、血氨（BA）、血乳酸（BLA）、血清肌酸激酶（CK）、尿蛋白（PRO）、尿潜血（BLD）等。

反映训练负荷量的指标主要有血红蛋白、血压、体重、尿液生化等。

反映运动员恢复情况的指标有血清肌酸激酶（CK）、血尿素（BUN）、血清睾酮（T）、血清皮质醇（C）、尿蛋白（PRO）、尿潜血（BLD）等。

反映训练效果的指标有每搏量（SV）、心输出量（CO）、肺通气功能、最大摄氧量（VO$_2$

max）、无氧阈（AT）、尿液生化、血清睾酮（T）、血清皮质醇（C）、睾酮/皮质醇比值（T/C）等。

八、高原训练营养膳食

在高原训练过程中，膳食中热量和各种营养素必须满足运动员的特殊需要，而且还要保持各种营养素之间的合理比例和足够的数量，避免营养缺乏或营养过剩。我国耐力性运动项目的运动员每日能量供给量应为 3700 ～ 4700 kJ；（60±5）kJ/kg 体重。在高原训练中，运动员膳食中脂肪摄入量不宜过多，尤其是动物性脂肪要少吃；碳水化合物的食物要丰富。三大营养素在膳食结构中的供能比例应为碳水化合物占 60% ～ 65%；蛋白质占 13% ～ 15%；脂肪占 20% ～ 30%。同时，也应注重蔬菜和水果的摄入量，每天的供给量应达 500 g。日本田径运动员高原训练期间膳食蛋白质摄入量占总热量的 20%，是平常人的两倍。

消化系统对高原负荷具有一定的敏感性，根据高原训练的特点，应建立相应的饮食制度，以利于食物的消化和吸收。在高原训练中，应以 1 日多餐（4 餐或 5 餐）代替平原训练时的 1 日 3 餐，并且要注意晚餐的摄入量不宜过多，以免增加机体肠胃功能负担，影响睡眠，并且造成过多的血液分布在消化系统，不利于疲劳的消除和体能的恢复。高原训练过程中，对一些难消化食物（如动物脂肪、油炸、腌腊、烟熏的食物等）、产气性食物必须加以限制。

膳食纤维对人体健康具有一定的生理意义，但在高原训练期间，摄入的膳食纤维不宜太粗、太多，它会影响营养素的吸收利用，如降低无机盐（锌、铁等）的吸收利用率，并引起胃肠胀气和腹部不适感等，尤其要少吃粗纤维多的和产气性食物如蔗糖、萝卜、韭菜等。

高原训练期间，应禁止空腹和饱腹后立即运动。运动后至少休息 50 分钟再用餐，用餐后至少休息 2 小时再训练。同时，也应禁止剧烈运动之后大量饮水。

由于在高原训练期间的营养与补充有其特殊性，在制订运动员营养计划时，应遵循以下基本原则：①与项目特点相结合；②与运动员个体的身体素质相结合；③与训练计划相结合；④与环境特点相结合。

第二节 高原训练方法

一、高住高练

高住高练即传统的高原训练方法，就是在某一特定的海拔高度定期进行高原训练的方法，其他的高原训练方法是由此发展而来的。

二、高住低练

高住低练就是在高原训练中，利用高原不同海拔的地理环境，让运动员在较高的海拔地区居住，而训练则在较低的海拔地区进行。"高住低练"训练法（Living high-training low，HiLo）最早由 Levine BD 于 1991 年提出，即让运动员每天 4 ～ 18 小时居住在高原或人工低氧环境，训练在平原或较低高度地方的一种高原训练方法。高住低练的理论依据是低氧环境能刺激机体促红细胞生成素（EPO）的分泌，导致红细胞（RBC）数量的上升，从而增强血液携带氧的能力、增加最大摄氧量，最终提高有氧耐力水平。

研究表明在安静状态下处于常压低氧（氮稀释）或低压低氧几小时时可发现血清 EPO 水平显著提高。1991 年斯特雷－冈德松和莱文首次对 9 名赛跑选手在为期 4 周的高处生活、低处训练即 HiLo 训练法的高 – 低假设进行了验证实验。实验分为 3 组，其中 A 组为高 – 高训练组即在海拔 2500 m 高处生活、高处训练；B 组为低 – 低对照组在海拔 1300 m 高处生活，而同时 C 组为高 – 低组在海拔 2500 m 处生活以适应高原环境，而 B、C 组均在 1300 m 处训练以保证训练速度和训练强度一致。经 4 周训练后高 – 高和高 – 低组显示了在高原上血清 EPO 提高，而且在高原训练期结束后红细胞群和海平面 VO$_2$max 的提高等相似的结果，其中在高 – 低组总血量显著增大，提高了 500 ml，最大摄氧量显著提高（5%），海平面 5 km 跑成绩提高了 30 秒，高 – 低组的海平面运动能力（跑完 5 km 用的时间）比高 – 高组提高大，但其差异没有统计上的显著性。而低 – 低组未见任何变化，这表明对高原的适应可能是提高海平面运动能力最重要的因素，同时在较低的高原上训练还可以避免通常在高原见到的训练速度下降有关的问题。

有研究认为，运动员在较高的高度上居住，可充分调动机体适应较高的缺氧而挖掘本身地机能潜力；在较低的高度上训练又可达到相当高的训练量和强度。这种异地住练的结合，可以扬高原训练挖掘潜力之长，又可避免在高原难以完成较大训练量、训练强度之短。但运动员在较低的海拔地区大强度训练后，进入更高海拔地区居住或休息，势必影响疲劳消除与恢复的速率，再加上往返迁移，操作上也有一定的难度。

高住低练训练法区别于传统高原训练的最显著特点是"间断性低氧"，即使机体交替性地接受低氧刺激和运动刺激，一方面通过"高住"，在静息状态下接受低氧刺激，使机体产生一系列抗缺氧生理性适应反应，另一方面通过"低练"，在较低海拔或常氧环境中进行常规的系统训练，以避免传统高原训练诸多弊端，保持和提高运动员肌肉工作能力，从而最大限度地发挥低氧训练的积极效应。高住低练训练法被认为是理论上优于传统高原训练的一种训练方法。高住低练训练法常用的空气含氧量为 16.40% ~ 14.2%（海拔 2800 ~ 3800 m），低氧暴露时间为 8 ~ 16 小时。

三、高平交替训练

高平交替训练是指在一个年训练周期内反复多次从平原到高原进行系统训练。其主要目的和优势是利用高原训练充分动员、挖掘运动员潜能，而平原训练则是最大限度利用在高原所获得的高有氧能力及耐乳酸能力的基础上进行专项强化训练，上水平、上速度，以系统保专项。"高平交替"训练不仅是专项强化训练，而且通过训练环境的改变，对运动员心理也能起到很好的调节作用。

对于平原运动员来说，客观上存在着一个"高平交替"训练的问题，特别是赛前高原训练后，若采用在竞技状态高峰下参赛，就必须要利用高原训练效果到平原后科学地安排一个小周期的训练。而对于高原运动员来说，高原环境所造成的优势是心肺功能好，腿部力量强，但也有明显的弱点，即柔韧性、协调性、灵活性差，速度水平低。需要利用在平原训练的时机，提高运动强度，把速度练上去。"以高原提耐力，打基础；下平原促速度，上水平；以耐力保速度，以速度促耐力。"肯尼亚运动员在"高平交替"训练中积累了丰富经验。他们每个训练年度系统进行两次高原与平原的交替训练，第 1 次下平原，主要是利用高原效应提供无氧代谢跑的速度，扩大能力储备。第 2 次赛前下平原再次利用高原效应的作用，参加重大比赛创造优异成绩。而且高原 – 平原交替训练，对改善和提高无氧糖酵解功能的运动能力效果显著，对培养和提供高速跑的专项能力效果也是非常突出。

最早提出高平原交替训练的是雷欣和李智（1992 年），他们对 2 名高原运动员进行了海拔 2260—80 m（70 天）→ 2260 m（42 天）→ 10 m（23 天）→ 2260 m（28 天）两次高原 – 平原的交替训练研究，并监测了血乳酸、血红蛋白、尿蛋白等指标，结果认为高原中长跑运动员进行高平原交替训练是必要的，但高原中长跑运动员与平原中长跑运动员进行高平原交替训练时在选择时间和手段应有区别。随后李桦（1993）、刘志强等（1996）对世居高原和平原中长跑运动员的高平交替和不同海拔交替训练研究，认为不同海拔交替训练对运动员运动能力产生了积极影响。

1996 年刘志强等人对世居高原 12 名男子中长跑运动员，采用第 1 阶段高原（2260 m）33 天，第 2 阶段平原（396 m）28 天，第 3 阶段赛前高原训练（2260 m）22 天，第 4 阶段平原（396 m），21 天，下平原参加比赛的共 4 个阶段 2 次高原（2260 天）– 平原（396 天）交替训练的研究（表 15-3）。

表15-3　不同海拔地区交替训练的方法

第 1 阶段（高原，33 天）	第 2 阶段（平原，28 天）	第 3 阶段（高原，22 天）	第 4 阶段（平原，21 天）
高原（2260 m）– 高原（2634 m）交替训练，每周二、五 两次当日返回	平原训练（396 m），利用高原效应，加强无氧代谢跑的能力	返回高原（2260 m）进行赛前高原训练	提前 21 天下平原参加比赛，以检验本次训练效果

该研究结果发现，经高原训练后在两次平原训练期间递增运动负荷，同级负荷血乳酸值也有不同程度的降低，血乳酸 – 速度曲线右移，表明经不同海拔地区交替训练后，骨骼肌供氧增多，乳酸代谢酶的活性增高，血液中缓冲酸的能力增强，以及血乳酸消除速率加快。运动员的有氧能力得到提高。同时反映肌肉的有氧氧化能力的无氧阈速度随交替训练逐步提高，表明经不同海拔交替训练后，血乳酸的消除加快，使血乳酸产生积累的时间后延，从而提高了有氧耐力水平。红细胞、红细胞压积、血红蛋白、红细胞平均体积第 1 次下平原训练逐周下降，其中红细胞、红细胞压积持续下降，与高原值相比差异非常显著（$P < 0.001$），可能是不适应平原高温、高湿的气候环境，能量消耗过大所致。而第 2 次下平原有较大幅度提高。再上高原后，由于高原低氧刺激所引起的机体代偿反应，红细胞、红细胞压积、红细胞平均体积、血红蛋白均比平原值明显增加（$P < 0.002 \sim 0.001$）。高原和平原尿蛋白异常出现率均为 100%，而尿蛋白阳性 2 g/L 以上出现率随海拔的升高而升高，高原尿酮体的异常率大于平原。表明高原缺氧机体负担加重，肾小球的滤过性增大，使尿蛋白排除增多，并且随海拔的增高，对尿蛋白的影响也随之增大。该研究认为，世居高原的运动员无论是进行高高交替训练，还是进行高平原交替训练，在增强其生理机能和运动能力方面都有积极的影响。但从本次训练的生理效应来看，高高交替训练效果好于高平原交替训练。

2010 年杨海燕等人为了准备在低海拔地区的公路比赛，对云南自行车队选择了海拔从 1900 m 逐渐下降直到 500 m 的低海拔去拉练训练手段。除了让运动员体会低海拔地区进行长距离骑行的感受，也为了加大训练量。并认为经过"高低交替"训练后，运动员机体消耗的物质重新获得超量恢复，有利于提高运动成绩。另外安排不同海拔高度交替训练还可以加强运动员对重力、风阻（空气阻力）、氧压力等适应能力，提高运动员的速度、力量、耐力与肌肉的抗酸能力，并能有效地提高专项能力。

高原与平原交替训练的方法和模式较多：平原→高原→平原→高原；平原→中高原→高原；高原→中高原→平原；平原→中高原→平原→高原等；在 1 年内高平原交替训练有 2 次、3 次或多次高原训练，但由于训练的目的和要求不同，所以在一个年周期内高原训练安排也有所不同。

四、高高交替训练

"高高交替"训练是利用自然地形海拔梯度差的巨大差异而进行的高原训练。运动员平时生活、训练在较低的海拔地区（2000 m 左右），但有时（每周 2 ~ 4 次）到更高的海拔地区（比原训练地高 200 ~ 1000 m，当次或当日返回）进行高低海拔的交替训练。这一训练方法主要针对长跑、马拉松、竞走、公路自行车等项目以及久居或世居高原运动员。这种利用较高海拔的缺氧环境的训练，可以增加负荷难度和促进机体对高原低氧环境的适应能力，但是，由于在高海拔地区训练后，不利于机体内蛋白质的合成以及代谢产物的消除，而下到较低海拔或其居住环境，利用较高氧分压的作用，帮助机体消除疲劳，以及进行较高强度训练，避免高原训练中强度不易上去的弊端。

研究表明，急性缺氧 1 ~ 2 小时循环系统中 EPO 含量会显著增高。Rodrigue 等用每天间断处于低压氧舱（4000 m）3 ~ 5 小时，9 天内 HCT、Hb、RBC 均明显升高。Ferran 等让登山运动员在相当于 5000 m 的高原低压氧舱中停留 90 分钟，血浆 EPO 升高 55%，由此可知机体对低氧刺激所产生的反应是迅速的。同样，短时间的低氧训练比只是在安静状态下滞留于低氧环境有更好的低氧刺激效果。Rorbets D（1995）报道，5 名优秀的速滑运动员在 2000 m 的高度上以 115% VO_2max 在测功率计上运动了 3 分钟，发现在运动后 EPO 值明显升高，5 名运动员升高的平均值为（40±19）%，该作者认为，2000 m 左右的短时间运动能引起 EPO 值的反应加强。李桦等（1993）对 10 名中国世居高原（2260 m）的竞走运动员和 10 名日本平原竞走运动员在高原训练前、高原训练期间采用了阶梯式的不同高度的组合，该研究认为世居高原运动员去 3200 m 回 2366 m 后，在生理机能、承担训练量均有改进，ATV 有增长，获益较明显。日方队员在 3200 m 身体反应大，回 2366 m 后，训练强度加大，心率保持偏低水平，但血氧水平一度下降，由此看利弊均有，对平原运动员去 3200 m 的效果尚应进一步研究。

马福海等（1996）对世居高原 12 名男子中长跑运动员，采用每周 2 次 2261—2634 m 交替训练的研究。结果发现红细胞、红细胞压积、血红蛋白、红细胞平均体积均有提高，其中血红蛋白（$P < 0.01$）、红细胞平均体积（$P < 0.02$）差异非常显著；肺活量、用力肺活量、最大通气量有所增加，每分通气量、呼吸频率相应减少，通气贮量百分比提高；无氧阈速度逐周提高（$P < 0.01$），乳酸速度曲线右移明显，同级负荷的血乳酸值、运动心率下降。认为对世居高原运动员更高海拔（比原居住地高 400 m）的交替训练，对加深机体的刺激，激发机体对缺氧的敏感性，以调动机体的生理代偿，最大限度地提高机能极限和承受负荷的极限是非常有益的。同时指出更高海拔地区训练，对机体的刺激较大，机体承受的负荷加重，应循序渐进地安排训练，保持负荷的相对稳定性，逐步提高负荷强度。

马福海等（1998 年）对世居 2260 m 高原女子中长跑运动员采用 2260—3150 m 交替训练的方法，即上午上 3150 m，当日下午及次日晨共进行两次训练，约 24 小时返回原居住地，2 天后再上 3150 m 进行训练。间隔 5 天后采用同样方法进行第 2 周期训练。共 4 个循环周期，8 次 3150 m 的训练，训练量基本保持不变而负荷强度逐步增加。研究结果发现，在 3150 m 初期，安静时肺通气功能指标均较基础值增加，是缺氧导致的通气增大效应，也是高原习服的重要机制。但随着 3150 m 训练次数增多，除肺活量变化不明显，肺通气功能指标呼吸频率（$P < 0.05$）、最大通气量下降；呼吸肌力量指标用力肺活量、1 秒肺活量等

以及小气道流速指标最大呼气流速（$P < 0.05$）以及时间肺活量 25%、50%、75% 等均有提高。血常规指标血红蛋白、红细胞、红细胞压积、红细胞平均体积均有显著提高（$P < 0.01$），反映血液循环氧运输能力的最大摄氧量从初期的（44.23 ± 4.30）ml/（kg·min），增加至末期的（53.1 ± 4.51）ml/（kg·min）（$P < 0.01$）；反映肌肉有氧氧化能力的乳酸无氧阈速度从初期的（3.18 ± 0.33）m/s 增加至末期的（4.20 ± 0.34）m/s（$P < 0.01$），下平原后提高到（4.35 ± 0.17）m/s。在训练负荷量基本不变下训练强度由初期（3.68 ± 0.15）m/s 提高至后期（4.06 ± 0.19）m/s（$P < 0.01$），而训练后血乳酸值则从（7.24 ± 1.62）mmol/L 下降至（5.84 ± 1.30）mmol/L，心率由（172.9 ± 5.06）（次/分）提高到（181.8 ± 6.55）（次/分）。表明经海拔 2260 m—3150 m 交替训练后，世居运动员对更高海拔地区训练的适应能力增强，肺的换气效率和呼吸肌力量提高，有氧能力有所改善及运动能力有所提高。

杨海燕等人（2003 年）对海拔 1908 m 世居高原自行车运动员进行了从 2400 m 隔天到 3500 m 高高交替训练研究。他们的高原训练一般分为 3 个阶段，第 1 阶段（3 ~ 5 天）为高原反应阶段，训练次数为 10 次，训练总量为 400 km，有氧训练占 70%，有氧与无氧混合训练占 30%，心率控制在 120 ~ 150 次/分；第 2 阶段（1 周）为高原适应前期，训练次数为 13 次，训练量有所增加，总量安排 600 km，有氧训练占 50%，有氧与无氧混合训练占 50%，心率控制在 140 ~ 160 次/分，强度为 80%；第 3 阶段（2 周）为高原适应后期，第 1 周训练次数为 13 次，训练总量安排 700 km，有氧训练占 40%，有氧与无氧混合训练占 60%，心率控制在 150 ~ 170 次/分，强度为 90%；第 2 周训练次数为 13 次，训练总量为 800 km，有氧训练占 30%，混氧训练占 70%，心率控制在 180 次/分左右，强度在 90% 以上。该研究认为，世居高原的运动员进行高高交替训练，在增强其生理功能进而运动能力方面都有积极的影响。

五、亚高原训练

"亚高原训练"并无绝对的海拔高度划分标准，是相比较高原训练而言。一般认为这一界限大约在 1000 ~ 1800 m。我国主要包括海拔 1000 ~ 2000 m 的云贵、黄土、内蒙古等高原地区。国内对亚高原的训练进行了一定的研究。

一般认为，亚高原由于海拔高度较低，低氧程度不深，不能对机体造成明显刺激。而从理论上来说，在亚高原地区进行训练，既能够使运动员保持平原的训练强度，又能使其在运动时有一定程度的缺氧刺激，对心肺功能得到有效改善，应该对于运动能力的提高是有利的。据贵州省体科所亚高原研究小组的前期研究结果显示，亚高原训练具备高原训练和平原训练不能达到的独特的训练效果，弥补高原训练和平原训练的不足，是安全、可靠而又有较好效果的新的训练模式。在亚高原训练的主要优点如下。

1. 高原训练的适应期缩短　海拔 1200 m 左右的地区，缺氧程度较轻，运动员从平原上来后，不必经过第 1 周的适应期就可直接进入正常训练，且训练中的负荷可基本接近平原水平。

2. 减少高原低温对机体的影响　高原对人体影响较显著的诸因素中，低温是仅次于低氧而对人体影响较大的因素，而高原的气温随着海拔高度的升高而降低，低温很容易引起疾病。由于亚高原地区海拔相对较低，气温相对较高，因而可以避免出现感冒、腹泻等症状。

3. 减少高原空气、风力等对技术的影响　亚高原地区海拔相对较低，空气密度相对较大、风力相对稳定，因而对技术的影响较小。

4. 较易把握训练计划和运动负荷　高原训练中由于机体的消耗大，训练计划的安排较为特殊，因此训练计划是否适当是决定高原训练能否成功的关键因素之一。而在亚高原训练，由于运动员所能承受的运动负荷与平原相差不大，加上在亚高原机体的消耗较小，所以风险小，易操作，并可持续较长时间。但也有研究发现亚高原训练低氧程度不深，对机体呼吸肌运动能力刺激不够明显，为了达到亚高原训练对运动员的有氧能力改善的最大效果，有必要增加呼吸肌能力的训练。

第三节　高原比赛

一、高原比赛对运动成绩的影响

在高原，对运动成绩的影响与两个因素有关。一是海拔高度，二是训练时间。运动成绩受影响程度与运动强度和运动持续的时间成比例。以无氧运动能力（不需要使用氧气完成练习）、肌肉力量和爆发力为主的运动项目短期内在高原参加比赛不会受海拔高度的负面影响。因此，短跑、速度滑冰、场地自行车、跳跃或投掷运动员在高原比赛时，不必有任何担心，而且由于高原大气压、空气阻力、地心引力的减少，更有利于创造优异成绩；而以有氧供能为主的公路自行车、划船、游泳、竞走、中长跑或马拉松等项目，由于氧分压的降低，运动成绩将会有不同程度下降。除此之外，运动员在为期两天或两天以上的时间内持续参加比赛，或参加多个项目的比赛如十项全能和七项全能或参加某一单项的多轮次跑比赛，由于高原地区的恢复期一般较长，就会比在平原地区更早地出现疲劳现象。

二、高原比赛的参赛时间

在高原参加比赛时应该考虑两件事情。首先是尽量减少运动员高原反应症状，其次是身体需要多长时间才能适应缺氧情况。从低海拔地区到高海拔地区参赛，通常同上高原训练一样，运动员的生理、心理都会发生一系列变化，都存在一个反应期和适应期，但只要停留2周以上，机体通过神经系统、体液机制的调节，产生一系列代偿适应性反应而逐步习服。有研究发现，在高原上发生的生理变化在10～14天对运动成绩的破坏程度最大，因此一般应提前2～4周到达赛区。即使高原地区运动员，到比居住地海拔高的地区参赛，也必须至少提前10天到达。到高海拔地区后，其训练手段原则上和高原训练的方法一致。但值得注意的是环境适应性并不能完全缓解高原的基础压力，心血管系统的变化不能完全恢复到平原时所具有的特性和水平。如果在赛前不能尽早抵达高原进行适应性的训练，那么可在比赛前1～2天抵达高原或参加比赛，这是在主客场的足球比赛中经常采用的方法。有研究认为，虽然这种方法使机体没有足够的时间去适应环境，且还增加了患急性高原反应的机会，但是立刻参加比赛不会损害运动员的成绩，同比赛前1周抵达的效果差不多。宁学寒等研究也认为：从海拔2100 m上到4000 m时，高原适应不良反应并非在到达后立即发生，而是在24小时左右才处于反应峰期。也有研究认为，抵达高原后的前48小时，运动能力仍然与平原时相似，运动员也不会出现急性高原反应的症状。

三、高原比赛前准备

1. 在高原环境下比赛，由于运动的因素，其"生理当量高度"比这一海拔高度还要高一些，因此必须对运动员进行筛选，不但医学检查合格，而且要具备一定的高原运动耐久力，排除潜在的心脏隐患和高原肺水肿等高原病患者。同时在比赛期间也要进行包括身体机能和健康状况的监测，如发现异常情况及时处理，以保证运动员健康。

2．由于高原适应的速度和程度随着多次反复上高原，适应能力可获得改善。所以，有目的地让运动员反复上高原进行适应性训练，可以增强机体对高原比赛的适应性。

3．低氧预适应　是指短暂时间的缺氧后，机体对后续的更长时间或更严重缺氧性损伤具有保护作用。这是目前被认为适应环境并可以刺激或产生类似于环境适应性反应的较好方法。在抵达高原比赛前，长期或间断性地暴露在人工低氧应激环境下，如利用低压氧舱、低氧帐篷、低氧房或低氧呼吸仪进行训练或休息，对运动员尽快适应高原环境有积极作用。

4．阶梯式适应　即由低海拔向高海拔地区逐步阶梯式适应。

5．教练员、运动员要做好心理、生理压力以及对环境压力的准备，充分了解高原特殊的环境对运动员身体机能以及比赛成绩的影响，减少对高原的一些神秘色彩，将有助于运动员在比赛中运动水平的正常发挥。

四、高原比赛时应注意问题

由于在高原比赛时机体对蛋白质、铁等营养物质消耗增加，以及在比赛中红细胞在剧烈运动中破坏增加，易造成红细胞、血红蛋白、红细胞压积出现下降情况。另外，随着海拔的增高也易引起机体免疫能力的下降，因此，在高原比赛中要增加蛋白质、铁等矿物质以及维生素 A、C、E 的补充，以帮助运动员体能的恢复和提高免疫能力，确保比赛的正常进行。

另外，由于高原气候干燥、太阳辐射强、寒冷以及体力消耗大，易造成体内水代谢的负平衡。有研究认为人体上高原后的水代谢的负平衡持续 7～10 天左右。据马福海等对为期 9 天的青藏高原自行车拉力赛研究发现，在比赛期间运动员体重可下降 2.1～2.77 kg，而水分下降最多在比赛第 3 天，为 1.55～3.74 kg，达体重的 2.8%～5.4%，差异明显（$P < 0.05～0.01$）；同时还发现在拉力赛期间，运动员每搏输出量（SV）、每分输出量（CO）、心搏指数（SI）（$P < 0.01$）以及心脏指数（CI）（$P < 0.05$）均有明显降低，总周围阻力（TPR）（$P < 0.01$）和血液黏稠度（V）有所提高，其主要原因与水分的丢失有关，从而造成了有效循环血量不足，血黏度进行性升高，改变了血液的物理性质，使外周阻力增大，增加了心脏负荷；同时还可使肾系统的负担加重，体温调节过程受到损害，肌糖原和肝糖原储备耗损，肌肉收缩能力下降，运动员易发生疲劳，对运动能力产生不利影响。脱水使运动耐力减低已被一般人接受。Carson（1969）指出在水分发生变化的时候，也是最可能发生急性高原病的时候。研究认为，失水达到体重 2% 时，运动能力下降 20%～30%；且在脱水量如下降到体重的 4.3% 时，VO_2max 就要下降 27%。因此，在高原比赛时应加强水的补充，以便维持体重的稳定，保持住血浆容量，维持一定的体温，保证心率正常，对预防高原性疾病和提高运动成绩甚有意义。

第四节　模拟高原训练

模拟高原训练（simulate altitude training）是指在运动训练周期中持续或间断利用人工低氧环境，如"低氧舱""低氧室"或"低氧屋""低氧呼吸仪"等，配合运动训练来增加运动机体的缺氧程度，从而产生一系列有利于提高机体抗缺氧的生理反应及适应，调动体内的机能潜力，进而达到提高运动能力的训练方法。其低氧训练模式主要有低压低氧训练模式、常压低氧训练模式和"面罩式"低氧呼吸训练模式 3 种；训练方法有"高住低练"（living high training low，HiLo）、"高住高练低练"（living high training high training low，HiHiLo）、"低住高练"（living low-training high，LoHi）以及"间歇性低氧训练"（intermittent hypoxic training，IHT）等几种形式。高原训练作为运动员提高专项运动能力的手段一致受到各方关注，但由于运动员在高原训练，必然受到低氧的影响，存在着诸多不足。如疲劳不易完全恢复，最大吸氧量降低，肌肉血流量和蛋白质合成减少，高原运动负荷相对平原较低，对肌肉系统的刺激不够，最大肌力下降，有可能破坏在平原获得的神经肌肉联系的动力定型等。20 世纪 80 年代末莫斯科谢切诺夫医科大学尔·勃·斯特列尔科夫教授在医学领域首创了间歇性低氧训练，后由该国临床学研究所所长卡尔琴斯卡娅在体育领域首先介绍和组织了间歇性低氧训练法。1992 年 Levine 提出的"高住低练"训练法以及 2001 年 Hoppeler 提出的"低住高练"训练法。目前国内外将在运动训练周期中持续或间断利用人工低氧环境，配合运动训练来增加运动机体的缺氧程度，从而产生一系列有利于提高机体抗缺氧的生理反应及适应，调动体内的机能潜力，进而达到提高运动能力的训练方法，称为低氧训练（hypoxic training），而在我国低氧训练则被界定为利用人工低氧环境进行训练或刺激的辅助性训练方法。这些训练模式的研究围绕低氧条件的不同运用而展开，几种训练模式各有优势，但又各有不足之处。

一、低氧训练的模式和方法

模拟低氧环境主要通过人工在一定的空间营造出可以调控氧气浓度的低氧环境，这一空间通常称为"低氧舱""低氧室"或"低氧屋"等。所谓"低氧舱""低氧室"或"低氧屋"实质上就是让运动员置身于一个与外界隔绝的密封或半密封的小室或大的房间，利用制造低浓度氧气的仪器，人为地调控密封空间内的氧气分压，从而模拟不同海拔高度的高原环境。这种低氧空间的体积大小不同，有的较小，仅仅供给运动员在白天训练结束之后晚上睡在其中；有的较大，运动员可以直接在里面利用训练器械（如功率自行车、活动跑台、赛艇测功仪等动拉力和一些训练常用的仪器设备等）进行训练。

这种人造低氧空间的模式主要有 3 种：①低压低氧训练模式：即"低压－低氧空间"。这种人造低氧空间试图制造出同高原气候条件尽量接近的低压低氧环境，也就是在模拟不同海拔高度的高原时，需要同时改变氧气浓度和大气压力。但这种方法的技术要求及成本高，使用不方便，推广与应用难度很大，因而很少有人在运动实践中运用；②常压低氧训练模式：即"常压－低氧空间"，这种人造低氧空间在模拟不同海拔高度时，仅仅需要改变空间内氧气浓度，而不需要改变压力，所以调节过程相对比较简单；③面罩式训练模式：这种方式不使用空间式结构，而是由 1 台可以调节低氧浓度（如 9% ~ 16%）的低氧制造仪带上 1 个或多个面罩式输出，供 1 个或多个运动员同时吸入低氧。

根据低氧训练的 3 种模式，目前，已在运动实践和医学领域得到不同程度研究和应用的低氧训练方法主要有 4 种：

1. 即让运动员居住在高原或人工低氧环境，训练在平原或较低高度的地方的高住低练（living high-training low，HiLo）训练法。

2. 在平原地区利用人工制造低氧环境，让运动员在低氧和平原环境中以一定的运动强度和时间进行交替性训练，晚上睡在平原的低住高练（living low-training high，LoHi）训练法。

3. 让运动员居住在人工低氧环境，采用常氧训练为主、低氧训练为辅的一种结合式的高住高练低练（HiHiLo）训练法。

4．在平原借助低氧仪让运动员间歇性地吸入低于正常氧分压的气体，造成体内适度缺氧，从而导致一系列有利于提高有氧代谢能力的抗缺氧生理、生化适应，以达到高原训练的目的间歇性低氧训练（intermittent hypoxic training，IHT）训练法。

二、低氧训练环境的主要特征

低氧训练与传统高原训练相比，在机体的内在和外部反应、操作性以及与常规训练关系等方面都有一定的区别，它们之间的主要区别和相同点如表15-4所示。

表15-4　低氧训练方法与高原训练有关因素比较

内容	HiLo	LoHi	HiHiLo	IHT	高原训练
高度、温度及湿度	↕	↕	↕	↕	－
气压	－	－	－	－	↓
氧分压 PO$_2$	↓	↓	↓	↓	↓
空气密度及阻力	－	－	－	－	↓
呼吸阻力	－	－	－	↑	↓
重力	－	－	－	－	↓
紫外线	－	－	－	－	↑
日温差	－	－	－	－	↑
风	－	－	－	－	↑
二氧化碳压力 PCO$_2$	－	－	－	↑	↓
缺氧方式	8～12 h	60～120 min	断续	间歇性	持续
生理反应如头晕、头疼、失眠和易疲劳等	↑	－	↑	－	↑
身体水分	－	－	－	－	↓
血红蛋白、血液黏稠度	↑	－	↑	－	↑
体重及肌肉质量	↓	－	↓	－	↓
心肺系统功能	－	↑	↑	－	↑
运动负荷量和强度	－	↓	↓	－	↓
机体疲劳恢复速率	↓	－	↓	－	↓
心理和生理疾病	↑	－	↑	－	↑
训练热情和动机	↓	－	↓	－	－

注：↑为增加或升高；↓为减少或降低；↕为可人为调控；－为相同或不变

三、低氧训练模式的主要特征

由于低氧训练是借助于低氧设施进行训练，因此，在低氧训练上有其共同的特点和优势，如根据训练目的可随时调整低氧训练时间和低氧浓度，不受外界条件（如气候、地域等）的限制等。但由于低氧训练方法上的不同，也就使这些方法在训练实践中具有不同的特点与不足，主要表现见表15-5。

表15-5　模拟低氧训练方法主要的特点

训练方法	海拔高度（m）	训练/暴露时间	特点	不足
高住低练（HiLo）	海拔2000～3000（含氧量16.4%～14.2%）	休息10～16 h/d，持续4～6周	在不同的时间分别接受缺氧负荷和运动负荷刺激（在正常氧分压下从事运动训练而在静息状态下接受缺氧负荷）	对心肺功能刺激不足，易使右心室肥大及肌纤维萎缩，机体机能状态的改善不大，不能解决低氧不利于休息和恢复的问题
低住高练（LoHi）	海拔1000～3500，（含氧量（13.1%～18.6%）	训练60～120 min/d持续4～6周	在同一天内既可低氧训练又可进行常氧训练，即低氧训练和正常训练交替进行	整个训练中低氧训练和专项的合理组合较难掌控。另受低氧条件的限制，尚不能与专项训练密切结合和解决训练强度降低的问题
高住高练低练（HiHiLo）	2200～2600（含氧量14.5%～15.4%）	休息10～12 h/d；训练40～90 min/d，2～3次/周，持续3～4周	低氧滞留（居住）时间和低氧运动以及常氧训练三方面相结合	不易合理安排高住、高练和专项训练的比例。另受低氧条件的限制，尚不能与专项训练密切结合和解决训练强度降低，以及休息和恢复的问题
间歇性低氧训练（IHT）	海拔2000～6500（含氧量9%～16.4%）	吸入低氧混合气3～8 min，间歇2～10 min（吸入空气），重复4～6次，1～2次/天，持续10～20天	低氧训练安排在正常训练以后进行，且除低氧仪外，不需要特殊的装置、设备和场所，容易实施低氧刺激	低氧刺激的时间较短，机体接受低氧刺激的强度不足。只能作为辅助训练手段，在恢复性训练和适应性训练时起作用，还无法在正式训练中开展

四、间歇性低氧训练

间歇性低氧训练（intermittent hypoxic training，IHT）就是利用低氧仪在"正常大气压下的低氧刺激法"或称"间歇性低氧训练法"。该方法借助特定仪器低氧仪——通过降低空气中氧的容积提供额定低氧分压混合气体——使受试者吸入低氧气体的训练方法。由于实施中将缺氧负荷的总量划分为数个独立的组别，每组包括若干次，在每两次低氧刺激的间歇时间内恢复正常大气压下的自由呼吸，使低氧负荷训练表现出脉冲式或间歇性的特点，因而被称为间歇性低氧训练。

一般使用的低氧混合气氧含量为10%～12%，大致相当于海拔4500～5800 m，给予5分钟低氧刺激，然后正常呼吸（大气）5分钟，接着再给予5分钟低氧刺激，共计6次，或根据训练目的和运动员个体情况而定次数。每次低氧训练持续1小时，每天1～2次，15～20天为一个阶段。间歇性低氧训练基本原理在于缺氧刺激是脉冲式即间歇性的，而不是持续性的，这样当一定程度的短暂缺氧作用还不至于对机体形成损伤时，因缺氧导致的代偿作用已经形成。而在每两次低氧刺激的有限间歇时间内，已经形成的代偿作用尚继续保持甚至不断加强，使呼吸、循环等系统一直保持较高活动状态直到下一次低氧刺激的开始并最终导致运动员抗缺氧适应能力的形成。

雷志平等研究认为间歇性低氧训练方法，合理协调了运动员常规运动训练负荷和缺氧负荷两者间的关系，使运动员在不上高原的情况下，接受了高原低氧负荷训练，与常规的系统训练密切配合，既获得了高原训练效果，又克服了高原训练某些弊端。李强等研究表明间歇性低氧训练可以有效提高人体的有氧运动能力，对挖掘机体的最大潜能、提高极限做功能力方面有积极作用。

五、低氧训练中的问题

低氧训练在理论上可以部分弥补传统高原训练的不足，在研究和应用中较容易设立相应对照组，从而更具有科学性，适合科学研究。因此，在理论界和科研界对其认可程度较高，也做了大量相关研究，取得了很多鼓舞性的结果。但在运动实践中，此类方法由于存在低氧持续刺激时间较短，对机体心肺功能刺激和机能状态的改善方面不如高原训练明显，尤其是在提高血液运氧及肌肉利用氧能力等方面，与传统高原训练相比还是有一定差距。另外，在整个低氧训练实施过程中，低氧训练与专项训练尚难以有机融合。因此，对大部分教练员和运动员还无法广泛推行此训练方法，他们还是以传统高原训练的模式来辅助训练。

近年一些研究者开始思考高原训练和低氧训练的关系及差异。在共性方面，高原训练和低氧训练都是利用低氧刺激使运动员机体产生特殊生理生化效应，提高机体的抗缺氧能力，进而使运动员的有氧代谢能力得到提高。但是两者也有很大的差异。从本质上说，低氧训练是利用单纯低氧环境来刺激机体的抗缺氧能力，试图在平原来模拟高原低氧提高机体运动能力的效果。但是，高原训练的机理非常复杂，到目前为止还有大量的领域是未知的，虽然目前科研界认为低氧是导致高原训练效果的主要因素，但是高原的阳光、强紫外线、低压、温度、湿度等环境因素，对运动能力的影响还研究较少。因此，高原训练不是简单的低氧训练所能代替的，还有很多未知等待我们去探索。

从实际效果上看，低氧训练能稳定提高各个训练机体的有氧代谢能力。高原训练在改善氧转运、氧利用、血管生成、葡萄糖转运、血管舒张等方面的效果要优于低氧训练，但高原训练在提高机体的有氧代谢能力方面稳定性较差，即适应高原训练的个体，有氧代谢能力提高非常明显，而不适应的个体，提高较少甚至会降低运动能力。

高原训练还有许多问题和规律尚未被揭示，高原训练的效果也不是单纯的人工低氧训练所能代替的。对能适应高原训练的运动员，在条件允许的情况下，最好还是采用传统的高原训练方法，并注意总结经验和探索规律。对不适应高原训练的运动员，低氧训练则是一个非常有益的辅助训练手段。

（马福海　马伟祯）

主要参考文献

[1] 王清. 高原训练. 北京：人民体育出版社，2007.

[2] 翁庆章. 钱仲光. 高原训练的理论与实践. 北京：人民体育出版社，2002：1.

[3] Levine BD. Exercise at ligh altitude. In：M. Melion. ed. Sports Medicive Secrets. Philadelphia. Hanley & Belfus Publishing Inc. 1994：90-95.

[4] 周兆年. 低氧与健康研究 [J]. 中国基础科学，2003，（5）：20-25.

[5] 王跃新. 美国高原训练的最新研究进展 [J]. 中国体育教练员，2006，1.

[6] 韩佐生. 高原训练的若干问题 [J]. 田径. 1998，（12）：18-20.

[7] 刘志强，闵筠，马福海，等. 世居高原中长跑运动员不同海拔地区交替训练的研究 [J]. 体育科学，1999，（6）：34-38.

［8］李桦，青木纯一郎，翁庆章，等．中日竞走运动员高原训练的生理机能及运动能力的研究［J］．体育科学，1999，（5）：30-39.

［9］马福海．高原女子中长跑运动员海拔 2260—3150 m 交替训练的研究［J］．体育科学，2000，（6）：34-36.

［10］杨海燕．世界高原的云南省自行车运动员的高原训练［J］．辽宁体育科技，2003，25（2）：28-30.

［11］马福海，冯连世．高原训练实用问答．北京：人民体育出版社，2007.

［12］陈绮文．低氧训练方法述评．体育科技文献通报［J］．2006，14（3）：61.

［13］雷志平．体育运动中心间歇性低氧训练研究［J］．体育科学，1997，17（2）：68-71.

第十六章 高原卫生防护

我国高原地区幅员辽阔，海拔 3000 m 以上的高原地区占我国领土面积的 1/4，其中青藏高原平均海拔 4500 m，在经济、国防、社会文化建设和发展方面都具有举足轻重的地位和作用。西藏是重要的国家安全屏障，也是重要的生态安全屏障、重要的战略资源储备基地、重要的高原特色农产品基地、重要的中华民族特色文化保护地、重要的世界旅游目的地。进入高原的人员逐年增长，每年仅仅乘火车进入高原的人员就可达到 2000 万人次之多。但是，由于高原大气压力低、空气稀薄、气候寒冷、干燥、辐射强等因素，尤其是高原缺氧等所引起的急性高原病（acute mountain sickness，AMS）严重影响平原人进入高原的身心健康，特别是高原肺水肿（high altitude pulmonary edema，HAPE）、高原脑水肿（high altitude cerebral edema，HACE）等急性重症高原病甚至威胁生命。因此，做好急进高原时的卫生保健与防护，不仅对增强机体在高原的生存能力、降低高原病的发生率，而且对提高生活质量和工作效率都具有重要意义。

第一节 进入高原前的准备和防护

一、健康教育、心理干预

由于社交媒体对高原病大量失实报道以及个人对于高原病的不了解，使进驻高原的人群产生恐惧心理，加上高原特殊环境带来的身体不适往往引起心理应激反应。研究显示高原作业人群在高原特定的环境条件下会存在一定程度的心理应激不良，而心理应激不良的严重程度与所处海拔高度及驻守时间有关，表现为不同程度的心理障碍，涉及认知能力、心理运动能力、人格及睡眠等多个方面，往往会通过生理反应表现出来，如"心血管反应""胃肠反应""支气管反应"等，同时还会对其心理状态产生较大影响。因此在高原病的发病原因中心理应激不良也是不容忽视的。

心理应激是个体在应激原作用下，通过认知、应对、社会支持和个性特征等中间多因素的影响和中介，最终以心理生理反应表现出来的作用过程。进入高原人员的认知水平越低，对高原病的了解越少，恐怖情绪越严重，所表现出来的高原病症状越严重。因此高原病在一定程度上可以通过心理干预来减少发生，如对急进高原的人员进行心理疏导和高原健康知识讲解，通过正确认识高原病及掌握疾病的应对策略来减轻恐惧心理，减少心理应激反应。

二、健康筛查

对从未进入高原者要进行严格的体格检查，以避免一些不宜进入高原的人员进入高原，有效地降低高原对健康的威胁。目前体检标准尚无统一的认识，一般认为患有呼吸系统、消化系统和循环系统器质性病变的人员是暂时不宜进入高原的，例如上呼吸道感染、发热在

38℃以上、严重的心律不齐、活动性肺结核、肝炎、支气管哮喘、支气管扩张、严重的消化道溃疡病、癫痫等患者不宜进入高原。有高原肺水肿、高原脑水肿病史者，也不宜再进驻原发病海拔高度以上高原（表16-1）。

表16-1　暂缓进入或者不宜进入高原人员

疾病谱分类	常见疾病
不宜进入高原的疾病	脑血管疾病
	癫痫
	严重心脏病
	严重心律不齐
	严重肺气肿
	活动性肺结核
	支气管哮喘
	支气管扩张
	睡眠呼吸暂停
	高血压
	严重贫血
	严重的消化道溃疡病
	肥胖（BMI > 30）
暂缓进入高原的疾病	上呼吸道感染（发热在38℃以上）
不宜进入原发病海拔高度以上高原的疾病	高原肺水肿病史
	高原脑水肿病史

　　人体对高原缺氧的敏感性存在个体差异，例如肥胖、肺活量小者容易发生急性高原病。目前对高原病易感者的筛选研究主要存在两个方向：①从高原反应的各种表现和某些生理指标的变化中，筛选某些"敏感"或有代表性的指标进行评价，以计算公式、判断图、评分标准等形式，作为筛选急性高原反应易感者的方法。有研究认为，在中度高原采用无创性动脉血氧饱和度（arterial oxygen saturation，SaO_2）测定，是预测进入更高海拔地区发生急性高原病的简便而特异的指标；②研究从基因的水平上对急性高原病进行预测，这方面的研究刚刚起步，仍有很长的路要走，但此方向是高原病易感人群筛查研究非常重要的发展方向。

三、体能训练和预缺氧

（一）体能训练

　　良好的身体素质有利于提高对高原恶劣自然环境的适应能力，降低急性高原病发生的可能性或严重程度，经常参加体育锻炼有助于增强机体对高原环境的适应能力。体能训练可以采取以耐力型为特征的有氧锻炼，如5 km越野跑、负重跑、爬山等，以增强心肺功能，提高身体素质，锻炼至少1个月以上的时间。需要注意的是进入高原前1周应该停止或者减少体能训练，预防疲劳，以保持良好的体力进入高原，减少急性高原病的发生。

（二）预缺氧

　　预缺氧（hypoxic preconditioning）是指机体经反复短暂时间的缺氧后，对后续的更长时间或更严重缺氧性损伤具有一定的抵御和保护作用。研究发现在平原进行缺氧条件下运动，有利于机体对高原的习服，从而能更快地适应高原缺氧环境，促进劳动能力的生成与保持。

　　预缺氧训练的方式有很多，但就缺氧方式一般分为低压缺氧和常压缺氧。低压缺氧目前多采用在低压舱内间歇性低氧预适应训练，还可在海拔 2000～2500 m 地区进行阶梯习服预适应训练；常压缺氧常采用在氮气稀释的低氧房或面罩吸入低氧气体进行预适应训练。其中陆军军医大学（原第三军医大学）通过面罩吸入低氧气体导致常压缺氧研制了低氧呼吸器，其原理是：将人体呼出的气体收集起来，去除其中的二氧化碳进行重复呼吸，从而使吸入的氧含量降低，并且控制每次呼吸补充的新鲜空气比例，造成稳定的缺氧环境。在进入高原前，人员可利用低氧呼吸器模拟缺氧环境（图 16-1），在平原（海拔 500 m）进行预缺氧适应，90 min/d，连续 5 天后进入高原，可观察到第 1 天急性高原反应症状评分显著降低，安静和运动状态血氧饱和度升高，提示低氧预适应训练对促进快速习服高原环境可起到积极作用。

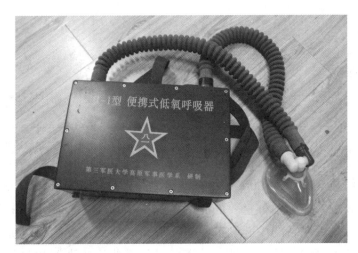

图 16-1　低氧呼吸器

四、物资准备与注意事项

（一）药品

　　药物预防是预防急性高原病的一种简单且快速的方法。目前对于急性高原反应的预防和治疗药物种类很多，概括起来包括中药和西药两大类，各自分别又有单味和复方之分。单味西药包括：乙酰唑胺（acetazolamide）、地塞米松（dexamethasone）、氨茶碱（aminophylline）、硝苯地平（nifedipine）等。乙酰唑胺是国内外广泛使用的一种急性高原反应防治药物，也是美国 FDA 批准的针对这一适应证的唯一药物。复方西药主要有：高原康胶囊、西氏胶囊等。单味中药包括：人参、红景天、西洋参、异叶青兰、丹参、刺五加等。近来的一些研究还发现，在高原吸入沙美特罗（salmeterol），或是雾化吸入伊洛前列素（iloprost）溶液能显著提高移居者的心理 – 生理功能，促进高原习服、预防急性高原病的发生。常用的高原病预防药物见表 16-2。

表16-2 常用的急性高原病预防药物

	种类	药品名	是否处方药	使用方法	备注
西药	单味西药	乙酰唑胺	处方药,建议在医生指导下使用	250～500 mg,bid	国际野外环境医学会推荐,用于急性高原反应、高原脑水肿的预防
		地塞米松		0.75～1.5 mg,bid	
		氨茶碱		0.1 g,bid	用于高原肺水肿的预防
		硝苯地平		10～20 mg,bid	
中药	单味中药	人参	非处方药	可以根据实际情况泡水服用	
		红景天			
		西洋参			
		丹参			
		刺五加			
		异叶青兰			
	复方中药	复方红景天胶囊	非处方药	进入高原前5～7 d开始服用,每次2粒,每日3次	主要成分是红景天
		复方丹参滴丸		口服或舌下含服,1次10丸,1日3次	主要成分是丹参、三七、冰片

1．复方红景天胶囊 红景天属(*Rhodiola L.*)植物共有90余种,主要分布于北半球的高寒地带,生长于海拔3500～5000 m左右的高山带。西藏自治区有该属植物32种,几乎遍及全区各县级行政区。作为一种重要的药用植物,从20世纪80年代末起被开发为多种高原保健品。由植物红景天制备的中药制剂红景天胶囊,能明显提高缺氧机体动脉血氧分压和血氧饱和度,增强脑干网状系统兴奋性、改善脑神经某些递质失调和改善脑功能,能明显改善低氧环境人群的食欲和睡眠,增强智力工作指数、脑体功效及作业效率,具有显著提高人的抗缺氧、抗寒、抗疲劳、抗免疫功能低下等能力,已广泛用于急性高原病的预防和治疗,以及提高人体在高原的工作效率。

2．复方丹参滴丸 该药广泛应用于急性高原病的预防。作用机制包括:具有抗大鼠高原低氧组织病理损害、调节高原人血清物质代谢、改善高原习服期基础生理指标与心血管效应、改善高原血液流变学特征等作用;还可以抑制低氧性肺动脉收缩,降低肺动脉压;清除氧自由基,效果优于超氧化物歧化酶(superoxide dismutase,SOD),可防止由此而致的脂质过氧化损伤;还能减轻血管紧张素等引发的血小板激活,改善肾上腺素增多导致的微血管内皮细胞水肿、微血栓形成和微循环障碍;因而广泛用于急性高原反应、高原脑水肿、慢性高原病、高原心肌缺血、高原红细胞增多症等急慢性高原病的保健、预防、康复及治疗中。

值得一提的是,现在防治急性高原病的药物比较多,很多药物是处方药,因而建议在医生的指导下或者按照说明书使用。除此以外,还应备好一些常用药物,如预防感冒发热的布洛芬、速效伤风胶囊、阿莫西林胶囊、连花清瘟胶囊等,治疗消化道不适或感染的甲氧氯普胺、多潘立酮、蒙脱石散、诺氟沙星等,此外还有藿香正气胶囊、维生素C泡腾片、创可贴、云南白药等。此外,缺氧是高原环境最显著的特点,因而在进入高原前,需要根据实际情况准备制供氧设备,例如氧气瓶、氧气袋、制氧机等。

(二)其他物资

太阳紫外线辐射强度与海拔相关,在高原地区由于大气压降低,空气稀薄,水气、尘埃少，紫外线通过空气被吸收的少，达到地面的辐射强度增加。在海拔 4000 m 地区，波长 300 nm 的紫外线辐射强度大于平原 2.5 倍，海拔越高辐射强度越大。长期的野外暴露会对皮肤、眼睛等造成伤害，因而需要准备高原护肤霜、高原护唇膏、偏振光墨镜等，以保护皮肤、眼睛、嘴唇等容易暴露的部位。

1．高原护肤霜　高原地区风大而且气候干燥，这导致了处于高原环境人员身体内水分经体表和呼吸丧失较多，所以人体需要多饮水来补充机体水分，并且可以携带一些保湿霜用于防止皮肤干燥而产生的皲裂。在驻海拔 3700～4786 m 武警部队执勤官兵中随机调查 1286 例发现，高原紫外线辐射对执勤官兵皮肤损伤极其严重，所以携带防护霜用以防护高原强紫外线照射是很有必要的。市面上一般护肤霜无法达到抵御高原紫外线的效果，为了获得对 UVB（中波红斑效应紫外线）和 UVA（长波黑斑效应紫外线）的双重防护效果，建议使用同时具有 SPF30（防晒系数）、PA+++（UVA 防御强度）的防晒霜，其成分最好含有二氧化钛和氧化锌等物理防晒剂。防晒霜一般在出门前半小时先行涂抹，并在户外定时涂抹。此外为了预防皮肤干燥，还应该随身携带保湿水等，在皮肤干燥时使用。另外赴高原前 1 周服用维生素 C、E 对防止晒伤和黑斑也有一定作用。常驻高原官兵常使用由原第二军医大学研制的高原护肤霜，主要成分包括硅油、硬脂酸、单甘酯、硬脂醇、水杨酸苯酯、维生素 E、甘油、尼泊金甲酯、尼泊金乙酯、钛白粉、硫酸钡等。应用效果观察发现，防护霜在预防和治疗紫外线辐射对皮肤的各类损伤中均有确切效果，具有较高的临床应用价值。

2．高原护唇膏　高原干燥、寒冷、紫外线强的环境下极易患唇炎、口唇干裂。同高原护肤霜一样，高原护唇膏应选择含有二氧化钛、氧化锌等物理防晒剂，防晒效果好、滋润度高的润唇膏。常驻高原官兵常使用由原第四军医大学口腔医院药剂科研制的高原护唇膏，主要成分烟酰胺具有抗炎、抗光辐射以及修复紫外线等诱导的 DNA 引起的损伤的防晒效果，能减少水分丢失和干燥皮肤的表皮剥脱；氧化锌具有无毒、无害、无刺激性，抗紫外线、滋润和适度的杀菌等特殊功效；二氧化钛性质稳定，具有抗紫外线辐射、抗菌、抗老化等功效。研究发现，3800 m 的高原地区，高原唇炎发生率高达 51.37%，而应用护唇膏则降为 0.27%，高原护唇膏对于高原性唇炎的预防具有明显效果。

3．偏振光墨镜　强烈的紫外线照射还会对眼角膜、眼结膜等造成损伤，进而引起角膜炎和结膜炎等，所以还应携带防紫外线效果好的护目镜。

除了以上所述，随着海拔的升高，水的沸点会降低，高原上水没到 100℃ 就开了，所以在高原做饭需用高压锅。

（三）避免疲劳，保障充足睡眠

劳累是急性高原病的主要诱因，因而进入高原前 1 周应减少体力劳动时间和工作强度，增加休息时间，以保持良好的体力，降低进入高原时急性高原病的发生率。

（四）避免感冒

感冒通常是急性高原反应、高原肺水肿、高原脑水肿的主要诱因，因而进入高原前应该避免感冒，感冒发热者应该暂缓进入高原，避免诱发高原病。

（五）避免烟酒

饮酒可使机体需氧增加，加重机体的缺氧程度，有时可以发生重症高原病，因而进入高原前应该避免饮酒。吸烟是否会诱发高原病目前尚无定论，但是通常认为吸烟产生的一氧化碳会加重缺氧，诱发急性高原病，因而应该尽量少吸烟、不吸烟。因此，进入高原之前应禁止烟酒，防止上呼吸道感染。

第二节   进入高原途中的卫生防护

一、进入高原的方式和途径

目前进驻高原的方式较多,包括汽车、火车和飞机。随着高原旅游热的升温,摩托车、自行车自驾游甚至一些步行爱好者也逐渐增多,但主要仍以前三种方式为主,其进入高原途中的卫生防护也大同小异。汽车主要依托川藏线、青藏线、新藏线、滇藏线;火车主要依托青藏铁路;高原地区的机场主要分布在阿里、日喀则、玉树、拉萨、昌都、林芝等地。

(一)公路

截至 2019 年底,西藏公路通车总里程达到 103 579.2 km。其中拉萨至林芝、泽当至贡嘎机场等 7 条高等级公路建成通车,全区一级及以上公路通车里程由 2012 年的 37 km 增加到 660 km,进出藏大通道高等级化步伐加快迈进。新藏界至日土、朗县至加查、斜拉山至巴青等 60 个项目建成,102 隧道和通麦段"两桥四隧"贯通,川藏公路通麦段梗阻问题得到根本解决,国省道里程由 2012 年的 11 955 km 增加到 28 922 km,普通国省干线公路升级改造成效显著。农村公路里程由 2012 年的 53 244 km 增加到 60 421 km。全区县城除墨脱外均通油路,乡镇通达率、通畅率分别达到 99.71%、68.44%,建制村通达率、通畅率分别达到 99.52%、36.56%,提前 3 年实现交通运输部"十三五""80% 的乡镇和 30% 的建制村通硬化路"的规划目标,通达深度、通畅水平全面提升。

1. 川藏公路   通常说的川藏公路是川藏南线,该公路于 1958 年正式通车,从雅安起与国道 108 分道,向西翻越二郎山,沿途越过大渡河、雅砻江、金沙江、澜沧江、怒江上游,经雅江、理塘、巴塘过竹巴笼金沙江大桥入藏,再经芒康、左贡、邦达、八宿、然乌、波密、林芝、墨竹工卡、达孜抵拉萨。南线相对北线而言所经过的地方,多为人口相对密集的地区。沿线都为高山峡谷,风景更为秀丽,尤其是被称为西藏江南的林芝地区。但南线的通麦一带山体较为疏松,极易发生泥石流和塌方。川藏南线成都至拉萨全长 2142 km,途经最高海拔 4700 m,有"世界高城"之称的理塘。近年来,川藏北线的路况也得到较好的改善,截至 2017 年底,世界最高海拔超特长公路隧道——雀儿山隧道通车,10 分钟翻越川藏线雀儿山。

2. 青藏公路   青藏公路从青海省第二大城市格尔木市出发,翻越四座大山——昆仑山(4700 m)、风火山(4800 m)、唐古拉山(5150 m)和念青唐古拉山(4620 m);跨过三条大河——通天河、沱沱河和楚玛尔河,平均海拔 4500 m,其中西藏境内 544 km。穿过藏北羌塘草原,在西藏自治区首府拉萨市与川藏公路汇合。青藏公路全长 1160 km,为国家二级公路干线,路基宽 10 m,坡度小于 7%,最大行车速度为 60 km/h。青藏公路是世界上首例在高寒冻土区全部铺设黑色等级公路,青藏铁路开通前,担负着 80% 的进藏物资的运输。

3. 新藏公路   新藏公路又称叶拉公路,即 219 国道,北起新疆叶城,南至西藏拉孜县,全长 2143 km。新藏公路沿途翻越 5000 m 以上的大山 5 座,冰山达坂 16 个,冰河 44 条,穿越无人区数百公里,是世界上海拔最高、条件最苦的公路,也是路段最艰险的公路之一。新藏公路是西藏阿里地区直接通往外部省区的唯一一条公路,是沿线各族人民的生命线和保障线。新藏公路冬春两季容易大雪封山,最佳通行时节是每年 5 月初至 10 月中。沿途气候恶劣且食宿条件极差,几乎所有人在界山达坂及旁边恶名远扬的死人沟都会有高原反应,需要备足防寒衣物和药品。现西藏阿里地区大部分货物及旅客运输经由新藏公路至新疆叶城,再经南疆铁路向内地运输。2010 年，新疆启动了新藏公路新疆段的改建整治工程，全线按照二级、三级公路的标准改建为沥青路面，改建后的公路于 2012 年 8 月底通车。

4．滇藏公路　1976 年建成通车的滇藏公路，从大理出发，经丽江，北至西藏芒康县，在芒康县与川藏公路南线汇合。由昆明到拉萨的距离为 2314 km，横跨金沙江、澜沧江、怒江三大水系，沿线翻越 10 余座 4000 m 以上的雪山垭口，通行条件恶劣，季节性、时段性通车问题突出。2010 年又一条进藏公路"滇藏新通道"开始修建。滇藏新通道起于云南省大理白族自治州大理市，经保山市金厂岭、大理市云龙县、怒江州泸水县、福贡县、贡山县，止于西藏林芝地区察隅县，全长 786 km，其中云南境内段 551 km，西藏境内段 235 km。"滇藏新通道"大部分路段处于怒江低海拔地区，平均海拔 2000 ～ 3000 m。该通道处于中缅、中印、滇藏结合部，途经地区是中国生物资源、旅游资源和民族文化资源最为富饶的地区之一。

5．中尼公路　1961 年中尼两国政府合建了由中国西藏自治区首府拉萨市至尼泊尔王国首都加德满都沟通西藏与尼泊尔之间的中尼公路。中尼公路北起当雄县的羊八井、经日喀则、拉孜、定日、聂拉木，再由樟木口岸过友谊桥进入尼泊尔王国，终点是尼泊尔首都加德满都，这是目前西藏通往国外的唯一一条道路。

由于乘车进入高原所需时间长，途中住宿条件差，体力消耗大，因此除要准备以上各种物品外，还应该准备水或饮料以及可口易消化的食物，以便及时补充机体必需的水和热量。

（二）铁路

青藏铁路是世界海拔最高、线路最长的高原铁路，是实施西部大开发战略的标志性工程，是中国新世纪四大工程之一。该路东起青海西宁，西至拉萨，全长 1956 km。其中，西宁至格尔木段 814 km 已于 1979 年铺通，1984 年投入运营；格尔木至拉萨段，北起青海省格尔木市，经纳赤台、五道梁、沱沱河、雁石坪，翻越唐古拉山，再经西藏自治区安多、那曲、当雄、羊八井至拉萨，全长 1142 km。其中新建线路 1110 km，于 2001 年 6 月 29 日正式开工，2006 年 7 月 1 日正式通车运营。青藏铁路的延伸线拉日铁路（拉萨 - 日喀则）于 2014 年 8 月全线开通运营，拉林铁路（拉萨 - 林芝）也在建设中，预计 2021 年通车。

（三）机场

1．拉萨贡嘎机场　拉萨贡嘎机场位于西藏自治区山南地区贡嘎县甲竹林镇，坐落在壮丽的雅鲁藏布江南岸，海拔 3600 m，距拉萨市区约 65 km，可供波音 747、空中客车等大型飞机起降，是世界上海拔最高的民用机场之一，通航城市达 48 个。

2．日喀则和平机场　日喀则和平机场位于雅鲁藏布江河谷南侧，日喀则江当乡境内，海拔 3782 m，距离日喀则市 48 km，2010 年 10 月 30 日正式通航。目前主要开通了日喀则至成都、西安、济南、上海的航班。

3．昌都邦达机场　昌都邦达机场是一座位于西藏昌都地区八宿县邦达草原的民用机场，距昌都首府城关镇 174 km，是离城镇最远的机场，海拔 4334 m，空气稀薄，拥有全世界最长的民用机场跑道，长达 5500 m。目前主要开通了昌都至拉萨、成都、柳州、太原的航班。

4．林芝米林机场　林芝米林机场海拔 2949 m，位于西藏林芝地区米林县境内的雅鲁藏布江河谷，距林芝首府八一镇 50 km。目前主要开通了林芝至重庆、成都、西安、广州的航班。

5．阿里昆莎机场　阿里昆莎机场海拔 4272 m，位于西藏自治区阿里地区狮泉河镇西南，是西藏地区重要的军民两用机场。目前主要开通了阿里至拉萨、喀什、乌鲁木齐的航班。

6．格尔木机场　格尔木机场位于青海省格尔木市以西北 20 km 的沙漠戈壁中，属于典型的青藏高原机场。距市中心 12 km，跑道长 4800 m，宽 50 m，混凝土道面厚 22 cm。目前主要开通了格尔木至西安、西宁、成都的航班。

7．玉树机场　玉树机场为位于青海省玉树藏族自治州玉树市巴塘乡巴塘草原的一个国内支线机场，机场等级为 4C 级。机场海拔约 3950 m，距州府结古镇 26 km。目前主要开通了玉树至西宁、成都、西安的航班。

8．果洛大武机场　果洛大武机场位于青海省果洛藏族自治州大武镇境内，属于支线机场，2015 年通航。大武机场是青海省的 3 大民用支线机场之一，海拔 3800 m 左右，距省会西宁公路里程约 440 km。目前主要开通了果洛至西宁、拉萨、成都的航班。

9．稻城亚丁机场　稻城亚丁机场是位于四川省甘孜藏族自治州稻城县北部桑堆乡海子山的一座民用机场，距县城约 50 km。为国内支线机场，海拔高度 4411 m，超过海拔 4334 m 的西藏昌都邦达机场，成为世界上海拔最高的民用机场。目前主要开通了稻城至成都、西安、重庆的航班。

10．康定机场　康定机场是一个四川省的民用机场，地处康定市折多山斯木措，海拔 4290 m。机场距康定市区约 38 km。2007 年 10 月 22 日首次通航。机场跑道长度 4000 m，为 4C 级民用支线机场。机场跑道中心点海拔达 4242.56 m，是世界第三高海拔机场。目前主要开通了康定至重庆、杭州、成都的航班。

11．阿坝红原机场　阿坝红原机场位于四川省阿坝州红原县境内，距离阿坝州府马尔康约 128 km，距离红原县城约 48 km，海拔高度约 3535 m。目前主要开通了阿坝至成都、拉萨、重庆的航班。

12．九寨黄龙机场　2003 年建立，位于四川省阿坝州松潘县境内的川主寺镇北约 12 km 处，海拔 3448 m，是阿坝州的首个机场，北距九寨沟景区 80 km，东距黄龙 40 km。目前主要开通了九寨至成都、绵阳的航班。

13．宁蒗泸沽湖机场　宁蒗泸沽湖机场位于云南省丽江市宁蒗县红桥乡石佛山，距泸沽湖景区直线距离 25 km，距宁蒗县直线距离 50 km，机场标高 3292.9 m，定位为国内 4C 级支线机场，2015 年顺利通航。目前主要开通了宁蒗至昆明、成都的航班。

14．迪庆香格里拉机场　迪庆香格里拉机场是云南省的一个民用机场，位于香格里拉县城西南部，1999 年建成通航，海拔 3288 m，跑道长 3600 m，可供波音 767、空客 330 及以下机型起降。目前主要开通了迪庆至昆明、北京、广州的航班。

二、进入高原途中高原病的防护

（一）吸氧

阶梯习服是一种能有效预防急性高原病的措施，但因特殊原因急进高原时，阶梯习服就不大适用了，此时，如何缓冲由于高海拔带来的低氧分压对于人体的影响将是进入高原地区急性高原病预防的一个关键。一些研究指出，在高原行进的过程中予以间歇性吸氧可以有效预防急性高原病，能够提高初入高海拔地区青年的肺通气功能，可以促进高原习服，降低急性高原病的发病率。但目前对于吸氧的时间、方案尚不清楚，此课题正在深入研究中。现阶段根据陆军军医大学制定的高原部队人员用氧标准指出：急进高原部队人员高原反应明显者，如表现出头痛、头昏、恶心、呕吐、腹痛、腹泻、食欲缺乏、心悸、气喘、乏力、失眠多梦或嗜睡等，建议每天用氧 1 次，每次 2 小时，氧流量以 1 ~ 2 L/min 为宜，无高原反应者可不用氧。

（二）防疲劳及防寒保暖

进驻高原途中容易疲劳，所以在途中应当适时地组织休息。适时休息不仅能够起到预防急性高原病的作用，而且还能够提高对于高原危险路况的防范能力。每乘车行进 2 小时应组织休息 1 次，每次 10 ～ 20 分钟为宜，每次休息应要求人员适当走动一下。休息地点应该避开山顶、山口，选择向阳避风处，尽量不在雪地、旱獭出没区逗留，不解衣脱帽，以免受凉感冒，要搓手跺脚以防冻。下车休息不得猛跳下车，以免加重急性高原反应。

高原地区气温一般较低，海拔每升高 1000 m，气温降低 6℃，加之高原昼夜温差很大，因而需要带够防寒被服，及时根据天气情况增减衣物，以预防由高原寒冷而引起冻伤或感冒，进而诱发急性高原病。

（三）预防自然灾害的发生

遇雪崩、泥石流、塌方等自然灾害时，应将毛巾叠入帽内，放下帽耳，以防头部被击伤。

（四）宿营

在高原进行宿营时，宿营地首选向阳、避风处，可选择坑凹、低地或树林内。由于高原地区不仅昼夜温差大，晚上的气温很低，而且帐篷内温、湿度变化也大，所以要务必注意防寒保暖，避免感冒进而诱发急性高原病。

（五）饮食营养

要求人员适当多饮水，伙食要保证做到饭、菜、汤都是热的，烹调时应该尽量使用高压锅，有助于饭菜煮熟。有条件可以准备热糖水，以提高血糖，增加缺氧耐力。其他营养要求参见第三节。

（六）巡诊

在进入高原的途中若出现比较严重的急性高原反应症状，应立即处理。对集中进入高原的大部队或群体来说，整个行进过程中，医务人员应加强巡诊，而且要求所有人员互相关心，有情况及时上报，以便及早发现精神萎靡、昏睡、咯血痰和呼吸困难者，做好相应的处理。

第三节　进入高原后的卫生防护

一、休息睡眠与及时就医

进入高原的第 1 周是急性高原病的高发期，此时应保证充足的休息，减少体能训练等活动。充足而质量较高的睡眠对于人员对高原环境的快速适应有积极意义，但是大部分人员在进入高原的初期，多伴有不同程度的睡眠障碍。对于大规模进入高原人员，医务人员应每日巡诊 3 ～ 4 次，做到能及时发现急性高原病的患者并对其进行诊疗。加强自查互查，如急性高原反应临床表现较重，出现较严重头痛、发绀等，则应及时就医。也可以实行一对一的互帮互助制度，若发现对方出现一些急性高原病的表象时，应及时就医。总之，在高原地区一旦发现急性高原病的早期症状，应该及时就医，做到对疾病的早发现、早诊断、早治疗。

二、高原营养膳食卫生学要求

（一）高原碳水化合物代谢特点及其补充

为了给机体提供足够的能量供应，作为产能效率较高、耗氧较少的糖水化合物成为首选。因此对于初入高原人员，膳食中应该适当提高碳水化合物的占比，以有效保持机体血糖水平，延缓疲劳的发生，同时为了及时补充消耗的糖原，还应该在运动后适当补充碳水化合物。

（二）高原蛋白质的代谢

机体在缺氧环境下由于糖酵解产生的能量不足，氨基酸氧化供能加强，蛋白质代谢特点主要表现为负氮平衡，氨基酸特别是必需氨基酸分解增强，合成下降，血清必需氨基酸与非必需氨基酸比值下降等。研究显示人体在进入高原地区两星期后，血清谷氨酸浓度上升，氨基酸代谢物牛磺酸、尿素浓度也升高，而亮氨酸、赖氨酸、苏氨酸等必需氨基酸浓度下降，这就造成了必需氨基酸与非必需氨基酸比值的下降。因此在增加食物中碳水化合物供应的同时，也应适量增加氨基酸特别是必需氨基酸的供应，以维持机体蛋白质的供需平衡。

（三）脂类代谢特点

进入高原后机体的脂肪代谢表现为脂肪储量减少，而血脂成分增加，脂肪分解大于合成。动物实验证明，高原环境下，血浆游离脂肪酸、甘油三酯、胆固醇、磷脂等均增高。可能是由于脂蛋白脂肪酶活力减弱和激素敏感脂肪酶活力增强。进入高原初期由于儿茶酚胺和糖皮质激素的作用也可能会导致血脂增高。严重缺氧时，脂肪氧化不全，使酮体生成过多。另外高原环境血液浓缩，红细胞生成增多会增加血液的黏滞程度，而血浆脂肪成分的增加会进一步阻碍血液的正常流动，影响氧气输送，加重缺氧。因此初入高原人员膳食中应该适当减少脂类摄入。

（四）水、电解质、微量元素代谢特点及其补充

急性缺氧时，新陈代谢加快，水、电解质、微量元素的代谢都会发生明显的变化。为了适应高原缺氧环境，改善缺氧，机体会增加血红蛋白的合成，这就需要摄入更多的铁。体内维生素的消耗也比平原多，也应增加维生素的补给。除此之外，高原风大、辐射强、干燥加上繁重的高原作业，都会加重体液的大量流失，影响机体的正常生理功能和高原作业能力，适当补充体液会改善这一情况，同时还会在一定程度上稀释血液，降低血液的黏滞度，减轻心脏负担。

高原地区由于经济发展落后，水源受生活污水和畜牧业污染严重，饮水净化、消毒设备缺乏，又存在多种与饮水有关的自然疫源性疾病，因而饮水与人体健康的关系显得尤其重要。高原地区的饮用水源，主要是河溪水、湖水、井水、泉水、冰雪水等。湖泊丘陵地区多为牧区，河、溪水中矿物质含量较少，硬度不大，可供饮用，不过需要格外注意水中病菌微生物的消杀；在咸水湖附近，可用水较少，应提前带足饮用水，或准备好适当的水处理装置；高山峡谷地区水量丰富，水质较好，矿物质含量较少，污染少，水源获取较方便；另外高海拔常年冰雪不融地区，雨、雪、冰水可以作为水源。

（五）初入高原营养膳食的选择

1. 初次进入高原区一定选择高碳水化合物类食物，为机体提供充足能量，选食首先考虑富含葡萄糖的粮谷类和其他植物性食品如糖包、糖花卷、糖粥等。其次选择富含多糖的甘薯、马铃薯、藕及其制品。

2．初入高原时，暂时不要摄入过多高蛋白。但若长期居住，应选择富含优质蛋白质的食物，如鱼类、牛肉、蛋类等食物。

3．尽量避免高脂肪饮食。

4．及时补充维生素及微量元素。多吃新鲜的水果、蔬菜，复合性地补充 B 族维生素、维生素 E 和 C，适当补充维生素 A。适当增加含铁的食物摄入，如鸡蛋、黄豆、木耳等。

5．可多喝些菜汤、浓茶，补充失去的水分。增加含钾的食物摄入，如香蕉、苹果、橙子等，减少钠的摄入。

6．可食用红景天类保健食品，增加抗缺氧耐受。

7．提倡多餐（每日 4 ～ 5 餐）。

三、富氧室

急性高原病的最主要原因是高原低压缺氧。高原富氧室（oxygen enriched room）是高原地区建立起来的氧浓度高于 21% 的富氧房间，它是近年兴起的对抗高原缺氧、预防高原病、维护进入高原人员健康的有效方法。研究发现，高原富氧下睡眠可显著改善周期性呼吸及呼吸暂停，使 SaO_2 显著增高，对促进高原习服具有重要意义。根据陆军军医大学制定的高原部队人员用氧标准：对于常驻海拔 3000 ～ 4000 m 的人员无高原反应可不用氧；常驻海拔 4000 ～ 4500 m 的人员高原反应明显者，每天用氧 1 次，每次 1 小时，基本无反应者每周用氧 2 次，每次 1 小时。

总之，近些年来由于我国经济、国防建设的需要，进入高原人数越来越多，大多数通过进入高原前后的充分准备、科学合理的卫生防护和采取有效的措施（表 16-3），急性高原病可以得到有效控制，都能够做到对高原环境较好的习服。

表16-3　高原卫生防护知识简表

		方法	措施
进入高原前	健康教育	普及高原医学知识，克服恐惧、焦虑心理	
	药物预防	在医生指导下服用氨茶碱、地塞米松、硝苯地平	进入高原前 24 h 开始服用，直到进入高原后急性高原病症状消失
		复方红景天胶囊	进入高原前 5 ～ 7d 开始服用，直到进入高原后急性高原病症状消失
进入高原途中	阶梯习服	每晚宿营地递增不超过海拔 300 ～ 600 m	在 3000 m 以下地区，每天宿营地递增不超过海拔 600 m；在 3000 ～ 5000 m 地区，每天宿营地递增不超过海拔 150 ～ 300 m
进入高原后	高原卫生	保暖	
		避免疲劳	
		食用高碳水化合物食物	
		限制烟、酒	
		饮水 3 ～ 4 L/d	

（罗勇军　柳君泽　刘鑫源）

主要参考文献

［1］ Bartsch P，Swenson ER．Clinical practice：Acute high-altitude illnesses［J］．N Engl J Med．2013，368（24）：2294-302．

［2］ Luks AM，McIntosh SE，Grissom CK，et al．Wilderness Medical Society consensus guidelines for the prevention and treatment of acute altitude illness［J］．Wilderness Environ Med．2010，21（4）：146-55．

［3］ Luo Yongjun，Yang Xiaohong，Gao Yuqi．Strategies for the prevention of acute mountain sickness and treatment for large groups making a rapid ascent in China［J］．Int J Cardiol．2013，169（2）：97-100．

［4］ 侯云鹏，董红梅，陈郁，等．慢性高原病诊治研究新进展［J］．人民军医，2017，60（12）：1238-1242．

［5］ 韩泽乾，董红梅，罗勇军．高原心脏病防治研究进展［J］．人民军医，2017，60（8）：822-824．

［6］ 彭伟，罗勇军．急性高原反应诊断及治疗研究进展［J］．人民军医，2017，60（2）：198-201．

［7］ 黄庆愿，蔡明春．急进高原前缺氧预适应措施研究进展［J］．解放军预防医学杂志，2012，30（06）：459-462．

［8］ 李良，刘晓峰，李中，等．国内外低氧习服预适应研究进展［J］．科技视界，2015，（02）：374．

中英文专业词汇索引

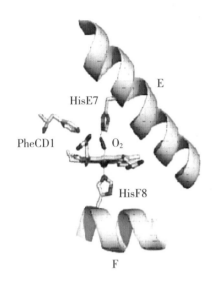

彩图 2-19　血红蛋白中氧结合位置示意图

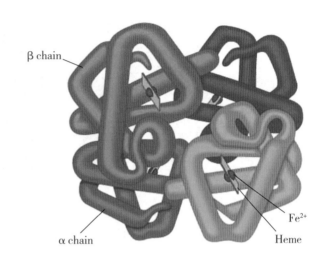

彩图 2-20　血红蛋白中 α 和 β 珠蛋白链的四级结构

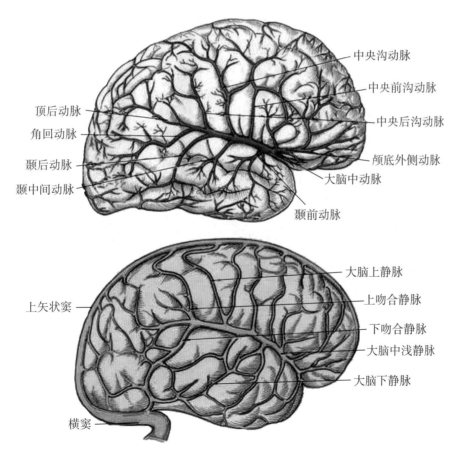

彩图 2-25　脑血管分布和供应解剖图

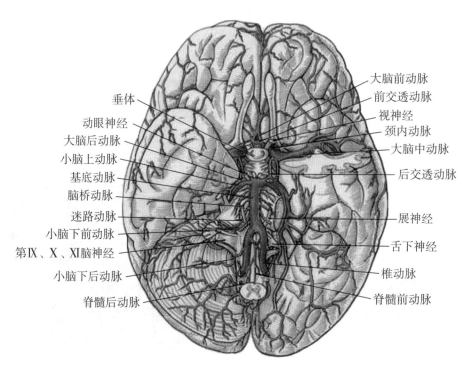

彩图 2-25（续） 脑血管分布和供应解剖图

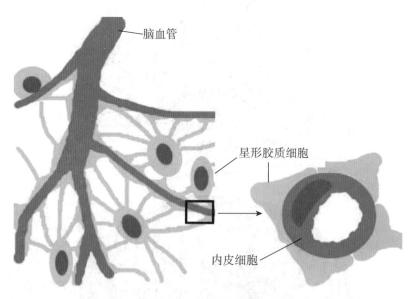

彩图 2-26 血脑屏障示意图

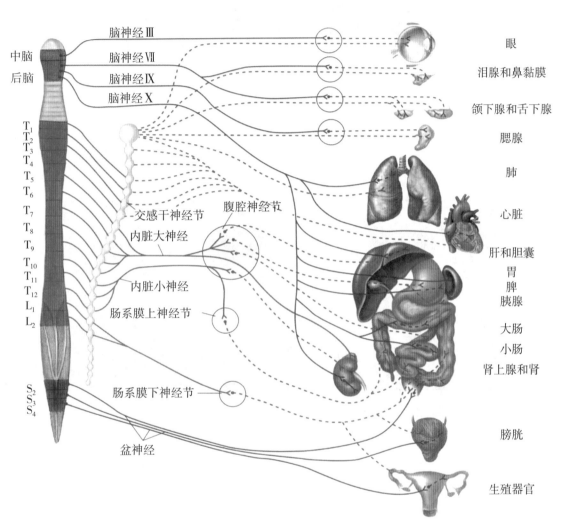

彩图 2-32 自主神经的分布及其支配的靶器官
红线为交感神经，蓝线为副交感神经。实线为节前纤维，虚线为节后纤维

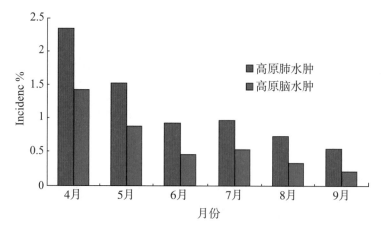

彩图 6-3　青藏铁路修建期间的 HAPE 和 HACE 发病情况

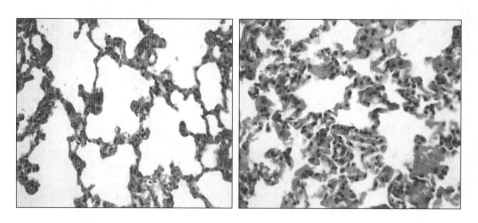

彩图 6-6　肺泡水肿，有数量不等红细胞和中性粒细胞（×100）

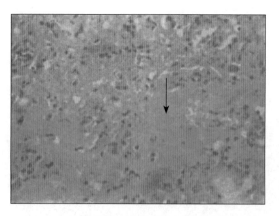

彩图 6-7　光镜下高原肺水肿肺内带大血管气管鞘周边肺组织，肺泡腔内充满嗜伊红无结构水肿液及红细胞，未见炎细胞（HE ×40）

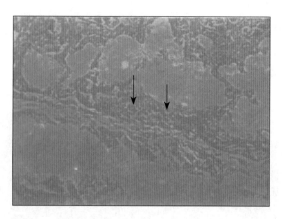

彩图 6-8　肺外带肺小叶间隔增厚，且其内有扩张的小血管及淋巴管和嗜伊红无结构水肿液（HE ×40）

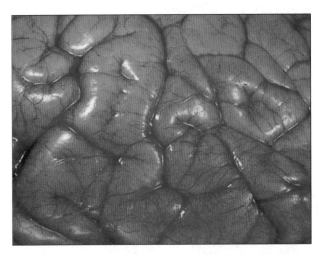

彩图 6-11　脑膜与脑实质血管及静脉窦明显充血

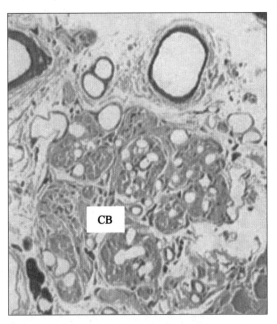

彩图 7-4　颈动脉体 I 型细胞（CB）示意图

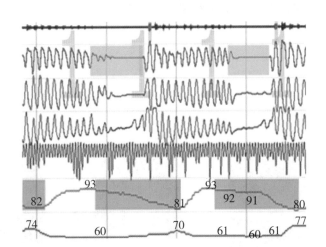

彩图 7-10　慢性高原病患者睡眠监测图

患者 35 岁，男性，居住在 3700 m，Hb26 g/L，Hct 74%。睡眠呼吸检测显示夜间低氧血症，中枢性呼吸暂停

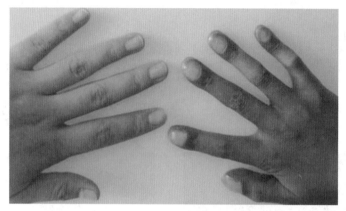

彩图 7-12　慢性高原病患者手指末端发绀、杵状指

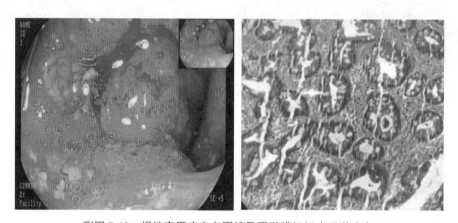

彩图 7-13　慢性高原病患者胃镜及胃黏膜组织病理学改变

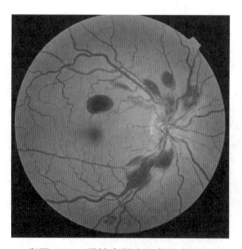

彩图 7-15　慢性高原病患者眼底改变

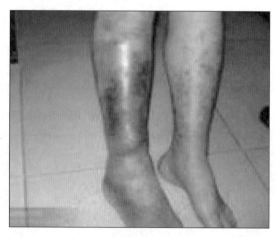

彩图 7-16　慢性高原病患者下肢静脉曲张、血栓形成、溃疡形成

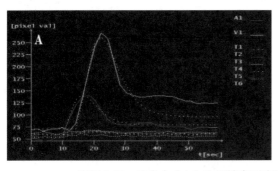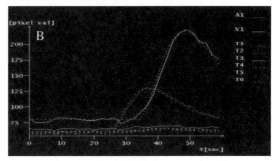

彩图 7-18　正常人（A）和慢性高原病患者（B）时间 – 密度曲线（TDC）比较

正常人上矢状窦的峰值（TTP）为 22 秒（蓝线），大脑中动脉峰值 18 秒（红线），而慢性高原病患者的上矢状窦的峰值（TTP）为 50 秒（蓝线），大脑中动脉峰值 35 秒（红线），慢性高原病脑血流速度比正常明显变缓慢

引自：Bao，et al．Cerebral Edema in Chronic Mountain Sickness：a New Finding．Sci Rep．2017；7：43224．

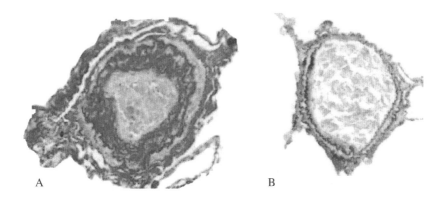

彩图 7-23　肺气肿患者（A）及早期肺癌（B）肺组织病理切（Elastica-van Gieson 染色，X25）

肺气肿病人肺小动脉壁的增厚除了中层平滑肌之外，主要以内膜增殖和外膜纤维化为主。对照组肺小动脉壁内外弹力层之间夹着一层非常薄的平滑肌，使血管壁非常薄

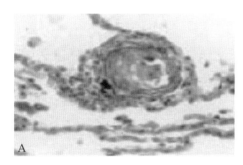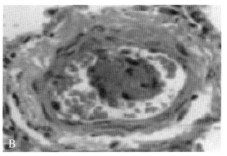

彩图 7-24　与正常肺小动脉（A）相比，高原心脏病患者 肺小动脉中层增厚，部分病人血管内膜纤维化（B）